职 业 教 育 智 慧 康 养 相 关 专 业 系 列 教 材

老年人生活与基础照护实务

主编　侯明杰　党帅　张男

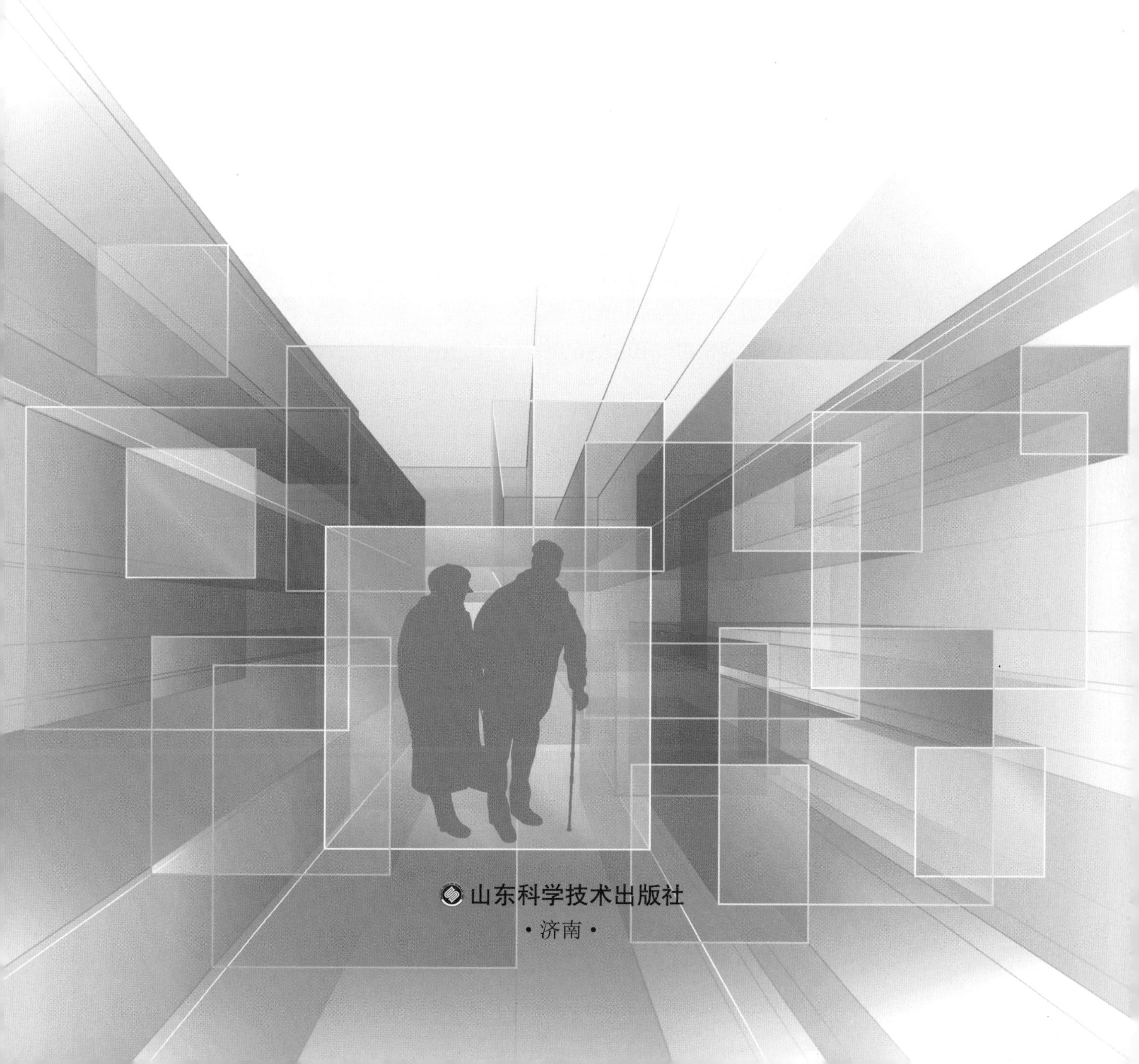

山东科学技术出版社
·济南·

图书在版编目（CIP）数据

老年人生活与基础照护实务 / 侯明杰，党帅，张男主编. -- 济南 ：山东科学技术出版社，2025. 7.
(职业教育智慧康养相关专业系列教材). -- ISBN 978-7-5723-2822-0

Ⅰ. R473.59

中国国家版本馆 CIP 数据核字第 2025L2W396 号

老年人生活与基础照护实务

LAONIANREN SHENGHUO YU JICHU ZHAOHU SHIWU

责任编辑：夏元枢
装帧设计：孙小杰

主管单位：山东出版传媒股份有限公司
出 版 者：山东科学技术出版社
地址：济南市市中区舜耕路 517 号
邮编：250003　电话：（0531）82098088
网址：www.lkj.com.cn
电子邮件：sdkj@sdcbcm.com
发 行 者：山东科学技术出版社
地址：济南市市中区舜耕路 517 号
邮编：250003　电话：（0531）82098067
印 刷 者：山东华立印务有限公司
地址：济南市莱芜高新区钱塘江街 019 号
邮编：271100　电话：（0531）76216033

规格：16 开（210 mm × 285 mm）
印张：32.5　　**字数**：804 千
版次：2025 年 7 月第 1 版　**印次**：2025 年 7 月第 1 次印刷
定价：86.80 元

系列教材审定委员会

系列教材编写委员会

编委会

主　编

侯明杰　济南护理职业学院

党　帅　泰山护理职业学院

张　男　济南市社会福利院

副主编

张　燕　济南护理职业学院

张凯丽　烟台文化旅游职业学院

封秀娟　滨州职业学院

冯玉如　聊城职业技术学院

姚　伟　山东第一医科大学第一附属医院（山东省千佛山医院）

编　委（以姓氏笔画为序）

石固地　山东医药技师学院

李亚楠　烟台卫生健康职业学院

李倩倩　泰山护理职业学院

吴　艳　历城区养老服务中心

吴雪嵩　山东医药技师学院

张亚军　济南市社会福利院

陈　娜　金龄健康产业投资（山东）有限公司

陈海雯　山东第一医科大学第一附属医院（山东省千佛山医院）

岳　霞　泰山护理职业学院

孟浩然　济南护理职业学院

赵庆庆　泰山护理职业学院

崔玉芬　泰山护理职业学院

霍云革　济南市技师学院

序 言

人口老龄化的浪潮正以前所未有的速度重塑中国的产业结构、职业谱系与教育生态。面对“银发浪潮”，我们比以往任何时候都更需要一支既懂老年人身心特点，又精熟现代照护技术，并能在真实场景中迅速做出科学决策的高素质技术技能人才队伍。山东科学技术出版社策划出版的“职业教育智慧康养相关专业系列教材”恰逢其时，它以国家职业教育改革“岗课赛证”综合育人理念为纲，以行业真实岗位标准为目，以学习者认知规律为径，构建了一套兼具前瞻性、系统性、实用性的教学解决方案。作为长期深耕老年医学与康复护理领域的科研与教育工作者，我欣然受邀为这套教材作序，并向广大职业院校师生、康养机构从业者郑重推荐。

一、岗位导向：从“知识本位”到“能力本位”的范式跃迁

传统康养类教材往往侧重理论铺陈，而本系列教材在顶层设计之初，便由院校骨干教师与医养一线专家共同拆解“老年照护师”“健康照护师”“老年人能力评估师”等新职业的岗位任务，提炼出八大典型工作领域、百余项核心能力指标，并将其转化为可测可评的学习成果。例如，《老年人生活与基础照护实务》以“进食照护”为项目主线，嵌入口腔评估、吞咽障碍识别、辅助餐具选择、误吸应急处置四个递进式任务；《老年人常见急症照护与急救》则将心肺复苏、气道梗阻解除等急救流程拆解为“情境—判断—处置—记录”四步闭环。学生在完成项目的同时，同步达成岗位能力要求与证书考核要点，实现“所学即所用、所练即所考”。

二、课程重构：用“思维导图+微课+操作视频”打通隐性知识

老年人照护工作大量依赖程序性知识与情境判断，这些内容难以通过传统文本完整呈现。本系列教材创新性地引入全彩印刷与富媒体资源：

· 每章以思维导图勾勒知识框架，帮助学生快速建立“老年人生理—心理—社会”的整体观；

· 关键技能点配套 3 ~ 8 分钟微课，由专家、全国技术能手亲自示范，镜头聚焦手部细节与面部表情，方便学生反复观摩、模仿、纠错；

· 复杂操作流程（如轮椅—床转移、胰岛素笔注射、认知功能训练游戏）则采用“一镜到底”4K 操作视频的形式呈现，嵌入二维码，实现“书—屏”无缝切换。

这种设计不仅符合 Z 世代学习者“视觉优先、碎片化、即时反馈”的认知习惯，更有效地解决了“课堂学得到、岗位用不出”的脱节难题。

三、赛证融通：把竞赛标准转化为教学情境

教材同步对接全国职业院校技能大赛健康与社会照护赛项、养老服务技能赛项的评分细则，将“以赛促学、以赛促教”落到实处。例如，《老年人活动策划与设计》在“认知症老人小组活动”项目中，引入国赛“蒙台梭利疗法”任务单，要求学生从需求评估、方案设计、风险预案到现场实施全流程演练；教师则可直接使用教材配套的评分表进行课堂即时评价，实现课堂与赛场的“同标同质”。

四、心理—社会视角：让“照护”回归“人”的本质

值得称道的是，本系列教材并未止步于技术层面，而是将老年心理护理、人际沟通礼仪、社会参与活动设计等内容独立成册，强调“身心社灵”全人照护理念。《老年心理护理实务》以真实案例为引，系统梳理了抑郁、谵妄、孤独、丧亲哀伤等常见心理问题的识别—评估—干预—转介路径；《老年服务礼仪与沟通》则通过情景剧式脚本，示范如何与认知障碍老人进行“尊重式沟通”、如何与家属开展“坏消息告知”谈话。这些设计有助于学生在技术之外，培养“同理心、职业尊严、伦理敏感性”等核心素养。

五、持续更新：数字教材与产业技术同步迭代

教材中的视频、课件、案例将随行业标准、技术指南的更新而动态优化；同时开放教师社群，鼓励一线教师分享校本化改造资源，形成“出版—教学—产业”的良性反馈闭环。这种“活页式、工作手册式、融媒体化”的教材形态，正是职业教育“三教改革”的生动范例。

“莫道桑榆晚，为霞尚满天。”让每一位老年人都能享有质量与尊严兼具的晚年生活，既是时代命题，也是教育使命。山东科学技术出版社出版的这套“职业教育智慧康养相关专业系列教材”，以系统化的内容、立体化的资源、人性化的表达，为培养“有温度、有技术、有创新”的新时代康养人才提供了坚实支撑。我相信，它的出版将有力推动中国智慧健康养老专业的内涵式发展，并在全球积极应对人口老龄化的中国方案中留下浓墨重彩的一笔。

谨此为序。

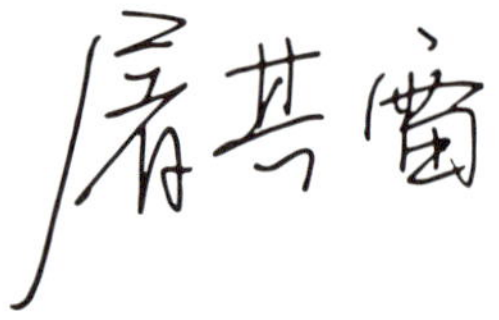

2025 年 5 月

前言

党的十八大以来，以习近平同志为核心的党中央高度重视老龄事业发展。习近平总书记多次强调，“要推动养老事业和养老产业协同发展”“让所有老年人都能有一个幸福美满的晚年”。习近平总书记在党的二十大报告中明确指出：“实施积极应对人口老龄化国家战略，发展养老事业和养老产业，优化孤寡老人服务，推动实现全体老年人享有基本养老服务。”习近平总书记的重要论述为新时代养老服务发展指明了前进方向，提供了根本遵循。

当前，我国老龄化进程持续加快。截至 2024 年底，我国 60 岁及以上人口达 3.10 亿，占总人口的 22%，老龄化程度不断加深。为深入贯彻落实习近平总书记关于养老服务的重要指示精神，积极响应《“十四五”国家老龄事业发展和养老服务体系规划》等政策要求，我们组织编写了这本《老年人生活与基础照护实务》教材，本教材以“岗课赛证”融合为核心理念，结合行业实际需求、课程教学、技能大赛和职业资格认证，旨在为培养新时代高素质康养服务人才提供专业支撑。

本教材具有以下鲜明特色。

一、坚持立德树人，培育职业情怀

本教材以习近平新时代中国特色社会主义思想为指导，将习近平总书记关于“尊老敬老是中华民族的传统美德，爱老助老是全社会的共同责任”等重要论述贯穿始终，着力培养学生的职业使命感和社会责任感。通过设置“拓展阅读”特色模块，引导学生深刻理解“用专业守护尊严，用爱心温暖晚年”的职业真谛，实现专业技能与职业素养的同步提升。

二、对接行业标准，突出实践导向

本教材严格遵循教育部颁布的职业教育教学标准，同时融入养老护理员、健康照护师、医疗护理员等国家职业标准，将生活照护、基础护理、心理照护、人文关怀有机结合，确保教学内容与行业需求紧密衔接。每个技能点都对标了行业职业能力要求，实现“课岗对接”。

三、融合赛事标准，强化竞技能力

本教材充分吸收了全国职业院校技能大赛“健康养老照护”和“老年护理与保健”赛项、世界技能大赛“健康和社会照护”赛项、全国养老护理员等大赛的竞赛标准与评分要点，精选典型赛题作为教学案例，并接轨世界职业院校技能大赛的最新要求。通过真实场景的任务驱动，帮助学习者提升实战能力，实现以赛促教、以赛促学。

四、深化产教融合，汇聚多元智慧

编写团队汇聚了多元领域的专家力量：三甲医院老年医学科专家确保基础照护内容的专业性；五星级养老机构管理者提供最前沿的实践经验；全国技术能手负责操作规范的标准化；高校专业教师则保证本教材的科学性。这种“医养教”协同的编写模式，融合了康养行业的新技术、新标准、新规范，确保本教材既具专业深度，又富实践特色。

五、创新呈现形式，提升教学效果

本教材采用“纸质＋数字化”融媒体设计，配套课件、操作视频等信息化资源，特别邀请世界职业院校技能大赛金奖获得者进行标准化操作演示，实现“线上＋线下”混合式教学，满足个性化学习需求。

在内容架构上，本教材系统构建了三大模块：老年照护概述模块重点培养职业素养；老年人生活照护模块涵盖日常照料全流程；老年人基础照护模块强化专业技能。每个模块下设若干项目与任务，层层递进，通过典型工作任务设计，实现理论与实践深度融合。

本教材可作为院校智慧健康养老服务与管理专业核心教材，也可作为相关康养类专业核心课教材和拓展课教材使用，同时还可作为从事康养服务、管理、培训的技术人员的学习和参考用书。

由于编者水平有限，本教材难免存在不足之处，恳请广大师生和业界专家批评指正。让我们共同努力，为推动养老服务高质量发展、实现总书记“让所有老年人都能老有所养、老有所依、老有所乐、老有所安”的嘱托而不懈奋斗！

编者
2025 年 5 月

目　录

CONTENTS

模块一 老年照护概述

项目一　老年照护认知

学习目标

素质目标

1. 具备“尊老敬老、以人为本、爱岗敬业、爱心奉献”的社会责任感和职业使命感。
2. 热爱养老照护工作，恪守职业要求和行为规范，愿意全心全意为老年人服务。

知识目标

1. 掌握老年照护的定义、工作原则和模式，职业安全防护与压力应对方法。
2. 熟悉老年照护工作流程与老年照护服务理念。
3. 了解老年照护的特点与人口老龄化的应对策略。

能力目标

能够运用老年照护的工作原则，全心全意为老年照护事业服务。

知识导读

思维导图见图 1-1-1。

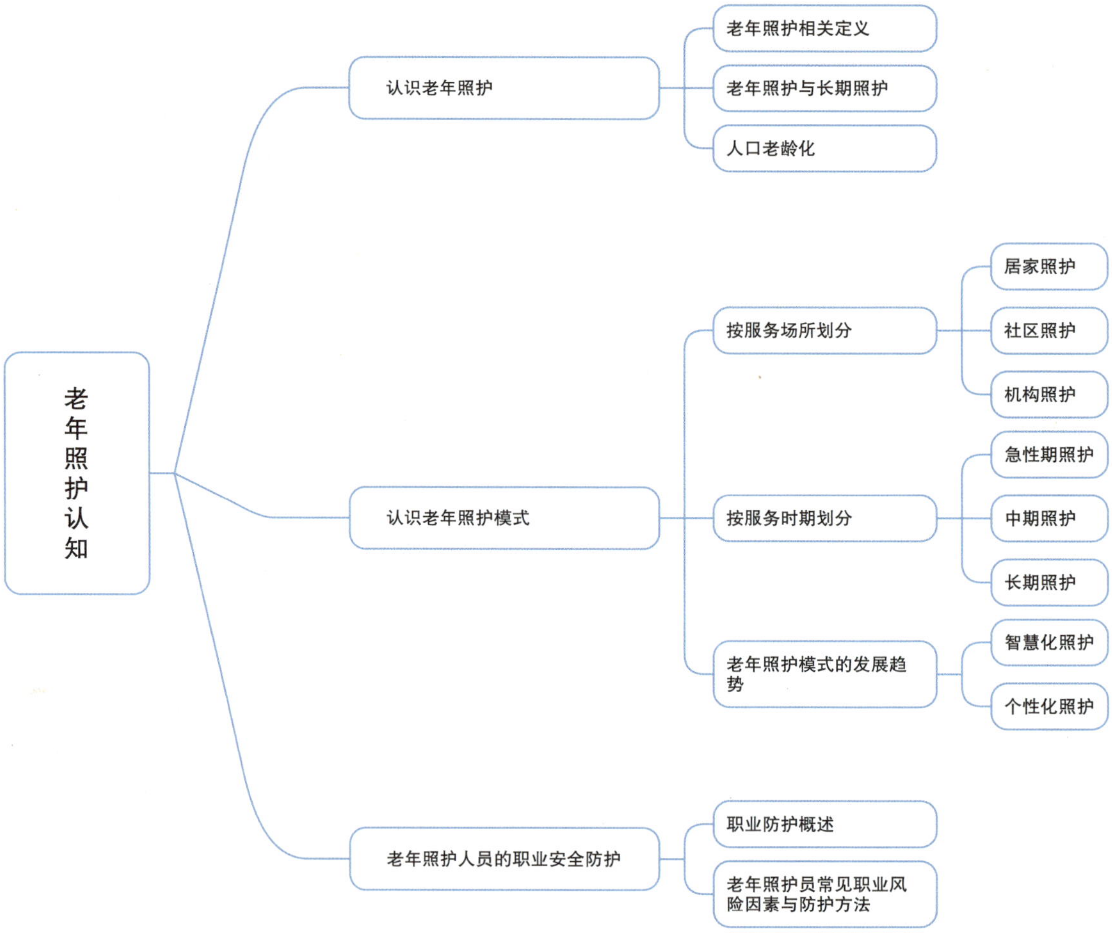

图 1-1-1　老年照护认知思维导图

赛证对接

本项目中涵盖的知识在各类竞赛及证书考评中均有所考察。在技能考核方面，主要采用模拟真实情境的方法，以实际照护任务的形式，考察选手或考生的照护能力及应变水平。具体任务包括：根据老年人的具体情况，与老年人进行有效沟通，为老年人进行相关疾病的健康教育活动等。在知识考核方面，形式多样，包括理论客观题、持续改进照护计划、健康知识海报设计、反思报告撰写等，全面考察选手或考生对知识的掌握与应用能力。照护员须具备扎实的专业知识，紧密结合老年人的照护需求及心理特点，提供精准、全面的健康指导，确保理论知识能够有效应用于实际场景，切实满足老年人的照护需求。

任务一　认识老年照护

课件

案例导入

目前，我国是世界上老年人口数量最多的国家，2020 年 65 岁及以上老年人口达到 1.91 亿，占世界 65 岁及以上人口的比例超过 1/5，这意味着世界上每 5 个老年人中，至少有 1 个是中国人。人口老龄化是社会发展的重要趋势，也是今后较长一段时期我国的基本国情。党的二十大报告指出，实施积极应对人口老龄化国家战略，发展养老事业和养老产业，优化孤寡老人服务，推动实现全体老年人享有基本养老服务。

任务描述

1. 人口老龄化的定义是什么？
2. 我国应对人口老龄化的策略有哪些？

知识殿堂

一、老年照护相关定义

（一）老年人

按照国际规定，60 周岁以上的人确定为老年人。世界卫生组织（World Health Organnization, WHO）将人的年龄界限划分为：15 ~ 44 岁为青年人，45 ~ 59 岁为中年人，60 ~ 74 岁为年轻老年人，75 ~ 89 岁为老年人，90 岁及以上为长寿老年人。在我国，60 岁及以上为老年人，45 ~ 59 岁为初老期，60 ~ 79 岁为老年期，80 岁及以上为长寿期。

（二）照护

照护的含义是照料、护理，是指为生活不能自理或部分自理，以及生活不便的个体提供生活照料、医疗护理和心理护理等。

（三）老年照护

老年照护是指经岗位技能培训合格，获得相关职业能力等级证书的专业照护员，为在全日制养老机构、社区服务机构及居家生活的失能或半失能老年人提供生活照料、医疗保健、康复护理和心理护理等服务。

（四）长期照护

长期照护指在较长的时期内，持续为患有慢性疾病或处于伤残状态下，即功能性损伤的人提供的综合性、专业化的照护服务。主要包括为失能、半失能人群提供生活照料、康复护理、精神慰藉和临终关怀等服务，使其尽可能独立、自主，具有自尊，享受品质生活。

二、老年照护与长期照护

（一）老年照护的特点

1. 长期性与全程性

老年照护服务必须持续到生命终结，同时注重全程性，对老年人的照护需求要做到有计划、有步骤、有效果、有评价地满足。

2. 专业性与人文性

由于老年人为特殊群体，在照护工作中，照护员不仅要熟练规范地掌握常用照护技术，更要具备奉献精神及耐心、爱心等人文素养，使照护工作处处彰显人文关怀，并充分体现对老年人的尊重，此外还要切实保护好老年人的隐私与权益。

3. 全方位与个性化

照护服务要涵盖日常生活照料、医疗康复、心理护理和社会交往等方面；同时要注意服务个性化，满足老年人的不同需求。

4. 能动性与参与性

照护工作中要充分调动老年人的能动性，提高其参与程度，让他们力所能及地发挥残存功能。

5. 脑力与体力并重

由于照护对象大多为失能或半失能的老年人，照护员在工作中不仅要及时发现问题、分析原因、提出对策，而且必须具备一定的体力，这样才能胜任老年照护工作。

（二）长期照护的特点

1. 正规化和专业性

这是长期照护最显著的特征。提供长期照护的场所可以是有专门照护设施的机构，如医院、护理院和社区护理机构等，也可以是家庭。以家庭为场所的长期照护服务，如家庭病床，应由有组织和经过培训的居家照护员来提供，一般的非专业照护已经不足以使患病或失能老年人维持正常的生活状态。

2. 持续时间长

长期照护是相对于临时照护、短期照护和中期照护而言的，较为合理的长期照护应在 6 个月以上，时限暂无统一标准。需要此类照护的老年人，通常长期处于残疾、失能状态或患有短期内难以治愈的多种疾病，因此，需要提供的照护持续时间长达数月或数年。

3. 连续性和多样性

老年人因患病、失能或治疗的不同而产生不同的照护需求。例如，一位老年人因患病住进医院，急性期需要在医院接受治疗，病情稳定后需要到中期照护机构接受综合性医疗、康复和护理服务；有些人恢复较慢，或者难以完全治愈，在这种情况下，他们需要家庭病床服务或住进护理院，接受长期照护服务；此外，生命末期的老年人还需要接受临终关怀与舒缓治疗服务。

4. 医疗护理和生活照料相结合

有些老年人，特别是高龄老年人，处于患病和日常生活能力退化两种状况同时存在且相互影响的状态，单一的医疗保健服务不能完全满足他们的需求，他们需要集医疗和生活照护于一体的综合性服务。

（三）老年长期照护

老年长期照护是介于医疗卫生服务和养老服务之间的一种老年照护服务模式，是涵盖老年人日常生活服务和医疗服务的一种照料服务。具体是指老年人由于生理或心理受损，生活不能完全自理，因而在一定时间内甚至终身都需要他人在日常生活中给予广泛帮助，包括日常生活照料、医疗护理和社会服务。老年患者长期照护服务内容包括健康照顾、个人照顾、精神慰藉、疾病预防、疾病康复、社会支持、临终关怀等。

三、人口老龄化

（一）人口老龄化

人口老龄化简称人口老化，是指老年人口占总人口的比例不断上升的一种动态过程。老年人口在总人口中所占的百分比，称为老年人口系数，是评价人口老龄化程度的重要指标。

人口老龄化是一种社会现象，是指人类群体的老龄化，即老年人口数量在社会总人口中达到一定比例，并持续增长的过程。出生率和死亡率的下降、平均预期寿命的延长是世界人口趋向老龄化的直接原因。

（二）老龄化社会

人口老龄化，是过去和当前人口出生、死亡、迁移变动对人口发展的综合作用的结果，也是经济增长和社会发展的结果。随着老年人口总数的增加，在社会中老年人口总数比例不断上升，从而形成了“老年型国家”或“老龄化社会”。WHO 对发达国家与发展中国家的老龄化社会划分有不同标准（表 1–1–1）。

表 1–1–1　老龄化社会的划分标准

类型	发达国家	发展中国家
青年型	65 岁及以上人口占比＜ 4%	60 岁及以上人口占比＜ 8%
成年型	65 岁及以上人口占比 4% ～ 7%	60 岁及以上人口占比 8% ～ 10%
老年型	65 岁及以上人口占比＞ 7%	60 岁及以上人口占比＞ 10%

通常以 65 岁及以上人口占比是否超过 7% 或 60 岁及以上人口占比是否超过 10% 作为进入老龄化社会的判定依据。当 65 岁及以上人口占比超过 14% 或 60 岁及以上人口占比超过 20% 时，进入中度老龄化社会；而当 65 岁及以上人口占比超过 21% 时，则进入重度老龄化社会。

（三）中国人口老龄化的现状与趋势

《中国人口老龄化发展趋势预测研究报告》提出 21 世纪中国的人口老龄化可以划分为三个阶段，从 2001 年到 2020 年是快速老龄化阶段，老年人口已达到 2.64 亿；从 2021 年到 2050 年是加速老龄化阶段，老年人口最终将超过 4 亿；从 2051 年到 2100 年是稳定的重度老龄化阶段，老年人口规模将稳定在 3 亿～ 4 亿。中国将面临人口老龄化和人口总量过多的双重压力。与其他国家相比，我国的人口老龄化社会进程有以下特点。

1. 老年人口规模宏大

截至 2024 年末，全国 60 周岁及以上老年人口 3.10 亿，占总人口的 22.0%；全国 65 周岁及以上老年人口 2.20 亿，占总人口的 15.6%。全国 65 周岁及以上老年人口抚养比 22.8%。全国人均预期寿命达 79.0 岁。老年人口规模呈现增量提速的发展态势。

2. 老龄化速度极快

65 岁以上老年人占总人口的比例从 7% 提升到 14%，发达国家用了 27（日本）～ 115 年（法国）的时间，而中国从 7% 的老龄化到 14% 的深度老龄化只用了 21 年。

3. 高龄化、空巢化、少子化等问题并发

高龄老年人（80 岁及以上老年人）正以 2 倍于老年人口增速的速度增加，年均净增长超过 100 万人。

4. 老龄化地区发展不平衡

我国老龄化发展存在明显的区域不平衡性，表现为“农村比城市先老”“东部比西部先老”“老龄化进程出现阶段性不均衡”。

5. 人口老龄化超前于现代化

我国人口老龄化与社会经济发展水平不相适应，呈现出“未富先老”和“未备先老”的状态，老年人面临诸多问题和困难。

（四）人口老龄化的应对策略

中共中央、国务院于 2024 年 12 月印发的《中共中央　国务院关于深化养老服务改革发展的意见》（以下简称《意见》），是我国应对人口老龄化、构建中国特色养老服务体系的重要顶层设计文件。以下是其核心内容与政策框架。

1. 总体要求

坚持以习近平新时代中国特色社会主义思想为指导，深入贯彻党的二十大和二十届二中、三中全会精神，坚持尽力而为、量力而行，增强科学预判、做好前瞻部署，加快健全养老服务网络，优化居家为基础、社区为依托、机构为专业支撑、医养相结合的养老服务供给格局，强化以失能老年人照护为重点的基本养老服务，健全分级分类、普惠可及、覆盖城乡、持续发展的养老服务体系，加强老年健康促进，推动养老服务扩容提质，进一步激发养老事业和养老产业发展活力，更好满足老年人多层次多样化养老服务需求。

主要目标是：到 2029 年，养老服务网络基本建成，服务能力和水平显著增强，扩容提质增效取得明显进展，基本养老服务供给不断优化；到 2035 年，养老服务网络更加健全，服务供给与需求更加协调适配，全体老年人享有基本养老服务，适合我国国情的养老服务体系成熟定型。

2. 加快健全覆盖城乡的三级养老服务网络

（1）建设县级综合养老服务管理平台：健全综合养老服务平台，统筹资源分配和服务监管。

（2）加强乡镇（街道）区域养老服务能力建设：设立区域性养老服务中心，促进上下联动，推动供需衔接。

（3）完善村（社区）养老服务设施站点：建立养老服务站点，形成“一刻钟”养老服务圈，确保老年人就近享受服务。

3. 贯通协调居家、社区、机构三类养老服务形态

以老年人需求为导向，优化“居家为基础、社区为依托、机构为补充”的服务格局。重点发展助餐、助医、助急等可感可及的服务，推动医养结合，强化社区和机构对居家养老的支持作用。

（1）巩固居家养老基础作用：完善老年人床边、身边可感可及的养老服务政策。

（2）强化社区养老依托作用：扩大社区养老服务有效供给，依托社区为居家养老提供有力支持。发展嵌入式社区养老服务，推行“社区 + 物业 + 养老服务”，增强专业照护、日间照料、康复护理、上门服务等能力。

（3）优化机构养老专业支撑作用：根据服务对象和设施条件，因地制宜推进养老机构分类改革，调整完善供给结构。

（4）促进医养结合：强化医疗卫生服务与养老服务在政策体系、服务制度、业务流程等方面的有机结合，加强疾病防控。

（5）加快补齐农村养老服务短板：因地制宜扩大农村养老服务供给。引导城市养老服务机构运营农村养老服务设施，促进城乡养老服务均衡发展。

（6）加强和改进养老服务综合监管：健全养老服务标准和评价体系，完善养老机构登记备案管理，建立健全居家社区养老服务管理制度，完善养老社区等监管机制，健全养老服务应急管理体系，加强老年用品质量监管。

4. 构建养老服务事业产业发展三方协同机制

（1）发挥养老服务事业发展政府主导作用：强化政府对养老服务的规划引导、政策支持、组织保障、监督管理，扩大普惠性、基础性、兜底性养老服务供给。兜底性养老服务设施主要由政府依规划建设供给。

（2）发挥养老服务产业发展市场配置资源作用：充分激发市场活力，支持各类市场主体按市场化原则积极参与养老服务，完善社会化运营机制和扶持政策落实评价机制，推动养老服务产业规模化、集群化、品牌化发展。

（3）发挥养老服务社会参与作用：强化社会互助共济功能，构建基层党组织领导，基层群众性自治组织统筹协调，社会组织、社会工作者、志愿者等力量参与的社会支持养老服务格局。

5. 强化有力有效的养老服务要素保障

（1）科学规划养老服务设施布局：根据人口老龄化程度和养老服务需求变化，逐步提高养老服务设施用地比例或增加养老服务设施空间安排。

（2）完善财政支持相关政策：各地根据经济发展水平和人口老龄化程度，加大对养老服务支持力度。

（3）加强养老服务人才队伍建设：研究建立养老服务专业技术人才评价制度，规范养老服务领域职业设置，提高养老护理职业吸引力。

（4）大力发展养老金融：通过地方政府专项债券等资金渠道，支持符合条件的养老服务基础设施建设，积极满足养老服务机构信贷融资需求。

（5）加快养老科技和信息化发展应用：研究设立养老服务相关国家科技重大项目，重点推动

人形机器人、脑机接口、人工智能（artificial intelligence, AI）等技术产品研发应用。

6. 加强组织实施

地方各级党委和政府要加强组织领导，高度重视养老服务工作，将养老服务体系建设纳入经济社会发展规划和重要议事日程。各地区各有关部门要结合实际抓好本意见贯彻落实，积极稳妥推进改革，尊重老年群众意愿，不搞齐步走、“一刀切”。重大事项及时按程序向党中央、国务院请示报告。

老年人不只是被关怀照顾的对象，也是社会发展的参与者和创造者；健康老龄化也不只是我们的终极目标，让老龄人群持续迸发出积极的政治、经济和文化的影响力，进一步增强社会可持续发展的能力，使老年人成为社会发展的建设性力量，也是解决老龄化问题的重要途径。

拓展阅读

积极老龄化

2002 年，第二届老龄问题世界大会于马德里召开，大会提出“积极老龄化”理论，是应对人口老龄化的新思维。它是健康老龄化在理论上的完善和必要条件。它把健康、保障和参与看成三位一体，强调老年人社会参与的必要性、重要性。“积极老龄化”理论强调个体应不断参与社会、经济、文化、精神和公民事务，强调尽可能地保持老年人个体的自主性和独立性，强调从生命全程的角度关注个体的健康状况，使个体进入老年期后还能尽量长时间地保持健康和生活自理。

我国学者认为：积极老龄化能充实老年人“六个老有”（老有所养、老有所医、老有所为、老有所学、老有所教、老有所乐）和强化我国老年人最缺的“归属感”，提高他们的生活质量，发挥其潜能，增加社会人力资本，为社会造就一支为老服务的志愿者队伍，是应对老龄化所不可或缺的。

任务二　认识老年照护模式

课件

案例导入

小王曾是职业院校智慧健康养老服务管理专业的学生，在校期间曾参加过全国职业院校技能大赛“健康养老照护”赛项，获得二等奖。毕业后，她进入某医养结合机构，从事老年照护工作。

任务描述

1. 作为一名老年照护员，应知道老年照护模式包括哪些？

2. 在照护工作中，如何为老年人进行个性化照护？

知识殿堂

老年照护模式是老年人实现健康生活的必要保障，为了适应不断增长的老年健康服务需求，构建具有中国特色的老年照护模式尤为关键。

一、按服务场所划分

根据为老年人提供照护服务的场所，老年照护分为三类：居家式照护、社区式照护、机构式照护。

（一）居家照护

为老年人提供居家养老服务，包括生活照料（助餐服务、助洗服务、助浴服务、助行服务等）、医疗保健服务、精神慰藉服务、安全守护服务、法律援助服务等。

（二）社区照护

以社区为依托，主要内容包括日间照料、家庭托管、关怀访视、健康促进活动、心理指导、康复辅具租借补助、社区安宁疗护等。

（三）机构照护

由机构中的专业照护员为居住在机构的老年人提供照护服务，包括慢性病病房、康复机构、福利院、敬老院、养老院、老年公寓、临时收容所、庇护所等。

二、按服务时期划分

根据为老年人提供照护服务的时期，老年照护分为三类：急性期照护、中期照护和长期照护。

（一）急性期照护

1. 定义

急性期照护指老年人在疾病急性期治疗期间所得到的照顾与护理。

2. 目的

通过医疗护理服务帮助老年人在疾病治疗期间处理现存或潜在的健康问题，促进康复，促使老年人早日出院。提供急性期照护的人员主要为在临床工作的专业照护员。

（二）中期照护

1. 定义

中期照护指老年人在疾病急性期与恢复期之间入住机构后获得的协助其达到最佳状态的照护。

2. 目的

照护员对实施中期照护的老年人进行短期干预，以保持或重建其独立居家生活的能力。可以在老年人家中开展，也可以在疗养院、医院或社区开展。

（三）长期照护

1. 定义

长期照护指在较长的时期内，持续为患有慢性疾病或处于伤残状态下，即功能性损伤的人提供的综合性、专业化的照护服务。主要包括为失能、半失能人群提供生活照料、康复护理、精神慰藉和临终关怀等服务，使其尽可能独立、自主，具有自尊，享受品质生活。

2. 特点

（1）正规化和专业性：这是长期照护最显著的特征。

（2）持续时间长：较为合理的长期照护应在6个月以上，时限暂无统一标准。需要此类照护的老年人，通常长期处于残疾、失能状态或患有短期内难以治愈的多种疾病，因此，需要提供的照护持续时间可能长达数月或数年。

（3）连续性和多样性：老年人因患病、失能或治疗的不同，会产生不同的照护需求。

（4）医疗护理和生活照料相结合：有些老年人，特别是高龄老年人，处于患病和日常生活能力退化两种状况同时存在且相互影响的状态，他们需要集医疗和生活照护于一体的综合性服务。

三、老年照护模式的发展趋势

（一）智慧化照护

1. 概念与发展

（1）定义：智慧化照护指通过物联网、大数据、AI等技术，实现对老年人健康数据实时监测、风险预警及服务优化，形成“技术+服务”的闭环管理模式。

（2）发展阶段：

初期（2010—2015年）：以智能硬件为主，如智能手环，功能限于基础生理指标监测。

中期（2016—2020年）：引入云计算和远程医疗，支持跨区域数据共享。

当前（2021年至今）：融合AI算法和5G技术，实现预测性照护（如压力性损伤预警）和虚拟现实干预。

2. 智慧化应用

（1）智能穿戴设备：

功能：实时监测心率、血压、跌倒等，数据同步至云端。

案例：医家通平台通过智能手环联动急救系统，响应时间缩短40%。

（2）远程医疗：

应用：视频问诊、电子处方、用药提醒，解决偏远地区医疗资源短缺问题。

案例：养老机构通过智能床垫、毫米波雷达等设备实时监测老人的心率、呼吸等生命体征数据，异常时自动触发预警系统，医护人员可远程评估并启动应急响应。

（3）智能家居：

设备：智能床垫、温湿度传感器、语音助手。

场景：智能家居系统可自动调节灯光和室温，预防老年人跌倒。

3. 优势与挑战

（1）优势：

效率提升：AI算法优化照护流程，减少人工记录误差。

精准干预：大数据分析预测健康风险，如糖尿病并发症。

成本降低：远程服务减少家庭往返医院的支出。

（2）挑战：

数据隐私：健康信息泄漏风险。

技术壁垒：农村地区网络覆盖不足，设备操作复杂度高。

伦理争议：机器人替代人工照护可能削弱人文关怀。

（二）个性化照护

1. 理念与原则

（1）核心理念：以老年人需求为中心，兼顾生理、心理、社会文化多维需求。

（2）设计原则：

尊重自主权：让老年人参与照护计划制订（如选择饮食偏好）。

动态调整：根据健康状况变化（如术后康复阶段）更新方案。

2. 个性化照护

（1）环境评估与调整：在制订个性化照护计划时，首先需要对老年人的生活环境进行全面评估，包括居住空间的安全性、舒适性和功能性。例如，根据老年人的身体状况和需求，调整房间布局、安装扶手、设置无障碍设施等，以确保其生活环境的安全和便利。

（2）照护计划的个性化：

需求分析与目标设定：在制订护理计划前，需通过面对面访谈、电话沟通等方式收集老年人的健康档案、生活习惯和兴趣爱好等信息。根据评估结果，设定具体的护理目标，如改善身体功能、提升生活质量等。

照护任务的个性化设计：根据老年人的具体需求，设计个性化的护理任务。例如，对于患有慢性病的老年人，制订针对性的康复训练计划；对于失智老年人，提供认知训练和行为干预方案。

（3）沟通交流的个性化：

沟通技巧与礼仪：在与老年人及其家属沟通时，需注重语言表达的清晰性和情感的真诚性。例如，使用简单易懂的语言，避免专业术语，同时关注老年人的情感需求，给予适当的安慰和支持。

文化敏感性：结合中国传统文化和老年人的价值观，采用符合其文化背景的沟通方式。例如，在与老年人交流时，可以引用经典诗词或传统故事，拉近彼此的距离。

个性化沟通方案：根据老年人的兴趣爱好和沟通习惯，制订个性化的沟通方案。例如，对于喜欢阅读的老年人，可以通过书籍或报纸与其交流；对于喜欢音乐的老年人，可以通过音乐疗法促进其情绪改善。

3. 实施与评估

（1）实施策略：

技术赋能：通过智能平台推送个性化提醒，如服药时间。

家庭参与：培训家属掌握非药物干预技巧。

（2）评估方法：

定量指标：生理指标改善率、跌倒次数减少率。

定期反馈：定期访谈了解老年人心理满意度。

持续改进：每季度召开跨部门会议，根据数据调整计划。

4. 个性化照护与传统照护的对比

个性化照护与传统照护的对比见表 1–1–2。

表 1–1–2　个性化照护与传统照护对比表

维度	传统照护	个性化照护
成本	较低（规模化服务）	较高（需要更多人力、技术投入）
灵活性	低（固定流程）	高（动态调整）
适用场景	资源有限的养老机构或满足基础护理需求	高端养老机构或满足复杂健康需求
老人满意度	可能因忽视个体差异而降低	更高（满足个性化需求）

任务三　老年照护员的职业安全防护

课件

案例导入

随着人口老龄化加剧，养老机构照护员面临的职业安全风险日益突出，近期某养老机构发生多起照护员流感传播事件。

任务描述

1. 老年照护员常见职业风险因素有哪些？
2. 在照护工作中，如何进行老年照护职业风险防护？

知识殿堂

一、职业防护概述

职业防护是指老年照护员在工作中采取多种有效措施，降低职业暴露风险，避免可能对机体造成的各种伤害，或将其损伤程度降到最低。老年照护员在实施照护的过程中，可能会面临多重职业暴露风险，为避免或减少这些职业暴露对身体的损伤，最根本的方法是提高职业防护意识，加强职业防护。

二、老年照护员常见职业风险因素与防护方法

（一）职业风险因素

1. 生物性因素

照护员工作中常见的生物性损伤因素为细菌、病毒、支原体、衣原体等，可通过直接接触，吸入或间接接触被细菌、病毒等污染的物品而引起感染，如大肠杆菌、乙型肝炎病毒等。

2. 物理性因素

照护员常见的物理性损伤因素为烫伤、烧伤、冻伤及负重伤。给老年人使用暖水瓶、热水

袋、冰袋时，操作不当可导致烫伤、冻伤的发生；工作中需要转移、搬运老年人，如果用力不当可发生肌肉拉伤、腰扭伤，甚至跌倒；工作中长时间处于站立、行走状态，使得下肢静脉回流减慢，下肢静脉压力增高，易发生下肢静脉曲张。

3. 化学性因素

照护员工作中给老年人的房间、物品及分泌物消毒时要配制并使用化学消毒剂，常用的消毒剂有含氯消毒剂、醛类消毒剂、过氧乙酸等，这些消毒剂对皮肤、眼睛及呼吸道有刺激性，长期接触可造成皮肤过敏、胸闷、恶心、气喘等症状。

4. 环境因素

部分养老机构或老年人居住环境存在设施陈旧、用火用电不规范、消防设施与器材配置不足和工作人员消防安全意识淡薄等问题，易导致火灾等事故发生。

5. 意外损伤

在服务过程中，由于部分老年人不配合，或者地面湿滑等因素，老年照护员易跌倒、摔伤等，严重影响了生命安全。

6. 心理—社会因素

随着社会发展和人们生活水平的提高，人们对照护员的要求也逐渐提高，而养老护理人才缺乏，工作负荷较重。照护员在工作中还要协调好与老年人、老年人家属及其他工作人员之间的关系，避免引发矛盾、产生紧张情绪。如果心理压力长期存在，可引起身心伤害。

（二）防护方法

1. 加强专业知识和技能培训

开展多内容、多形式的疾病护理和急救技能培训，指导照护员掌握节力原则，利用身体力学原理进行工作。如在搬运重物时，要保持大的支撑面，两足分开 10 ~ 15 cm 的距离，以维持身体的平衡，使重心恒定并使重量均匀分布；移动物品时，能拉则不要推，能推则不要提；当拉动和移动重物或老年人时，要使身体挺直在支撑面上，不要抬起或离开支撑面；尽量用全身转动，避免用躯干转动，以免造成正常的重力线的改变；积极使用搬运患者的辅助设备。

2. 灵活对待暴力冲突

照护失智老年人时，首先应做好评估，加强防范；注意不要在老年人的房间存放热水瓶、玻璃制品、棍棒、金属制品等容易造成自伤或他伤的物品；观察老年人的情绪，尽量避免激惹对方，若老年人存在异常烦躁的情况，可以暂时停止服务，报告上级并等待处理，待其情绪稳定后再继续完成照护工作；避免与老年人家属发生冲突，不要与家属争吵，避免与家属肢体接触，有异常情况时应尽快报告上级负责人。

3. 提高消防安全意识

组织照护员开展有关消防法规、消防常识的学习，将消防责任落实到具体的个人，定期开展消防安全演练工作，确保每一名照护员都能够正确使用消防器材，以便能够在火灾发生的初期便对其予以扑灭；了解有关火灾预防的常识，掌握人员疏散方法、逃生路线、自我保护及求助方法，从而全面提升老年照护员的消防安全意识。

4. 加强自身防护

照护员应采取必要的防护措施，如进行免疫接种等。照护操作前后应洗手，提倡使用一次性口罩，在接触老年人体液和排泄物等污物时，要戴手套进行操作；护理患有传染病的老年人时，应确保将老年人用过的所有物品及时清洁消毒。

5. 降低职业风险

完善防护设施，更新老化的设备并定期检查维修，排除潜在安全隐患，保持谨慎的工作态度，选择合适的鞋子，避免因鞋子不合脚而造成意外摔伤或跌倒；工作环境要保持光线充足，地面清洁，定期清理杂物，消除工作中的安全隐患。

6. 注重心理素质培养

为照护员提供缓解压力的渠道，最大限度地减轻其心理压力，增强他们积极应对压力的能力；培养其积极的工作心态，使他们正确认识衰老、疾病和死亡，树立正确的人生观，积极排解不良情绪。

【练习题】

一、选择题

1. “机构照护”的主要服务对象是（　　）。

A. 健康活力型老人　　B. 需要长期医疗护理的失能老人　　C. 仅需日常生活照料的老人

D. 独居但行动自如的老人　　E. 偏好集体活动的老人

答案：B

解析：机构照护整合医疗资源与养老服务，重点服务失能、半失能或患慢性病需长期医疗支持的老人。

2. 老年照护模式按服务场所划分包括（　　）。

A. 居家照护、社区照护、机构照护　　B. 居家照护、社区照护、医院照护

C. 社区照护、机构照护、医院照护　　D. 医院照护、居家照护、机构照护

E. 急性期照护、慢性期照护

答案：A

解析：无。

3. 下列哪项是“社区嵌入式养老模式”的优势（　　）。

A. 完全替代家庭照护责任　　B. 提供全天候封闭式管理

C. 就近满足老人“不离家”养老需求　　D. 仅针对失智老人提供服务

E. 依赖政府全额补贴运营

答案：C

解析：社区嵌入式养老以社区为依托，通过日间照料、上门服务等方式让老人留在熟悉环境中养老，兼顾家庭与专业照护。

4. 我国定义为老龄化社会的标准是：60 岁及以上人口占总人口的（　　）。

A.7% 以上　　B.8% 以上　　C.10% 以上

D.12% 以上　　E.15% 以上

答案：C

解析：发展中国家的标准：60 岁及以上人口占总人口的 10% 以上，定义为老龄化社会（老龄化国家或地区）。

5. 老年照护员的职业风险防护方法有哪些（　　）。

A. 加强专业知识和技能培训

B. 灵活对待暴力冲突、提高消防安全意识

C. 注重心理素质培养

D. 加强自身防护、降低职业风险

E. 以上都是

答案：E

解析：无。

二、简答题

1. 简述老年照护的定义。

2. 简述照护员常见职业风险因素。

三、案例题

某养老机构照护员小王，22 岁，入职半年。负责照顾 3 位失能老人。某日清晨，她在协助一位体重偏重的老人从床转移至轮椅时，因姿势不当导致腰部扭伤；随后在为另一名老人处理排泄物时未戴手套，不慎接触污染物；当天下午，她因长期情绪压抑与老人家属发生争执。

问题：

1. 小王的职业风险因素有哪些？

2. 小王应如何进行职业风险防护？

拓展阅读

孙正侠是上海市徐汇区养老事业发展中心（区社会福利院）护理组长，自 2002 年 8 月入职以来，她带着使命感与责任感扎根为老服务一线，努力提升服务技能，先后获得“上海市三八红旗手”“上海市最美护理员”和“全国民政系统劳动模范”等荣誉称号。

集中讲授、案例分享、操作示范……在为老人提供周到、贴心服务的同时，孙正侠致力于将她的护理经验向班组成员传授，提高团队的业务水平。

对于新入职的护理员，孙正侠一般先安排他们做轻度护理，等逐步了解老人情况后，再过渡到重度护理，让护理员更好地了解护理工作。“有时院里比较忙，新护理员们也要一起顶上，这时她总不忘鼓励新人，告诉我们不要怕。”在同事们眼里，孙正侠很有亲和力，几乎没有不耐烦的时候，她在身边，就给人很安稳的感觉。

“人人都会老，老年人的今天就是我们的明天。”孙正侠说，“我要继续为老年人做好护理服务，希望将来养老事业能有更好的发展。”

点燃思考

沈爷爷，86岁，患有认知障碍，入住养老院后因环境变化和好友离世而情绪焦虑，出现游荡行为和暴躁情绪，甚至出现打人的行为。为改善其状况，养老院采用了个案管理模式，整合生活护理、医疗护理、社工、康复等部门资源，为其提供个性化服务。具体措施包括以下几项。

环境营造：通过布置走廊、设置文化角和动物观赏角等方式，让沈爷爷感受到“家”的温暖。

心理支持：运用回忆疗法，帮助沈爷爷回忆足球运动员的光辉岁月，提升其自我价值感。

家庭支持：鼓励家属增加探望频次，通过视频通话缓解沈爷爷的思念之情。

康复介入：通过认知功能训练和康复治疗，延缓认知障碍的发展。

照护任务

1. 如何根据沈爷爷的情况做好自身的职业安全防护。
2. 请绘制关于认知障碍的健康教育海报。

项目二　老年照护岗位认知

学习目标

素质目标

1. 以高度的社会责任感和职业使命感投身养老照护事业，恪守职业道德，尊重老年人的人格尊严和隐私权利。

2. 秉持人民至上理念，用心用情为老年人提供优质服务，努力成为德才兼备、知行合一的新时代养老照护人才。

知识目标

1. 掌握老年照护岗位定位与老年照护员应具备的职业素质。
2. 熟悉老年照护服务理念。
3. 了解老年照护相关职业、岗位及发展路径。

能力目标

能够运用老年照护实施流程，全心全意为老年照护事业服务。

知识导读

思维导图见图 1-2-1。

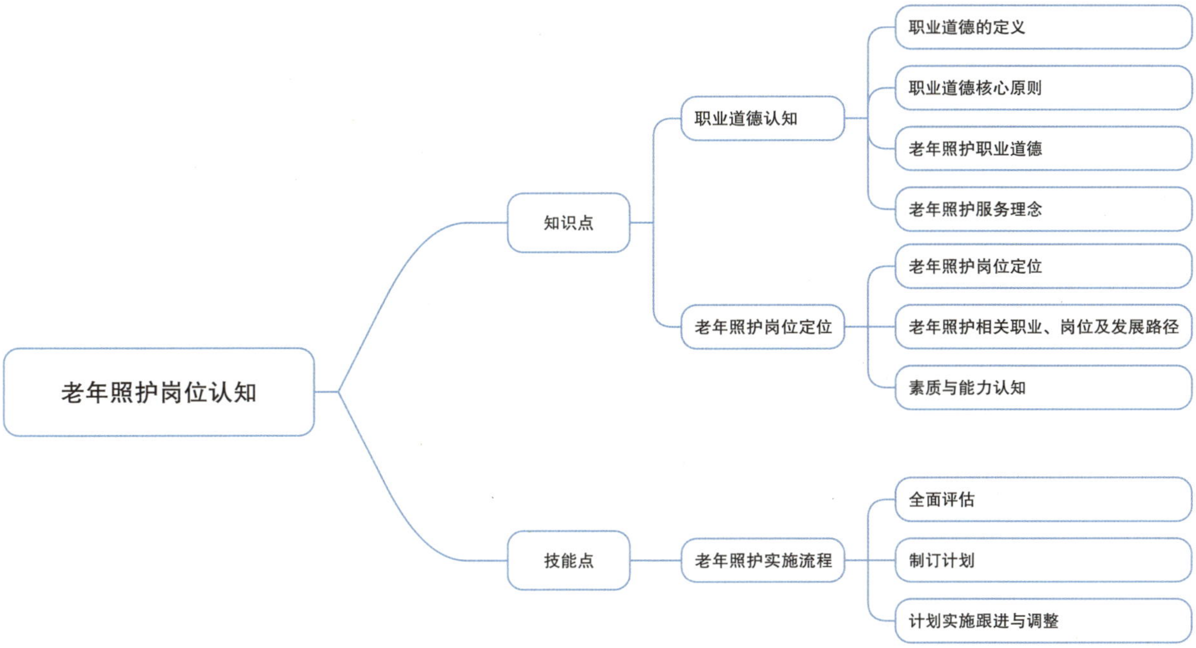

图 1-2-1　老年照护岗位认知思维导图

赛证对接

本项目中涵盖的知识在各类竞赛及证书考评中均有所考察，具体任务包括：根据老年人的具体情况，能够运用老年照护实施流程，在不同场景下为老年人提供专业照护服务，涵盖评估、计划、实施、评价等环节，要求选手具备综合照护能力。在知识考核方面，形式多样，包括理论客观题、持续改进照护计划等，全面考察选手或考生对知识的掌握与应用能力。照护员须具备扎实的专业知识，紧密结合老年人的照护需求及心理特点，提供精准、全面的健康指导，确保理论知识能够有效应用于实际场景，切实满足老年人的照护需求。

任务一 职业道德认知

课件

案例导入

我国60岁以上失能老人超4 000万，老年照护服务需求激增。如何在服务中践行职业道德并贯彻“以人为本”理念，成为行业核心议题。

任务描述

1. 作为老年照护员，在照护工作中如何恪守职业道德？
2. 老年照护服务理念包括哪些？

知识殿堂

一、职业道德的定义

职业道德是同人们的职业活动紧密联系的符合职业特点所要求的道德准则、道德情操与道德品质的总和，它既是对本职人员在职业活动中行为的要求，又是职业对社会所负的道德责任与义务。

二、职业道德核心原则

（一）尊重原则

尊重原则强调对他人的人格、权利、隐私和自主性的尊重。无论对方的身份、地位或背景如何，都应平等对待。

（二）不伤害原则

不伤害原则要求在任何职业行为中，尽量避免对他人造成身体、心理或情感上的伤害。

（三）关爱原则

关爱原则强调在职业行为中体现对他人福祉的关心和责任感，尤其是在面对弱势群体时，应给予更多的关怀和支持。

（四）公正原则

公正原则要求在工作中公平对待所有人，确保资源、机会和待遇的合理分配，避免偏袒或歧视。

三、老年照护职业道德

（一）概述

1. 道德

道德是人类社会的一种重要意识形态，是由人们在社会生活实践中形成的并由经济基础决定的上层建筑，以善恶为评价形式，依靠社会舆论、传统习俗和内心信念维持，用以调节人际关系的心理意识、原则规范、行为活动的总和。

2. 职业道德

职业道德是用来协调职业活动与社会需求、不同职业之间及职业活动内部的各种社会关系的。人类社会就是由不同的职业组成的，职业活动是人类社会存在发展的基础，是社会生活不可缺少的部分；职业活动是每一个人生活的重要组成部分，一个人最有价值的人生就是他的职业人生。所以，职业道德对于每一个社会和每一个人具有特殊的意义。

（二）老年照护职业道德

1. 尊老敬老，以人为本

尊老敬老是中华民族的传统美德，照护员要深刻理解“老年人无小事”的真正内涵，以老年人为本，满足其生理、心理、社会等方面的需求，真正让老年人得到及时、贴心、到位的服务。

2. 服务第一，爱岗敬业

热爱老年照护服务工作，忠于职守、履行岗位职责；认真学习专业技能，精益求精，不断提高业务能力。

3. 遵纪守法，自律奉献

文明礼貌、遵纪守法；严于律己、廉洁奉公，自觉为老年健康事业奉献力量。这既是职业道德的基本要求，更是老年服务这一特殊职业的根本要求。

4. 孝老爱亲，弘扬美德

孝老爱亲是中华民族的传统美德。“夫孝，德之本也”，孝是一切德行的根本，是社会人伦道德的基石、家庭和睦的根本、社会文明的支柱。“孝为德之本，百善孝为先”，在照护老年人时，照护员把老年人看成自己的亲人，能让老年人感受到家人般的温暖。

5. 同理共情，尊重体贴

只有感同身受、设身处地，才能全面理解、接受老年人的状况与行为；也只有给予充分的尊重和体贴，才能被老年人认可、接纳，才能取得老年人支持并使其配合各项照护工作，共同促进老年人的健康。

6. 积极鼓励，共同参与

为实现照护目的，必须考虑老年人的个体差异性，通过鼓励、协助、共商等方式来充分调动老年人的积极性和主动性，让照护行为成为老年人追求健康的自觉行为。

7. 保护隐私，维护权益

这是确保老年人尊严与利益最重要的内容。许多照护工作均涉及老年人个体的切身利益，需要照护员有意识地加以保护，尤其是对于患有精神疾患、失智的老年人，更需要照护员自觉、主动地对其权益加以维护。

四、老年照护服务理念

（一）以人为本

以人为本是老年照护服务理念中非常重要的一部分，它强调在为老年人提供照护服务时，要将老年人视为独立的个体，充分尊重他们的意愿、需求和个性。

1. 尊重老年人主体地位

把老年人放在照护服务的核心位置，充分倾听他们的意见和需求，让他们参与到照护计划的制订和实施过程中。例如，在制订照护计划时，照护员会与老年人及其家属进行充分沟通，了解他们对生活照料、医疗护理、康复训练、精神慰藉等方面的具体期望和要求。

2. 关注老年人个性差异

认识到每位老年人都有独特的经历、兴趣爱好和生活习惯，照护服务应根据这些个性差异提供差异化的服务。比如，对于喜欢阅读的老人，可以为他们提供丰富的书籍和舒适的阅读环境；对于喜欢户外活动的老人，可以安排适合他们的户外活动项目，并确保活动的安全性。

（二）自立支援

1. 功能维持与能力激活

通过康复训练如步行辅助、手部精细动作练习，帮助失能老人恢复或维持生活自理能力。

采用智能设备如可穿戴监测手环实时反馈健康数据，鼓励老年人参与自我健康管理。

2. 环境适配与辅助工具应用

配置无障碍设施如防滑地面、扶手和适老化辅具如助行器、坐便椅，降低老年人的照护依赖程度。

（三）团队合作

1. 多学科协作机制

高质量的老年照护是多学科人员相互协作、共同努力的结果。老年照护团队由医生、护士、照护员、老年人能力评估师、康复师、心理咨询师、营养师、药剂师、社会工作者等多学科成员共同组成（图 1–2–2）。

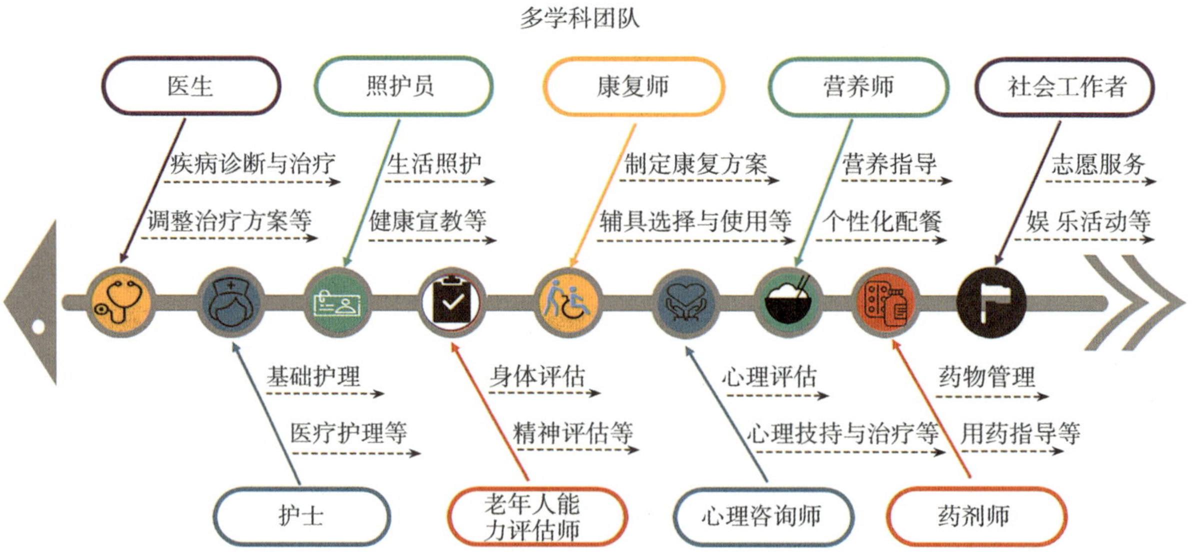

图 1–2–2　老年照护的多学科协作机制

2. 跨机构资源联动

社区养老驿站与医院、家政公司合作，提供“医养结合 + 居家支持”连续性服务。开展养老床位、医疗床位、家庭养老床位、家庭病床、安宁疗护床位“五床联动”服务，构建老年人治疗期住院、康复期护理、稳定期生活照料、安宁疗护服务有序衔接的一体化健康养老服务体系。

任务二　老年照护岗位定位

课件

案例导入

小孙是职业院校智慧健康养老服务管理专业的学生，今年毕业后，她进入某社区日间照料中心，从事老年照护工作。她认为，“现代老年照护的理念不仅是满足老年人基本生理需求，更是满足他们健康、心理、文体娱乐、社会支持等综合性的专业照护需求。因此，年轻人的优势很大，她准备在养老行业运用自己的专业知识和扎实技能大干一场”。

任务描述

1. 老年照护员的岗位定位是什么？
2. 老年照护服务工作领域包括哪些？

知识殿堂

一、老年照护岗位定位

老年照护员是指能够对老年照护服务全流程提供服务与管理，提供维持老年人人生连续性和个体特征性的健康照护，同时在维护老年人生命尊严、提升生命质量方面具有较丰富的理论研究与实践经验的技术人员。老年照护服务工作内容如下。

1. 提供生活照料

为老年人提供卫生清洁、饮食、睡眠等生活照料及管理，满足老年人的基本生活需求；指导老年人正确使用热水袋和冰袋，对老年人进行安全防护和压力性损伤预防指导等。观察识别失智老年人的异常行为，协助失能、失智老年人进行体位移动、使用辅助器具等。

2. 提供基础照护

测量生命体征；指导和协助老年人用药；指导老年人正确掌握居家常用医疗仪器，如血压计、制氧机等的使用方法；识别老年人常见健康问题及风险，及时报告并提供风险防范措施；配合医务人员为老年人进行消毒、应急救护及常见病的技术照护，减轻老年人的身体痛苦。

3. 提供康复照护

指导老年人规范使用简易康复器材进行活动或训练；协助医务人员为特殊老年人进行肢体被动运动、作业治疗，开展小型闲暇活动的康复照护，提高老年人的生命质量。

4. 提供心理照护

密切观察老年人的情绪和行为变化，及时与老年人及其家属进行有效沟通，给予心理疏导与支持。

5. 提供临终关怀服务

尽可能满足临终老年人的心理与社会需求，维护老年人的生命尊严。

二、老年照护相关职业、岗位及发展路径

（一）养老护理员

职责：为老年人进行生活照料、护理服务等。

技能要求：具备为老年人进行生活照护、基础照护、康复服务、心理支持、照护评估等能力。

职业发展：五级 / 初级工、四级 / 中级工、三级 / 高级工、二级 / 技师、一级 / 高级技师。

（二）老年人能力评估师

职责：为有需求的老年人提供日常生活活动能力、认知能力、精神状态等健康状况的测量与评估。

技能要求：具备评估准备、信息采集、能力评估、等级评定、环境评估、需求评估、康复建议、评估管理、健康教育等能力。

职业发展：三级 / 高级工、二级 / 技师、一级 / 高级技师。

（三）健康照护师

职责：为家庭、医院、社区及长期护理服务机构等场所照护对象提供健康照护及生活照料服务。

技能要求：具备为老年人进行基础护理、应急处置、对症护理、疾病护理、功能维护、心理照护等能力。

职业发展：五级 / 初级工、四级 / 中级工、三级 / 高级工。

（四）医疗护理员

职责：对患病老年人和其他需要照护的人群提供生活照护，并在医务人员的指导下进行部分辅助工作。

技能要求：具备为老年人进行生活照护、基本照护、临床照护、心理支持、功能锻炼的能力。

职业发展：五级 / 初级工、四级 / 中级工、三级 / 高级工、二级 / 技师、一级 / 高级技师。

（五）社会工作师

职责：为老年人提供社会福利服务，维持和改善老年人的社会功能、提高老年人生活和生命质量。

技能要求：具备救助服务、照顾安排、适老化环境改造、家庭辅导、精神慰藉、危机干预、社会支持网络建设、社区参与、老年教育、咨询服务、权益保障、政策倡导、老年临终关怀等能力。

职业发展：助理社会工作师、社会工作师、高级社会工作师。

三、素质与能力认知

（一）职业素质

职业素质是照护员对老年照护服务职业和行业了解与适应的一种综合体现，主要包括职业兴

趣、职业个性、职业能力及职业情况等方面。具有职业性、稳定性、内在性、整体性、发展性等特点。

1. 照护员应具备的职业素质

（1）基本素质：具有良好的“尊老、爱老、助老”的基本职业道德素质；具有“爱心、细心、耐心、责任心、恒心”，具有爱岗敬业的事业心和实事求是的科学态度，以及高尚的社会主义道德品质，遵纪守法，富于实干。

（2）人文关怀素质：不仅要为老年人提供必需的生活照料服务，同时要为老年人提供精神、文化、情感的服务，以满足老年人的身心健康需求。

（3）身心素质：具有强健的体魄、完善的人格。

（4）可持续发展素质：加强继续教育，具有较强的自主学习、知识更新和业务创新能力。

2. 职业素质核心点

（1）健康意识：健康意识指个体具有的让自身在身体、精神、社会、道德等方面都处于良好状态的想法并付诸行动。具体体现在两个方面：保健意识、预防意识。

（2）保健意识：照护员应具有保护和增进健康、防治疾病，并采取综合性措施的意识。指导自身和老年人合理膳食、运动，并掌握相关的方式方法。

（3）预防意识：照护员应具备运用现代医学知识和技能来实现促进健康、预防伤残和疾病的想法。协助、配合医务人员为老年人进行应急救护。

（4）实践创新：实践创新是从业人员的必备素质，是提高自身能力及业务水平的必经途径。

（二）职业能力

职业能力是指将所学的知识、技能和态度在特定的职业活动或情境中，进行类化迁移与整合所形成的能完成一定职业任务的能力。作为照护员，应具备以下职业能力。

1. 专业照护能力

要求掌握老年人的身心状况，常见疾病及用药护理知识，生活照料技术，营养、排泄需求等基础理论知识和技能，以及应急救护方法。

2. 心理辅导能力

老年人容易产生孤独感，变得寂寞、忧郁，照护员要掌握心理学相关知识和技能，协助老年人进行自我心理调适。善于观察识别老年人的情绪变化，掌握临终关怀护理的相关知识。

3. 组织与沟通协调能力

照护员要不断提高组织与沟通协调能力，定期组织开展老年小组活动，善于做老年人之间、老年人与家属之间、老年人与机构之间、老年人与社会之间的纽带，为老年人提供更多发展资源。

4. 法律意识与维权能力

照护员应具备一定的法律法规知识，如老年人权益保障法、劳动法的相关知识及其他相关法律法规。

任务三 老年照护实施流程

课件

案例导入

78 岁独居老年人李奶奶因近期两次跌倒，申请机构照护，李奶奶意识清醒但存在轻度认知障碍，合并高血压、骨关节炎。

任务描述

1. 照护工作流程包括哪些内容？

2. 请为李奶奶制作一日工作流程。

知识殿堂

照护工作流程指具体照护工作开展的顺序、步骤和方法，是规范照护操作、实现机构服务标准化、降低服务风险、提高服务品质的重要手段。结合照护岗位设置和人员配置，制订完善的工作流程对于机构风险管理起着重要作用。在养老机构中，照护工作流程内涵丰富，既包括具体照护技术的操作流程，如体温测量流程、协助老年人进餐流程等，也包括照护员每日、每周、每月的服务流程。前者通常强调实用、科学、可操作性，符合照护组织管理的要求；后者则注重时间过程，按照时间轴，梳理老年人一段时间内的生活内容，强调时间节点全覆盖、关键时间无遗漏、重要细节有说明，且符合老年人的生活起居习惯。只有感同身受、设身处地，才能全面理解、接受老年人的状况与行为；也只有给予充分的尊重和体贴，才能被老年人认可、接纳，才能取得老年人支持并使其配合各项照护工作，共同促进老年人的健康。

一、全面评估

（一）评估环境

1. 评估环境应清洁、安静、光线充足、空气清新、温度适宜。

2. 社区老年人集中评估时，应设立等候评估的空间，评估工作在相对独立的评估室内逐一进行。开展评估工作的机构宜设立单独的评估室。

3. 评估室内物品满足评估需要，不应放置与评估无关的物品。评估室内或室外有连续的台阶和带有扶手的通道，可供评估使用。楼梯、台阶各级踏步应均匀一致、平整、防滑。

（二）评估主体

1. 开展评估工作的机构应为依法登记的企事业单位或社会组织。

2. 开展评估工作的机构应至少配置 5 名专 / 兼职评估人员。

3. 评估人员应具有全日制高中或中专以上学历，有 5 年以上从事医疗护理、健康管理、养老服务、老年社会工作等实务经历并具有相关专业背景，理解评估指标内容，掌握评估要求。

4. 应保护被评估人员和评估人员的尊严、安全和个人隐私。

（三）评估流程

1. 首次评估应由老年人本人或其代理人申请，受理申请后，由评估机构采取集中或入户等形式实施评估。

2. 每次评估应有 2 名评估人员同时在场，至少一人具有医护专业背景。评估时，老年人身体发生不适，或者精神出现问题，应终止评估。

3. 评估人员应通过询问老年人本人及照顾者，或者查询相关信息，填写评估信息表的内容，并签字。

4. 评估人员按照自理能力、基础运动能力、精神状态、感知觉与社会参与指标和评分表进行逐项评估，填写对应的老年人能力评估表，确定一级指标得分和老年人能力评估总得分。

5. 评估人员根据 4 个一级指标的得分，依据表 1–2–1 确定老年人能力等级，并填写老年人能力评估报告，经 2 名评估人员确认并签字，同时请信息提供者签字。

表 1–2–1　老年人能力等级划分

能力等级	等级名称	等级划分
0	能力完好	总分 90
1	能力轻度受损（轻度失能）	总分 66 ～ 89
2	能力中度受损（中度失能）	总分 46 ～ 65
3	能力重度受损（重度失能）	总分 30 ～ 45
4	能力完全丧失（完全失能）	总分 0 ～ 29

说明 1：处于昏迷状态者，直接评定为能力完全丧失（完全失能）。若意识状态改变，应重新进行评估

说明 2：有以下情况之一者，在原有能力级别上应提高一个级别。①确诊为痴呆（F00 ～ F03）；②精神科专科医生诊断的其他精神和行为障碍疾病（F04 ～ F99）；③近 30 天内发生过 2 次及以上照护风险事件（如跌倒、噎食、自杀、自伤、走失等）

注：说明 2 中 F00 ～ F99 是 ICD–10（国际疾病分类第 10 次修订本）精神和行为障碍诊断编码号。

6. 形成老年人能力评估报告后，评估结果应告知申请人。老年人能力评估应为动态评估，在首次评估后，若无特殊变化，至少每 12 个月评估一次，程序与首次评估相同；出现特殊情况导致能力发生变化时，宜申请即时评估。

二、制订计划

（一）制订照护计划的原则

1. 以老年人为中心

尊重老年人自主权。

2. 安全优先

实施规避跌倒、误吸等高风险行为的干预措施。

3. 动态调整

根据老年人健康状况变化每3个月复评并更新计划。

（二）确定老年人照护需求

1. 提出照护问题

根据评估结果，把照护问题按照重要性进行排序，划分为首优、中优、次优。优先解决威胁生命安全的问题。

2. 制订照护目标

根据评估结果，制订短期目标和长期目标。如短期目标“1周内老年人完成自主服药”；长期目标“3个月内老年人提升日常生活活动（activity of daily living，ADL）评分至60分”。

（三）制订照护计划的方法

1. 跨学科协作制订

医生制订用药方案，康复师设计运动训练，社工链接社区资源。

2. 个性化服务清单

个性化服务清单包含基础护理（如协助进食）、康复护理（如关节活动训练）、心理支持（如每周1次认知刺激活动）。

3. 信息化工具支持

使用智慧养老系统记录执行情况，实时调整服务频次。

（四）一日工作流程

某养老机构一日工作流程见表1-2-2。

表1-2-2 某养老机构一日工作流程

时间	照护任务	注意事项
6：00—7：00	（1）协助老年人起床 （2）整理床单位，清扫房间卫生 （3）做好晨间照护，协助如厕、晨起服药等	★餐前服药者，提早进行用药指导和照护
7：00—7：20	餐前准备	★洗手
7：20—8：00	协助进食早餐	★评估老年人咀嚼吞咽能力，避免呛咳、噎食
8：00—8：30	交接班，特殊老年人床前交接，如卧床或患病者	★仔细查看卧床老年人的皮肤状况，患病老年人的病情变化等
8：30—9：30	（1）协助老年人参加活动，如散步、做工间操等 （2）协助有沐浴需求者洗澡	★避免发生跌倒、磕碰
9：30—10：00	茶歇，协助老年人进食点心、水果等	★做好监护，避免噎食
10：00—11：00	做康复操，开展志愿者活动或社工活动	★收集照片和视频，上传家属群
11：00—11：15	午餐前准备	★注意速度，避免呛咳、噎食

续表

时间	照护任务	注意事项
12：00—14：30	（1）布置舒适睡眠环境 （2）及时更换纸尿裤及尿袋等 （3）协助午休	★做好巡视工作
14：30—15：00	（1）协助起床、整理房间 （2）协助进水、进食水果和点心	★注意速度
15：00—16：30	文体活动、做康复操，开展志愿者活动或社工活动	★必要时外出活动
16：30—17：00	晚餐前准备	★洗手
17：00—18：00	协助进食晚餐	★避免呛咳、噎食
18：00—19：30	（1）协助洗脸、刷牙、如厕 （2）做好个人卫生，如洗脚、会阴清洁等晚间照护	★擦洗到位
19：30—21：00	（1）陪同老年人看书、看电视、听音乐、聊天等 （2）布置舒适睡眠环境，协助入睡	★打开地灯，提醒夜间如厕时注意安全，避免跌倒
21：00—次日 6：00	加强夜间巡视，协助如厕、翻身等	★避免跌倒、坠床

三、计划实施跟进与调整

（一）共享与解读

1. 维度信息同步机制

通过智慧养老系统实现跨部门数据共享，如护理部、医疗组、康复中心等，确保每位照护者都能实时获取更新版照护计划。

采用可视化工具，如流程图 / 思维导图，向家属解读计划要点，重点说明风险预警指标与干预措施。

2. 个性化解读策略

对认知障碍老人采用“分步骤口述 + 实物演示”方法，如通过餐具模型示范进食辅助方案。

对家属开展“情景模拟培训”，如使用 VR 设备展示跌倒应急处理流程。

（二）跟进与调整

1. 动态监测体系

建立“周记录—月评估—季复盘”机制，使用 ADL 量表、简易智力状态检查量表（mini-mental state examination，MMSE）等工具量化执行效果。

智能设备数据联动：通过可穿戴设备监测心率异常波动，触发计划调整预警。

2. 调整触发条件

健康变化：如术后康复阶段需增加康复训练频次。

环境改变：在搬迁至新的养老机构时，调整防跌倒方案。

政策更新：当长期护理保险报销范围发生变动时，重组服务包。

（三）注意事项

1. 尊重老年人主体地位

在调整决策时，需经老年人知情同意，失能者通过“微表情 + 肢体语言”观察意愿。

2. 保持沟通

建立“1+N”沟通群组（1 名主责照护员 +N 个关联方）

3. 持续学习

每月设置“难点案例讨论日”，分析遇到的难题，提出最佳解决方案。

对接高校、企业、政府，研读新政策，学习新的养老知识和技能，拓展思维和能力。

【练习题】

一、选择题

1. 老年照护员应遵循的职业道德不包括哪项（　　）。

A. 尊重老年人隐私

B. 通过强制手段约束失智老人行为

C. 热爱本职工作并履行岗位职责

D. 持续学习提升专业能力

E. 廉洁奉公、严于律己

答案：B

解析：职业道德要求尊重老年人权益，强制约束行为违背保护原则，正确做法应通过耐心沟通或非语言安抚（如陪同散步）缓解失智老人情绪。

2. 作为老年照护员，应具备哪些职业能力（　　）。

A. 专业照护能力　　B. 心理辅导能力　　C. 组织与沟通协调能力

D. 法律意识与维权能力　　E. 以上都有

答案：E

解析：无。

3. 老年照护服务工作内容不包括（　　）。

A. 提供生活照料　　B. 提供基础照护　　C. 提供康复照护

D. 提供心理照护　　E. 提供诊断治疗

答案：E

解析：老年照护服务工作内容如下：提供生活照料、提供基础照护、提供康复照护、提供心理照护、提供临终关怀服务。

4. 下列哪项不属于老年照护员的岗位职责（　　）。

A. 协助老年人更换一次性尿袋

B. 为老年人进行温水拭浴降温

C. 为老年人进行睡眠指导

D. 为老年人清洁头发

E. 为老年人留置导尿管

答案：E

解析：留置导尿管属于医疗护理操作，需由专业护士执行，老年照护员无此权限。

5. 职业道德核心原则包括（　　）。

A. 尊重原则　　B. 不伤害原则　　C. 关爱原则

D. 公正原则　　E. 以上都有

答案：E

解析：无。

二、简答题

1. 照护员工作内容包含哪些？

2. 照护员每日的工作流程是什么？

三、案例题

小王所在的养老机构因业务扩张，需要选拔一名具有一定管理经验的照护组长。小王的操作技能很好，她主动参加竞聘，遗憾的是竞聘失败，原因是小王在照护老年人过程中，为了提高效率，追求速度，在很多事情上经常为老年人做主，比如按照自己的意愿替老年人安排休闲娱乐活动，帮助老年人联系家属等。

问题：

1. 作为一名照护员，应牢记哪些职业道德？

2. 作为一名照护员，应如何培养自己的职业能力？

拓展阅读

格西王姆：从护理员到全国人大代表的成长之路

四川马尔康市养护院院长格西王姆 18 岁入行，16 年间从基层护理员成长为管理者。初入行时为化解为老人洗澡的尴尬，她把自己的裙子给老人穿上，逐步建立信任。为提升服务质量，她自学护理知识，考取养老护理员资格证书，并总结出翻身、拍背等实用技巧。2019 年，她通过公办民营改革竞聘成为院长。任院长后，她推动养护院增设绘画课、手工课，甚至为老人补办婚礼。凭借十多年的卓越服务，格西王姆先后获评“全国优秀农民工”“四川省优秀养老护理员”等称号，被老人们称为“高原上的格桑花”，树立了基层养老工作者的标杆形象。

2023 年，格西王姆当选全国人大代表，她聚焦基层养老痛点，多次提案完善养老服务体系。2024 年新增适老化改造、引入藏医联合门诊等设施，实现“医养结合”提升医疗服务质量。

点燃思考

沈爷爷，86 岁，患有认知障碍，入住养老机构后因环境变化和好友离世而情绪焦虑，出现游荡行为和暴躁情绪。为改善其状况，养老院采用了个案管理模式，整合生活护理、医疗护理、社工、康复等部门资源，为其提供个性化服务。具体措施包括以下几方面。

环境营造：通过布置走廊、设置文化角和动物观赏角等方式，让沈爷爷感受到“家”的温暖。

心理支持：运用回忆疗法，帮助沈爷爷回忆足球运动员的光辉岁月，提升其自我价值感。

家庭支持：鼓励家属增加探望频次，通过视频通话缓解沈爷爷的思念之情。

康复介入：通过认知功能训练和康复治疗，延缓认知障碍的发展。

照护任务

1. 请根据沈爷爷的情况制作一日工作流程。
2. 个案管理模式实施两个月后，请为沈爷爷进行能力评估。

模块二

老年人生活照护

项目一　老年人居住环境

学习目标

素质目标

1. 具备“尊老敬老、以人为本、爱岗敬业、爱心奉献”的职业精神。
2. 热爱养老照护工作，尊重老年人的尊严，全心全意为老年人服务。

知识目标

1. 了解适合老年人居住的环境。
2. 熟悉老年人居住环境的设计要求。
3. 掌握老年人居住环境的核心设计原则。

能力目标

1. 能够协助老年人布置舒适安全的居住环境。
2. 能结合老年人身心特点制订环境优化方案。

知识导读

思维导图见图 2-1-1。

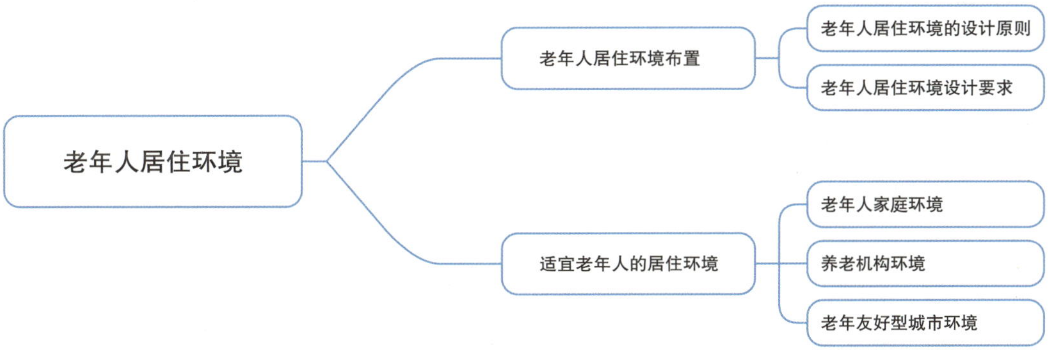

图 2-1-1　老年人居住环境思维导图

赛证对接

本项目中涵盖的知识和技能在各类竞赛及证书考评中有所考察。在技能考核方面，主要采用模拟真实情境的方法，以实际照护任务的形式，考察选手或考生的实操能力及应变水平。具体任务包括：环境准备，根据老年人的具体情况协助老年人布置舒适的居住环境。在知识考核方面，形式多样，包括理论客观题、适老化改造方案制订、养老项目筹开期准备等。照护员须具备扎实的专业知识，紧密结合老年人的照护需求，提供精准、全面的环境指导，确保理论知识能够有效应用于实际场景，切实满足老年人居住环境布置的专业需求。

任务一　老年人居住环境布置

课件

案例导入

王奶奶，76 岁，神志清，听力可，睡眠差，精神萎靡，上肢活动可，膝关节受损，步行困难，可电动轮椅出行。王奶奶有 1 个女儿，女儿经济条件一般，仅能给予少量支持。王奶奶性格开朗，喜欢看书、听戏曲、养花。现居住在花园广场 3 栋 102 室，老式建筑，传统装饰，入户门有台阶；靠近道路主干道，车流密集，夜间、晨间噪音大；窗户狭小，室内光线昏暗，通风差；老式布局空间狭小，轮椅出入困难且难以靠近厨房台面；卧室物品摆放杂且乱，床边空间狭窄。

任务描述

请照护员从空间布局、通风采光、温湿度控制、噪声管理等方面，为老年人设计适宜的居住环境。

知识殿堂

一、老年人居住环境的设计原则

随着全球老龄化进程的加速，老年人居住环境已成为社会关注的焦点。一个科学、合理的居住环境不仅能提升老年人的生活质量，还能有效预防意外伤害、延缓身体机能衰退并促进心理健康。老年人居住环境的设计原则涵盖安全性、健康性、人性化、个性化四大核心维度。

（一）安全性原则

老年人感知觉系统和运动系统退化，极易发生跌倒、火灾等意外，为保证老年人在居室内不因居室设施而受到伤害，可采取的改善措施有：①地面保持平整，避免台阶和高差比如卫生间和阳台；②地板选用防滑系数高的材料，在厨房、卫生间等湿滑区域铺设防滑地垫；③物品摆放整齐有序，尽可能位置固定，如轮椅拐杖等；④宜选用圆弧形设计的家具，避免采用带滑轮或棱角尖锐的款式，以防老年人绊倒；⑤卫生间采用坐厕，并设有扶手和紧急一键报警等装置；⑥燃气灶应配有自动熄火装置并设有烟感报警装置。

（二）健康性原则

老年人活动的主要场所是居室，居室环境的设计要有利于促进老年人身心健康的需求。室内宽敞明亮、空气新鲜通风良好、温湿度适宜、设施齐全、布局合理，有利于满足老年人的生理和心理需求。

（三）人性化性原则

老年人运动系统发生退化，身体机能降低，在居室设计时应当遵循人体工学、行为学及老年人的特殊需求原则，如在居室中为乘坐轮椅的老年人安装轮椅可进入的厨房台面，方便长者切配，提高生活自理能力；为肢体障碍的老年人设计专用辅具，方便如厕和沐浴。

（四）个性化原则

居室设计时，充分考虑老年人的年龄、能力、心理等因素，尊重老年人的习惯和喜好，在保证安全、健康、便利、舒适的前提下，提倡个性化设计。如为喜爱园艺的老年人设置阳台种植区；为书画爱好者规划独立创作空间，配备充足收纳与展示区域。

二、老年人居住环境设计要求

老年人的身体机能、心理状态和生活习惯与年轻人有显著差异，因此，居住环境的设计需要充分考虑老年人的特殊需求，以确保他们的安全、舒适和健康。

（一）空间

室内是老年人的主要活动空间。老年人的居住空间应遵循无障碍原则，确保行动不便的老人能够自由通行。门厅、走廊、卫生间等区域应避免台阶和高差，采用平缓的坡道替代。空间应尽量开放，减少隔断，以方便老年人活动和使用助行器（如轮椅、拐杖等）。确保老年人有足够的活动空间，降低老年人平时的生活自理和日常活动的困难程度。

（二）温度

室温对人体的生理平衡有重要影响，老年人的居室温度，夏季以 24 ~ 26 ℃为宜，冬季以 18 ~ 22 ℃为宜。室温过高会使人的神经系统受到抑制，影响消化和呼吸功能，让老年人气闷心烦，食欲不振；室温过低则会因冷刺激使人肌肉紧张、畏缩不安、缺乏动力，容易导致老年人受凉。居室内可配有室温计，照护员可根据气温变化采取相应的调节措施。如夏季炎热、光照强烈时可拉上厚布窗帘遮挡窗户，减少阳光直射对室内的加温作用；早晚光照不强时，可以打开窗户增加空气对流，或借助风扇来加速室内的空气流通；还可借助风扇、空调等电器来降低室内温度。冬季寒冷，可采用集中供暖或空调来调节室温，同时要注意通风。使用冷暖设备调节室温时，应注意维持室内外温差在 5 ~ 7 ℃以内。此外，无论暖风还是冷风，都需要防止对流风。

（三）湿度

老年人居室的相对湿度一般以 50% ~ 60% 为宜。湿度过高或过低都会给老年人带来不适感。湿度过高，身体蒸发散热作用减弱，抑制汗液排出，使人感到闷热不适，加重肾脏负担；湿度过低，空气干燥，人体水分蒸发过快，会让老年人感到口干、咽痛、烦渴不适，对患有呼吸道疾病的老年人非常不利。居室内可配有湿度计，照护员可根据居室湿度变化采取相应的调节措施。当湿度过低时，夏季可湿拖地面，但要注意防滑以防跌倒；冬季可在暖气边摆放水盆、水杯等，通过蒸发增加湿度，也可利用空气加湿器等设备来提高空气的湿度。当湿度过高时，可以打开门窗使空气流通以降低湿度，也可以利用空调等设备进行除湿。在湿度过高或过低时要注意老年人皮肤的保护，比如干燥时要涂抹润肤油，潮湿时要注意防止压力性损伤和老年湿疹的发生。

（四）通风

通风可保持空气清新，还可调节室内温湿度，降低病原微生物的密度，减少呼吸系统疾病的传播。污浊的空气含氧量不足，容易使人烦躁倦怠、心情不畅。因此，老年人居室每日要定时开窗通风，比如当老年人床上排便或大小便失禁时，应及时清理并开窗通风，以保持室内空气清新老年人心情舒畅。通风30分钟即可达到置换室内空气的目的，通风时避开对流风以防老年人受凉。

（五）光线

随着年龄的增长，老年人的视觉功能逐渐下降，如突然进入阴暗或耀眼的环境时，会因视物不清而陷入恐惧状态或由反射光引起眩晕，故而引发碰撞、摔倒等事故。舒适的光线不仅能让老年人生活便利，还能避免安全事故。居室采光一般分为两种，一种是日间的自然光线，一种是夜间或白天光线不足时的人工光线。可根据不同情况及老年人对光线的需求进行调节。室内空间自然光线能让人视觉上更为舒适，日光照射不仅能为室内提供光线，日光中的紫外线还能减少或杀死细菌和病毒，适当的阳光照射还能促使人体多种激素分泌，激活大脑，让人体兴奋快乐，改善抑郁发作时的心情状态，对老年人具有积极的保健意义。冬季室内日照至少应达到2小时，为了增加自然光线，让紫外线射入室内，应经常开窗通风，保持玻璃干净明亮，但应避免阳光直接照射老年人的眼睛，以防发生目眩，造成碰撞跌倒等意外伤害。为了满足夜间照明，防止坠床、跌倒等意外发生，老年人居室内须安装人工光源，人工光源应尽可能接近昼光，照度稳定、分布均匀，老年人所需照度一般比年轻人高2 ~ 3倍。除一般照明外，还应设置局部照明，如玄关换鞋处、厨房操作台水池上方、卫生间台盆上方等。为了保证老年人起夜时的安全，卧室可设低照度长明灯，夜灯位置应避免光线直射躺下后的老年人的眼部。同时，室内转弯、高差变化、湿滑区域应设有一定的光照，既不干扰老年人的睡眠，又可以保证夜间巡视工作的进行。

（六）噪声

WHO规定，白天适宜的噪声强度是35 ~ 40 dB，《社会生活环境噪声排放标准》中提到白天噪声应控制在40 dB以下，夜间应控制在30 dB以下。老年人居室应尽量避免噪声，噪声强度在50 ~ 60 dB时，一般人会觉得吵闹，而老年人会更加敏感。噪声会让老年人情绪烦躁、低落，影响休息和睡眠，长时间处于90 dB的噪声环境中，能导致头晕、头痛、耳鸣、心悸、失眠等症状，严重时影响老年人的身心健康。在老年人居室设计时要注意做隔音处理，例如，对于来自室外的噪音可采用隔音玻璃、加厚窗帘遮挡部分噪音。室内噪音主要来自各种家电冰箱、洗衣机、智能设备等，因此可以选择噪音低的家电，定期维护减少噪音，冰箱不可放置在卧室内。照护员夜间操作及巡视时要做到走路轻、操作轻、说话轻、关门轻，避免突然发出较大声响惊吓到老年人。

（七）色彩

色彩对人的心理活动有一定影响，居室的布置应简洁美观，这样不仅使人精神愉悦，还可增进身心舒适。老年人的房间应尽量使用暖色调，比如墙面、家具和装饰品的色彩应以温馨、柔和的色调为主。随着年龄增长，老年人的感知觉系统在逐渐衰退，因此在关键区域如门框、扶手、开关等处应使用对比色，使老年人更容易识别。

（八）布局

居室：设备和陈设应简洁耐用、采用弧形设计、方便使用，设有床、柜、桌、椅等家具即可，摆放合理，以方便老年人使用。老年人行动不便，应避免家具物品杂乱或带有尖锐棱角，以防发生磕碰、绊倒等意外。

卫生间：靠近卧室，应实现干湿分离，在马桶、淋浴区安装牢固的扶手，帮助老年人起身和保持平衡，并配有感应装置和一键报警装置。地面应采用防滑材料，并设置地漏，确保排水顺畅，防止地面湿滑导致摔倒。

厨房：厨房操作台的高度应根据老年人的身高调整，避免弯腰或踮脚。常用物品应放置在易于取用的位置，一般高度在腰部至眼睛之间，避免过高或过低的储物空间。安装烟雾报警器和燃气泄漏报警器，确保厨房安全。

任务二　适宜老年人居住的环境

课件

案例导入

周奶奶，73 岁，精神状态良好，上肢活动可，膝关节受损，步行困难可轮椅出行。周奶奶性格开朗，喜欢看书、听戏曲、养花，丧偶，有 1 个女儿，女儿经济条件一般，仅能给予少量支持。周奶奶现居住在银城广场 2 栋 102 室，老式建筑，传统装饰，入户门有台阶；厨房空间狭小，轮椅出入困难且难以靠近厨房台面；卧室物品摆放杂且乱，床边空间狭窄，老式衣柜占用空间大且高处物品需要踩凳子拿取；卫生间地面湿滑，洗手盆区域光线昏暗，马桶附近无起身扶手；居室光线昏暗。现由梧桐雨养老机构实施居家照护。

任务描述

请照护员设计一份关于居室环境改善的照护计划。

知识殿堂

一、老年人家庭环境

随着中国老龄化程度的加深，老年人居家养老的需求日益增长。老年人身体机能退化，适应能力和抵抗力均下降，对空气污染和噪音的耐受力下降，容易受环境的影响，部分老年人行动不便需借助辅具行走或者需要他人照料，因此适宜老年人的居住环境不仅能促进老年人的身体健康，还能提升老年人的生活品质和幸福感。

（一）居住位置的选择

老年人宜选择居住于基础设施完善、交通便利的区域或地段。临近医院方便就医，靠近公园利于锻炼身体、增加社交，比邻超市能够解决生活所需。且需要远离噪声干扰和污染源。老年人居住的楼层，应具有天然采光和自然通风的条件，最好选择南向房间，保证老年人所住的房间有阳光照射。

（二）出入口环境

老年人居住环境的出入口宜采用平坡，并设有连续的扶手，通行区域应保证光线充足，有条件的可设置监控警报系统并留有轮椅回转空间。禁止摆放杂物，方便老年人出行。二层及以上老年人的居住建筑需配置可容纳担架的电梯，方便老年人紧急就医。

（三）空间布局

1. 住房空间

老年人的住房应设有卧室、厨房、卫生间、客厅、餐厅等功能区。卧室和卫生间的空间距离应靠近，方便老年人及时如厕。卫生间和卧室面积尽量大，留出轮椅的回转余地。走道宽度在 120 cm 以上并保持通畅，保证轮椅在走道上有回转的余地。

2. 地面

室内地面应选择无垂直型高差的结构，地面需平整防滑，无落差大的门槛。优先选择防滑系数高的材料，避免使用抛光瓷砖或地毯。有不可避免的高差时，高差不应大于 1.5 cm。有垂直高差的地方尽量选用不同的颜色进行区分，让老年人更容易辨识区分。卫生间地面需向地漏倾斜，并采用导水纹路设计；淋浴区安装防滑条或者防滑垫，以防老年人滑倒。

3. 墙壁

墙壁材质应选择符合国家标准的环保材料，避免使用颜色鲜艳的涂料，以温馨、简洁、大气的颜色为主，墙体避免凹凸不平。室内需要轮椅助行的情况下可以在墙体周边加装护墙板，起到防撞、美观、易清洁的作用。

4. 门窗

门窗隔音效果要好，保证长者休息。门窗五金件不应有尖角，防老年人撞伤。门距宽度在 100 cm 以上，方便老年人进出。门把手采用“U”形把手，方便老年人抓握使用。卫生间的门窗能从外面打开，室内的门建议去掉锁具以便在老年人突发疾病或跌倒时能及时救援。

5. 扶手

在老年人经常活动的区域安装扶手或者安全绳协助老年人起身。玄关穿拖鞋的地方、卫生间马桶区域、淋浴区或浴缸周边、洗手台旁、楼梯阳台有高差的地方均需安装方便抓握的扶手。

6. 智慧养老系统

出入口附近可以安装监控设备终端和呼叫按钮，信号可直接传输至管理室。卫生间、床头等区域均可安装紧急呼救按钮，条件允许的情况下也可安装生活及身体异常感应装置，通过智能监测床垫、毫米波雷达、摄像头等分析老年人健康状况和活动轨迹，如有异常自动报警，保证老年人安全。厨房区域可安装烟雾报警器、燃气泄漏探测器，联动自动关闭阀门，以防意外事件发生。入户门可安装智能门锁，支持指纹或远程开锁，防止老人忘带钥匙而无法回家。卫生间可安装恒温花洒、智能马桶，在提高舒适性的同时防止老年人发生烫伤事件。

（四）实用的家具用品

1. 床及床品

老年人的床要牢固稳定、高度适合。可根据老年人的身高调整床的高度，一般在 40 ~ 50 cm，也就是我们膝盖的高度，以老年人坐在床上足底能够完全着地、膝关节与床呈 90°最为理想，能较好地保证老年人上下床的安全。一般情况下，单人床宽为 1.0 ~ 1.2 m。空间许可时应选用大床，利于老年人安心翻身和坐起。床头设置床头灯或者夜灯，方便老年人起身。床头柜和床角应作弧形圆角处理，以防磕碰。床垫要软硬适中，可适当选择偏硬一点的材质，能够更好地为老年人提供坐式支持。床垫边缘设置防滑条可防止老年人下跌。双人床可选择两个单人床垫，减少睡眠中对彼此的影响，提高老年人的睡眠质量。老年人的被褥等床品要柔软、透气性好，以棉织品为佳。枕头要高低、软硬适中，除个人习惯外，一般情况下高度以 7 ~ 8 cm 为宜。

2. 沙发、椅子

老年人常用的沙发、椅子要有靠背和扶手，为老年人提供更好的支撑以防滑倒、下跌，高度以足底能够完全着地，膝关节与沙发、椅子呈 90°的角度最为宜，进一步增加老年人坐位时的稳定性。边角圆弧形设计，防止老年人发生磕碰撞伤。坐垫选择高弹海绵，方便老年人起身站立。

3. 橱柜、衣柜

老年人常用的橱柜、衣柜需具备使用方便、容量足够、高度适宜等条件。老年人从衣柜内拿取物品以不踮脚和使用椅子为宜。可采用拉杆式衣柜，在保证容量的同时方便老年人拿取衣物。

（五）温馨的室内装饰

在装饰风格中融入老年人熟悉的元素，如中式家具、书法装饰、家人照片等，增强归属感。居室色调以暖色系为主，墙面采用浅色系扩大空间感，家具边角圆润，材质以实木、布艺为主，颜色以清新淡雅为主，营造温馨氛围。阳台增设绿植、鱼缸等自然景观，搭配柔和的自然光，可帮助老年人舒缓情绪。

（六）居住环境的调控

良好的居住环境是保证老年人正常生活的基本条件，除基础设施的适老化外，老年人的居室还需要保持温湿度适宜、光线充足、空气新鲜、安静舒适、健康无害。

老年人家庭环境的设计须以“安全为本、科技为翼、人文为核”为原则，通过基础物理环境的精细化改造、智能科技的深度整合及心理需求的细致回应，构建真正的适老化居住空间。未来，随着 AI、物联网技术的发展，个性化适老化方案将更加普及，而政策支持如适老化补贴与行业标准的完善，将进一步推动老年人家庭环境的优化。

二、养老机构环境

养老机构环境的设计须依据老年人的生理机能衰退规律、心理需求及护理等级，通过科学的规范标准、医疗康复资源的整合及人性化细节的渗透，构建安全、舒适、有尊严的养老空间。未来设计中，可进一步融入 AI、绿色建筑技术，推动养老环境向智慧化与可持续化发展。

（一）出入口

养老机构的出入口设计须严格遵循规范，兼顾功能性与安全性，确保老年群体便捷、安全地通行。主要出入口可采用向外开启的平开门或电动感应平移门，禁止使用旋转门，以避免老年人因操作困难或空间狭窄导致意外。城市主干道比较繁忙、车速较快，主要出入口不宜开向城市主干道。为货物、垃圾、殡葬等运输工作单独设置出入口。老年人是高危疾病和意外伤害高发的群体，机构内的道路系统要能保障急救车辆停靠到建筑的主要出入口。自理老年人、失能老年人、失智老年人居住模式和服务模式不同，其楼栋宜分设出入口，可引入人脸识别系统、智能门禁等设备，提升安全管理效率，同时记录人员进出信息，保障老年人安全。

（二）照护单元功能分区

1. 照护单元起居厅

每楼层或照护单元内设置的公共活动空间，是老年人开展各类康体娱乐活动、就餐、社交的场所，需配备适老化家具，如加宽扶手椅、适老化餐桌、适老化沙发等，并尽可能靠近主要通道、服务空间，便于照护员为在此活动的老年人提供服务的同时进行观察。良好的公共起居厅布局能够吸引老年人到此处活动，可提高整体空间使用率，同时需要尽可能容纳多样功能，如阅读区、音乐角、电视角、作业活动区等，使有不同兴趣爱好的老年人能够在一起活动，提高老年人社交沟通能力的同时，提高照护员的照护效率。

2. 餐饮区域

护理型床位楼层需在起居厅旁边就近设置备餐间，公共餐厅座位数按床位数的 40% ~ 70% 配置，餐椅需稳固且便于轮椅进出。备餐间设有备餐台、洗漱盆、热水器、冰箱、料理机、食物秤等物品，方便为老年人提供个性化的餐饮照料服务。

3. 护理站

护理站是照护员开展办公、事务管理和为老年人提供护理服务的空间。护理站宜设计为开放式，位于视线通达的位置，尽量能够看到更多的老年人活动区域，如公共起居厅、公共走廊、楼梯电梯等公共服务空间，同时还要考虑到护理站与老年人房间的距离。这样照护员在护理站工作过程中可随时观察老年人的活动情况，及时应答，减少意外事件的发生。护理站内可设置药房、处置室、治疗室等功能室，在方便提供服务的同时，降低人力成本。

4. 老年人居室

老年人居室大多由卧室、卫生间组成。部分居室配有阳台、厨房、客厅。居室一般有单人间、双人间、多人间，多人间床位数不应大于 6 个。房间内配有护理床、床头柜、衣柜、电视机、电视机柜、床边椅、床头灯、地灯、紧急呼叫装置等设施。居室内应留有轮椅回转空间，相邻床位的床边距不应小于 0.8 m，方便照护员实施护理及急救操作。居室可采用隔帘或固定隔断划分个人空间，使老年人享有独立空间，保护老年人隐私。随着老年人对居住品质要求的提高，建议每个居室配置独立卫生间，卫生间内坐便器临空侧设计上翻式扶手，坐便器临墙侧设“L”形扶手，便于老年人借力坐起。洗手池下部留空，方便使用轮椅的老年人使用。

5. 助浴间

助浴间可设有更衣区、洗浴区、护理操作区。更衣区配置带扶手的换衣座椅、存放干净衣物和洗浴用品的储物柜。洗浴区配备可调节高度，带恒温控制避免烫伤的手持花洒。配备带防滑坐垫和靠背的固定式或折叠式淋浴椅，供老人坐式洗浴。条件允许时可配置浴缸，优先选择有开门设计的步入式浴缸或坐式浴缸，降低老年人的跨入风险。护理操作区预留护理人员操作空间，方便协助老人转移或擦洗。可配备助浴椅、助浴床、移位机、滑板等协助照护员帮助老年人洗澡。

6. 公共走廊

护理型机构中，公共走廊的净宽应不小于 1.8 m，两侧墙体表面之间的距离不小于 2 m，方便使用助行器的老年人及紧急情况下护理床的通行。走廊净高不应低于 2.3 m，走廊须采光通风良好，有助于节约照明能耗，降低空调能耗，排除异味，保持空气新鲜，防止空间压抑感。地面材料须防滑、耐磨、防眩光，地面无高差，以防跌倒。走廊两侧宜设置扶手，宽度不足时至少一侧设置，设置高度为 0.75 ~ 0.85 m。在走廊还可利用色标、图案等设计进行引导，方便老年人辨识出行。

（三）康乐活动区域

根据老年人生理、心理和社会生活的特点，应设置能够满足老年人室内外休闲、健身、娱乐等活动需要的室内外活动场地，集中活动场地应临近卫生间，且需满足乘坐轮椅老年人的无障碍需求，方便老年人就近如厕。室外活动区域宜选择向阳、避风处，避免周边有过高的建筑物，使老年人在室内就能够清楚观看到室外活动的区域，以吸引老年人的注意，提高老年人的参与感。室外可设置房顶小花园、室外小花园、小型种植区、门球场、休闲茶座等。室内可设置影音室、乒乓球室、书画室、棋牌室、手工活动室、国学讲堂等各种健康促进区域。

（四）医疗区域

随着老年人年龄的增长，对医疗康复的需求日益增加，养老机构须配置医疗康复资源保障老年人的身体健康。除部分医养结合养老机构附设医院外，大多数养老机构内设护理院、诊所、卫生室、医务室、护理站，满足入住老年人基本的医疗需求。

（五）康复区域

养老机构须根据服务对象和服务内容的规模设有康复治疗服务场所和场地。康复服务的相关场所、场地的面积大小应遵照卫生部门对医院康复科的设置要求进行配置。康复服务场所宜在老年人的生活区域或附近位置设置，有条件的养老机构宜在每个照护单元设立老年人康复服务活动场所。根据《老年人照料设施建筑设计标准》（JGJ450—2018）的要求，设置康复用房时，除符合国家现行有关标准的规定外，还应符合下列规定：室内地面应平整，表面材料应具有防护性，房间平面布局应适应不同康复设施的使用要求。

（六）公共餐厅

养老机构的公共餐厅使用率高，常用于举办机构的大型活动，人流量较大，宜设置单独出入口以提高疏散安全性，面积较大的餐厅应保证至少有两个出入口。餐厅与厨房宜邻近，中间通过备餐间衔接，以保证送餐路线不与其他路线交叉。餐桌之间的距离须保证轮椅通行、照护员协助进餐等所需空间。在空间设计上需考虑多样化设计，布局灵活，配备移动隔断适应不同规模需求，提高空间的利用率。

（七）公共卫生间

公共卫生间可供老年人、工作人员、家属、参观者等公用，其设备设施的配置需满足多样化需求。公共卫生间除采用多人卫生间的形式之外，还需设置一处或多处多功能的独立无障碍卫生间，以便行动不便的老年人使用。同时需结合不同区域使用需求，合理布局，方便老年人就近使用。

三、老年友好型城市环境

随着全球人口老龄化的加速，构建老年友好型城市环境已成为城市规划与社会发展的重要议题。

（一）老年友好型城市环境的起源

2005 年，WHO 在全球 22 个国家的 33 个城市启动老年友好型城市项目，首次提出“老年友好型城市”的概念，并在许多政府政策文件中使用术语“老年友好型社区”。随后，“老年友好型社区”这一名词逐渐被广泛采用。老年友好型城市包括社会参与、尊重与社会包容、公众参与与就业、交流与信息、社区支持与卫生健康服务、户外空间与建筑、交通、住房等内容。

（二）老年友好型社区的定义

2000 年，美国退休者协会界定了老年友好型社区的定义：“包含了支付得起的适宜住房、完善的社区功能与服务、多样化的交通方式选择等内容的社区。”2007 年，WHO 在《全球老年友好城市建设指南》中给出了被广泛采用的老年友好型社区的概念：“通过提供健康护理、社会参与和安全服务来提高老年人生活质量，并鼓励实现积极老龄化的社区。”确定了老年友好型城市的三大方面，包括城市物理环境，社会文化环境，健康、社会环境与服务；八个主题，包括户外空间与建筑、交通、住房、社会参与、尊重与社会包容、社区参与与就业、交流与信息、社区支持与卫生健康服务。

（三）老年友好型城市环境的建设主题

1. 基础环境

（1）户外空间与建筑：适老化城市规划需以老年人的生理、心理与社会需求为导向，通过基础设施优化与公共空间改造，提升老年人的生活质量与自主性。户外空间需注重无障碍设计与安全性，保障老年人的安全。比如，公共区域应配备连续平整的地面铺装，避免高差和湿滑材质，并设置无障碍坡道、扶手及防滑警示标识。建筑出入口需满足轮椅通行需求并配置缓坡和自动门设施；公共设施如健身器材、休憩座椅需符合老年人体工学，高度和支撑性需适配老年人身体机能。此外，《老年友好城市建设导则》强调社区应规划充足的公共活动空间，如广场、绿地等，并增设遮阳避雨设施，便于老年人社交与休闲。

（2）交通：优化交通环境，方便老年人出行。比如公交站台需配备座椅、遮阳棚及无障碍上车通道，车辆到站信息可通过语音播报或大屏显示。针对老旧小区，可利用加装电梯的方式，完善无障碍通道，并通过优化社区周边公共交通的可达性，确保老年人“出得了门、到得了目的地”。

（3）住房：住房适老化改造是老年友好型城市的核心内容。政策文件强调老旧小区改造需将适老化纳入基础类项目，如加装电梯、改造卫生间防滑地面、安装紧急呼叫装置等来进一步提升老年人的居家安全。

2. 社会文化环境

（1）社会参与：利用老年大学、社区教育课程等教育文化平台建设，提升老年人继续教育机会。如可通过建立老年社团组织等方式，丰富老年人文化生活。同时，鼓励老年人积极参与社会活动与志愿服务，并为其提供决策参与途径，促进老年人社会价值的实现。

（2）尊重与社会包容：通过普法教育和媒体宣传强化敬老意识，通过公益广告、专题节目营造社会氛围，培育敬老文化。比如公共服务场所保留现金支付等传统服务方式，避免智能技术排斥老年人。

（3）社区参与与就业：可通过引导老年人参与社区治理，比如参与社区适老化改造与公共空间优化等方式增强老年人的归属感。通过加强就业支持与技能培训等方式，为老年人提供就业机会，促进老年人灵活就业，帮助老年人实现自我价值。

3. 社会支持

（1）交流与信息：随着信息技术的发展，智慧养老模式日渐成熟，传统的管理方法与社会发展和老年人群体的需要已经不相适应，因此需要在老年友好型城市环境建设过程中给予信息技术支持，并通过各类信息平台为老年人提供更为便捷、精准和个性化的服务。

（2）社区支持与卫生健康服务：鉴于老年人生理、心理和社会等方面的特征，老年友好型城市环境需要国家相关法律法规与政策的支持，加大对社区老年服务设施和服务的扶持与激励，推动养老服务提质扩容；建立社会福利、长期照护、养老保险、医疗保险、社会救助等社会政策体系，推动社会力量共同参与老年友好型城市环境的建设，形成老年人、家庭、社会、政府共同参与的良好社会氛围，创造一个健康安全、生活舒适的社区环境。

【练习题】

1. 关于老年人居住环境的设计原则不包括下列哪项（　　）。

A. 安全型　　B. 健康性　　C. 人性化

D. 普遍性　　E. 个性化

答案：D

解析：老年人居住环境的设计原则涵盖安全性、健康性、人性化、个性化四大核心维度。

2. 下列关于老年人居室地面材料材质选择的描述，正确的是（　　）。

A. 普通瓷砖　　B. 防滑瓷砖　　C. 釉面砖

D. 抛光砖　　E. 玻化砖

答案：B

解析：老年人居室地面材料选择防滑系数高的材质（如防滑瓷砖、亚光地板），尤其在卫生间、厨房等易湿滑区域铺设防滑垫。

3. 适老化住宅台阶设置高度适宜的是（　　）。

A. 不超过 15 cm　　B. 不超过 16 cm　　C. 不超过 17 cm

D. 不超过 18 cm　　E. 不超过 19 cm

答案：A

解析：多层住宅，楼梯应设置双侧扶手，台阶高度不超过 15 cm，深度不少于 30 cm。

4. 以下不适合适老化卫生间设置要求的是（　　）。

A. 干湿分离　　B. 安全扶手　　C. 地面防滑材质

D. 地面设置地漏　　E. 地面普通瓷砖

答案：E

解析：干湿分离：卫生间应实现干湿分离，避免地面湿滑导致摔倒。安全扶手：在马桶、淋浴区安装牢固的扶手，帮助老年人起身和保持平衡。防滑地面：地面应采用防滑材料，并设置地漏，确保排水顺畅。

5. 适合老年人居室的相对湿度一般为（　　）。

A.50% ～ 60%　　B.50% ～ 55%　　C.45% ～ 50%

D.40% ～ 45%

E.30% ～ 40%

答案：A

解析：老年人居室的相对湿度一般以 50% ～ 60% 为宜。

6. 适老化居住环境夏季空调保持室温在多少度（　　）。

A.18 ～ 24 ℃　　B.20 ～ 22 ℃　　C.22 ～ 24 ℃

D.24 ～ 26 ℃　　E.26 ～ 30 ℃

答案：E

解析：老年人的居室温度，夏季以 26 ～ 30 ℃为宜，冬季以 18 ～ 22 ℃为宜。

7. 适宜老年人居住的环境，以下哪项是错误的（　　）。

A. 空间布局适老化　　B. 家具圆角处理　　C. 光线暗淡

D. 卫生间加扶手　　E. 地面防滑瓷砖

答案：C

解析：无。

8.WHO 规定，白天适宜的噪声强度是（　　）。

A.20 ～ 25 dB　　B.25 ～ 30 dB　　C.30 ～ 35 dB

D.30 ～ 40 dB　　E.35 ～ 40 dB

答案：E

解析：WHO 规定，白天适宜的噪声强度是 35 ～ 40 dB。

9. 关于老年人居室灯光的设计要求，以下哪项是错误的（　　）。

A. 公共区域采用高亮度

B. 公共区域采用无眩光照明

C. 公共区域采用高亮度眩光照明

D. 卧室采用暖色光源

E. 卧室需要无死角照明

答案：C

解析：无。

10. 适合老年人居住的环境墙面材料的选择，以下哪项是错误的（　　）。

A. 环保无毒　　B. 易于清洁　　C. 耐擦洗

D. 色彩艳丽　　E. 隔音效果好

答案：D

解析：墙面涂料应选用环保无毒的材料，避免对老年人的呼吸系统造成伤害；应易于清洁，推荐使用耐擦洗的涂料；墙面应具有良好的隔音性能，为老年人提供安静的居住环境。

11. 适合老年人使用的家具的选择，以下哪项是错误的（　　）。

A. 轻便　　B. 圆角设计　　C. 设计感强

D. 稳固　　E. 防磕碰

答案：C

解析：家具应尽量轻便，方便老年人移动或调整位置；边角应采用圆角设计，避免磕碰伤害；应稳固，避免因倾斜或摇晃导致意外。

拓展阅读

居家社区养老环境建设相关政策解读

近年来，全省各级民政部门把居家社区养老作为养老服务体系建设的重要内容，加强政策引导，增加服务供给，积极推进居家社区养老服务发展。

一是加强政策引导。2018年，山东省人民政府办公厅印发《关于支持社区居家养老服务的若干意见》，对居家社区养老工作进行部署推动；2020年，山东省人大常委会颁布《山东省养老服务条例》，将“居家社区养老”列为专章，明确了城镇居住区社区养老服务设施配建标准和建设要求；2021年，山东省政府办公厅印发《山东省“十四五”养老服务体系规划》，对居家社区养老工作进行重点安排；2022年，山东省政府办公厅印发《关于推进基本养老服务体系建设的实施意见》，明确建立健全覆盖城乡、分布均衡、功能完善的县（市、区）、乡（镇、街道）、村（社区）、家庭四级养老服务设施网络，社区养老服务设施实现全覆盖。

二是加强政策扶持。“十三五”期间，省级对每处社区老年人日间照料中心给予15万～25万元一次性建设补助和3万～6万元开办补助；2021年，省级对补助政策进行优化调整，对社区老年人日间照料中心，按照不同星级，以1.2万元为基准，每年进行差异化运营奖补。各地根据当地实际和财政状况，另外给予一定补助。

三是加强设施配建。山东省民政厅、山东省自然资源厅、山东省住房和城乡建设厅联合出台《山东省城镇居住区社区养老服务设施规划、建设、移交和使用管理办法》，明确社区养老服务设施配建标准、工作流程和部门职责；联合开展社区养老服务设施清查整治专项行动，推动建立社区养老服务设施“四同步”工作机制，全省社区养老服务设施配建达标率在全国率先达到100%。

四是切实发挥作用。发挥社区养老服务设施覆盖范围广、距离社区居民近的优势，为老年人提供形式多样、就近便利的养老服务；引导社会组织、医疗机构、家政公司、物业企业等积极参与居家社区养老服务，鼓励具备条件的地方由专业养老服务组织连锁化一体运营。

点燃思考

某社区养老机构项目位于华山湖北侧，面积约 5 342 m^2，项目一共六层，一层是约 590 m^2 的接待大厅，二层面积为 1 041 m^2，目前售楼中心用作办公室，后期归养老机构使用，三层至六层空着，均为毛坯房，每层为一个大开间，需要根据养老服务规划进行房间分隔，可设置床位约 120 张。项目北楼的北侧有地上停车场，养老机构可与北侧街道社区服务设施共用。该项目位于路边，没有独立的院子，可将北楼社区综合服务用房的楼顶打造为空中花园供老年人户外活动；两部电梯狭小，不符合养老机构要求，需要更换一部为医用电梯；需要进行消防改造，办理二次消防验收手续。

照护任务

请对该项目进行分析，就项目内老年人的居住环境进行整体设计，制订老年人居住环境设计方案。

项目二　老年人感染防控

学习目标

素质目标

1. 具备"尊老敬老、以人为本、爱岗敬业、爱心奉献"的社会责任感和职业使命感。

2. 具备无菌和隔离观念、职业防护意识。

知识目标

1. 了解清洁、消毒、灭菌的概念。

2. 熟悉老年人常见感染发生原因、常用消毒灭菌方法；熟悉并能举例说明常见的隔离类型及相应的隔离措施。

3. 掌握老年人感染的预防与控制；掌握无菌技术操作原则和隔离原则。

能力目标

1. 能正确使用常用化学消毒剂，能够正确配置消毒液。

2. 能够规范完成各项无菌技术操作和隔离技术基本操作。

知识导读

思维导图见图 2-2-1。

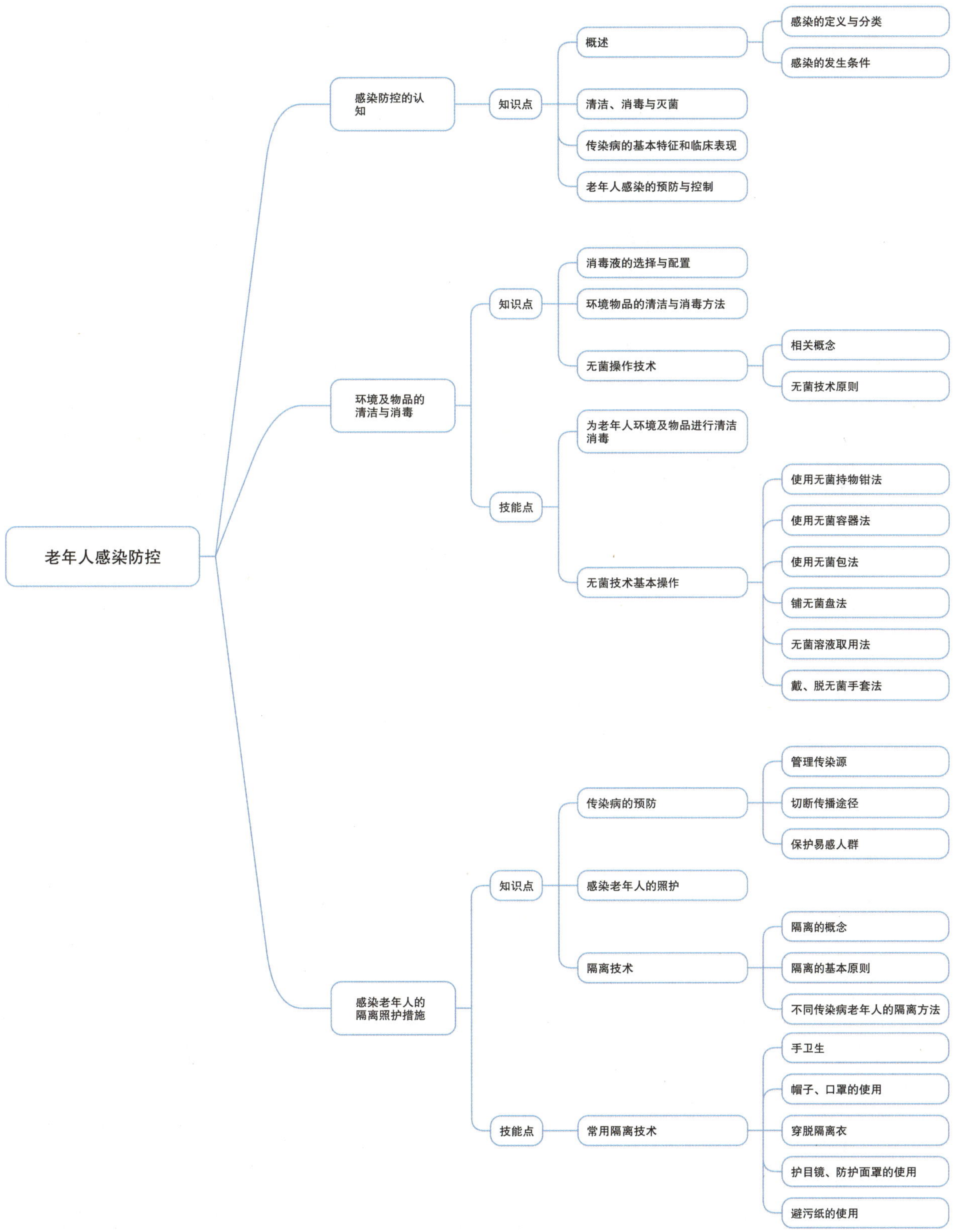

图 2-2-1　老年人感染防控思维导图

赛证对接

本项目中涵盖的知识和技能在各类竞赛及证书考评中均有所考察。在技能考核方面，老年人感染的防护贯穿整个老年人照护的各项操作中，是考核选手及考生职业技能的基础，也是评测选手及考生职业防护能力的标准。在知识考核方面，形式多样，包括理论客观题、各项照护计划制订、健康知识海报设计、反思报告撰写等，全面考察选手及考生对知识的掌握与应用能力。照护员须具备扎实的专业知识和职业素养，紧密结合老年人的照护需求及防护要点，提供精准、全面的健康指导，确保理论知识能够有效应用于实际场景，切实保证老年人照护质量和安全。

任务一　感染防控的认知

课件

案例导入

王奶奶，70 岁，退休后独立居住在一所平房内。为了更好地预防疾病的发生，王奶奶想用化学消毒剂对室内进行一次有效、全面的消毒，预防感染的发生和传播。现联系社区康养中心上门进行消毒。

任务描述

1. 请照护员根据消毒要求选择并配置化学消毒试剂。
2. 请照护员正确实施居室环境消毒。

知识殿堂

随着年龄的增加，老年人的身体功能日渐衰弱，抵抗力逐渐下降，老年人在任何环境中都可能发生感染，各种类型的养老机构是常见的易感染环境，如医养结合型机构、慢性病病房、康复医疗中心等。尤其是老年患者，其免疫功能会有不同程度的下降，抵抗力降低，感染的机会就会加大。感染既加重了老年患者的身心痛苦，也给个人、家庭、养老机构、社会等造成损失。老年人感染的预防与控制是养老机构、照护员、老年人自身及其家庭的共同责任，是保证老年人医养照护质量与安全、老年人身心健康的重要内容。

一、概述

感染不仅严重威胁老年人的健康，也威胁着各类人员的健康，已成为备受关注的公共卫生问题。目前预防和控制老年人感染的关键措施包括严格按要求进行消毒、灭菌；严格要求养老机构工作人员、老年人的手卫生；严格执行无菌技术、隔离技术，并监测消毒、灭菌的效果等。照护员要从思想上高度重视老年人感染的预防和控制这一问题，掌握相关知识和技术，控制感染的发生。

（一）感染的定义与分类

感染是指细菌、病毒、真菌、寄生虫等病原体侵入人体所引起的局部组织或全身性炎症反应。

根据病原体的来源，感染可分为外源性感染和内源性感染。外源性感染又称交叉感染，指病原体来自老年人体外，通过直接或间接的传播途径使老年人遭受的感染。内源性感染又称自身感染，指老年人遭受其自身固有菌群的侵袭而发生的感染。

（二）感染的发生条件

感染源、传播途径、易感宿主是感染发生必须具备的三个环节，当三者同时存在并相互联系时，就会构成感染链，导致感染的发生。缺少或阻断任何一个环节，感染就不会发生。通过控制感染源，切断传播途径，保护易感人群等措施，可以预防感染的发生。

1. 感染源

感染源又称病原微生物贮源，指病原体自然生存、繁殖并排出的场所或宿主（人或动物）。根据来源主要分为两类。

（1）内源性感染：内源性感染的感染源为老年人本人。病原体为寄居在老年人某些特定部位（口腔黏膜、呼吸道、胃肠道、泌尿生殖道、皮肤等）的常驻菌或暂驻菌，或来自外环境并定植于这些部位的正常菌群，以及自身某些部位感染的病原微生物，在个体的抵抗力下降、菌群失调或菌群易位时，成为老年人内源性感染的重要来源。

（2）外源性感染：外源性感染的感染源是老年人以外的宿主或环境。

已感染的患者及无症状病原携带者：已感染的患者是最重要的感染源。病原携带者是医院感染另一重要感染源，一方面病原微生物不断生长繁殖并排出，另一方面携带者本身因无自觉症状而常被忽视，相关防护措施也会被忽视，老年人与其接触，发生感染的概率也较高。

动物感染源：各类动物都可能感染或携带病原微生物成为动物感染源，常见的有鼠、蚊子、苍蝇、螨虫、蜱虫等，其中以鼠类最为严重，鼠类不仅是沙门菌的重要宿主，也是鼠疫、流行性出血热等传染病的感染源。

环境贮源：任何环境都可能成为感染源，空气、设施设备、水源、器械、药物、食品及垃圾等都容易受到病原微生物的污染，成为环境感染源。如沙门菌、铜绿假单胞菌等兼有腐生性的革兰氏阴性菌可在潮湿的环境或液体中存活并繁殖数月以上；金黄色葡萄球菌、肺炎链球菌等革兰氏阳性菌可在干燥的环境物体表面存活多日，但此菌不能繁殖，故致病力较低，可随时间的延长而降低。

2. 传播途径

传播途径指病原体从感染源排出后侵入易感宿主的途径和方式。主要传播途径有以下几种。

（1）接触传播：指病原体通过感染源与易感宿主之间直接或间接接触导致的传播，是各类型养老机构感染最常见、最重要的传播方式之一。

直接接触传播：感染源直接将病原微生物传播给易感宿主，如沙眼衣原体、柯萨奇病毒、人类免疫缺陷病毒等接触传播；老年患者之间、老年患者与照护员、照护员与照护员之间、照护员与养老机构工作人员之间，都可通过手的直接接触而发生感染。内源性感染的老年患者既是感染源，也是易感宿主，由于平衡的紊乱，微生态环境改变，导致自身感染，这也属于自身直接接触传播。

间接接触传播：感染源排出的病原微生物通过媒介传播给易感宿主。常见的传播媒介是照护员的手，其次是各种侵入性诊治器械、感染者的物品和生物媒介。手卫生是预防和控制感染的重要措施之一，当照护员的手接触老年患者及其感染性物质、污染物品时，不及时进行清洁与消毒，就会再经接触将病原体传播给其他照护员、老年患者，甚至养老机构其他工作人员、老年人使用的物品等，最终形成链条式传播。

（2）空气传播：指带有病原微生物的微粒子通过空气流动而导致的疾病传播。常见的主要经空气传播的疾病有开放性肺结核、麻疹、水痘等，开放性肺结核患者排出的结核杆菌通过空气传播给易感宿主。

（3）飞沫传播：指带有病原微生物的飞沫核在空气中短距离（小于 1 m）移动到易感人群的口、鼻黏膜或眼结膜等导致的传播。患者在咳嗽、打喷嚏、谈笑时从口、鼻腔喷出的小液滴，患者伤口脓液、排泄物、皮肤鳞屑等传染性物质；照护员进行照护时某些操作产生的液体微粒等，液滴较大，在空气中悬浮时间不长即降落于地面或物体表面，只能近距离地传播给周围的密切接触者。常见的主要经飞沫传播的疾病有猩红热、百日咳、麻疹、传染性非典型肺炎、流行性脑脊髓膜炎、肺鼠疫等。

（4）饮水、饮食传播：指各种原因导致水源或食物被病原微生物污染而引起的疾病传播，常导致感染暴发流行。

（5）生物媒介传播：指动物或昆虫携带病原微生物，病原微生物在其体内感染、繁殖并传播，通过叮咬、刺蜇、接触、食入等方式，使易感宿主致病，成为人类感染性疾病传播的中间宿主。如蚊子传播疟疾、乙型脑炎病毒、登革热等；苍蝇及蟑螂传播肠道感染病原体；鼠疫杆菌通过鼠蚤叮咬致人感染而发生鼠疫；还可由于宰杀感染动物后，经破溃伤口直接侵入或吸入含菌气溶胶导致感染。

3. 易感宿主

易感宿主指对某种疾病或传染病缺乏免疫力的人，将易感者作为一个整体，则称为易感人群。

病原体传播到易感宿主后是否引起感染主要取决于病原体的毒力和宿主的易感性，病原体的毒力取决于其种类和数量，宿主的易感性取决于病原体的定植部位和个体的防御功能。老年人是常见的易感人群，发生感染的危险性高，尤其是有严重基础疾病或同时患有多种疾病的老年人，如糖尿病、高血压、恶性肿瘤、慢性肾病等老年患者，以及高龄、瘫痪及各种原因造成长期卧床的老年人等。

二、清洁、消毒与灭菌

清洁、消毒、灭菌是预防与控制养老机构感染的关键措施之一。照护员掌握一定的清洁、消毒、灭菌相关知识和技术，在照护过程中可有效避免交叉感染。

（一）概述

1. 清洁

清洁指用物理方法清除物体表面的污垢、尘埃和有机物的过程，达到去除和减少病原微生物的目的，但不能杀灭微生物。适用于各类物体表面，如家具、餐具。清洁是物品消毒、灭菌前的必要步骤。常用的清洁方法包括：水洗、清洁剂或去污剂去污、机械去污等。

2. 消毒

消毒指用物理或化学的方法清除或杀灭除芽孢以外的所有病原微生物，使其数量减少到无害化的过程。能杀灭传播媒介上的微生物并达到消毒要求的制剂称为消毒剂。

3. 灭菌

灭菌指用物理或化学的方法杀灭所有微生物（包括致病的和非致病的）、细菌芽孢的过程。

（二）常用方法

微生物以多种形态广泛存在于自然界及各种环境中，在一定条件下与机体相互作用，产生有益或有害的结果，甚至导致疾病。正确掌握和应用清洁、消毒、灭菌的方法，是预防和控制感染的重要措施。

1. 清洁法

用清水洗净或用肥皂水、洗洁精等清洁剂刷洗物品表面，使其光洁，无血渍、污渍、水垢等残留物质和锈斑。常用于地面、墙壁、桌椅家具等的清洁，也是物品消毒灭菌前的必要步骤。

特殊污渍如碘酊污渍，可用乙醇或维生素C溶液擦拭；甲紫污渍，可用乙醇或草酸擦拭；陈旧血渍，可用过氧化氢溶液浸泡后洗净；高锰酸钾污渍，可用维生素C溶液或0.2%～0.5%过氧乙酸溶液浸泡后，洗净擦拭。

2. 物理消毒灭菌法

物理消毒灭菌法是利用物理因素如热力、辐射、过滤等清除或杀灭病原微生物的方法。针对养老机构，常选用热力消毒灭菌法、辐射消毒法、机械除菌法及空气净化。

（1）热力消毒灭菌法：主要利用热力作用使微生物的蛋白质凝固变性、酶失活、细胞膜和细胞壁发生改变而导致其死亡，达到消毒灭菌的目的，是效果可靠、使用最广泛的方法。热力消毒灭菌法分为干热法和湿热法两类，干热法由空气导热，传热较慢，常见的有燃烧法、干烤法；湿热法由空气、水、水蒸气导热，传热较快，穿透力强，常见的有压力蒸汽灭菌法、煮沸消毒法，压力蒸汽灭菌法是热力消毒灭菌法中效果最好的一种，在医疗机构广泛应用。相对于干热法消毒灭菌，湿热法所需的时间短、温度低。在养老机构，常用的热力消毒灭菌法有燃烧灭菌法、煮沸消毒法。

燃烧灭菌法：是一种简单、迅速、彻底的灭菌方法。有焚烧和烧灼两种方法。养老机构中，常用的是焚烧法，适用于无保留价值的废弃衣物、纸张、垃圾及特殊感染（如破伤风、气性坏疽、铜绿假单胞菌感染）的敷料等，可在焚烧炉内焚烧或直接点燃。在使用燃烧法时，应注意保证安全，必须远离氧气、乙醚、汽油等易燃、易爆物品；在燃烧过程中，不得中途添加乙醇，以免火焰上窜致烧伤或火灾；贵重器械及锐利刀剪禁用此法灭菌，以免损坏器械或使刀变钝。

煮沸消毒法：是应用最早的消毒方法之一，也是养老机构、家庭常用的消毒方法，是一种简单、方便、经济、实用的方法，适用于金属、搪瓷、玻璃、橡胶或其他耐热、耐湿物品的消毒。养老机构内常用于抹布、桌布、餐巾、毛巾、浴巾、手帕等棉织品和餐具、食具等的消毒；用沸水冲洗瓜果类等直接进口的食物也有消毒的作用。在1个标准大气压下，水的沸点是100℃，煮沸5～10分钟可杀灭细菌繁殖体；煮沸15分钟可杀灭多数细菌芽孢；某些热抗力极强的细菌芽孢需煮沸更长时间，如肉毒芽孢需要煮沸 3 小时才能杀灭。煮沸消毒法的操作方法是将物品清洗干净，全部浸没在水中，水面应至少高于物品 3 cm，然后加热煮沸，水沸后开始计时，若中途加入物品，则从第二次水沸后开始计时。煮沸消毒法注意事项如下：①消毒前将物品清洗干净，完全浸没水中；摆放物品时，带盖的物品要将盖子打开，大小相同的容器不能重叠；放入的物品总量不超过容器容量的 3/4。②玻璃类、橡胶类物品，先用纱布包好，玻璃类应在冷水时放入，避免爆炸，橡胶类要在水沸后放入，避免变软、变形。③水的沸点受气压影响，一般海拔每升高 300 m，消毒时间需要延长 2 分钟。④金属类物品消毒时，水中加入碳酸氢钠配成 1% ~ 2% 的浓度，可提高沸点至 105 ℃，能增强杀菌作用，又能去污除锈。⑤消毒后及时取出物品，置于无菌容器内备用，4 小时内未使用需重新煮沸消毒。

（2）辐射消毒法：主要是利用紫外线或臭氧的杀菌作用，使菌体蛋白质光解、变性导致细菌死亡。常用的方法有日光暴晒法、紫外线消毒法、臭氧消毒法等。养老机构常用日光暴晒法和紫外线消毒法。

日光暴晒法：是利用日光的热、干燥和紫外线作用达到消毒效果，适用于床垫、被服、书籍等物品的消毒。将物品放在直射阳光下暴晒 6 小时，定时翻动，使物品各面均能受到日光照射。

紫外线消毒法：紫外线属于波长为 10 ~ 400 nm 的低能电磁波，消毒使用的 C 波紫外线波长为 200 ~ 280 nm，其中杀菌作用最强的为 253.7 nm。紫外线可杀灭多种微生物，包括杆菌、病毒、真菌、细菌繁殖体、部分芽孢等。由于紫外线辐射能量低、穿透力弱，因此主要适用于空气、物品表面和液体的消毒。目前常用的紫外线消毒器械有紫外线灯和紫外线消毒器。空气消毒，首选紫外线空气消毒器，不仅消毒效果可靠，而且可在室内有人时使用；在室内无人的情况下也可用室内悬吊式紫外线灯照射，紫外线消毒灯距离地面 1.8 ~ 2.2 m，照射时间不少于 30 分钟。物品表面消毒，最好使用便携式紫外线表面消毒器近距离移动照射，小件物品可放入紫外线消毒箱内照射，也可采取紫外线灯悬吊照射，将物品摊开或挂起，使其充分暴露以受到直接照射，有效距离为 25 ~ 60 cm，照射时间为 20 ~ 30 分钟。液体消毒，采用水内照射法或水外照射法，紫外线光源应装有石英玻璃保护罩，水层厚度应小于 2 cm，并根据紫外线的辐照强度确定水流速度。紫外线消毒法注意事项如下：①保持灯管清洁，一般每周 1 次用 70% ~ 80% 乙醇擦拭，如发现灰尘、污垢，应随时擦拭。②适宜的消毒环境，保持室内清洁干燥，电源电压为 220V、适宜温度为 20 ~ 40 ℃、相对湿度为 40% ~ 60%，若温度过低或者相对湿度过高，可适当延长照射时间。③正确计算并记录消毒时间，紫外线的消毒时间须从灯亮 5 ~ 7 分钟后开始计时；建立时间登记卡，若使用时间超过 1 000 小时，需更换灯管；④做好有效防护，紫外线对人的眼睛和皮肤有刺激作用，照射时人员离开房间，必要时戴防护镜、穿防护服或用纱布遮盖双眼、被单遮盖暴露皮肤，照射完毕开窗通风 3 ~ 4 分钟。⑤定期监测，至少每年标定 1 次灯管照射强度，普通 30 W 直管型新灯辐照强度应 ≥ 90 $\mu W/cm^2$，使用中辐照强度应 ≥ 70 $\mu W/cm^2$；30 W 高强度紫外线新灯的辐照强度应 ≥ 180 $\mu W/cm^2$。

（3）机械除菌法：指用机械的方法，如冲洗、刷洗、擦拭、清扫、抖动等以除掉物体表面、水中、空气中的有害微生物，减少微生物数量和引起感染的机会。这种方法不能杀灭病原体，但可以在短时间内排除和减少病原体的存在。一般是应用肥皂刷洗，流水冲洗干净，可消除手上绝大部分甚至全部细菌；戴口罩也是过滤的一种形式，洗手、戴口罩都是目前预防呼吸道传染病重要而又简单的方法；还可应用通风过滤器装置以隔离居室的空气，保护无菌状态。

（4）过滤除菌法：是采用现代化设备进行空气净化的方法。有条件的养老机构可进行采购，使用循环风紫外线空气消毒器、静电吸附式空气消毒器、动静态臭氧空气消毒机等进行消毒，使空气通过孔隙小于 0.2μm 的高效过滤器，利用物理阻留、静电吸附等原理除去介质中的微生物，达到空气洁净的目的。

3. 化学消毒灭菌法

使用化学药物杀灭微生物的方法称为化学消毒灭菌法，能杀灭传播媒介上的微生物使其达到消毒或灭菌要求的化学制剂称为化学消毒剂。其原理是将药物渗透到微生物体内，使蛋白凝固变性，酶蛋白失去活性，抑制微生物的代谢、生长和繁殖；破坏微生物细胞膜的结构，改变其通透性，使细胞破裂、溶解，从而达到消毒灭菌的作用。凡不适用于物理消毒灭菌的物品，都可以选用化学消毒灭菌法，如锐利的金属、刀、剪，还有皮肤、黏膜，老年患者的分泌物、排泄物等。化学消毒灭菌法使用方便，适用范围广，但是存在毒性、腐蚀性，照护员在使用化学消毒剂时要远离老年人，并做好自我防护。

（1）常用化学消毒剂的种类：

灭菌剂：能杀灭一切微生物（包括细菌芽孢），并达到灭菌要求的化学制剂。如甲醛、戊二醛、环氧乙烷等。

高效消毒剂：能杀灭一切细菌繁殖体（包括分枝杆菌）、病毒、真菌及其孢子等，对细菌芽孢也有一定杀灭作用的化学制剂。如过氧化氢、部分含氯消毒剂等。

中效消毒剂：能杀灭分枝杆菌、真菌、病毒及细菌繁殖体等微生物的化学制剂。如醇类、碘类、部分含氯消毒剂等。

低效消毒剂：能杀灭细菌繁殖体、亲脂病毒和某些真菌的化学制剂。如酚类、胍类、季铵盐类消毒剂等。

常用化学消毒剂见表 2-2-1。

表 2-2-1　常用化学消毒剂

名称	消毒效力	适用范围与使用方法	注意事项
环氧乙烷	灭菌	（1）用于不耐热、不耐湿的诊疗器械、器具和物品的灭菌，如电子仪器、光学仪器，以及纸质、化纤、塑料、陶瓷、金属等制品 （2）按说明，根据物品种类、包装、装载量与方法等确定灭菌参数。灭菌时使用 100% 纯环氧乙烷和二氧化碳混合气体；小型灭菌器灭菌参数：浓度 450 ~ 1 200 mg，温度 37 ~ 63 ℃，相对湿度为 40% ~ 80%，时间为 1 ~ 6 小时	（1）环氧乙烷易燃易爆且有一定毒性，必须严格遵守安全操作程序；贮存于阴凉通风、无火源及电源开关处，温度低于 40 ℃，相对湿度 60% ~ 80% （2）灭菌后的物品应清除环氧乙烷残留量后方可使用 （3）每次灭菌，应进行效果检测及评价 （4）不可用于食品、液体、油脂类和粉剂等灭菌

续表

名称	消毒效力	适用范围与使用方法	注意事项
戊二醛	灭菌	（1）用于不耐热的诊疗器械、器具与物品的浸泡消毒与灭菌 （2）使用前加入 pH 调节剂（碳酸氢钠）和防锈剂（亚硝酸钠）使溶液的 pH 为 7.5 ～ 8，浓度为 2% ～ 2.5%；消毒时间 60 分钟，灭菌时间需 10 小时；内镜消毒时按要求采用浸泡法或擦拭法	（1）室温下密闭、避光保存于干燥、通风处；盛装容器应洁净、加盖，使用前经消毒处理 （2）加强日常监测，配制好的消毒液可连续使用 14 天，使用中戊二醛的含量应≥ 1.8% （3）消毒或灭菌后以无菌方式取出，用无菌水冲净后再用无菌纱布擦干 （4）戊二醛对皮肤黏膜有刺激，对人体有毒，配制时应注意个人防护
过氧乙酸	灭菌、高效	（1）用于耐腐蚀物品、环境、室内空气等的消毒；专用机械消毒设备适用于内镜的灭菌 （2）常用浸泡法、擦拭法、喷洒法或冲洗法。一般物品表面：0.1% ～ 0.2% 溶液，作用 3 分钟；空气：0.2% 溶液喷洒作用 60 分钟，或 15% 溶液加热熏蒸，相对湿度为 60% ～ 80%，室温下 2 小时；耐腐蚀物品：0.5% 溶液，冲洗 10 分钟；食品用工具、设备：0.05% 溶液，作用 10 分钟	（1）稳定性差，应密闭贮存于阴凉通风避光处，防高温，远离还原剂和金属粉末 （2）定期检测其浓度，如原液低于 12% 禁止使用 （3）现配现用，配制时避免与碱或有机物相混合，使用时限≤ 24 小时 （4）溶液有刺激性、腐蚀性和漂白作用，配制时要注意个人防护，金属和织物浸泡消毒后及时用无菌水冲洗干净
甲醛	灭菌	（1）用于不耐热、不耐湿的诊疗器械、器具和物品的灭菌，如电子仪器、光学仪器、金属器械、管腔器械、玻璃器皿、合成材料物品 （2）应用低温甲醛蒸汽灭菌器进行灭菌，根据使用要求装载适量 2% 复方甲醛溶液或福尔马林（35% ～ 40% 甲醛溶液）。灭菌参数：温度 55 ～ 80 ℃，相对湿度为 80% ～ 90%，时间为 30 ～ 60 分钟	（1）灭菌箱须密闭，使用专用灭菌溶液，设置专用排气系统，不可使用自然挥发法或熏蒸法 （2）操作者按规定持证上岗 （3）对人有一定毒性和刺激性，灭菌时的周围环境中甲醛浓度应＜ 0.5 mg/m³ （4）甲醛有致癌作用，不宜用于室内空气消毒 （5）灭菌物品摊开放置，灭菌后去除残留气体
二溴海因	高效	（1）用于饮水、游泳池、污水和一般物体表面消毒 （2）将药剂溶于水，配成一定浓度的有效溴溶液。游泳池水消毒：浓度 1.2 ～ 1.5 mg/L；污水消毒：浓度 1 000 ～ 1 500 mg/L，90 ～ 100 分钟；一般物体表面消毒用浸泡、擦拭和喷洒等法：浓度 400 ～ 500 mg/L，10 ～ 20 分钟	（1）密闭贮存于阴凉干燥耐酸容器内，远离易燃物和火源，禁止与酸或碱、易氧化的有机物和还原物共同贮存 （2）不适用于皮肤、黏膜和空气的消毒 （3）对有色织物有漂白作用；对金属有腐蚀作用，消毒时加入防锈剂亚硝酸钠 （4）有刺激性，使用时注意防护

续表

名称	消毒效力	适用范围与使用方法	注意事项
含氯消毒剂（常用液氯漂白粉、漂白粉精、二氧化氯、酸性氧化电位水）	高、中效	（1）二氧化氯：适用于物品、环境、物体表面及空气的消毒。常用浸泡法、擦拭法，时间30分钟，浓度据污染的微生物种类决定。细菌繁殖体污染，浓度为100～250 mg/L；乙型肝炎病毒、结核杆菌污染，浓度为500 mg/L；细菌芽孢污染，浓度为1 000 mg/L；空气污染，浓度为500 mg/L溶液按20～30 mg/m³，作用30～60分钟 （2）酸性氧化电位水：适用于灭菌前手工清洗手术器械、内镜消毒，手、皮肤和黏膜消毒，餐饮具、瓜果蔬菜消毒，物体表面、卫生洁具、环境、织物的消毒。有效氯含量60±10 mg/L，一般使用流动浸泡法。消毒时间为手消毒1～3分钟；皮肤、黏膜、瓜果蔬菜、物体表面3～5分钟；餐饮具10分钟；内镜冲洗消毒按说明书进行 （3）其他含氯消毒剂：适用于物品、物体表面分泌物、排泄物的消毒。对细菌繁殖体污染的物品，用含有效氯500 mg/L的溶液浸泡或擦拭10分钟以上；被乙型肝炎病毒、结核杆菌、细菌芽孢污染的物品，用含有效氯2 000～5 000 mg/L的溶液浸泡擦拭或喷洒30分钟以上；按有效氯10 000 mg/L的干粉加入排泄物中，略加搅拌后作用2小时以上；按有效氯50 mg/L的干粉加入污水中搅拌均匀，作用2小时以上	（1）密闭保存在阴凉、干燥、通风处 （2）溶液性质不稳定，应现配现用，使用时间≤24小时 （3）有腐蚀及漂白作用，不宜用于金属制品、有色织物及油漆家具的消毒 （4）配制好的酸性氧化电位水室温下储存不超过3天，每次使用前应在出口处检测pH值和浓度；使用完毕排放后需再排放少量碱性还原电位水或自来水以减少对排水管的腐蚀
碘酊	中效	（1）用于注射、手术部位皮肤及新生儿脐带部位皮肤消毒 （2）使用浓度：有效碘18～22 g/L，擦拭2遍以上，作用1～3分钟，稍干后用70%～80%乙醇脱碘	（1）避光密闭保存于阴凉、干燥通风处 （2）不适用于破损皮肤、眼及黏膜消毒 （3）对金属制品有腐蚀作用，不用作相应金属制品的消毒 （4）皮肤过敏者慎用

续表

名称	消毒效力	适用范围与使用方法	注意事项
碘伏	中效	（1）用于手、皮肤、黏膜及伤口消毒 （2）常用擦拭法、冲洗法。碘伏浓度：手及皮肤消毒 2 ~ 10 g/L；黏膜消毒 250 ~ 500 mg/L；外科手消毒：擦拭或刷洗，作用 3 ~ 5 分钟；手部皮肤：擦拭 2 ~ 3 遍，作用≥ 2 分钟；注射部位皮肤：擦拭 2 遍，时间遵循产品说明；口腔黏膜及创面：1 000 ~ 2 000 mg/L 擦拭，作用 3 ~ 5 分钟；阴道黏膜及创面：500 mg/L 冲洗，作用时间遵循产品说明	（1）避光密闭保存于阴凉、干燥通风处 （2）稀释后稳定性差，宜现用现配 （3）皮肤消毒后无须乙醇脱碘 （4）对二价金属制品有腐蚀作用，不用于相应金属制品的消毒 （5）对碘过敏者慎用
醇类（乙醇、异丙醇、正丙醇或两种成分的复方制剂）	中效	（1）适用于手、皮肤、物体表面及诊疗器具的消毒，常用体积比 70% ~ 80% 的乙醇溶液 （2）常用擦拭法、浸泡法或冲洗法。手消毒：擦拭揉搓时间≥ 15 秒；皮肤、物体表面：擦拭 2 遍，作用 3 ~ 5 分钟；诊疗器具：完全浸没于消毒液中，加盖，作用≥ 30 分钟；或进行表面擦拭消毒	（1）避光、避火密闭保存于阴凉、干燥通风处，用后加盖定，期测定，保持有效浓度不低于 75% （2）不适于空气的消毒灭菌；不宜用于脂溶性物体表面消毒 （3）不宜用于被血、脓、粪便等有机物严重污染表面的消毒 （4）对醇类过敏者禁用
季铵盐类消毒剂（苯扎溴铵）	中、低效	（1）适用于环境、皮肤与黏膜、物体表面的消毒 （2）常用擦拭法、浸泡法。环境或物品表面：1 000 ~ 20 000 mg/L 的溶液浸泡或擦拭 15 ~ 30 分钟；皮肤：原液擦拭 3 ~ 5 分钟；黏膜：1 000 ~ 2 000 mg/L 的溶液，作用时间遵循产品说明	（1）避免接触有机物和拮抗物，不宜与阴离子表面活性剂如肥皂或洗衣粉合用，也不能与碘或氧化物同用 （2）低温时可能出现浑浊或沉淀，可置于温水中加温 （3）高浓度原液可造成严重的角膜、皮肤、黏膜灼伤，操作时需加强防护 （4）不适于瓜果蔬菜类消毒
胍类消毒剂（复方氯己定）	中、低效	（1）适用于手、皮肤与黏膜的消毒 （2）常用擦拭法、冲洗法。手术及注射部位皮肤和伤口创面：有效含量≥ 2 g/L 的氯己定 - 乙醇溶液（70% 体积比）擦拭 2 ~ 3 遍，作用时间遵循产品说明；外科手消毒：使用方法遵循产品说明；口腔、阴道或伤口创面：有效含量≥ 2 g/L 的氯己定水溶液冲洗，作用时间遵循产品说明	（1）避光密闭保存于阴凉、干燥处 （2）不适用于结核杆菌、细菌芽孢污染物品消毒 （3）不能与阴离子表面活性剂如肥皂混合或前后使用 （4）纱布、棉花有吸附作用，会降低药效，所以溶液内不可投入纱布、棉花等

（2）化学消毒剂的使用原则：①合理使用化学消毒剂，能采用物理方法消毒灭菌的，尽量不使用化学消毒灭菌法。②根据物品的性能和各种微生物的特性选择合适的消毒剂。③严格掌握消毒剂的有效浓度、消毒时间及使用方法。④消毒剂要现用现配，定期更换，易挥发的要加盖，并

定期检测，调整浓度。⑤待消毒的物品必须先清洗、擦干。⑥消毒剂中不能放置纱布、棉花等物，以防降低消毒效力。⑦消毒后的物品在使用前须用无菌生理盐水或无菌蒸馏水冲洗干净，以避免消毒剂刺激人体组织；气体消毒后的物品，待气体散发后再使用。⑧掌握消毒剂的毒副作用，照护员做好相关防护措施。

（3）化学消毒剂的使用方法：

浸泡法：将需消毒的物品清洗、擦干后完全浸没在消毒液中进行消毒的方法。根据消毒物品和消毒液的种类，确定消毒液浓度和浸泡时间。适用于耐湿不耐热物品的消毒，如锐利器械、精密仪器等。

擦拭法：用规定浓度的化学毒剂擦拭被污染物品的表面或皮肤、黏膜的消毒方法。一般选用易溶于水、穿透力强、无显著刺激性消毒剂。常用于皮肤、黏膜、地面、墙面、家具等的消毒。

喷雾法：用喷雾器将标准浓度的化学消毒剂均匀地喷洒于空间或物品表面进行消毒的方法。常用于地面、墙面、空气、物品表面的消毒。

熏蒸法：加热或加入氧化剂使消毒液气化，在标准浓度和有效时间内达到消毒灭菌的方法。常用于空气消毒、精密贵重仪器消毒及不能蒸煮、浸泡物品的消毒。空气消毒时将消毒剂加热熏蒸，按规定时间密闭门窗，消毒完毕再开窗通风换气。

三、传染病的基本特征和临床表现

（一）传染病的基本特征

传染病区别于其他疾病的基本特征有四个。

1. 病原体

每种传染病都是由特异性病原体所引起的，如肾综合征出血热的病原体是汉坦病毒，伤寒的病原体是伤寒杆菌，疟疾的病原体是疟原虫。病原体中以病毒和细菌最常见。临床上检出病原体对明确诊断有重要意义。

2. 传染性

传染性是传染病与其他感染性疾病的主要区别。病原体由宿主体内排出，经一定途径传染给另一个宿主，这种特性称为传染性。各种传染病都具有一定传染性，但不同传染病的传染性强弱不等，即使同一种传染病，处于不同病期，其传染性亦各不相同。传染病患者具有传染性的时期称为传染期，是决定患者隔离期限的重要依据。

3. 流行病学特征

传染病的流行过程在自然因素和社会因素的影响下，表现出各种特征。

（1）流行性：在一定条件下，传染病能在人群中广泛传播蔓延的特性称为流行性。按其强度可分为：①散发，是指某传染病在某地常年一般发病水平；②流行，指某种传染病的发病率显著高于当地常年发病率（一般 3 ~ 10 倍）；③大流行，指某传染病在一定时间内迅速蔓延，波及范围广泛，超出国界或洲界者；④爆发，指传染病病例的发病时间分布高度集中于一个短时间之内（通常为该病的潜伏期内），这些病例多由同一传染源或共同的传播途径所引起。

（2）季节性：某些传染病的发生和流行受季节的影响，在每年一定季节出现发病率升高的现象称为季节性。如冬春季节，呼吸道传染病发病率升高；夏秋季节，消化道传染病发病率高；虫媒传染病有明显季节性，与媒介节肢动物活跃季节相一致。

（3）地方性：由于受地理气候等自然因素或人们生活习惯等社会因素的影响，某些传染病仅局限在一定地区内发生，这种传染病称地方性传染病，如血吸虫病多发生在长江以南有钉螺存在的地区。以野生动物为主要传染源的疾病，称为自然疫源性传染病，如鼠疫、钩端螺旋体病。存在这种疾病的地区称自然疫源地，人们进入这个地区就有受感染的可能。自然疫源性传染病也属于地方性传染病。

4. 感染后免疫

人体感染病原体后，无论显性或隐性感染，均能产生针对该病原体及其产物（如毒素）的特异性免疫。感染后免疫属于主动免疫，通过抗体转移而获得的免疫属于被动免疫。不同病原体的感染后免疫持续时间长短和强弱不同。一般来说，病毒性传染病（如麻疹、脊髓灰质炎）的感染后免疫时间最长，往往可以保持终身，但有例外（如流感）。细菌、螺旋体、原虫性传染病感染后免疫时间较短，仅为数月至数年，但也有例外（如伤寒）。蠕虫感染后一般不产生保护性免疫，因而往往发生重复感染。

（二）传染病的临床分期

传染病的病程从发生、发展至恢复具有一定的阶段性，一般分为四期，尤以急性传染病最明显。

1. 潜伏期

从病原体侵入人体到出现临床症状为止的一段时间称为潜伏期。各种传染病的潜伏期长短不一，同一种传染病的潜伏期可有一个相对不变的限定时间（最短时间和最长时间），并呈常态分布，通常相当于病原体在体内繁殖、转移、定位，引起组织损伤和功能改变，导致临床症状出现之前的整个过程。了解潜伏期有助于传染病的诊断、确定检疫期限和协助流行病学调查。

2. 前驱期

从起病到该病出现明显症状为止的一段时间称为前驱期。该期症状属于非特异性的全身反应，为许多传染病所共有，多表现为头痛、发热、乏力、肌肉酸痛、食欲不振等，持续 1 ~ 3 天。起病急骤者可无此期表现。多数传染病在本期已有较强传染性。

3. 症状明显期

某些传染病在经过前驱期后，病情逐渐加重而达到顶峰，出现某种传染病所特有的症状、体征，如典型的热型、皮疹、肝脾大和脑膜刺激征等。本期又可分为上升期、极期和缓解期。本期传染性较强且易产生并发症。

4. 恢复期

人体免疫力增加到一定程度，体内病理生理过程基本终止，患者的症状、体征逐渐消失，食欲和体力逐渐恢复，血清中抗体效价亦逐渐上升到最高水平，临床上称为恢复期。此期患者体内可能还有残余病理或生化改变，病原体还未完全清除，患者的传染性还可持续一段时间。恢复期结束后，机体功能仍长期未能恢复正常的状态，称为后遗症，多见于中枢神经系统传染病，如流行性乙型脑炎、流行性脑脊髓膜炎等。

5. 复发与再燃

有些传染病患者进入恢复期后，已稳定退热一段时间，由于潜伏于体内的病原体再度繁殖至一定程度，使初发病的症状再度出现，称为复发。当病情进入恢复期时，体温尚未稳定恢复至正常，又出现发热，称为再燃，可能与血中病原体未完全清除有关。

四、老年人感染的预防与控制

（一）做好各养老机构感染的预防与控制

各养老机构的环境感染会影响到老年人的身体健康，要保障医养安全、提高老年照护质量，各类养老机构都应建立健全相应的机构感染管理制度。感染的预防和控制是一项系统工程，需要统一协调管理，包含感染管理、感染监控、感染控制。各职能部门的配合支持关系到养老机构感染控制系统能否正常运转，专职人员的业务水平决定着感染管理工作的成效，只有以监测为基础，管理为手段，控制为目标，才能达到预防与控制感染的目的，保障养老机构内老年人的安全。

1. 建立养老机构感染管理体系，加强感染管理监控

（1）建立感染管理体系：根据养老机构的规模及开展的服务类别，建立养老机构感染领导小组，有条件的养老机构可成立机构内感染管理科，开展感染相关技术、感染事件的处理等方面的指导。建立健全养老机构感染管理规章制度、工作规范，科学设置工作流程，做到布局合理、分区明确、洁污分开、标识清楚，有效预防和控制院内感染。明确机构内各职能部门、各照护员在感染管理中的职责，及时发现机构内感染情况，采取积极有效措施，并按要求及时上报，降低感染发生率。

（2）加强感染管理监控：加强养老机构内感染管理监控，掌握机构内感染发生率、重点感染部门；明确常见感染多发部位、高危因素等，根据机构内感染的特点开展目标性监控，为感染的预防与控制提供科学依据。如对消毒、灭菌效果的监测；对老年人照护区、卫生间、洗衣房、食堂、处置区等重点部门进行环境卫生学监测；对一次性卫生、医疗用品的采购、使用、废弃物处理等进行严格的管理等。

（3）开展持续质量改进，切断感染链：持续开展养老机构感染管理措施，并持续质量改进，不断寻找易感因素、易感环节、易感部位，采取有效的干预措施，切实做到控制感染源、切断传播途径、保护易感人群。

2. 建立健全传染病管理制度

按照《传染病防治法》等相关法律法规，建立传染病管理制度，建立健全常态化传染病疫情防控机制，建立突发公共卫生事件和传染病疫情监测信息报告制度，明确责任部门和人员承担传染病疫情报告、传染病预防控制等工作。有条件的养老机构可设内部隔离场所。发现传染病疑似或确诊患者，按照属地管理原则，在规定时间内向所在地疾病预防控制机构报告。

3. 加强机构内感染预防与控制的知识培训

感染相关专业知识教育是养老机构教育工作的内容，应有组织、有计划地做好各类人员的培训，建立个人培训记录，合理安排考核，使其掌握有关预防和控制养老机构内感染的相关知识，并在工作中正确运用，提高预防和控制院内感染的意识和能力。

（二）常见的老年人感染性疾病的预防和控制

老年人常见的感染有呼吸道感染、泌尿系统感染、皮肤感染等。呼吸道感染常见的疾病有肺炎，肺炎是老年人常见的感染疾病，也是老年人死亡的重要原因，尤其是伴有基础疾病或免疫功能低下者，如慢性阻塞性肺疾病、应用免疫抑制剂、糖尿病、尿毒症、久病体衰等并发肺炎时死亡率高。泌尿系统感染常见的有尿路感染、肾盂肾炎、膀胱炎等，老年男性常见的有前列腺炎。尿路感染是老年人常见的细菌感染，发病率仅次于呼吸道感染。尤其是老年女性，雌激素水平下降，相对于老年男性，发病率更高。皮肤感染常见于长期卧床的老年人，其活动减少、皮肤对痛觉的敏感性降低，加上营养不良或其他躯体疾病，易出现压力性损伤，造成皮肤感染；糖尿病患者还有发生糖尿病足的危险，糖尿病足是糖尿病特有的并发症，由于合并神经病变及不同程度末梢血管病变，患者可发生下肢感染、溃疡形成或深部组织的破坏。在对老年人的照护过程中，照护员要掌握常见感染性疾病的预防和照护措施，并经常给老年人进行疾病预防指导和疾病知识宣教。

（三）照护员协助老年人做好个人卫生

1. 老年人居室卫生

保持老年人居室的清洁，并定期消毒，自然通风是最有效的空气消毒方法；随时保持居室内无蚊虫、无蝇、无鼠、无蟑螂、无臭虫等；床单、被套等要定期更换，遇有污染随时更换；枕芯、棉褥、床垫定期进行清洁、消毒；家具、电器表面每日清洁；冰箱内食物定期检查清理；走廊地面要保持清洁干燥；卫生间和浴室容易滋生细菌，要保持通风和干燥，定期消毒；居室的门把手、各类开关、冲水按钮每日进行清洁消毒；要求老年人居室内禁烟；不随意吐痰、不乱扔杂物、不随地大小便、不乱泼脏水、不乱倒垃圾。

2. 老年人的个人卫生

照护员应协助老年人完成晨、晚间的个人清洁，尤其是生活不能自理的老年人，照护员要协助老年人完成。做好老年人个人卫生，让老年人皮肤保持清洁、感觉舒适，能改善老年人的心情，也可预防感染性疾病的发生。照护员一定要本着认真负责的态度协助老年人保持个人卫生。

3. 老年人的饮食卫生

养老机构要严格落实食堂、餐具、食物等的卫生管理。食堂内布局要合理，做到“四隔离”：生与熟隔离，成品与半成品隔离，食品与杂物、药品隔离，食品与天然冰隔离；要消灭蚊虫、苍蝇、老鼠、蟑螂及其他害虫；发出的食品，要做到洁净、无毒、无致病菌、无寄生虫、无腐败变质、无杂质；饭后餐具及时清理、消毒；监控食堂内工作人员的健康，有健康证者才能上岗；老年人的进食环境应保持清洁、干燥、无灰尘、无异味。老年人要做到勤洗手，不吃生冷，不吃剩菜剩饭，忌暴饮暴食。对于有传染疾病的老年患者，进食须按照消毒隔离要求进行。

任务二　环境及物品的清洁与消毒

课件

知识殿堂

一、消毒液的选择与配置

（一）消毒液的选择

理想的化学消毒剂应具备杀菌谱广，有效浓度低，作用速度快，性质稳定，易溶于水，可在低温下使用，不易受有机物、酸、碱或其他物理化学因素影响，对物品无腐蚀性，无色、无味、无臭，消毒后易于除去残留药物，毒性低、不易燃、不易爆、使用安全，价格低廉。

（二）消毒液的配置

1. 化学消毒液的配置方法

（1）用消毒片配置消毒液：

计算公式：所需消毒剂片数 = 拟配消毒液浓度（mg/L）× 拟配消毒液量（L）/ 消毒剂有效含量（mg/ 片）

举例：拟配 15 L 含氯消毒液，浓度为 500 mg/L，所用消毒片有效氯含量为 500 mg/ 片，需加几片消毒片？

计算方法：所需片数 =500（mg/L）× 15（L）/500（mg/ 片）=15 片

（2）用消毒粉（或其他固体消毒剂）配制消毒液：

计算公式：所需消毒剂质量 = 拟配消毒液浓度（mg/L）× 拟配消毒液量（L）/ 消毒剂有效含量（mg/g）

举例：拟配 15 L 含溴消毒液，浓度为 500 mg/L，所用消毒剂有效溴含量为 500 mg/g，需加多少消毒剂？

计算方法：所需消毒剂质量 =500（mg/L）× 15（L）/500（mg/g）=15 g

（3）把浓消毒液稀释成所需浓度消毒液：

计算公式：所需浓消毒液量 = 拟配消毒液浓度（%）× 拟配消毒液量（mL）/ 浓消毒剂有效含量（%）

加水量 = 拟配消毒液量（mL）– 所需浓消毒液量（mL）

举例：用 95% 乙醇配成 75% 的乙醇 190 mL，需用多少 95% 乙醇和多少水？

计算方法：所需 95% 乙醇量 =75% × 190（mL）/95%=150 mL

加水量 =190（mL）–150（mL）=40 mL，即将 150 mL 乙醇加入 40 mL 水中。

2. 配制化学消毒液的注意事项

（1）消毒液需现用现配。

（2）配制时应有专门的量具进行计算。

（3）配制好的消毒液应专门放置或放到高处，并加盖密闭保存，放在通风处，避免和其他物品混淆。

3. 照护员配制化学消毒液的职业防护

（1）在通风良好的地方配制，避免吸入大量气体。

（2）室外小量使用化学消毒剂时，照护员应居于上风；大量使用时，照护员须戴口罩和手套，必要时穿防护服、戴防毒面具。消毒后及时开窗通风。

（3）用完及时加盖，置于阴凉、干燥处保存。

（4）一旦溅到皮肤上，立即用流水反复冲洗接触部位 15 分钟。若溅到衣物上应迅速脱去污染的帽子、口罩、工作服，用流水冲洗污染部位。

二、环境物品的清洁与消毒方法

（一）各类环境物品的清洁与消毒方法

各类环境物品的清洁与消毒方法见表 2–2–2。

表 2–2–2　各类环境物品的清洁与消毒方法

类别	消毒方法	注意事项
空气	（1）每日通风换气 2 次，每次 25 ～ 30 分钟 （2）紫外线消毒 （3）2% 过氧乙酸熏蒸	（1）开窗通风注意勿让老年人受凉 （2）紫外线消毒应避开老年人，照护员做好自我防护 （3）2% 过氧乙酸熏蒸时注意剂量及浓度
地面、墙面、家具	使用含有效氯 500 mg/L 的消毒液。地面可进行湿拖或喷洒；墙面、家具等可进行擦拭或喷洒。作用 30 分钟后再用清水处理干净	（1）消毒液喷洒时应均匀湿透 （2）受污染或疑似传染时，应随时进行清洁消毒
电梯	使用含有效氯 250 mg/L 的消毒液，擦拭或喷洒，作用 30 分钟后再用清水处理干净	电梯厢内受污染时随时清洁消毒
被服类	（1）日光暴晒法：将其清洗干净，置于日光下暴晒 6 ～ 8 小时 （2）煮沸消毒法 （3）使用含有效氯 500 mg/L 的消毒液和洗衣液（粉）洗涤，用清水漂净、晒干 （4）疑被传染病病原污染的衣物及床上用品，使用含有效氯 2 000 mg/L 的消毒液和洗衣液（粉）洗涤，用清水漂净，晒干	（1）日光暴晒时要注意翻面，一般每 2 小时翻动 1 次，确保每一个面能与日光接触 （2）疑被传染病病原污染的衣物及床上用品的消毒流程：消毒—清洁—再消毒
被褥	床垫、被褥，用日光暴晒法，日光下暴晒 6 ～ 8 小时	日光暴晒时要注意翻面，一般每 2 小时翻动 1 次，确保每一个面能与日光接触

续表

类别	消毒方法	注意事项
毛巾、抹布	（1）煮沸消毒法 （2）微波消毒法：将毛巾清洗干净，折叠好放入微波炉中，运行5分钟 （3）使用含有效氯250 mg/L的消毒液浸泡30分钟，然后清水冲洗干净；疑被传染病病原污染的毛巾，使用含有效氯2 000 mg/L的消毒液消毒 （4）远红外线消毒箱	（1）照护员在取用微波消毒、蒸汽消毒的毛巾时，注意不要烫伤 （2）使用消毒剂消毒的毛巾，使用前需清洗干净毛巾上的消毒液后方可使用 （3）疑被传染病病原污染的毛巾消毒流程：消毒—清洁—再消毒
餐饮用具	（1）煮沸消毒法 （2）使用含有效氯250 mg/L的消毒液浸泡30分钟，然后清水冲洗干净 （3）远红外线消毒箱 （4）疑被传染病病原污染的餐饮用具：先煮沸15～20分钟，方可将剩余食物弃倒，再清洗用具后再次消毒，可使用煮沸消毒法或用含有效氯2 000 mg/L的消毒液浸泡30～60分钟，清水冲洗干净，放置备用	（1）煮沸消毒时，要遵照煮沸消毒法的方法及注意事项 （2）餐饮用具消毒后应放置于清洁干燥的密封专用柜内 （3）使用消毒剂消毒的餐饮用具，使用前需清洗干净消毒液才可使用 （4）疑被传染病病原污染的餐饮用具消毒流程：消毒—清洁—再消毒
送餐车	随时擦净油污油渍，保持清洁。疑被传染病病原污染时，使用含有效氯250 mg/L的消毒液擦拭干净，作用30分钟后用清水擦干净	随时擦净油污油渍，保持清洁
卫浴设备	（1）盆具：用肥皂清除污垢，流动水冲洗干净，盛清水2/3满，煮沸消毒，也可使用含有效氯250 mg/L的消毒液擦拭干净，作用30分钟后用清水擦干净 （2）坐便器、坐浴椅、洗涤设备：使用含有效氯250 mg/L的消毒液擦拭干净，作用30分钟后用清水擦干净	疑被传染病病原污染时，随时清洁消毒
体温计	浸泡法：在含有效氯2 000 mg/L的消毒液中浸泡5分钟后取出，擦干甩至35 ℃以下；再浸泡在含有效氯2 000 mg/L的消毒液中30分钟；用冷开水冲洗擦干，置于清洁盒内备用	口表、腋表、肛表不可放入同一容器内浸泡，消毒液应每日更换

（二）为老年人环境及物品进行清洁消毒

操作目的

为老年人环境及物品进行清洁消毒，可以有效降低感染事件的发生，提高老年人的生活质量。

操作程序

1. 准备

环境准备：清洁、宽敞、干燥、平坦，关闭门窗，减少走动，避免尘埃飞扬。

老年人准备：能活动的老年人在照护员陪伴下离开房间，安置在安全、温暖的地方，并有人看护。活动不便的老年人，为其佩戴口罩，并嘱其闭上眼睛或用眼罩。

照护员准备：着装整洁，洗净双手，修剪指甲，戴口罩、帽子、手套、护目镜。

用物准备：毛巾、盆 2 个、测氯试纸、橡胶手套、消毒液原液（或 84 消毒泡腾片）、带盖水桶（内装 5 000 mL 清水）、搅拌棒、抹布若干、拖布和拖布车、免洗洗手液、口罩、帽子、护目镜、记录本、笔等。

2. 实施

为老年人环境及物品进行清洁消毒的操作流程见表 2-2-3。

表 2-2-3　为老年人环境及物品进行清洁消毒的操作流程

操作流程	操作步骤	操作要点
1. 评估沟通	（1）携用物至床旁，核对老年人信息，关闭门窗 （2）评估老年人意识状态、情绪、身体状况、肢体活动度、自理能力及心理需求 （3）向老年人解释操作目的及方法，取得老年人配合	
2. 配置消毒液	（1）取适量消毒液原液（或 84 消毒泡腾片），倒入装有清水的水桶内，配置成浓度 0.05% 的含氯消毒液 （2）用测氯试纸监测消毒液的浓度是否符合标准	★做好个人防护
3. 实施清洁消毒	（1）浸泡物品：向盆内倒入适量配制好的消毒液，将需浸泡消毒的物品，如餐具、老年人使用的物品等放入消毒液中浸泡 30 分钟 （2）擦拭物品：向另一个盆内倒入适量配制好的消毒液，用抹布蘸取消毒液对家具、墙面、窗台等表面进行擦拭 （3）消毒地面：向拖布车内倒入适量配制好的消毒液，用拖布蘸取消毒液拖地 （4）如老人无法转移，操作过程中要时刻观察老年人反应，如有不适，立即停止操作并报告医生	★注意打开物品的轴节或盖套，管腔内要灌满消毒液 ★注意金属、有色针织品禁用消毒液 ★拖布不要过湿，防止老年人滑倒
4. 消毒后	（1）浸泡物品到时间后取出，用清水刷洗干净后晾干。将使用过的消毒液倒入水池，其他物品放回原处备用 （2）开窗通风：清洁消毒结束后，开窗通风 30 分钟，保持室内空气新鲜 （3）协助老年人返回房间，取舒适体位；对于卧床老人，帮其取下口罩、眼罩	
5. 整理用物	用过的抹布、拖把、盆，洗净消毒晾干备用	
6. 洗手记录	（1）按七步洗手法洗手 （2）记录清洁消毒时间，老年人情况，有无异常反应等	★预防交叉感染

注意事项

1. 消毒地面前，应安置好老年人，并嘱其勿走动，以防滑倒。

2. 消毒液对金属有腐蚀作用，对织物有漂白作用，故不宜用于金属制品、有色衣服及油漆家具的消毒。

3. 用物浸泡消毒液消毒时，要保证用物轴节、管腔等都浸没在消毒液中以达到消毒效果。

4. 由于消毒液原液有刺激性和腐蚀性，所以配置时应戴好口罩和橡胶手套。

5. 为保证消毒效果，消毒液应尽量现用现配，并保存于密闭容器中，置于阴凉、干燥、通风处。

任务评价

清洁消毒的任务评价方法见表 2–2–4。

表 2–2–4　清洁消毒的任务评价

项目	内容	分值	自评	互评	教师评价	企业导师评价
工作准备（10%）	照护员仪表仪容、手卫生等符合规范	5				
	根据工作任务准备相应用物	5				
沟通评估（10%）	采用有效方法核对老年人基本信息	2				
	对老年人进行有效评估	4				
	使用恰当的语言与老年人进行交流，向老人解释操作目的及注意事项，征得老人同意	4				
操作过程（60%）	能够做好个人防护及老年人保护	10				
	能够安全、规范地配置消毒液，浓度准确	20				
	能够安全、规范地为老年人环境及物品进行清洁消毒，过程顺利，无不适	30				
整理记录（10%）	按要求分类整理用物，七步洗手法洗手，记录全面	10				
整体评价（10%）	操作流畅、安全、规范	5				
	过程中有尊老、敬老、爱老、护老的意识，体现出对老年人的人文关怀	5				

（三）对垃圾进行分类和处理

养老机构废弃物分为生活垃圾和医疗废物，生活垃圾和医疗废物严格分开，不能混放。生活垃圾使用黑色塑料袋收集；医疗废物使用黄色塑料袋收集，尖锐物品如玻璃碎屑、针头等使用利器盒；传染病患者的用物根据消毒隔离原则进行处置。照护员要掌握废弃物的处置方法，避免二次污染。

三、无菌操作技术

无菌技术是常用的老年人基础照护技术，是防止老年人发生感染和交叉感染的一项重要的基本操作。照护员必须加强无菌观念，正确熟练地掌握无菌技术，严格遵守无菌操作规程，以保证老年患者和自身的安全，防止医源性感染的发生。

（一）相关概念

无菌技术：指在医疗、护理操作中，防止一切微生物侵入人体和防止无菌物品、无菌区域被污染的操作技术。

无菌物品：指经灭菌处理后未被污染的物品。

非无菌物品：指未经灭菌处理，或经灭菌处理后又被污染的物品。

无菌区：指经灭菌处理后未被污染的区域。

非无菌区：指未经灭菌处理，或经灭菌处理后又被污染的区域。

（二）无菌技术原则

1. 操作前要求

（1）操作前 30 分钟停止清扫等工作，减少不必要的走动及活动，避免尘土飞扬；操作区域清洁、干燥、平坦、宽敞，物品布局合理。

（2）照护员应着装整洁，修剪指甲，洗手，戴好帽子、口罩，必要时穿无菌衣、戴无菌手套。

2. 操作中要求

（1）照护员面向无菌区域，避免面对无菌区域谈笑、咳嗽及打喷嚏等。

（2）照护员与无菌区域保持一定距离，手臂应保持在肩以下、腰部或操作台面以上，未经消毒的物品、手臂不可触及无菌物品或跨越无菌区。

（3）取用无菌物品时应使用无菌持物钳；无菌物品一经取出，即使未使用，也不可放回；一套无菌物品供一位老年人使用，防止交叉感染。

（4）进行无菌操作时，如无菌物品疑有污染或已被污染，即不可使用，应予以更换并重新灭菌。

3. 无菌物品要求

（1）无菌物品和非无菌物品分开放置。

（2）无菌物品必须放在无菌容器或无菌包内，无菌包外要注明物品名称、灭菌日期、开包日期等，物品按失效期先后顺序摆放取用。

（3）定期检查无菌物品保存情况，无菌包保持清洁、干燥，保存期 7 天，过期或包布受潮均应重新灭菌。

（三）无菌技术基本操作

1. 使用无菌持物钳法

操作目的

取用或传递无菌的敷料、器械等，保持其无菌状态。

操作程序

（1）评估：评估使用无菌持物钳夹取无菌物品的目的。评估操作环境及物品是否符合操作要求。

（2）计划：

环境准备：清洁、宽敞、明亮、定期消毒。

照护员准备：衣帽整洁、修剪指甲、洗净双手、戴口罩。

用物准备：临床上常用的持物钳有以下三类。①镊子，一般可分为长镊、短镊等，其尖端细小，使用轻巧方便，适用于夹取针头、缝针、棉球、小纱布等；②卵圆钳，其下端有两个平行紧贴的卵圆形小环，分直头和弯头，可夹取刀、剪、镊、治疗碗等物品；③三叉钳，其下端较粗呈三叉型，可夹取盆、罐、骨科器械等较大或较重物品（图 2-2-2）。

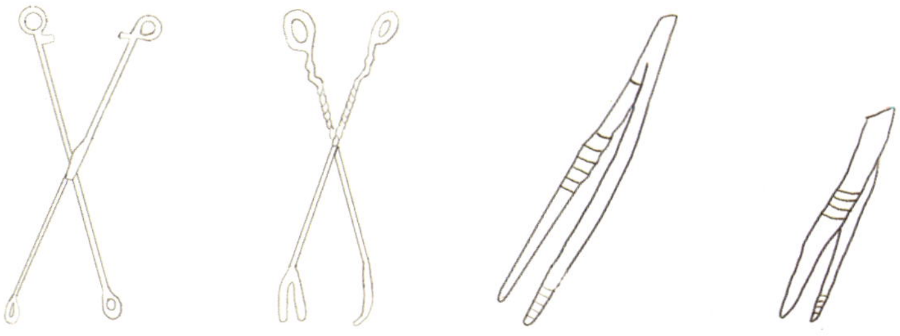

图 2-2-2　临床上常用的持物钳

持物钳存放：无菌持物钳应存放在无菌有盖容器内，每个容器内只能放置一把持物钳。目前临床主要使用干式保存法，就是将无菌持物钳放在干燥有盖的无菌容器内，一般容器及持物钳每 4 小时更换一次。

（3）实施：使用无菌持物钳的操作流程见表 2-2-5。

视频

表 2-2-5　使用无菌持物钳的操作流程

操作流程	操作步骤	要点说明
1. 检查标识	检查物品名称、有效期、灭菌标识等	
2. 开盖取钳	打开盛放无菌持物钳的容器盖，手持持物钳上 1/3 处，将钳移至容器中央，使钳端闭合，垂直从无菌容器中取出	★钳端不能触及容器口边缘及盖内面，以免污染；手不可触及容器盖内面；盖闭合时不可从盖孔中取放无菌持物钳
3. 正确使用	使用时钳端始终向下，在操作者肩部以下，腰部以上，视线范围内，不可倒转向上	★保持无菌持物钳的无菌状态
4. 放回关盖	使用后，仍保持钳端向下并闭合，垂直放回容器中，松开轴节，关闭容器盖	★用后立即放回容器中，避免触及罐口边缘及周围

（4）评价：无菌持物钳持法是否正确，是否有污染，是否倒置。取放无菌钳时，是否尖端闭合向下，是否触及容器口边，是否低于腰部，使用方法是否正确。取用远处的无菌物品时是否将持物钳连同容器一起搬移，就地使用。

注意事项

（1）严格遵循无菌操作原则。

（2）取放无菌持物钳时应先闭合持物钳钳端，不能触及边缘及盖内面，以免污染。

（3）无菌持物钳只能夹取无菌物品，不能夹取油纱布，因为粘于钳端的油污可形成保护层，影响消毒液渗透而降低消毒效果。不可用无菌持物钳换药或消毒皮肤，防止无菌持物钳被污染。

（4）如需远处取物品，应连同无菌持物钳及容器一起搬移，就地取出使用，防止持物钳在空气中暴露过久。

（5）如无菌持物钳为湿式保存，应将无菌持物钳浸泡于盛有消毒液的大口有盖容器内，液面应浸没持物钳轴节以上 2 ~ 3 cm 或镊子的 1/2 为宜，每周清洁灭菌持物钳及其容器一次，同时更换消毒液。使用次数较多的部门，如门诊换药室、注射室等，应每日清洁灭菌。

（6）注意安全风险因素。皮肤损伤：无菌持物钳等金属器械持法不当等，擦伤、夹伤皮肤。感染：未按照无菌操作原则进行操作，无菌持物钳及无菌物品污染，发生感染与交叉感染。

2. 使用无菌容器法

操作目的

盛放无菌物品并保持已经灭菌的物品处于无菌状态。

操作程序

（1）评估：评估使用无菌容器盛放无菌物品的目的。评估操作环境及物品是否符合操作要求。

（2）计划：

环境准备：清洁、宽敞、明亮、定期消毒。

照护员准备：衣帽整洁、修剪指甲、洗净双手、戴口罩。

用物准备：盛有无菌持物钳的无菌罐、无菌有盖容器，如无菌盒、罐、贮槽等。

（3）实施：使用无菌容器的操作流程见表 2-2-6、图 2-2-3。

视频

表 2-2-6　使用无菌容器的操作流程

操作流程	操作步骤	要点说明
1. 检查标识	检查物品名称、有效期、灭菌标识等	★第一次使用时，应记录开启日期、时间并签名，有效期 24 小时
2. 正确开盖	打开无菌容器盖，将盖内面向上置于稳妥处，或盖内面向下拿在手中	★手不可触及容器内面，避免盖内面与非无菌区域（如桌面等）接触而污染
3. 夹取物品	用无菌持物钳从无菌容器内夹取无菌物品	★垂直夹取物品，无菌持物钳不可触及容器边缘
4. 盖严	取用无菌容器内用物后，立即将容器盖盖严	★避免容器内无菌物品在空气中暴露时间过久
5. 持托容器	手持无菌容器时，应托住底部	★手指不可触及容器边缘及内面

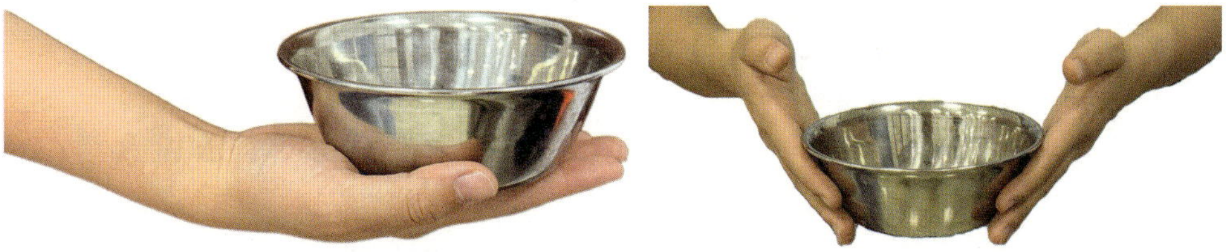

图 2-2-3　手持无菌容器图

（4）评价：打开无菌容器方法是否正确，是否污染。

取放物品方法是否正确，是否跨越无菌区，是否触及无菌容器边缘等。

无菌容器使用完，盖子是否盖严，方法是否正确，是否污染。

注意事项

（1）严格遵循无菌操作原则。

（2）移动无菌容器时，应托住底部，使用无菌容器时，不可污染盖内面、容器边缘及内面。

（3）从无菌容器中取出的无菌物品，即使未使用，也不得放回无菌容器中。

（4）无菌容器应定期消毒灭菌；一经打开，使用时间不超过 24 小时。

（5）注意安全风险因素。感染：未按照无菌操作原则进行操作，导致无菌容器及无菌物品污染，发生感染与交叉感染。

3. 使用无菌包法

操作目的

取用无菌包内的无菌物品，保持其无菌状态，供无菌操作使用。

操作程序

（1）评估：评估使用无菌包保存及取用无菌物品的目的。评估操作环境及物品是否符合操作要求。

（2）计划：

环境准备：清洁、宽敞、明亮、定期消毒。

照护员准备：衣帽整洁、修剪指甲、洗净双手、戴口罩。

用物准备：包布、敷料、标签、盛有无菌持物钳的无菌罐、无菌包、必要时备化学指示胶带。无菌包灭菌前应妥善包好，将需灭菌物品放在包布中央，将包布一角盖住物品，折盖左、右两角并将角尖端向外翻折，折盖最后一角，若包布有带，将带折成“十”字形包扎，注意松紧适宜，若无带，盖上最后一角后用化学指示胶带妥善粘贴，包布外贴上注明无菌包名称及灭菌日期或有效期的标签及指示带后送灭菌处理（图 2-2-4、图 2-2-5）。

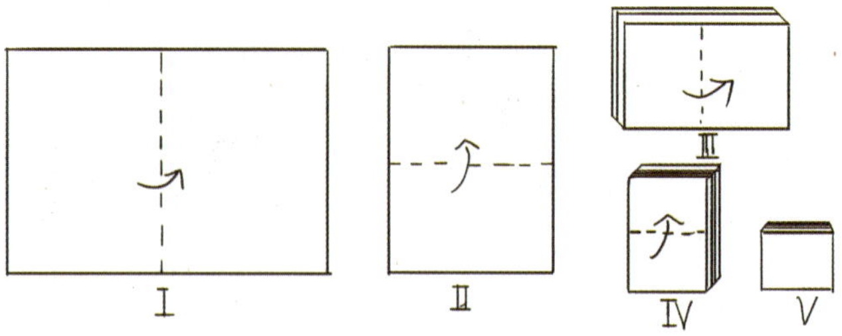

图 2-2-4 治疗巾折叠法

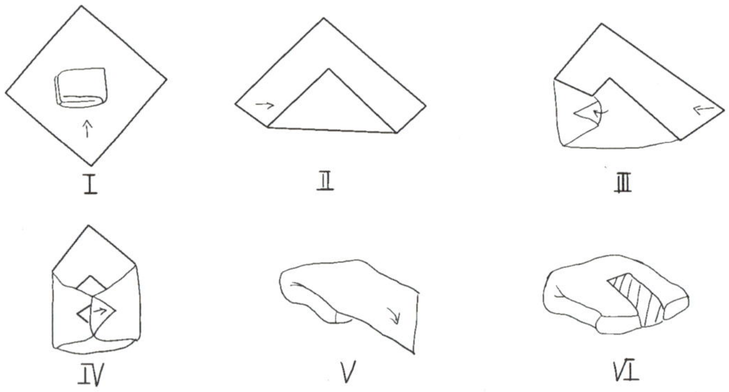

图 2-2-5 无菌包包扎法

（3）实施：使用无菌包的操作流程见表 2-2-7。

视频

表 2-2-7 使用无菌包的操作流程

操作流程	操作步骤	要点说明
1. 检查核对	取出无菌包，检查标签名称、灭菌日期（或有效期）、化学指示胶带	★保证物品灭菌后在有效期内使用，通过检查化学指示胶带监测灭菌效果；如消毒不完全、包布潮湿破损或已过期须重新灭菌
2. 开包	（1）多次取出包内部分物品：将无菌包置于清洁、干燥处，解开系带或撕开粘贴胶布，卷放在包布角下，用拇指、示指按顺序揭开外角、左右两角 （2）一次性取出包内所有物品：查看、核对无误后，可将包托在手上，另一手撕开粘贴的胶带或解开系带握在手中，依次揭开包布四角外面并捏住打开	★手、系带不能碰及包布内面及无菌物品
3. 取物	（1）多次取出包内部分物品：一手揭开内角，用无菌持物钳取出所需物品，放于事先备好的无菌区域 （2）一次性取出包内所有物品：稳妥地将包内物品放入无菌区域内	★不可跨越无菌区
4. 整理记录	（1）分次取出包内部分物品：如包内物品未用完，按原折痕包好，注明开包日期、时间并签名 （2）一次性取出包内所有物品：包布折叠放好	★表示此包已打开过，开包后 24 小时应用完

（4）评价：打开、包裹无菌包方法是否正确，是否污染。

取放物品方法是否正确，是否跨越无菌区，是否有污染等。

注意事项

（1）严格遵循无菌操作原则。

（2）无菌包包布选择厚质、致密、未脱脂的双层棉布，现也可使用医用无纺布制成的一次性无菌包包布。

（3）操作过程中，手不能触及包布的内面，手臂不能跨越无菌区。

（4）无菌包应定期灭菌，如包内物品超过有效期、被污染或包布受潮、破损，须重新灭菌。

（5）注意安全风险因素。感染：未按照无菌操作原则进行操作，无菌包布及包内无菌物品污染，发生感染与交叉感染。

4. 铺无菌盘法

操作目的

将无菌治疗巾铺在清洁干燥的治疗盘内，形成一无菌区域，放置无菌物品，以供治疗用。

操作程序

（1）评估：评估使用无菌盘盛放无菌物品的目的。评估操作环境及物品是否符合操作要求。

（2）计划：

环境准备：清洁、宽敞、明亮、定期消毒。

照护员准备：衣帽整洁、修剪指甲、洗净双手、戴口罩。

用物准备：治疗盘、无菌物品、无菌持物钳、无菌治疗巾包等。无菌包内无菌治疗巾折叠有以下两种方法。①纵折法，将治疗巾先纵折两次，再横折两次，单层开口向外；②横折法，将治疗巾横折后再纵折，再重复一次。

（3）实施：铺无菌盘的操作流程见表 2-2-8。

表 2-2-8 铺无菌盘的操作流程

操作流程	操作步骤	要点说明
1. 检查	检查物品名称、有效期、灭菌标识等	★保证物品灭菌后在有效期内使用，通过检查化学指示胶带监测灭菌效果；如消毒不完全、包布潮湿破损或已过期须重新灭菌
2. 开包取巾	打开无菌包，用无菌持物钳取出一块无菌治疗巾，放于治疗盘内	★治疗盘内清洁干燥，治疗巾内面不污染；如治疗巾未用完，按要求回包，注明开包日期、时间，24 小时内使用

视频

续表

操作流程	操作步骤	要点说明
3. 铺无菌盘	（1）单层底铺盘法：①铺巾，双手捏住无菌巾一边两角的外面，轻轻打开，双折铺于治疗盘上，上面一层由近端向远端呈扇形折叠，开口边缘向外；②放入无菌物品；③覆盖，双手捏住无菌巾扇形折叠治疗巾外面，将上层盖于物品上，上、下层边缘对齐，开口处向上翻折两次，两侧边缘向下翻折一次，露出治疗盘边缘 （2）双层底铺盘法：①铺巾，取出无菌巾，双手捏住无菌巾上层两角的外面，由远到近折成双层底，上层扇形折叠，开口边向外；②放入无菌物品；③覆盖，拉平扇形折叠层，覆盖物品上，边缘对齐	★治疗巾内面为无菌面，不可触及衣袖及其他有菌物品 ★手不可触及治疗巾内面，调整无菌物品位置，使其居中
4. 记录签名	注明铺盘日期时间并签名	★铺好的无菌盘 4 小时内有效

（4）评价：取物、铺盘方法是否正确，是否污染。放入无菌物品方法是否正确，是否跨越无菌区，是否有污染等。

注意事项

（1）严格遵循无菌操作原则。

（2）铺无菌盘时区域必须清洁干燥，避免无菌治疗巾潮湿，覆盖无菌治疗巾时，注意对齐边缘。

（3）无菌面及无菌区域不可触及衣物及其他非无菌物品。

（4）铺无菌盘时非无菌物品及操作者身体应与无菌盘保持一定距离，手不可触及无菌巾内面，不可跨越无菌区。

（5）注意安全风险因素。感染：未按照无菌操作原则进行操作，铺盘时无菌物品及区域污染，发生感染与交叉感染。

5. 无菌溶液取用法

操作目的

保持无菌溶液的无菌状态，供治疗使用。

操作程序

（1）评估：评估取用无菌溶液的目的。评估操作环境及物品是否符合操作要求。

（2）计划：

环境准备：清洁、宽敞、明亮、定期消毒。

照护员准备：衣帽整洁、修剪指甲、洗净双手、戴口罩。

用物准备：无菌溶液、无菌容器、消毒液、棉签、弯盘，必要时备无菌持物钳、无菌纱布罐、启瓶器等。

（3）实施：无菌溶液取用的操作流程见表 2-2-9。

视频

表 2-2-9　无菌溶液取用的操作流程

操作流程	操作步骤	要点说明
1. 清洁瓶体	擦拭密封瓶表面	
2. 核对检查	核对：①瓶签上的药名、剂量、浓度及有效期；②瓶盖有无松动；③瓶身有无裂缝；④溶液有无混浊、沉淀或变色	★确定溶液正确，无变色、混浊、沉淀，确信质量可靠，方可使用；同时查对无菌持物钳、无菌纱布罐等有效期
3. 消毒开瓶	打开密封瓶瓶盖（如果需要，可用启瓶器撬开瓶盖），消毒瓶塞，待干后打开瓶塞	★手不可触及瓶塞内面及瓶口，防止污染
4. 倒出溶液	手持溶液瓶，标签面置于掌心，倒少量溶液于弯盘中冲洗瓶口，再由原处倒所需液量于无菌容器内	★避免沾湿或污染瓶签；倒溶液时，注意高度适宜，避免溶液溅出
5. 盖好瓶塞	倒后立即塞好瓶塞	★防止瓶内溶液污染
6. 整理记录	在瓶签上注明开瓶日期及时间并签名，按要求整理用物并处理	★已开启的溶液瓶内溶液只能保存 24 小时

（4）评价：开瓶、消毒瓶口方法是否正确，是否污染。倒取无菌溶液方法是否正确，是否冲洗瓶口，是否由原处倒所需液量于无菌容器内，是否有污染。倒后是否立即塞好瓶塞，防止溶液污染。

注意事项

（1）严格遵循无菌操作原则。

（2）不可将无菌物品或非无菌物品伸入无菌溶液瓶内蘸取或直接接触无菌溶液瓶口。

（3）已倒出的无菌溶液不能再倒回瓶内，以免污染瓶内剩余溶液。

（4）注意安全风险因素。皮肤损伤：开启瓶口铝盖时或玻璃溶液瓶破损等情况导致操作者皮肤擦伤、扎伤。感染：未按照无菌操作原则进行操作，无溶液污染，发生感染与交叉感染。溶液变质、过期：未按照要求检查无菌溶液。应确定溶液正确，无变色、混浊、沉淀，确保质量可靠，方可使用。

6. 戴、脱无菌手套法

操作目的

预防病原微生物通过照护员的手传播疾病和污染环境，在执行某些无菌操作或接触无菌物品时须戴无菌手套确保无菌效果，保护老年人和自身免受感染。

操作程序

（1）评估：评估使用无菌手套进行操作的目的。如是隔离老年患者，评估隔离种类。评估操作环境及物品是否符合操作要求。

（2）计划：

环境准备：清洁、宽敞、明亮、定期消毒。

照护员准备：衣帽整洁、修剪指甲、洗净双手、取下手表、戴口罩。

用物准备：无菌手套、弯盘。无菌手套一般有两种类型。①天然橡胶、乳胶手套；②人工合成的非乳胶产品，如乙烯、聚乙烯手套。

（3）实施：戴、脱无菌手套的操作流程见表 2-2-10、图 2-2-6、图 2-2-7。

视频

表 2-2-10　戴、脱无菌手套的操作流程

操作流程	操作步骤	要点说明
1. 查对	检查并核对无菌手套袋外的号码、灭菌日期、消毒标记、包装完整性	★选择适合操作者手掌大小的手套
2. 开包	手套袋放于清洁、干燥的桌面上打开	
3. 取戴手套	（1）分次取、戴手套法：左手将左手套袋上层包布提起，右手捏住手套反折部分（手套内面）取出手套，对准五指戴好左手手套，右手掀起另一只袋口，左手手指插入另一手套的反折面（手套外面）取出手套，同法戴好右手 （2）一次性取、戴手套法：两手同时掀起口袋和开口处外层，由一手拇指和示指捏住两只手套反折部分（手套内面），取出手套，将两手套五指对准，先将其中一只戴上。已戴无菌手套的手指插入另一手套的反折部分（手套外面），同法戴好	★未戴手套的手不可触及手套的外面 ★戴上手套的手（手套外面）不可触及非无菌物品
4. 调整检查	双手对合交叉调整手套位置，并检查手套是否漏气	★戴好手套的手保持在腰部水平以上，视线范围内
5. 脱下手套	用戴手套的手捏住另一手套腕部外面将其翻转脱下，再将脱下手套的手指插入另一手套内，将手套翻转脱下	★不可强拉手套以免损坏 ★脱手套时，手不可接触手套脏污部分
6. 整理	按要求整理用物并处理。洗手，脱口罩	★将手套丢弃于黄色医疗垃圾袋内

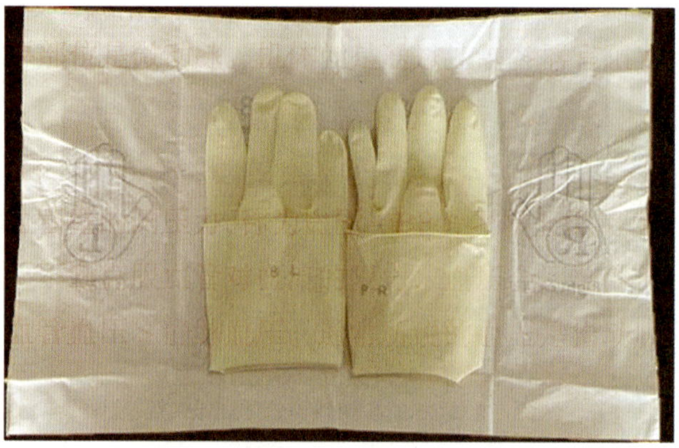

图 2-2-6　无菌手套的放置

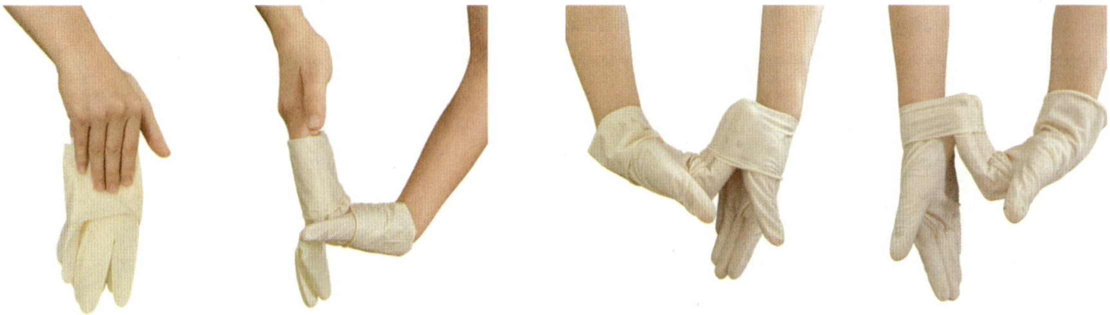

图 2-2-7 一次性取戴无菌手套法

（4）评价：取、戴无菌手套方法是否正确，是否污染。脱手套方法是否正确。脱下手套后处理方法是否正确。

注意事项

（1）严格遵循无菌操作原则。

（2）戴手套前修剪指甲以防刺破手套，选择尺码合适的手套。

（3）戴手套时，手套无菌面不可触及任何非无菌物品，未戴手套的手不可触及手套的外面，而戴手套的手不可触及未戴手套的手或另一手套的内面。

（4）戴手套后，双手应始终保持在肩以下、腰部或操作平面以上的视线范围内，如发现手套有破洞或可疑污染应立即更换。

（5）脱手套时，应翻转脱下手套，手套污染面在内，避免强拉手套造成破损，脱手套后应洗手。

（6）注意安全风险因素。感染：未按照无菌操作原则进行操作，无菌手套污染，发生感染与交叉感染。疼痛：当手上有皮肤破溃或伤口时，接触到滑石粉等会产生疼痛感。过敏：有对橡胶类或滑石粉等过敏者，可选用人工合成的非乳胶手套。

任务三 感染老年人的隔离照护措施

课件

知识殿堂

一、传染病的预防

做好传染病的预防工作，对减少传染病的发生及流行，最终达到控制和消灭传染病有重要意义。预防工作应针对传染病流行过程的三个环节进行，根据各种传染病的特点采取相应的预防措施。

（一）管理传染源

1. 对患者的管理

对患者应尽量做到五早：早发现、早诊断、早报告、早隔离、早治疗。建立健全医疗卫生防疫体系，开展传染病卫生宣传教育，提高人群对传染病识别能力，对早期发现、早期诊断传染病有重要意义。一旦发现传染病患者或疑似患者，应立即隔离治疗。隔离期限根据传染病的传染期或化验结果而定，应在临床症状消失后做 2 ~ 3 次病原学检查（每次间隔 2 ~ 3 天），结果均为阴性方可解除隔离。

2. 对接触者的管理

接触者是指曾经和传染源发生过接触的人，可能受到感染而处于疾病的潜伏期，有可能是传染源。对接触者采取的措施称为检疫。检疫期限由最后接触之日算起，至该病最长潜伏期。可对接触者分别采取医学观察、留验或卫生处理，也可根据具体情况进行紧急免疫接种或药物预防。

3. 对病原携带者的管理

应做到早期发现。凡是传染病接触者，有传染病史者，流行区居民和服务性行业、托幼机构、供水行业的工作人员，应定期普查，检出病原携带者。对病原携带者须做好登记、加强管理，指导督促其养成良好卫生、生活习惯，并随访观察，必要时应调整工作岗位、隔离治疗等。

4. 对动物传染源的管理

应根据动物的病种和经济价值，予以隔离、治疗或杀灭。如属有经济价值而又非烈性传染病的动物，应分群放牧或分开饲养，并予治疗。无经济价值或危害性大的动物，如鼠类、狂犬应予杀灭、焚毁。在流行地区对动物如家畜、家禽进行预防接种，可降低发病率。

（二）切断传播途径

根据各种传染病的传播途径采取相应措施。如消化道传染病，应着重加强饮食卫生、个人卫生及粪便管理，保护水源，消灭苍蝇、蟑螂、老鼠等。对呼吸道传染病，应着重进行空气消毒，提倡外出时戴口罩，流行期间少到公共场所。教育群众不随地吐痰，咳嗽和打喷嚏时要用手帕捂住口鼻。对虫媒传染病，应大力开展爱国卫生运动，采用药物等措施进行防虫、驱虫、杀虫。加强血源和血制品的管理、防止医源性传播是预防血源性传染病的有效手段。

（三）保护易感人群

1. 增强非特异性免疫力

非特异性免疫是机体抵御异物的天然防御机制，属于先天免疫范畴，具有生来就有、可遗传的特点，不涉及特异性抗原识别及免疫细胞克隆扩增。主要包括各种屏障作用、血液中吞噬细胞和粒细胞的吞噬作用及补体、溶菌酶对病原体的清除作用。在病原体及毒素的作用下，非特异性免疫力又是产生特异性免疫力的基础。增强非特异性免疫力的主要措施包括：加强体育锻炼、调节饮食、养成良好卫生生活习惯、改善居住条件、协调人际关系、保持心情愉快等。

2. 增强特异性免疫力

人体可通过隐性感染、显性感染或预防接种获得对某种传染病的特异性免疫力，其中预防接种起着关键作用。

（1）人工自动免疫：将减毒或灭活的病原体，纯化的抗原和类毒素制成菌（疫）苗接种到人体内，使人体于接种后 1 ~ 4 周产生抗体，称为人工自动免疫。免疫力可保持数月至数年。

（2）人工被动免疫：将制备好的含抗体的血清或抗毒素注入易感者体内，使机体迅速获得免疫力的方法，称人工被动免疫。免疫持续时间仅 2 ~ 3 周。常用于治疗或对接触者的紧急预防。常用制剂有抗毒血清、人血丙种球蛋白、胎盘球蛋白和特异性高价免疫球蛋白等。

3. 药物预防

对某些尚无特异性免疫方法或免疫效果尚不理想的传染病，在流行期间可给易感者口服预防药物，对于降低发病率和控制流行有一定作用。如口服磺胺药预防流行性脑脊髓膜炎，口服乙胺嘧啶预防疟疾等。

二、感染老年人的照护

（一）感染老年人的照护要点

1. 常见传染病症状及体征

（1）发热：感染因素和非感染因素均可引起发热。感染性发热是传染病最常见、最突出的症状，在急性传染病中有特别重要的临床意义。

热型是传染病的重要特征之一，某些疾病具有特征性热型，对疾病诊断和预后判断具有重要意义。热型可通过每天定时测量体温、进行记录并绘制体温曲线得到。常见热型有以下几种。①稽留热：表现为体温升高，达 39 ℃以上，持续数天或数周，且 24 小时体温变化相差不超过 1 ℃，见于伤寒、肺炎球菌性肺炎等；②弛张热：体温在 39 ℃以上，24 小时体温相差超过 1 ℃，但最低点仍在正常水平以上，常见于败血症、风湿热、严重化脓性疾病等；③间歇热：体温骤升至 39 ℃以上，持续数小时或更长，然后下降至正常或正常以下，经过一个间歇，体温再次升高，表现为高热期与正常体温交替出现，如疟疾、败血症的发热；④回归热：是指高热持续数日后自行消退，但数日后又出现高热，如布氏菌病的发热；⑤不规则热：是指体温曲线无一定规律的热型，如流感和败血症等疾病的发热。

（2）发疹：许多传染病在发热的同时还伴有发疹，称为发疹性传染病。发疹包括皮疹（外疹）和黏膜疹（内疹）两大类，皮疹出现的时间、分布、出疹的先后顺序、形态等对发疹性传染病的诊断和鉴别诊断起重要作用。如水痘、风疹的皮疹出现于发病后第 1 天，猩红热出现于第 2 天，麻疹出现于第 4 天，斑疹伤寒出现于第 5 天，伤寒出现于第 6 天。但上述传染病在发疹时间上也有例外。水痘的皮疹主要集中在躯干，呈向心性分布；麻疹和猩红热的出疹顺序相似，均从颈部、耳后开始，自上而下迅速遍及全身，但麻疹首先出现特征性的黏膜斑，而猩红热在皮肤皱褶处皮疹密集，因压迫摩擦出血而呈紫红色线状，称为“帕氏线”。皮疹的形态可分为四大类。①斑丘疹：斑疹是不凸出于皮肤的红色皮疹，多见于斑疹伤寒、猩红热；丘疹为凸出于皮肤的红色皮疹，见于麻疹，伤寒的玫瑰疹也属于丘疹；斑疹和丘疹均为充血疹，压之褪色，两者同时存在时即为斑丘疹，见于麻疹、风疹、伤寒等疾病。②出血疹：压之不褪色，表现为瘀点和瘀斑，见于败血症、登革热、流行性脑脊髓膜炎、肾综合征出血热等传染病。③疱疹：凸出皮肤表面，皮疹内含有液体，见于水痘、单纯疱疹等病毒性传染病。疱疹液呈脓性称为脓疱。④荨麻疹：结节状凸出于皮肤表面的皮疹，多见于病毒性肝炎、血清病等。

（3）中毒症状：病原体的各种代谢产物、内外毒素等可引起发热，还可引起全身不适，疲乏，厌食，头痛，全身骨骼、关节、肌肉酸痛。重症患者出现意识障碍、谵妄、脑膜刺激征、中毒性脑病、呼吸衰竭和循环衰竭等。

2. 感染老年人的评估及照护

（1）感染老年人的评估：全面收集感染老年患者主、客观资料，将评估的重点内容归纳为病史、身体评估、实验室检查等。

病史：①患病及治疗经过。了解患者发病的起始时间，发病特点，有无明显的诱因或接触史，主要症状、体征及其特点，有无伴随症状、并发症或后遗症及其特点。②检查及治疗经过。既往检查、治疗经过及治疗效果。③目前病情与一般状况。老年人目前的主要不适及病情变化。④心理—社会状况。评估发病后老年人的心理反应，观察患者有无焦虑、抑郁、沮丧、悲伤、恐惧等不良情绪，是否出现退缩、敌对、沉默、不合作等表现。评估家庭成员对传染病患者的关怀程度，被隔离患者有无亲属或朋友探视，所在社区是否能提供医疗保健服务、设施是否完善，患者是否享有医疗保障。⑤个人史。询问老年患者的一般情况，包括年龄、居住地环境，注意发病季节，发病前有无类似患者、动物分泌物或疫水接触史，是否为家庭或集体生活人群发病，有无疫区旅居史，既往传染病史，预防接种情况等。

身体评估：①生命体征。评估患者的生命体征，观察发热程度和热型、呼吸形态、心率改变、神志变化。②营养状况。评估患者的营养状况，发病后体重是否减轻。③皮肤和黏膜。观察皮肤色泽和弹性，皮肤黏膜有无皮疹、黄疸，注意皮疹出现的时间、性质、形态、分布、顺序，是否伴有痛痒或并发感染。全身浅表淋巴结有无肿大、压痛。④各系统检查。应对患者进行全面细致的全身检查。

实验室检查：①一般检查。包括血液、粪尿常规检查和血液生化检查。②病原学检查。通过显微镜或肉眼直接检出病原体而明确诊断。为提高检测阳性率，最好在疾病早期及使用抗生素之前采集标本，注意取材新鲜、及时送检、避免污染。③分子生物学检测。通过分子杂交方法或聚合酶链反应可检出特异性的病原体核酸，如检测肝炎病毒的脱氧核糖核酸（deoxyribonucleic acid, DNA）和核糖核酸（ribonucleic acid, RNA）。④免疫学检查。最常用的免疫学检查方法是应用已知抗原或抗体检测血清或体液中的相应抗体或抗原。免疫学检测可用于诊断、判断患者的免疫功能状态、调查该病的流行病学情况和人群免疫水平。

（2）感染老年人的护理：体温过高的护理措施见模块三项目一任务一“老年人体温的观察与照护”。

发疹的护理措施如下。①观察出疹情况：注意出疹的进展情况和消退情况，皮疹消退后有无脱屑、脱皮、结痂、色素沉着等变化。②环境和休息：患者应卧床休息，保持环境安静、整洁，每天通风，避免强光刺激及对流风直吹。③局部皮肤护理：保持局部皮肤清洁干燥，每天用温水清洗皮肤，禁用肥皂水和酒精擦洗。衣被保持清洁、平整、干燥、柔软，勤换洗。翻身时动作轻柔，避免拖、拉、扯、拽等动作，以免损伤皮肤。将患者的指甲剪短，避免抓破皮肤。脱皮不完全时，可用消毒剪刀修剪，不可用手撕扯，以免加重损伤，导致出血、感染。局部皮肤痛痒较重者，可用炉甘石洗剂涂擦患处。对出现大面积瘀斑、坏死的皮肤，局部用海绵垫、气垫圈加以保护，防止大小便浸渍，避免发生溃疡和继发感染。瘀斑破溃后，用无菌生理盐水清洗局部，辅以红外线灯照射，还可涂抗生素软膏，再覆盖无菌敷料。④口腔黏膜疹的护理：每天常规用温水或朵贝氏液漱口。进食后用清水漱口，以保持口腔清洁、黏膜湿润。出现溃疡者，用3%过氧化氢溶液清洗口腔后，涂以冰硼散。⑤眼部护理：观察有无结膜充血、水肿，可用4%硼酸水或生理盐水清洗眼睛。

（二）感染老年人的心理支持

1. 评估老年人心理状况

老年传染病患者因隔离治疗及疾病困扰，常产生孤独无助感；同时由于对病情的担忧，易出现焦虑、抑郁、烦躁等心理反应。对此，照护员应及时与患病老年人进行有效交流，鼓励患病老年人说出自身的感受，了解其真实的思想动态，和老年人一起分析产生焦虑、恐惧等心理状态的原因，判断其程度，以采取有效的应对措施。

2. 建立有效的心理应对机制

关心安慰老年人，向患者解释传染病产生的原因、临床表现及主要治疗方法和防护措施，使老年人主动配合治疗和护理。照护员应理解、同情老年人，耐心听取患者的诉说，建立良好的人际关系，使患病老年人产生安全感、信任感，并鼓励其面对现实，树立战胜疾病的信心和勇气。

3. 建立社会支持系统

了解患病老年人的社会支持资源状况，鼓励其亲属、朋友给老年人提供生活上和精神上的帮助，解除患病老年人孤独、恐惧感。

三、隔离技术

老年人感染的发生与流行主要是因为感染链的存在，预防与控制感染的主要手段就是利用各种措施来阻止感染链的形成，隔离技术是阻断感染链形成最直接而有效的措施之一。

（一）隔离的概念

隔离是将传染源传播者（传染病患者和带菌者）和高度易感人群在传染期间安置在指定地点和特殊环境中，暂时避免和周围人群接触，达到防止病原微生物向外传播，防止高度易感人群受到感染的目的。传染病的流行，都需要传染源、传播途径、易感人群三个环节，这三个环节受自然因素和社会因素的影响。隔离技术的目的就是要控制感染源，切断传播途径，保护易感人群。

（二）隔离的基本原则

隔离区域设有工作人员和患者各自出入的通道，隔离室门外及病床床尾应设有隔离标志，接触传播用蓝色隔离标志、空气传播用黄色隔离标志、飞沫传播用粉色隔离标志。门口应设置消毒液浸湿的脚垫，并备好消毒液、清水、手刷及毛巾等消毒手的用物，门外设衣柜或隔离衣悬挂衣架等。

照护员进入隔离单位必须戴口罩、帽子，穿隔离衣。穿隔离衣前，备齐所用物品，各种操作应有计划并集中进行以减少穿脱隔离衣的次数和刷手的频率。穿隔离衣后，只能在规定的范围内活动，一切操作均须严格执行隔离技术，每接触一位老年患者或污染物品后必须消毒双手。

病室及隔离老年患者接触过的物品须严格消毒：①病室空气消毒可用紫外线照射或用消毒液喷雾，每日一次；②每日晨间护理后，用消毒液擦拭病床及床旁桌椅；③隔离老年患者的用物、信件、票证等须消毒后才能送出；④隔离老年患者的呕吐物、分泌物、排泄物及各种引流液按规定消毒处理后方可排放；⑤隔离老年患者接触过的医疗器械，如听诊器、血压计等，应按规定消毒；⑥需送出病区处理的物品置污物袋内，袋外有明显的标记。

向隔离老年患者及探视者做健康教育，了解其心理情况，尽量解除其因隔离而产生的恐惧、孤独、自卑等心理。

明确解除隔离的标准，传染性分泌物经3次培养结果均为阴性或已度过隔离期，医生开出医嘱后，才可解除隔离。

（三）不同传染病老年人的隔离方法

根据美国疾病控制与预防中心推荐的分类隔离系统，以切断传播途径为制订措施的主要依据，对不同传染病进行分类隔离。

1. 严密隔离

严密隔离是指对于某些具有强烈传染性，病原微生物经飞沫、分泌物或排泄物直接或间接传染他人的传染病采取的一种隔离措施，如鼠疫、霍乱、非典型性肺炎等。

严密隔离的老年患者应住单间，不得离开病室，禁止探视及陪护，室外挂严密隔离标志，通向走廊的门窗应关闭，以防飞沫向外传播传染他人。室内空气、地面及物品表面每日消毒一次。照护员接触此类老年患者时，必须戴好口罩、帽子及手套，穿隔离衣及隔离鞋。患者的分泌物、呕吐物、排泄物及一切使用过的物品均须经严格消毒，其污染的敷料等应装袋标记后送焚烧处理。

2. 呼吸道隔离

呼吸道隔离是指为防止传染性疾病通过空气中的飞沫和鼻咽分泌物经呼吸道传播而采取的一种隔离措施，如麻疹、白喉、百日咳、水痘、流行性脑脊髓膜炎、肺结核等。

呼吸道隔离的老年患者应住单间，如条件限制，同病种老年患者同住一室时，病床间距应大于1 m，呼吸道隔离病区设置应与其他病区距离较远，隔离病室通向走廊的门窗应保持关闭，出入时随手关门，以防止病原微生物传播。接触此类老年患者应戴口罩、帽子并穿好隔离衣。为此类老年患者准备专用痰杯，口鼻分泌物及痰液等可煮沸15 ~ 30分钟或焚烧，也可用20%漂白粉或生石灰，混合搅拌置2小时后方可倒掉。严格进行空气消毒，病室内空气每日用紫外线消毒一次，经常通风。

3. 肠道隔离

肠道隔离是指针对由排泄物直接或间接污染食物或水源而引起传播的传染性疾病采取的一种隔离方式，如伤寒、细菌性痢疾、甲型病毒性肝炎、戊型病毒性肝炎等。

肠道隔离时不同病种应尽量分室隔离，如条件限制，同病种老年患者同住一室时，必须做好床边隔离。病床间距应大于1 m，每一床位应加隔离标志，禁止任何接触，防止交叉感染。接触此类老年患者，须按病种分别穿隔离衣、消毒双手，接触污染物时戴手套。设有每人专用食具及便器，用后严格消毒，剩余食物、排泄物、呕吐物须按规定消毒处理后倒掉，被粪便污染的物品要随时装袋，做好标记后送消毒或焚烧处理，病室内应设有防蝇设备，做好灭蝇措施。

4. 接触隔离

接触隔离是指针对病原微生物经体表或患部排出（如伤口分泌物、皮肤脱屑等），通过直接或间接接触皮肤或黏膜破损处引起的传染病采取的一种隔离方式，如炭疽、狂犬病、破伤风、气性坏疽、铜绿假单胞菌感染等。

接触隔离的老年患者应住单人房间，不可接触他人，关闭门窗。接触此类老年患者应戴口罩、帽子并穿隔离衣，照护员的手或皮肤有破损应避免接触患者。被伤口分泌物或皮肤脱屑污染的物品、器械必须进行严格消毒处理。被污染的敷料应装袋标记后送焚烧处理，布类及器械应先做好灭菌处理后再进行清洗。

5. 昆虫隔离

昆虫隔离是指针对以昆虫（蚊、虱、螨等）为媒介而传播的疾病采取的一种隔离方式，如流行性乙型脑炎、流行性出血热、疟疾、斑疹伤寒、回归热等。

对于由蚊传播的疾病如流行性乙型脑炎、疟疾等，应做好防蚊灭蚊措施，如室内设纱门、纱窗、蚊帐，定期喷洒灭蚊药物。对于通过螨叮咬而传播的疾病如流行性出血热，进入隔离单位前须严格彻底清洗，沐浴更衣，衣物等做好灭螨处理，病室用杀虫剂喷洒，被褥须勤晒。对于由虱类所传播的疾病如斑疹伤寒、回归热等，须沐浴更衣、彻底清洗，做好灭虱处理，才能进入同种病室。

6. 血液、体液隔离

血液、体液隔离是指针对通过直接或间接接触血液或体液传播的传染性疾病采取的一种隔离方式，如乙型肝炎、丙型肝炎、丁型肝炎、艾滋病、梅毒等。

同种病原微生物感染者可住同室隔离，必要时可单人隔离。接触血液或体液时应戴手套，为防止血液喷溅，进行侵入性操作时应戴口罩及护目镜，如有可能出现血液、体液污染工作服时需穿好隔离衣。工作中注意洗手，若手被血液、体液污染或可疑污染应立即用消毒液清洗双手。严防注射针头等利器刺伤，老年患者用过的针头等应放入防水、防刺破并有标记的专门容器内，集中送焚烧或灭菌等无害化处理。血液或体液污染的物品及敷料应装袋标记送消毒或焚烧。被血液或体液污染的表面物品应立即用消毒液擦拭或喷洒。

7. 保护性隔离

保护性隔离是指为了保护抵抗力低或极易感染的患者采取的一种隔离方式，如严重烧伤、白血病、脏器移植及免疫缺陷患者等。

保护性隔离老年患者应单人单室隔离。室外要悬挂明显的隔离标志；室内空气保持正压通气，并定时换气；墙面、地面、家具等每天严格消毒。凡进入病室的人员应穿戴灭菌后的隔离衣、帽子、口罩、手套及拖鞋等，未经消毒处理的物品不可进入隔离区域，接触患者前、后及接触另一位患者前均应按手卫生要求洗手。患者的排泄物、引流物、被其他血液及体液污染的物品等，应及时分装密闭，做好标记后送指定地点。患呼吸道疾病、咽部带菌者，包括照护员，应避免接触患者；原则上不予探视，如有探视者，其进入隔离室时应采取相应的隔离措施。

（四）常用隔离技术

1. 手卫生

在老年照护工作中，各项操作都离不开照护员的手，照护员的手直接或间接与污染物品或老年人接触，因而是感染最重要的传播媒介。目前，手卫生已成为国际公认的控制感染和耐药菌感染最简单、最有效、最方便、最经济的措施，是标准化预防感染的重要措施之一。

洗手：照护员用肥皂（或皂液）和流动水洗手，去除手部皮肤污垢、碎屑和部分致病菌的过程。

卫生手消毒：照护员用速干手消毒剂揉搓双手，以减少手部暂居菌的过程。

操作目的

除去手部皮肤污垢及大部分暂居菌，切断通过手传播感染的途径。

操作程序

（1）评估：评估手污染的程度。

（2）计划：

环境准备：清洁、宽敞、明亮、安全、定期消毒。

照护员准备：衣帽整洁、修剪指甲、取下手表、卷袖过肘。

用物准备：洗手池相关设备、清洁剂（肥皂或皂液）、干手设施、手消毒剂等。

（3）实施：手卫生的操作流程见表 2-2-11、图 2-2-8。

表 2-2-11　手卫生的操作流程

操作流程	操作步骤	要点说明
	洗手法	
1. 准备	打开水龙头，调节合适的水流和水温	★选择非手触摸式洗手设施，如脚踏或感应出水式洗手设施
2. 洗手	（1）在流动水下充分淋湿双手 （2）关闭水龙头，取适量清洁剂均匀涂抹整个手掌、手背、手指、指缝、手腕等处 （3）揉搓双手：①掌心相对，手指并拢，相互揉搓；②掌心对手背，手指分开，双手交叉沿指缝相互揉搓，交换进行；③掌心相对，手指分开，双手交叉沿指缝相互揉搓；④弯曲一手手指关节，并置于另一手掌心旋转揉搓，交换进行；⑤一手握住另一手大拇指旋转揉搓，交换进行；⑥一手五个手指尖并拢，并置于另一手掌心旋转揉搓，交换进行；⑦一手握住另一手手腕，回旋揉搓手腕及腕上 10 cm，交换进行	★清洁剂涂抹均匀 ★揉搓双手至少 15 秒，揉搓双手所有皮肤，包括指背、指尖和指缝
3. 冲洗	打开水龙头，用流动水彻底洗净双手	★冲水时手指尖朝下
4. 干手	关闭水龙头，以消毒小毛巾或一次性纸巾擦干双手，有干手机可用干手机烘干双手，必要时取护手霜护肤	★消毒小毛巾和一次性纸巾须用专门容器盛放，消毒小毛巾一用一消毒
	卫生手消毒	
1. 洗手	按洗手步骤洗手，干手后保持手的干燥	★按正确的洗手程序，认真洗净双手

续表

操作流程	操作步骤	要点说明
2. 消毒	（1）取适量速干手消毒剂于掌心，均匀涂抹整个手掌、手背、手指、指缝、手腕及腕上 10 cm （2）按洗手的步骤揉搓，直到手部干燥	★涂抹均匀
3. 干手	自然干燥	★避免二次污染

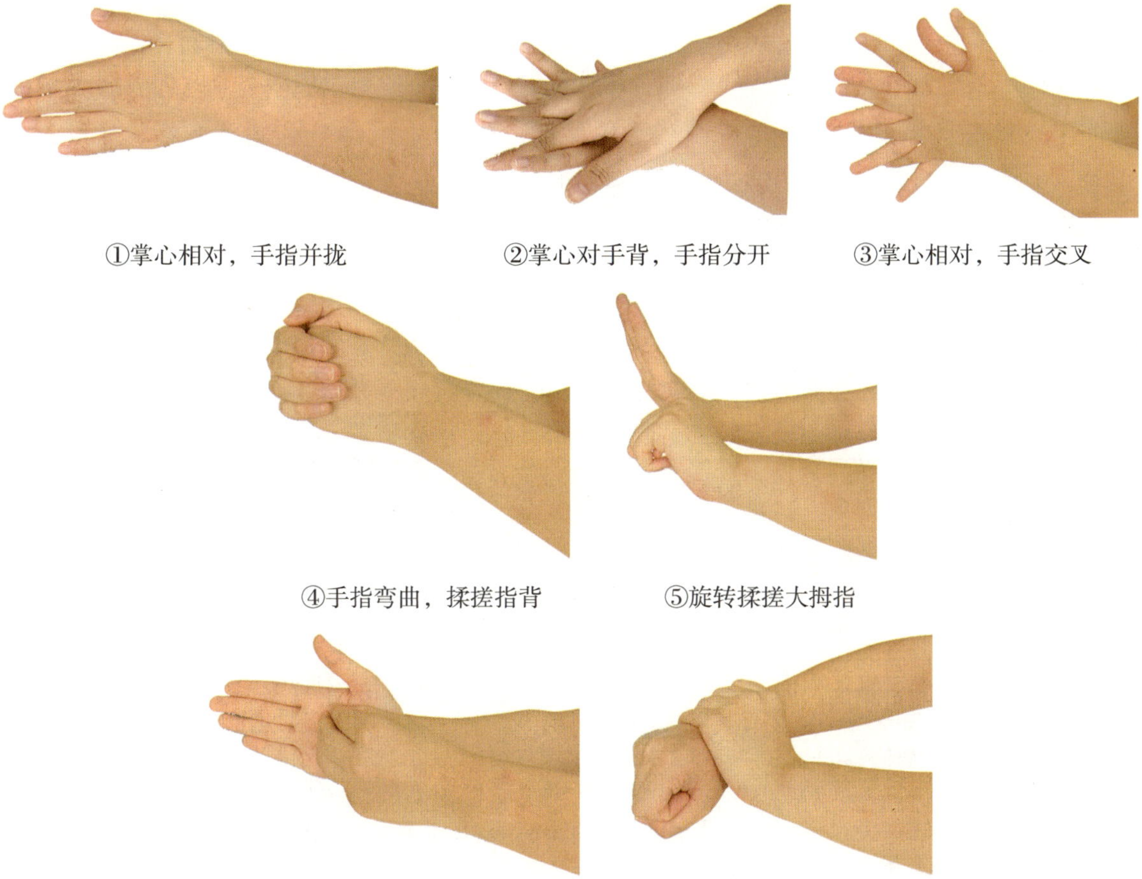

①掌心相对，手指并拢　②掌心对手背，手指分开　③掌心相对，手指交叉

④手指弯曲，揉搓指背　⑤旋转揉搓大拇指

⑥五指尖并拢揉搓指尖　⑦旋转揉搓手腕

图 2-2-8　洗手的操作步骤

（4）评价：手的清洗和消毒方法是否正确，是否冲洗彻底。工作服是否被溅湿。

注意事项

（1）当手部有血液或其他体液等肉眼可见的污染时，应用清洁剂或流动水洗手；当手部没有肉眼可见的污染时，可用速干手消毒剂消毒双手代替洗手，揉搓方式与洗手方法相同。

（2）洗手时身体应与洗手池保持一定距离，以免隔离衣污染水池边缘或水溅到身上。

（3）掌握洗手指征：①直接接触每一位老年人前后；②接触老年人血液、体液分泌物、排泄物、伤口敷料等之后；③接触老年人周围环境及物品后；④直接为患传染病的老年人检查、治疗、照护后；⑤处理老年人污物后；⑥从同一老年人身体的污染部位移动到清洁部位时；⑦接触老年人黏膜、破损皮肤或伤口前后；⑧穿脱隔离衣前后，脱手套之后；⑨进行无菌操作，接触清洁、无菌物品之前；⑩处理药物或配餐前。

2. 帽子、口罩的使用

操作目的

保护老年人和照护员，避免污染和相互传染。

操作程序

（1）评估：评估帽子的大小，口罩种类、有效期，老年人病情、目前采取的隔离种类。

（2）计划：

环境准备：清洁、宽敞、明亮、安全、定期消毒。

照护员准备：衣帽整洁、修剪指甲、洗净双手。

用物准备：根据需要准备合适的帽子、口罩。

（3）实施：

使用帽子、口罩的操作流程见表 2-2-12。

表 2-2-12　使用帽子、口罩的操作流程

操作流程	操作步骤	要点说明
1. 清洗双手	按洗手步骤洗手	
2. 戴好帽子	将帽子戴好并遮住全部头发	★帽子大小合适，能遮盖全部头发
3. 戴好口罩	（1）戴纱布口罩：将口罩罩住口、鼻及下颌，将上方带子分别跨过耳朵系于头顶中部，下方带子系于颈后 （2）戴外科口罩：①将口罩罩住口、鼻及下颌，将上方带子分别跨过耳朵系于头顶中部，下方带子系于颈后；②将双手指尖放于鼻夹上，从中间位置开始，用手指向内按压，并逐步向两侧移动，根据鼻梁形状塑造鼻夹；③调整系带的松紧度，检查闭合性。 （3）戴医用防护口罩：①一手托住口罩，有鼻夹的一面背向外；②将口罩罩住口、鼻及下颌，鼻夹部位向上紧贴面部；③另一手将下方系带拉过头顶，放在颈后双耳下；④将上方系带拉至头顶中部；⑤将双手指尖放在金属鼻夹上，从中间位置开始，用手指向内按鼻夹后再向两侧移动和按压，根据鼻梁形状塑造鼻夹；⑥将双手完全盖住口罩，快速呼吸，检查密合性，调整至不漏气为止，保证口罩闭合性良好	★根据用途及佩戴者脸型大小选择合适的口罩 ★口罩系带松紧适宜，必须完全罩住口鼻 ★如系带是耳挂式，分别将系带挂于左右耳后 ★双手按压鼻夹塑形 ★保证口罩不漏气
4. 摘下口罩	（1）洗手后，先解下面系带，再解上面系带 （2）用手捏住系带取下口罩，污染面向内放入胸前小口袋或存放在小塑料袋内，如为一次性外科口罩，取下后弃于医疗垃圾袋内	★取下时不可接触污染面，如果是纱布口罩，每日更换，清洗、消毒

续表

操作流程	操作步骤	要点说明
5. 摘取帽子	洗手后取下帽子	★如为一次性帽子，脱下放入污物袋；如为布制帽子，每日更换，清洗、消毒

（4）评价：佩戴帽子、口罩方法是否正确。取下的口罩是否放置妥当。是否保持帽子、口罩的清洁、干燥。

注意事项

（1）使用帽子的注意事项：①进入污染区和洁净环境前、进行无菌操作等应戴帽子；②帽子要大小合适，能遮住全部头发；③被患者血液、体液污染后应及时更换；④一次性帽子使用后，放入医疗垃圾袋集中处理；⑤布制帽子保持清洁、干燥，每次或每天更换与清洁。

（2）使用口罩的注意事项：①应根据不同的操作要求选用不同种类的口罩，一般诊疗活动可佩戴外科口罩或纱布口罩；手术室工作人员或护理免疫功能低下患者、进行体腔穿刺等操作时应戴外科口罩；接触经空气传播或近距离接触经飞沫传播的呼吸道传染病患者时，应戴医用防护口罩。②始终保持口罩的清洁、干燥；口罩潮湿、受到患者血液或体液污染后，应及时更换。③纱布口罩应每天更换、清洁与消毒，遇污染时及时更换；医用外科口罩只能一次性使用。④正确佩戴口罩，不应只用一只手捏鼻夹；口罩不可悬于胸前，更不能用污染的手触摸口罩；佩戴医用防护口罩进入工作区域前，应进行密合性检查。⑤脱口罩前后应洗手，使用后的一次性口罩应放入医疗垃圾袋内集中处理。

3. 穿脱隔离衣

隔离衣是用于保护照护员免受血液、体液和其他感染性物质污染，或用于保护患者免受感染的防护用品，分为一次性隔离衣和布制隔离衣。一次性隔离衣通常用无纺布制作，由帽子、上衣和裤子组成，可分为连身式和分身式两种。通常根据患者的病情、目前隔离种类和隔离措施确定是否穿隔离衣，并选择其型号。

操作目的

保护老年人和照护员，防止病原微生物播散，避免感染和相互传染。

操作程序

（1）评估：评估老年人病情、目前采取的隔离种类。

（2）计划：

环境准备：清洁、宽敞、明亮、安全。

照护员准备：衣帽整洁、修剪指甲、取下手表及腕部饰品、卷袖过肘、洗净双手、戴口罩。

用物准备：隔离衣、挂衣架、手消毒用物、污物袋。

（3）实施：穿脱隔离衣的操作流程见表 2-2-13、图 2-2-9、图 2-2-10。

表 2-2-13　穿脱隔离衣的操作流程

操作流程	操作步骤	要点说明
	穿隔离衣法	
1. 检查取衣	（1）检查隔离衣的完整性、清洁情况，核对长短、型号是否合适 （2）手持衣领取下隔离衣，清洁面朝向自己，将衣领两端向外折齐，露出肩袖内口	★隔离衣须遮盖全部工作服，如有破损、潮湿则不可使用 ★衣领及隔离衣内面为清洁面
2. 穿好衣袖	一手持衣领，一手伸入袖内，持衣领的手将衣领向上拉，使伸入袖内的手露出，换手持衣领，同法穿好另一只衣袖，两手上举将袖口抖下，露出双手手腕	★穿衣袖时，衣袖勿触及面部、衣领等
3. 系好衣领	双手自衣领中央顺着边缘向后将领扣扣上或将领带系好	★系领扣时衣袖避免触及衣领、帽子、面部和颈部
4. 扣好袖口	系好袖扣（或系上袖带）	★松紧式袖口，则无须系袖口
5. 系好腰带	将隔离衣一边（约在腰下 5 cm 处）向前拉，见到衣服边缘捏住，同法捏住另一侧隔离衣边缘，双手在背后将两边缘对齐，向一侧折叠并用手按住，另一腰带拉到后背折叠处，并在背后交叉，回到前面打一活结系好	★手不能触及隔离衣内面；隔离衣后侧边缘应对齐，折叠处不能松散；穿好隔离衣后，双臂保持在腰部以上视野范围内，不得进入清洁区、接触清洁物品
	脱隔离衣法	
1. 松解腰带	解开腰带，在前面打一活结	★若后侧下部边缘有衣扣应先解开
2. 解开袖口	解开袖扣，将衣袖拉于肘部，将部分衣袖塞入工作服袖下，露出双手	★衣袖的外面不可塞入工作服袖内
3. 消毒双手	用手刷蘸消毒剂，按照前臂、腕部、手背、手掌、手指、指缝、指尖的顺序彻底刷洗 2 遍后用流水冲净，用擦手纸或毛巾擦干或在干手器下烘干双手	★每只手刷 30 秒，2 遍共刷 2 分钟 ★不能打湿隔离衣
4. 解开衣领	解开领扣（或领部系带）	★保持衣领清洁
5. 脱袖挂衣	（1）一次性隔离衣：①双手持衣领两端，将隔离衣从前胸脱下，双手捏住对侧衣领内侧清洁面下拉并脱下袖子；②将隔离衣污染面向内，衣领至衣边卷起至中间部分，投入医疗垃圾袋中 （2）需继续使用的隔离衣：①一手伸入另一侧衣袖内，拉下衣袖过手，再用衣袖遮住的手握住另一衣袖的外面将袖拉下，两手轮换拉下袖子使手逐渐从袖管中退出，然后两手并齐两袖，一起脱至衣肩；②两手持衣领，将隔离衣两边对齐，挂在衣钩上。如脱下的隔离衣需要更换，将清洁面向外卷起再投入污物袋中，清洗消毒后备用	★手不能触及隔离衣外面，衣袖外面不可触及消毒后的手及手臂 ★需要继续使用的隔离衣若挂在半污染区，清洁面朝外；若挂在污染区，则污染面朝外
6. 再次洗手	按七步洗手法洗手	

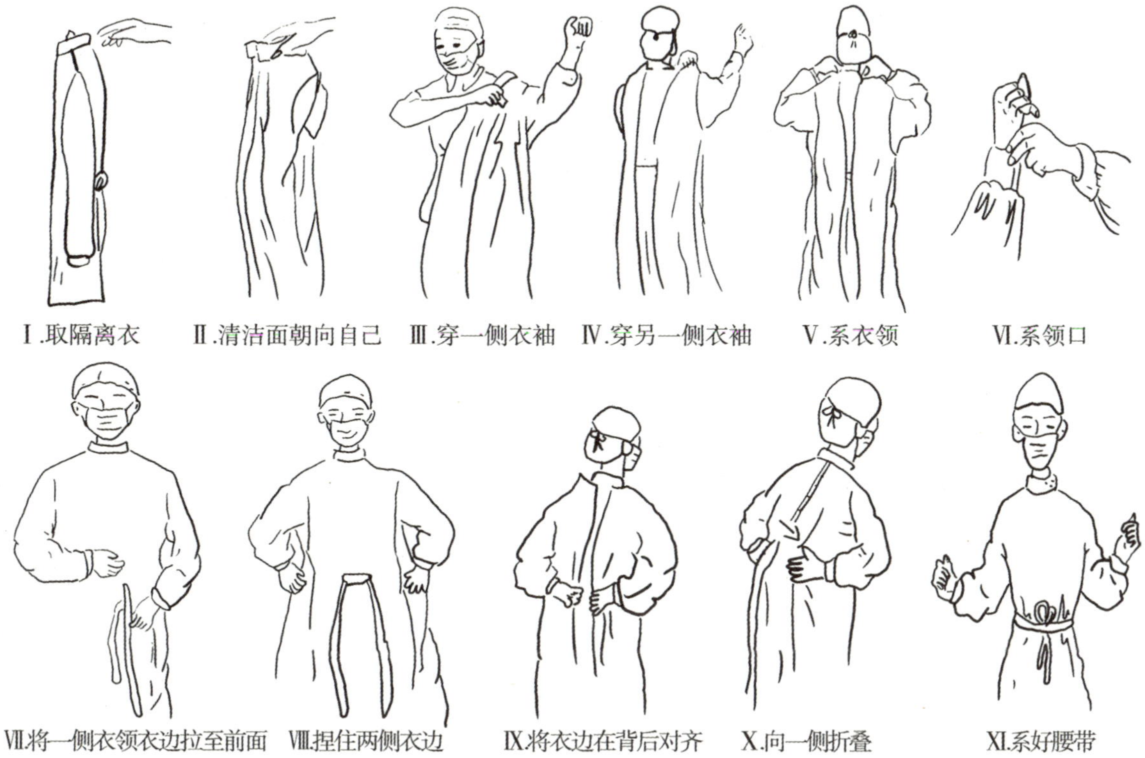

图 2-2-9　穿隔离衣法

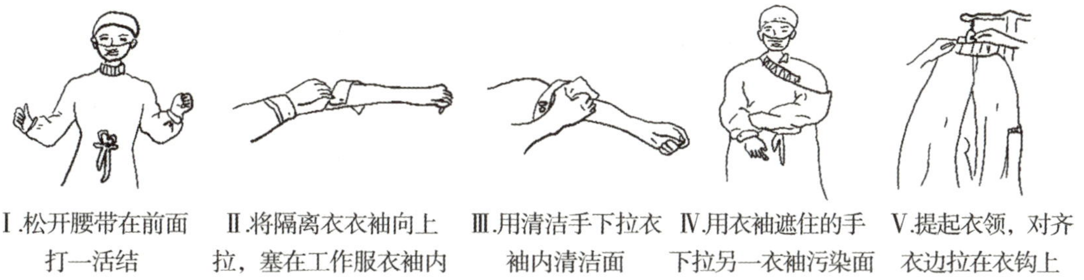

图 2-2-10　脱隔离衣法

（4）评价：是否有较强的隔离观念，操作者、环境、物品是否无污染。手的消毒方法是否正确，是否冲洗彻底，隔离衣是否被溅湿。

注意事项

（1）穿隔离衣前，应备齐所需用物，保障各项操作集中进行，以减少穿脱隔离衣的次数和洗手的频率。

（2）隔离衣长短应以遮盖全部工作服为准，隔离衣有破损、潮湿或污染等情况均不可使用。

（3）穿隔离衣时应注意保持衣领清洁，避免污染衣领、帽子、面部及其他清洁面。

（4）穿好隔离衣后，双臂应保持在肩部以下、腰部以上的视线范围内，不得进入清洁区域、接触清洁物品等，只能在规定区域内活动。

（5）隔离衣应每天更换，接触不同病种患者应更换隔离衣，如有潮湿或污染应立即更换。

4. 护目镜、防护面罩的使用

护目镜能防止血液、体液等具有感染性的物质溅入人体眼部，防护面罩能避免血液、体液等感染性物质溅到人体面部。护目镜及防护面罩的使用场景包括：进行诊疗、照护操作，老年人的血液、体液、分泌物可能产生喷溅时；近距离接触患有可经飞沫传播的传染病的老年人时；近距离照护有气管切开、气管插管等情况的老年呼吸道传染病患者，可能发生血液、体液、分泌物喷溅时。

戴护目镜前应检查护目镜有无破损，佩戴装置有无松脱；佩戴后应调节舒适度；摘下护目镜、防护面罩时应捏住靠头或耳朵的一边，放入医疗垃圾袋内，如需重复使用，须放入回收容器内，集中清洁、消毒。

5. 避污纸的使用

避污纸为备用的清洁纸片，在进行简单的隔离操作时，避污纸的使用可以保持双手或物品不被污染，省略消毒手的程序。取用避污纸时，应从页面直接抓取，不可掀页撕取，以保持避污纸的清洁，防止交叉感染（图 2-2-11）。避污纸用后弃入污物桶内，集中焚烧处理。

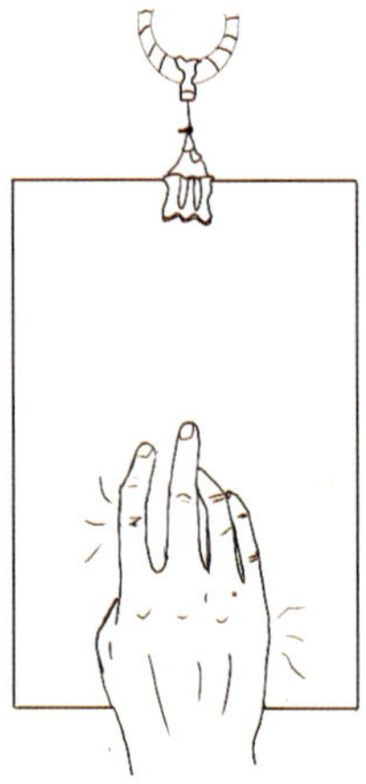

图 2-2-11　避污纸的使用方法

【练习题】

1. 下列不属于热力消毒灭菌法的是（　　）。

A. 燃烧法　　B. 煮沸法　　C. 干烤法

D. 光照消毒法　　E. 压力蒸汽灭菌法

答案：D

解析：光照消毒法属于辐射消毒法。

2. 煮沸灭菌时，为了使沸点提高到 105 ℃，应加入（　　）。

A. 碳酸氢钾　　B. 碳酸钙　　C. 碳酸氢钠

D. 亚硝酸钠　　E. 乳酸钠

答案：C

解析：煮沸消毒时，水中加入 1% ~ 2% 的碳酸氢钠，水的沸点可达 105 ℃，能增强杀菌作用，又能去污除锈。

3. 煮沸消毒时，海拔增高 600 m，煮沸时间应延长（　　）。

A.1 分钟　　B.2 分钟　　C.3 分钟

D.4 分钟　　E.5 分钟

答案：D

解析：一般海拔每升高 300 m，消毒时间需要延长 2 分钟。

4. 关于化学消毒剂的使用原则，错误的是（　　）。

A. 待消毒的物品须先洗净、擦干

B. 消毒液中一般不放置棉花、纱布等物

C. 浸泡消毒后的物品，取出后可直接使用

D. 消毒物品应全部浸没在消毒液内，器械的轴节应打开

E. 应定期检测消毒剂浓度

答案：C

解析：消毒后的物品在使用前须用无菌生理盐水或无菌蒸馏水冲洗干净，以避免消毒剂刺激人体。

5. 配制 0.2% 的过氧乙酸溶液 1 000 mL，应取 5% 的过氧乙酸溶液的量是（　　）。

A.10 mL　　B.20 mL　　C.30 mL

D.40 mL　　E.50 mL

答案：D

解析：计算公式：所需浓消毒液量（mL）= 拟配消毒液浓度（%）× 拟配消毒液量（mL）/ 浓消毒剂有效含量（%）。

6. 消毒老年人的餐具、便器常用的方法是（　　）。

A. 压力蒸汽灭菌　　B. 消毒剂擦拭　　C. 紫外线消毒

D. 消毒液浸泡　　E. 日光暴晒

答案：D

解析：无。

7. 下列化学消毒灭菌剂不能杀灭芽孢的是（　　）。

A. 环氧乙烷　　B. 过氧乙酸　　C. 戊二醛

D. 甲醛　　E. 乙醇

答案：E

解析：乙醇是中效消毒剂，能杀灭分枝杆菌、真菌、病毒及细菌繁殖体等微生物。

8. 下列无菌操作原则不正确的是（　　）。

A. 无菌物品与非无菌物品分别放置　　B. 取无菌物品必须用无菌持物钳

C. 无菌包外标明物品名称、灭菌日期　　D. 怀疑被污染则不可使用

E. 一套无菌物品未用完，可以给其他患者使用

答案：E

解析：无。

9. 未污染的无菌包，有效期为（　　）。

A.4 小时　　B.24 小时　　C.3 天

D.5 天　　E.7 天

答案：E

解析：无。

10. 铺无菌盘时，下列选项错误的是（　　）。

A. 用无菌持物钳夹取治疗巾　B. 注意使治疗巾边缘对齐　C. 治疗巾开口部分及两侧反折

D. 有效期不超过 6 小时　E. 避免潮湿和暴露过久

答案：D

解析：铺好的无菌盘 4 小时内有效。

11. 戴无菌手套时，错误的一项是（　　）。

A. 洗手、剪指甲、戴口罩

B. 核对手套号码、灭菌日期及包装

C. 未戴手套的手持手套的反折部分取出手套

D. 戴上手套的手持手套的内面取出手套

E. 戴好手套后，双手置于胸前

答案：D

解析：戴上手套的手持手套的外面取出手套。

12. 老年患者王爷爷，74 岁。大面积Ⅰ度烧伤，对其所住的居室进行空气消毒的最佳方法是（　　）。

A. 臭氧灭菌灯消毒　B. 消毒液喷雾　C. 过滤除菌

D. 食醋熏蒸　E. 开窗通风

答案：C

解析：无。

13. 关于紫外线消毒的操作，错误的是（　　）。

A. 灯管使用期限不能超过 2 000 小时

B. 被消毒的物品不可有任何遮蔽

C. 紫外线灯管可用酒精棉球擦拭

D. 照射前病室应先做好清洁工作

E. 需定期进行空气细菌培养

答案：A

解析：灯管使用期限不能超过 1 000 小时。

14. 用紫外线灯消毒病室，错误的一项是（　　）。

A. 卧床患者应遮盖皮肤、眼睛

B. 应先将病室打扫干净

C. 用酒精擦净灯管表面灰尘

D. 灯亮开始计时

E. 照射 30 分钟

答案：D

解析：紫外线消毒时间从灯亮 5 ～ 7 分钟开始计时。

拓展阅读

引发全网点赞的“手”

这是一双本该白皙细嫩的手，因为疫情防控，长期接触消毒水和滑石粉，现在这双手裂开了无数小口子，变得伤痕累累。这是一双 95 后医护人员的手，在引人心痛的同时也引发了全网点赞。

“我们每个人想的都是怎样让老年人更安全、更舒心，看到爷爷奶奶们的笑脸，我们就觉得很值得、很开心！”这是一个驰援湖北省武汉市某社会福利院的 95 后的老年照护员面对媒体采访时的感言。对老年人展开隔离筛查、健康管理，建设“三区两通道”，防止交叉感染，开展防疫督察，及时处理接管楼层的生活垃圾与医疗废物，为老年人提供健康保障……他们与众多驰援武汉的“逆行者”一样在这场防疫“大考”中交上了一份让人民满意的答卷。各种消毒液腐蚀了他们的手，却坚定了为老年人服务的决心。没有一个人退出这场“战争”，一双双让人心痛的手承载了多少照护员无私奉献的情怀，也折射出多少照护天使大爱无疆的医者精神。

点燃思考

刘爷爷，1941 年 9 月出生，现入住康弘养老院 501 房间 6 床。身高 170 cm，体重 80 kg。本科学历，已婚，有积蓄，退休前是中学教师，退休金 9 000 元 / 月。刘爷爷爱好看书、下象棋，饮食喜好咸菜、浓茶，性格孤僻、急躁、易怒。家庭状况：一个女儿、一个儿子均在本地，儿女经济条件好，老伴每天过来探望。

既往病史：10 年前确诊高血压，4 个月前突发脑梗死。

目前状况：刘爷爷神志清楚，左侧偏瘫，右侧肢体能活动，卧床为主，大部分日常生活均需要照护员帮助，有悲观厌世情绪，不愿与人说话，也不想参加任何活动，晚上睡不着。近日刘爷爷由于感冒引发肺部感染，出现低热、咳嗽、咳痰。

上午 10：00 老年人咳痰污染床单及床旁物品，照护员张明为老年人更换床单后进行环境物品消毒。

照护任务

1. 请照护员为刘爷爷更换床单。
2. 请照护员根据消毒要求对环境物品进行消毒。

项目三　老年人舒适照护与体位照护

学习目标

素质目标

1. 具备“尊老敬老、以人为本、爱岗敬业、爱心奉献”的社会责任感和职业使命感。
2. 热爱养老照护工作，有严谨的职业要求和行为规范，愿意全心全意为老年人服务。

知识目标

1. 了解舒适照护和体位的基本概念。
2. 熟悉老年人不舒适的原因及舒适照护的基本原则。
3. 掌握老年人常用体位、协助更换及转移体位的相关知识。

能力目标

1. 能够对老年人进行舒适体位的照护。
2. 能够使用轮椅、平车、助行器等工具协助老年人进行体位转移。
3. 能够对老年人进行舒适及体位转移的健康指导。

知识导读

思维导图见图 2-3-1。

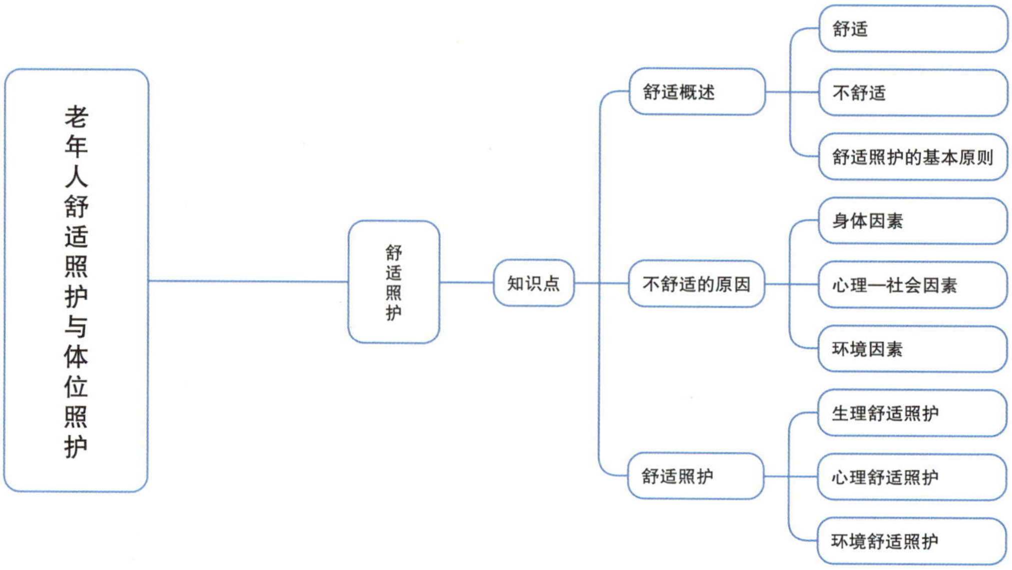

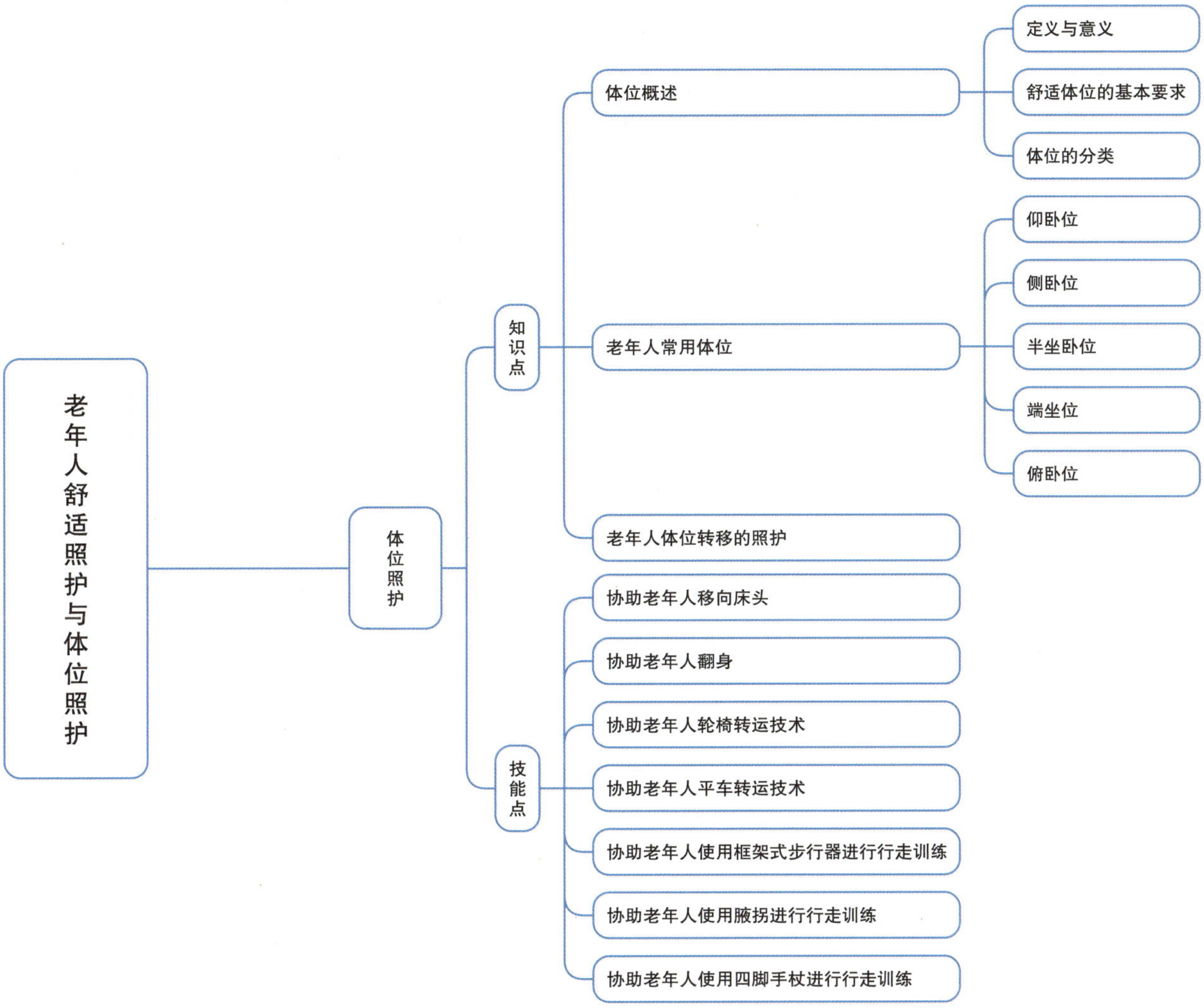

图 2-3-1　老年人舒适照护与体位照护思维导图

赛证对接

本项目中涵盖的知识和技能在各类竞赛及证书考评中均有所考察。在技能考核方面，主要采用模拟真实情境的方法，以实际照护任务的形式，考察选手或考生的实操能力及应变水平。具体任务包括：根据老年人的具体情况，指导并协助其完成摆放舒适体位等操作，同时开展舒适及体位转移的健康教育活动。在知识考核方面，形式多样，包括理论客观题、舒适及体位照护计划制订、健康知识海报设计、反思报告撰写等，全面考察选手或考生对知识的掌握与应用能力。照护员须具备扎实的专业知识，紧密结合老年人的照护需求及特点，提供精准、全面的健康指导，确保理论知识能够有效应用于实际场景，切实满足老年人舒适体位照护的专业需求。

任务一　舒适照护

课件

案例导入

周奶奶，女，73岁，居住在银城广场2栋102室，现由梧桐雨颐养老院实施居家照护。周奶奶身高153 cm，体重59 kg；大专学历，退休前是小学数学教师；性格开朗、喜欢热闹、喜欢小孩子；喜欢看书、听戏曲、织毛衣；喜食清淡素食，水果；周奶奶丧偶，有1个女儿，女儿经济条件一般，仅能给予少量支持；既往史：糖尿病10年，脑卒中1年。

目前状况：神志清楚，脑卒中住院治疗后病情平稳出院休养，现卧床为主，左侧肢体活动良好，右侧肢体活动不灵，右上肢稍屈曲；咳嗽、咳痰，痰液黏稠不易咳出，目前口服止咳糖浆，1日3次，一次20 mL。血糖在药物控制下相对稳定，服用阿卡波糖1日3次，1次1片，空腹血糖维持在8 mmol/L。服药后自觉腹胀，腹腔有气体积聚，不易排出。

任务描述

1. 请照护员分析周奶奶不舒适的影响因素。
2. 请照护员对周奶奶进行舒适照护。

知识殿堂

一、舒适概述

（一）舒适

舒适是指个体在环境安宁、身心轻松自在的状态下，所具有的满意、身心健康、没有焦虑与疼痛的自我感觉。因文化背景和生活经历存在差异，个体对舒适的理解和体验是不同的。

用整体的观念看待舒适，应包括以下四个方面。①生理舒适：指个体身体上的舒适感觉；②心理舒适：指个体在信仰、信念、自尊、生命价值等内在自我意识层面需求的满足；③环境舒适：指围绕个体的外界事物，如适宜的温湿度、声响、光线、颜色等使个体产生舒适的感觉；④社会舒适：指个体、家庭和社会的相互关系，和谐的关系会为个体带来舒适的感觉。这四个方面相互关联、互为因果，当其中某一方面出现问题时，个体都会感到不舒适。

（二）不舒适

不舒适是指个体的身心处于不健全或有缺陷的状态，周围环境存在不良刺激，个体对生活不满、负荷极重的一种自我感觉。通常表现为紧张，精神不振，烦躁不安，消极失望，失眠或身体疼痛、无力，难以坚持日常生活和工作。

舒适和不舒适之间没有截然的分界线，个体每时每刻都处在舒适与不舒适之间的某一点上，并在不断地变化着。最高水平的舒适是个体体力充沛、精神舒畅，感觉安全和完全放松，一切生理和心理需要都得到了满足。当生理、心理需求得不到满足时，舒适程度则逐渐下降并被不舒适所替代。照护员应与老年人建立相互信任的关系，认真倾听并观察老年人，运用专业知识消除导致不舒适的因素，为老年人创造一个舒适的环境。

（三）舒适照护的基本原则

随着全球老龄化进程的加速，老年照护的重要性日益凸显。舒适照护作为老年照护的核心内容之一，旨在通过科学、规范、人性化的护理实践，提升老年人的生活质量，满足其生理、心理和社会需求。舒适照护的基本原则包括尊重与关爱、安全与舒适、预防与保健、科学与规范、个体化与持续性。通过科学的护理实践，可以有效提升老年人的生活质量，满足其生理、心理和社会需求。

1. 尊重与关爱

尊重与关爱是舒适照护的核心理念。老年人作为独立的个体，拥有自主权和尊严，照护员应尊重他们的选择和决定，避免强加个人意愿。例如，在饮食、作息、社交活动等方面，应充分听取老年人的意见，尊重其文化背景和价值观。

2. 安全与舒适

安全是舒适照护的基础。老年人由于身体机能下降，容易发生跌倒、烫伤等意外。照护员应提供安全的生活环境，如安装护栏、防滑设施等，同时关注老年人的心理健康，减轻其孤独感和焦虑感。

3. 预防与保健

预防为主是舒适照护的重要原则。通过定期体检、健康饮食、适量运动等措施，可以有效预防老年疾病的发生和发展。照护员应注重早期干预，帮助老年人维持身体功能，延缓衰老进程，减少不适的发生。

4. 科学与规范

舒适照护需要遵循医学和护理学的基本原理，结合老年人的个体差异和需求，提供个性化的照护服务。例如，针对失能老人，照护员应制订科学的康复计划，帮助其改善身体机能。

5. 个体化与持续性

老年人的健康状况和需求因人而异，照护员应根据其具体情况提供针对性的照护服务。同时，照护老年人需要长期坚持，照护员应耐心、细致地陪伴老年人，确保其获得持续的关怀和支持。

二、不舒适的原因

老年人身体不舒适是多种因素交织作用的结果，涉及生理功能退化、心理状态波动及生活环境适应能力下降等。以下从身体因素、心理—社会因素和环境因素三方面进行系统性分析。

（一）身体因素

1. 疾病

随着年龄增长，老年人器官功能逐渐衰退，加上疾病影响，会引起老年人的不适，如疼痛、头晕、乏力、恶心、呕吐、腹胀等，其中疼痛是最常见、最严重的一种不舒适。

2. 个人卫生不良

长期卧床、身体虚弱、昏迷等自理能力降低的老年人，若不能得到良好的照护，常出现口臭、汗臭、皮肤污垢、瘙痒等不舒适。

3. 姿势或体位不当

老年人若长时间体位不变，四肢缺乏适当扶托、关节过度屈曲或伸展、身体某部位长期受压，或因疾病而导致强迫体位等，都可因肌肉与关节的疲劳、麻木和疼痛而产生不舒适。

4. 活动受限

老年人在使用保护性约束具，或用石膏、绷带、夹板等固定时，会因活动受限而出现不舒适感。

（二）心理—社会因素

1. 焦虑与恐惧

老年人通常会因为疾病、离退休、丧偶、家庭关系不和谐等应激事件而感到焦虑，还会因为担心疾病造成的伤害或不能忍受治疗过程中的痛苦，而对疾病与死亡产生恐惧等情绪。

2. 不被重视、自尊受损

家属或照护员的忽视、冷落会使老年人因担心得不到关心和照顾而产生不被重视的感觉；治疗和照护过程中，老年人身体隐私部位的暴露或缺少遮挡等因素，都会使老年人产生自尊受损的感觉。

3. 角色适应不良

老年人在适应其角色的过程中，会因未能正确接纳现有角色或担忧子女照料影响其工作及家庭而产生焦虑情绪，出现角色行为冲突、角色行为缺如，从而不能安心养病，影响疾病的康复。

4. 缺乏支持系统

老年人因疾病被亲友疏离，出现情感支持和工具性支持的缺失。同时，经济资源不足会导致物质支持缺如，进一步影响其治疗信心与康复依从性。

（三）环境因素

1. 物理环境

温湿度不适宜，空气不新鲜，照明不足，噪音，地面湿滑，床垫过软、过硬等都会造成老人的不舒适感。

2. 社会环境

老年人常因搬迁或住院而面对陌生的环境、室友、照护员，环境陌生化可能引发老年人焦虑和紧张的情绪。

三、舒适照护

（一）生理舒适照护

生理舒适是老年照护的基础，照护员可通过科学干预减轻老年人因疾病、衰老或环境因素引起的身体不适，具体照护措施包括以下几个方面。

1. 健康问题管理

照护员应通过主动倾听收集老年人及其家属的主诉信息，结合仔细观察，系统评估老年人的面部表情、体位、皮肤色泽，以及温湿度、饮食、睡眠等，判断导致不舒适的因素及程度。可针对诱因采取有效的照护措施。如为瘫痪老年人每 2 小时翻身一次，可以避免长时间保持一种体位引起的不舒适；为发生尿潴留的老年人进行诱导排尿，可以解除由膀胱高度膨胀所引起的不舒适。

2. 营养与饮食支持

老年人消化功能减退，需要根据个体情况制订高营养、易消化的膳食方案，同时注意水分补充，防止脱水及便秘。针对吞咽障碍的老年人，可少食多餐，调整食物质地以减少呛咳风险。

3. 睡眠照护

老年人睡眠周期缩短，易受环境干扰。照护员应为老年人营造安静、柔光环境，避免夜间强光刺激。通过睡前足浴、头部按摩等促进放松。

（二）心理舒适照护

心理舒适强调通过情感支持与个性化关怀，帮助老年人缓解焦虑、孤独等负面情绪，关注情感需求，维护心理平衡。具体照护措施包括以下几个方面。

1. 有效沟通与心理干预

照护员需主动沟通，多倾听、多解释、多问候、多关怀，增强老人的安全感、尊重感、归属感，缓解孤独、焦虑的情绪。

2. 认知强化与情绪疏导

鼓励老年人参与简单的决策，如饮食选择、活动安排等，增强其自我价值感。通过音乐疗法、回忆疗法等非药物手段缓解抑郁情绪，例如播放经典老歌或引导回忆积极人生经历。通过认知行为疗法帮助老年人纠正对疾病的非理性认知，减轻焦虑情绪。并强化社会支持，通过社区活动、志愿陪伴等方式减少孤独感，增强自我效能。

（三）环境舒适照护

环境舒适照护通过物理环境舒适和社会环境舒适两个方面来减少老年人因环境不适引发的风险，具体照护措施包括以下几个方面。

1. 物理环境舒适

适老化设施改造，居住环境安全舒适、空气清新、温湿度适宜。感官体验优化，光线适宜、环境安静、视觉温馨。功能分区与社交空间优化，利于老年人社交互动，减少孤独感。

2. 社会环境舒适

强化社会支持，促进社会参与，家庭、社区及社会关系多层面协同，促进老年人的社会环境舒适。鼓励家庭成员定期探访，避免老年人因在机构养老而产生“被遗弃感”；照护员可通过提供日间照料、康复训练、组织老年兴趣小组等服务，增强老年人的社会归属感。

【练习题】

1. 以下几个方面哪一项不符合舒适理念（　　）。

A. 生理舒适　　B. 心理舒适　　C. 环境舒适

D. 社会舒适　　E. 身体舒适

答案：E

解析：无。

2. 下列关于不舒适的描述，错误的是（　　）。

A. 紧张　　B. 精神不振　　C. 压力大

D. 烦躁不安　　E. 失眠

答案：C

解析：不舒适通常表现为紧张、精神不振、烦躁不安，消极失望，失眠或身体疼痛、无力，难以坚持日常生活和工作。

3. 不符合舒适照护基本原则的是（　　）。

A. 尊重与关爱　　B. 安全与舒适　　C. 预防与保健

D. 科学与规范　　E. 个体化与不可持续性

答案：E

解析：个体化与可持续性。

点燃思考

王奶奶，女，78 岁，现入住丰华养老机构 706 房间 9 床，身高 163 cm，体重 61 kg，中专文化，已婚，配偶入住疗养院，退休金 5 000 元 / 月，女儿经济状况较好，能给予经济支持。平时喜欢喝茶、看电视，喜欢吃糖包子、红烧鱼、蔬菜，性格开朗热情，喜欢与人交流沟通，以前工作中常主持会议，爱岗敬业。有 2 个儿子，1 个女儿，大儿子去世；2 个孙子。既往病史：高血压 20 年，脑梗死后 1 年。

目前状况：老人左侧肢体功能尚可，右侧肢体活动无力，仅能抬离床面；因卧床时间较长，肺部感染，痰液较多；能认出直系亲属，常常忘记刚刚说过的话，重复要求吃饭。

照护任务

1. 请找出导致王奶奶不舒适的因素。
2. 请为王奶奶制订舒适照护计划。

任务二　体位照护

课件

案例导入

李奶奶，75 岁，丧偶，高血压史 12 年。现入住泰福医养结合医院 201 房间 1 床。无退休金，有新农合医保，子女给予经济支持。爱看电视，喜好腌制食物，女儿在外地。脑梗死后 8 个月，意识清楚，可以正常交流，左侧肢体活动不便，右侧肢体活动正常，床上卧位时经常下滑，能床旁坐立，在协助下行走，大部分日常活动需要协助，老人害怕跌倒，情绪不佳，白天不愿活动。

任务描述

1. 请照护员协助李奶奶移向床头。

2. 请照护员为李奶奶进行舒适卧位的健康指导。

知识殿堂

一、体位概述

（一）定义与意义

1. 定义

体位是指身体在空间所处的姿势状态，它涵盖了人在坐、卧、站等各种状态下的姿态，广泛应用于休息、检查、治疗等场景。

2. 意义

合理的体位对于老年人健康的维护意义重大。在休息时，恰当的体位能让老年人充分放松身心，提升睡眠质量；检查时，正确的体位有助于医护人员获取准确的身体信息，为疾病诊断提供依据；治疗过程中，合适的体位可确保治疗顺利进行，提高治疗效果。同时，合适的体位还能预防因长时间保持单一姿势而产生的不良影响。比如，长期卧床的老年人，通过调整为适宜的体位，能有效预防压力性损伤、肺部感染等并发症，维持身体各关节的灵活性和肌肉力量，避免关节僵硬、肌肉萎缩。

照护员需要熟练掌握各种体位的要点，依据老年人的具体状况，如身体状况、疾病类型、治疗需求等，协助和指导老年人采取最为适宜的体位，保障老年人在舒适的基础上，实现身体机能的有效维护与康复。

（二）舒适体位的基本要求

1. 遵循人体力学原则

身体姿势须严格符合人体力学要求。通过合理调整，尽可能扩大身体与支撑面的接触面积，降低身体重心，使体重均匀分布在各个负重部位，同时确保关节维持在正常的功能位置，以此减少身体各部位的压力与疲劳，保障身体机能的正常运行。

2. 定期变换体位

为有效预防局部皮肤因长期受压而引发压力性损伤，应定时协助老年人变换体位，建议至少每 2 小时进行一次。规律的体位变换能促进血液循环，避免局部组织持续缺血缺氧。

3. 适度身体活动

在无禁忌的情况下，老年人身体的各个部位每天都应进行适度活动。在改变体位时，可辅助进行关节活动范围练习，以维持关节的灵活性和肌肉力量，预防关节僵硬与肌肉萎缩。但对于关节扭伤、处于骨折急性期等存在明确禁忌的老年人，应避免此类活动，防止加重损伤。

4. 强化皮肤护理

着重加强对受压部位皮肤的护理，密切观察皮肤状况，通过定时按摩、保持皮肤清洁干燥等措施，降低压力性损伤的发生风险。

5. 注重隐私保护

在护理操作过程中，应充分尊重老年人的隐私，根据实际需要适度遮盖其身体，营造安全、舒适的护理环境，促进老年人的身心舒适。

（三）体位的分类

1. 依据体位的自主性

依据体位的自主性，可将体位明确划分为主动体位、被动体位和被迫体位三类。

（1）主动体位：指个体根据自身的需求，自己主动采取的、最舒适的自由体位。常见于身体机能正常、具备完全自理能力的人群，在老年人中，对应完全自理的老年人。

（2）被动体位：指个体由于意识丧失或者活动能力受限，自己无力更换体位，而只能处于被安置的体位。多见于昏迷、瘫痪及严重失能的老年人，这类人群因身体功能障碍，无法自主完成体位变换。

（3）被迫体位：指个体有更换体位的能力，但由于疾病、治疗或检查的需要，只能被迫采取的某种体位。例如，心肺疾病引发呼吸困难的老年人，为缓解呼吸不适，常被迫采取端坐位；腰部疼痛或无法平卧的老年人，也会因病情限制，被迫采取相应体位以减轻痛苦。

2. 依据体位的平衡稳定性

依据体位的平衡稳定性，可将体位分为稳定性体位和不稳定性体位。

（1）稳定性体位：该体位具有支撑面大、重心低的特点，能够使身体处于稳定平衡的状态。处于这种体位时，老年人身体受力均匀，会感到舒适、轻松，例如侧卧位（图 2-3-2）。

（2）不稳定性体位：此体位支撑面小、重心高，身体难以维持平衡。为保持这种体位，大量肌群需持续处于紧张收缩状态，这不仅消耗老年人的体力，还会使其感到不适、易疲劳（图 2-3-3）。在护理过程中，应尽量避免让老年人采取不稳定性体位，以减少身体负担，保障其身体的舒适与健康。

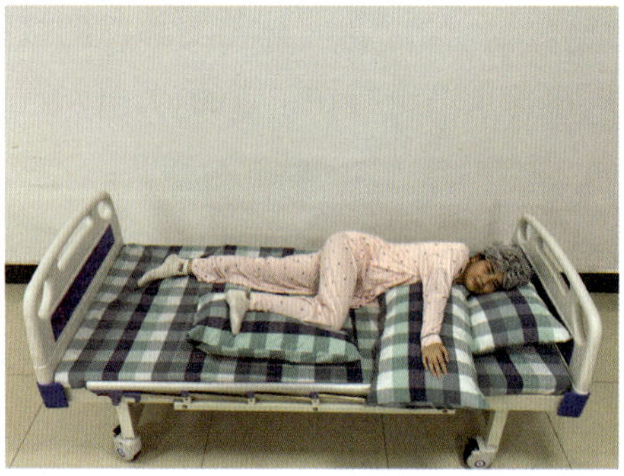

图 2-3-2　稳定性卧位

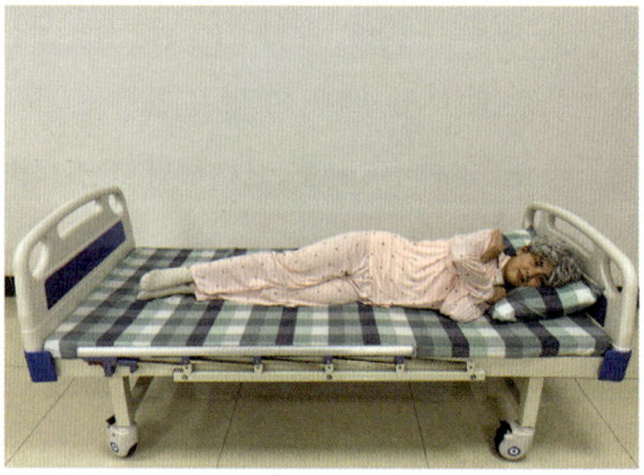

图 2-3-3　不稳定性卧位

二、老年人常用体位

根据身体姿势，老年人常用的体位有仰卧位、侧卧位、半坐卧位和坐位等，下面介绍几种常用体位。

（一）仰卧位

仰卧位，又称平卧位，是一种自然的休息体位。依据老年人的病情及自理能力差异，可采用不同的仰卧姿势。

1. 普通平卧位

姿势要点：老年人平卧，在头部下方放置一个枕头，双臂自然放置于身体两侧，双腿自然伸展（图 2–3–4）。

适用范围：完全自理及半自理的老年人。

2. 失能老年人平卧位

姿势要点：保持平卧状态，在患侧肩部及上肢下方垫一个软枕，使上肢外展并稍外旋，肘部与腕关节伸直，掌心朝上，手指自然伸展并分开；在患侧髋部及大腿外侧垫软枕，使大腿稍向内旋并内收；在小腿外侧垫软枕，防止下肢外旋；在膝关节下方垫小软枕，使其微微弯曲，足底不接触任何物品（图 2–3–5）。

适用范围：主要适用于失能及偏瘫的老年人。

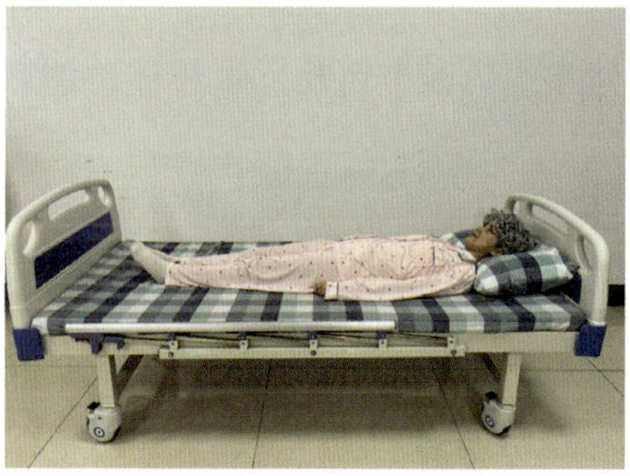

图 2–3–4　普通平卧位

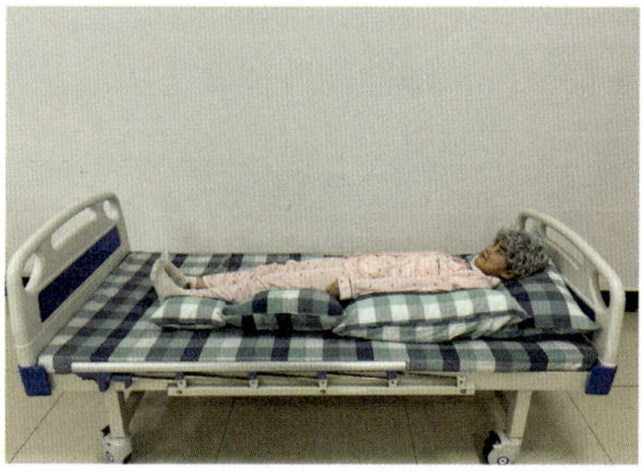

图 2–3–5　失能老年人平卧位

3. 去枕平卧位

姿势要点：去掉枕头平卧，保持头部与躯干在一条直线上，头部偏向一侧，双臂放于身体两侧，双腿伸直自然放平，将枕头横放在床头（图 2–3–6）。

适用范围：一是昏迷的老年人，采用此体位可避免呕吐物误吸入气管，引发窒息或肺部并发症；二是椎管内麻醉或脊髓腔穿刺后的老年人，可防止因颅内压降低导致的头痛。

4. 中凹卧位（休克卧位）

姿势要点：用垫枕将老年人的头胸部抬高 10° ~ 20°，下肢抬高 20° ~ 30°（图 2–3–7）。

适用范围：适用于休克的老年人。抬高头胸部可使膈肌下降，利于保持气道通畅，改善通气功能，缓解缺氧症状；抬高下肢则有利于静脉回流，增加心排血量，从而缓解或减轻休克症状。

5. 屈膝仰卧位

姿势要点：老年人平卧，头部垫枕，双臂放于身体两侧，双膝弯曲并稍向外分开。在进行检查或操作时，需特别注意为老年人保暖并保护其隐私（图 2–3–8）。

适用范围：常用于胸腹部检查、留置导尿、会阴冲洗等。

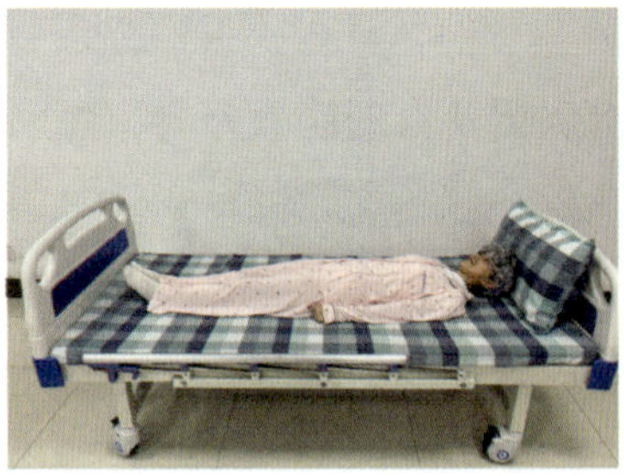

图 2-3-6　去枕平卧位

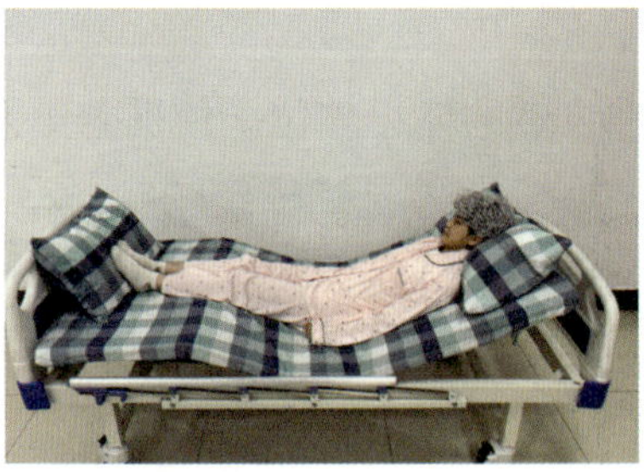

图 2-3-7　中凹卧位

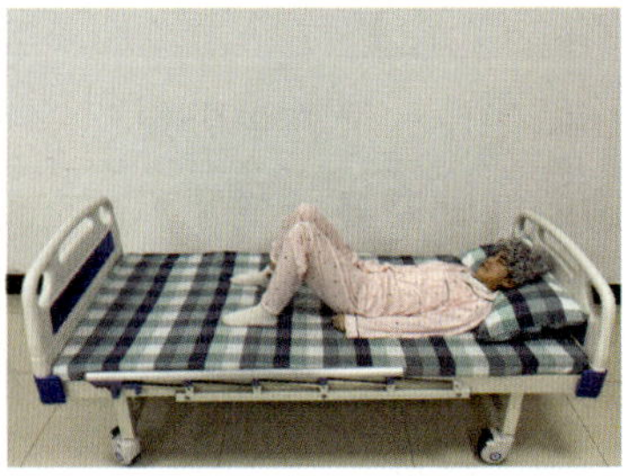

图 2-3-8　屈膝仰卧位

（二）侧卧位

1. 健康能自理老年人侧卧位姿势

老年人采取侧卧姿势时，臀部需稍后移。两臂屈肘，其中一只手放在枕旁，另一只手放在胸前。下腿稍微伸直，上腿弯曲。必要情况下，可在两膝之间、胸腹部及后背部放置软枕。这是为了扩大支撑面，提高身体稳定性，让老年人感觉舒适且安全。

2. 偏瘫老年人侧卧位

（1）健侧卧位：

定义：健侧卧位即健侧肢体在下方，患侧肢体在上方的侧卧位。这种体位能避免患侧肩关节直接受压，降低患侧肩关节损伤的风险。

姿势要点：老年人头部需垫枕，头部偏向健侧，在胸前放置软枕。患侧肩部要充分向前伸展，患侧肘关节伸直，腕关节和指关节也伸直并放在枕头上，掌心向下。患侧髋关节和膝关节尽量向前屈曲呈 90°，放置在身体前方另一个软枕上，健侧肢体自然摆放（图 2-3-9）。

（2）患侧卧位：

定义：患侧卧位即患侧肢体在下方，健侧肢体在上方的侧卧位。

姿势要点：老年人头部垫枕，头部偏向患侧，躯干稍微向后旋转，在背部放置合适的支撑物。要将患侧肩部拉出，使肩关节外展，肘、腕关节伸直，前臂外旋，掌心向上，手指伸展。患侧髋关节略微向后伸展，膝关节略微屈曲，踝关节屈曲呈 90°，以此防止足下垂。健侧上肢放在身体上，下肢充分屈髋、屈膝，放置在软枕上（图 2-3-10）。

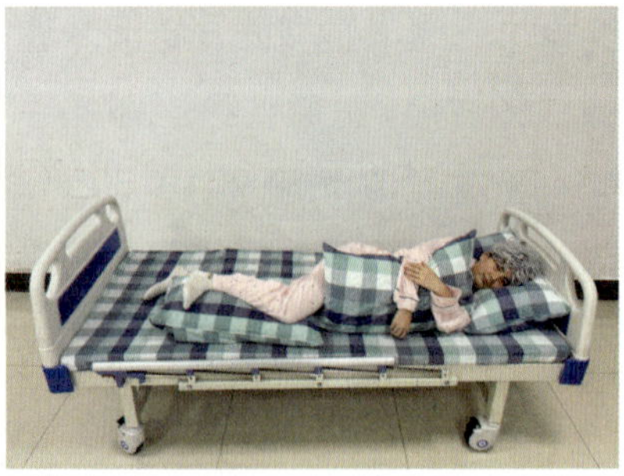

图 2-3-9　健侧卧位

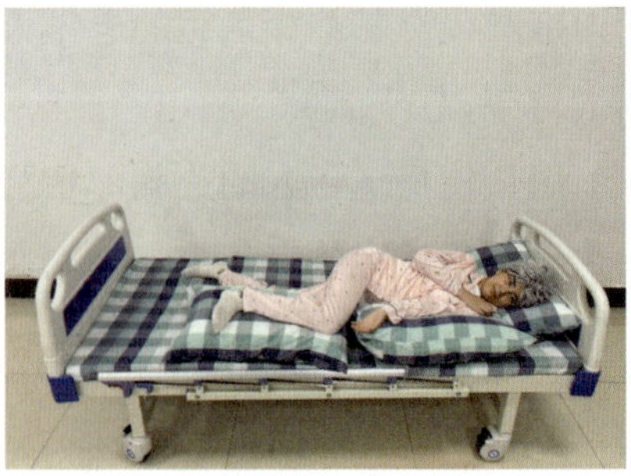

图 2-3-10　患侧卧位

3. 适用范围

偏瘫老年人：侧卧位可增加患侧躯体的感觉，还能起到缓慢牵拉患侧躯干肌肉、缓解痉挛的作用。

预防压力性损伤：通过侧卧位与平卧位交替的方式，能够避免局部组织长期受压。

医疗检查与操作：如灌肠、肛门检查，以及配合胃镜、肠镜检查等情况。

臀部肌内注射：此时采取下腿弯曲、上腿伸直的侧卧位姿势，可使注射部位的肌肉放松。

单侧肺部病变老年人：可根据病情，选择采取患侧卧位或健侧卧位。

（三）半坐卧位

1. 姿势要点

（1）摇床法：让老年人先平躺在床上，然后将床头摇起，使上半身抬高，与床面形成 30° ~ 50° 的角度。在膝关节处垫上软枕或将床尾摇起 15° ~ 20°，避免老年人身体下滑。同时，在床尾放一个软枕，垫在老年人足底，防止足底直接碰到床尾栏杆，以此提升老年人的舒适感（图 2–3–11）。

（2）靠背垫法：如果没有摇床，可先将老年人上半身抬高，把靠背垫放在老年人背部，起到支撑作用。同样在膝关节处垫软枕，防止下滑，在床尾放置软枕垫于足底（图 2–3–12）。

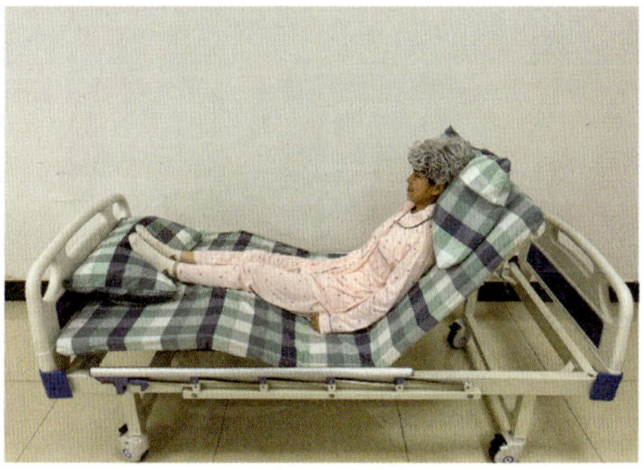

图 2–3–11　摇床法

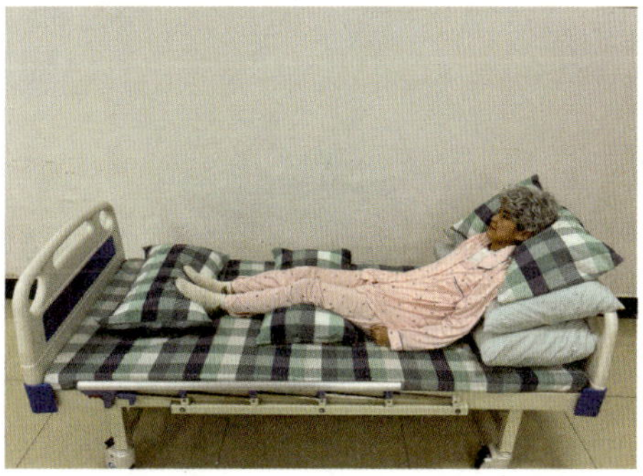

图 2–3–12　靠背垫法

2. 适用范围

呼吸系统及相关疾病老年患者：对于因胸腔疾病、心肺疾病或胸部创伤而出现呼吸困难的老年人，半坐卧位能借助重力作用，让膈肌下降，增大胸腔容积，减轻腹腔内脏器对心肺的压迫，使肺活量增加。而且，部分血液会滞留在下肢和盆腔脏器内，减少回心血量，进而减轻肺淤血和心脏负担，利于气体交换，缓解呼吸困难症状。同时，也适用于心肺疾病导致呼吸困难的老年人，能有效缓解其不适。

面部及颈部手术后的老年患者：面部、颈部手术后的老年人采用半坐卧位，可减少局部出血情况。

腹腔、盆腔手术或有炎症的老年患者：腹腔、盆腔手术后的老年人，采取半坐卧位能够松弛腹肌，减轻腹部切口缝合处的张力，缓解疼痛，让老年人感觉更舒适，有利于伤口愈合。对于腹腔、盆腔有炎症的老年人，该体位可使腹腔渗出液流向盆腔，让感染局限，防止感染向上蔓延引发膈下脓肿。此外，半坐卧位还适用于恢复期体质虚弱的老年人，有助于他们向站立位过渡。

（四）端坐位

1. 姿势要点

协助老年人坐起，将床头摇高或者抬高床头支架。在老年人背部垫上一个软枕，让老年人身体稍微向前倾。在床边放置一张跨床小桌，桌上也放上软枕，方便老年人趴在桌上休息。为了保障老年人安全，需要加上床挡。具体来说，让老年人端坐在床上，床头摇起 60° ~ 70°，床尾摇起 15° ~ 20°。老年人既可以身体前倾趴在跨床小桌上，也可以背部垫着软枕向后倚靠（图 2-3-13）。

2. 适用范围

这种体位适用于患有急性肺水肿、心包积液、心力衰竭及支气管哮喘发作的老年人。因为这些老年人会感到极度呼吸困难，所以只能被迫采取端坐位，以此来缓解呼吸不适。

（五）俯卧位

1. 姿势要点

协助老年人俯卧，使其头部偏向一侧，双臂屈曲置于头部两侧，双腿自然伸直。同时，在胸部、髋部及踝部垫上软枕，以保证老年人的舒适与安全（图 2-3-14）。

2. 适用范围

俯卧位适用于因胃肠胀气引发腹痛的老年人；需进行腰背部检查，或接受胰、胆管造影检查的老年人；腰、背、臀部存在伤口，以及脊椎手术后无法平卧或侧卧的老年人。

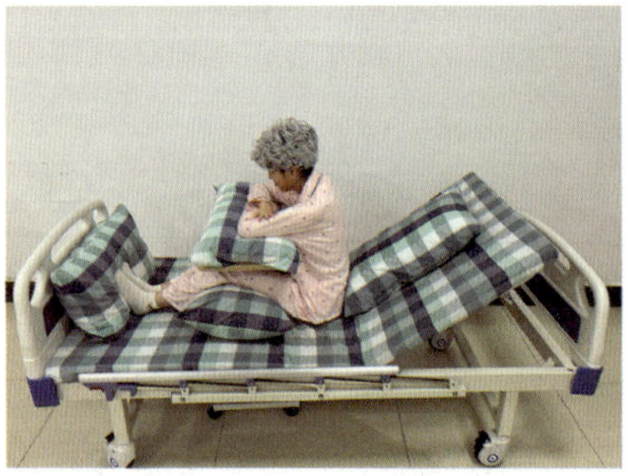

图 2-3-13　端坐位

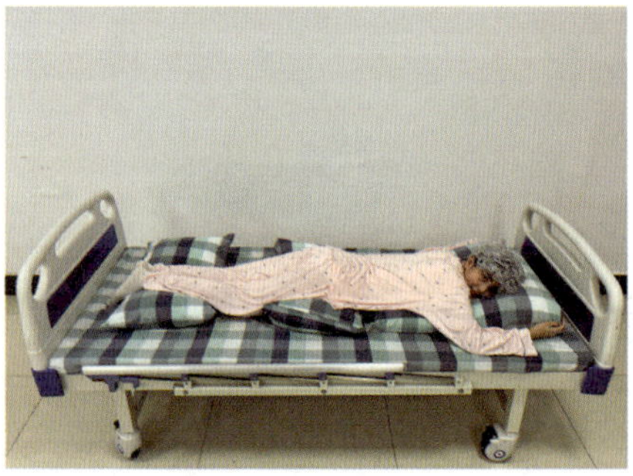

图 2-3-14　俯卧位

三、协助老年人更换体位技术

（一）协助老年人移向床头

操作目的

协助滑向床尾而不能自行移动的老年人移向床头，恢复舒适安全体位。

操作程序

1. 准备

环境准备：整洁、安静，室温适宜，光线充足，必要时屏风遮挡。

老年人准备：老年人及其家属了解移向床头的目的、过程及配合要点，有意愿配合。

照护员准备：着装整洁，七步洗手法洗手，视老年人病情决定照护员数量。

用物准备：根据病情准备软枕数个。

2. 实施

协助老年人移向床头的操作流程见表 2-3-1、图 2-3-15。

视频

表 2-3-1　协助老年人移向床头的操作流程

操作流程	操作步骤	操作要点
1. 核对沟通	（1）核对老年人信息 （2）向老年人耐心解释操作目的、步骤及需要注意的事项，取得老年人的理解与配合	★确认老年人信息正确
2. 准备工作	（1）固定床脚轮 （2）妥善安置各种导管及输液装置，确保导管通畅，避免导管脱落、受压、扭曲或折叠 （3）根据病情需要，将床头支架放平，把枕头横立在床头，防止操作时碰伤老年人 （4）将盖被折叠好放在床尾或一侧	★避免床移位，保证安全 ★避免导管脱落，注意保护老年人隐私 ★注意保暖
3. 协助移动	（1）一人协助法：让老年人仰卧并屈膝，双手握住床头栏杆，双脚蹬床面；照护员站在床边，一手托住老年人的颈肩部，一手托住臀部；照护员指导老年人蹬腿发力，同时自己用力抬起老年人，使其顺势移向床头 （2）二人协助法：协助老年人仰卧屈膝。若照护员分别站在床的两侧，则交叉托住老年人的肩部和臀部；若站在床的同侧，一人托住颈肩部及腰部，另一人托住臀部及腘窝。两人同时协调用力抬起老年人，平稳地将其移向床头	★将老年人身体抬起，不可拖拉，避免损伤皮肤。 ★移动时对老年人头部予以托持。
4. 整理用物	将枕头放回合适位置，视病情需要摇起床头支架，协助老年人调整至舒适卧位，整理床单位并固定床挡	★抬起床挡，预防坠床
5. 洗手记录	（1）按七步洗手法洗手 （2）记录	★预防交叉感染

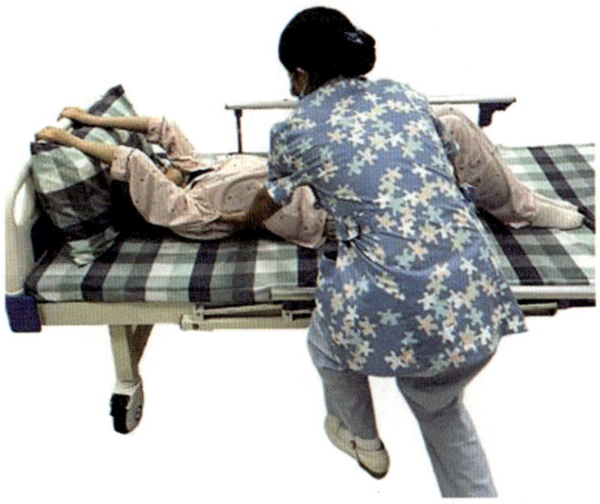

图 2-3-15　协助老年人移向床头

注意事项

1. 根据老年人的病情严重程度、意识状态、体重、自理能力及身体下移的实际情况，合理确定向床头移动的方法和移动距离。

2. 若老年人身上携带各种导管，操作前要先安置妥当，操作后仔细检查导管是否有脱落、受压、移位、扭曲等情况，保证导管始终通畅。

3. 在协助老年人移位的过程中，一定要将老年人身体抬起，避免拖、拉、拽等动作，防止损伤老年人皮肤。

4. 操作过程中要时刻关心老年人，密切观察老年人的反应，如有不适及时停止操作并采取相应措施。

5. 注意为老年人保暖，根据实际情况增减遮盖物品，同时保护老年人隐私，避免不必要的暴露。

6. 操作前务必固定好床轮，在床头放置枕头，照护员协助移位时用力要适中，避免用力过度导致老年人碰伤。

7. 操作完成后，及时将护栏抬起，防止老年人坠床。

8. 一人协助适用于体重较轻或恢复期半自理的老年人，操作时要特别注意托持老年人头部；二人协助适用于病情较重或体重较重的老年人，操作时两人动作应协调一致、用力平稳。

（二）协助老年人翻身

操作目的

1. 预防并发症，如压力性损伤、坠积性肺炎等。
2. 为老年人定时更换体位，增加老年人舒适感。
3. 满足为老年人治疗、护理检查等需要，如更换床单、背部皮肤护理等。

操作程序

1. 准备

环境准备：整洁、安静，室温适宜，光线充足，必要时屏风遮挡。

老年人准备：老年人及其家属了解翻身的目的、过程及配合要点，有意愿配合。

照护员准备：着装整洁，七步洗手法洗手，视老年人病情决定照护员数量。

用物准备：根据病情准备软枕、床挡等。

2. 实施

协助老年人翻身的操作流程见表 2-3-2。

视频

表 2-3-2　协助老年人翻身的操作流程

操作流程	操作步骤	操作要点
1. 核对沟通	（1）核对老年人信息 （2）向老年人耐心解释操作目的、步骤及需要注意的事项，取得老年人的理解与配合	★确认老年人信息正确
2. 准备工作	（1）固定床脚轮 （2）妥善安置各种导管及输液装置，确保导管通畅，避免导管脱落、受压、扭曲或折叠 （3）根据病情需要，将床头支架放平，将盖被折叠好放在床尾或一侧 （4）拉起对侧床挡	★避免床移位，保证安全 ★避免导管脱落，注意保护老年人隐私 ★注意保暖

续表

操作流程	操作步骤	操作要点
3. 安置老年人	（1）非偏瘫老年人：协助老年人取平卧位，照护员站在老年人一侧，让老年人环抱双臂放于胸前，向左侧翻身时，左臂在下，右臂在上，向右侧翻身时则反之 （2）偏瘫老年人：协助老年人头偏向健侧，健侧手拉住患侧手，两臂交叉环抱放于胸前	★避免翻身时手臂压在身下，损伤肢体
4. 协助翻身	（1）一人协助老年人翻身侧卧：将枕头移向近侧，先将老年人的双下肢移近并屈曲，然后再将老年人的肩部、腰部、臀部移向近侧；一手扶肩、一手扶膝，轻推老年人转向对侧，使老年人背向照护员 （2）二人协助老年人翻身侧卧：两名照护员站在老年人的同一侧，将枕头移向近侧，一名照护员托住老年人颈肩部和腰部，另一名照护员托住老年人臀部和腘窝，同时将老年人抬起移向近侧；两名照护员分别扶住老年人的肩、腰臀和膝部，轻推使老年人转向对侧 （3）二人协助老年人轴线翻身：老年人去枕、仰卧，将大单小心铺于老年人身体下；两位照护员站在病床同侧，抓紧靠近老年人肩、腰、背、髋部、大腿等处的大单，将老年人拉至近侧，拉起床挡；一名照护员转至另一侧，将老年人近侧手臂放到头侧，另一手臂放于胸前；两位照护员分别抓紧老年人肩、腰、背、髋部、大腿等处的大单，由一人发出口令，两人动作一致，将老年人整个身体以圆滚轴式翻转至侧卧，面向照护员 （4）三人协助老年人轴线翻身：由三名照护员共同完成，第一名照护员固定老年人头部，纵轴向上略加牵引；第二名照护员两手分别放于老年人肩、背部；第三名照护员双手分别放于腰部、臀部；三名照护员使老年人头、颈、腰、髋在同一水平线上，移至近侧；翻身侧卧，角度不超过60°	★一人协助老年人翻身侧卧适用于体重较轻的老年人。翻身时切勿拖、拉、拽，避免损伤皮肤 ★二人协助老年人翻身侧卧适用于体重较重的老年人。老年人的头部应予以托持 ★二人协助老年人轴线翻身适用于脊柱损伤较轻或长期卧床需防压力性损伤、身体状况相对较好的老年人。翻身时切勿让老年人身体扭曲，以免脊椎错位 ★三人协助老年人轴线翻身适用于颈椎损伤严重或全身状况差、体重较重、多处损伤的老年人
5. 舒适卧位	（1）根据老年人翻身侧卧相对应的时间选择合适卧位，使老年人安全舒适，使用床挡。健侧卧位：老年人头部垫枕，偏向健侧，胸前置一软枕；患侧肩部充分前伸，患侧肘关节伸展，腕、指关节伸展置于枕上，掌心向下，患侧髋关节和膝关节尽量前屈90° 置于体前另一软枕上，健侧肢体自然放置。患侧卧位：老年人头部垫枕，偏向患侧，躯干稍向后旋，背部放置适宜的支撑物；将患肩拉出，肩关节外展，肘、腕关节伸直，前臂外旋，掌心向上，手指伸展；患侧髋关节略后伸，膝关节略屈曲，踝关节屈曲90° ，防止足下垂；健侧上肢放置于身上，下肢充分屈髋、屈膝，放置于软枕上 （2）检查并安置老年人肢体处于功能位置，各种导管保持通畅 （3）观察皮肤颜色是否发红，是否有压力性损伤、皮疹、瘀斑等，并进行皮肤照护	★促进舒适，防止关节挛缩

续表

操作流程	操作步骤	操作要点
6. 整理用物	整理床单位并固定床挡，物品归位	★抬起床挡，预防坠床
7. 洗手记录	（1）七步洗手法洗手 （2）记录翻身时间、体位及皮肤情况	★预防交叉感染

注意事项

1. 操作前耐心与老年人交流，解释目的和过程，获取其配合，给予安全感。

2. 有导管的老年人，翻身前后都要检查，防止导管脱落、移位、受压、扭曲或折叠。

3. 照护员遵循节力原则，让老年人靠近自己。移动时动作轻稳、协调，避免拖、拉、拽，先抬身后翻身。

4. 针对不同身体条件老年人的关键要点如下。①体重较轻的老年人：操作时让老年人靠近照护员，防止擦伤皮肤；②病重或体重大的老年人：托住头部，多人操作时动作协调，保证卧位安全；③有脊椎问题的老年人：保持脊椎平直，防止脊椎错位损伤脊髓。

5. 依据老年人病情和皮肤状况确定翻身时间，发现皮肤问题及时处理、增加翻身次数并记录。

6. 操作时关注老年人反应，注意保暖、保护隐私、防止坠床。

任务评价

协助老年人翻身的任务评价方法见表 2-3-3。

表 2-3-3　协助老年人翻身的任务评价

项目	内容	分值	自评	互评	教师评价	企业导师评价
工作准备（10%）	照护员仪表仪容、手卫生等符合规范	5				
	根据工作任务准备相应用物	5				
沟通评估（10%）	采用有效方法核对老年人基本信息	2				
	对老年人进行有效评估	4				
	使用恰当的语言与老年人进行交流，向老人解释操作目的及注意事项，征得老人同意	4				

续表

项目	内容	分值	自评	互评	教师评价	企业导师评价
操作过程（60%）	能够根据老年人身体情况判断恰当的翻身方式	20				
	能够安全、规范地协助老年人翻身，方法正确，老人无不适	20				
	能够与老年人进行有效沟通，操作过程中注意节力原则	20				
整理记录（10%）	按要求分类整理用物，七步洗手法洗手，记录全面	10				
整体评价（10%）	操作流畅、安全、规范	5				
	过程中有尊老、敬老、爱老、护老的意识，体现出对老年人的人文关怀	5				

四、老年人体位转移的照护

（一）协助老年人轮椅转运技术

操作目的

1. 护送不能行走但能坐起的老年人进行护理、检查、治疗或户外活动。
2. 帮助老年人下床活动，促进血液循环和体力恢复。

操作程序

1. 准备

环境准备：整洁、宽敞、明亮，无障碍物。

老年人准备：了解轮椅运送的目的、方法及注意事项，能主动配合。

照护员准备：衣着宽松、整洁、得体，修剪指甲，洗手，穿防滑鞋。

用物准备：轮椅、别针、毛毯（根据季节酌情准备），必要时备软枕、水杯、纸巾。

2. 实施

协助老年人轮椅转运的操作流程见表 2-3-4。

表 2-3-4　协助老年人轮椅转运的操作流程

操作流程	操作步骤	操作要点
1. 准备及沟通	（1）仔细检查轮椅的车轮、椅座、椅背、脚踏板、制动闸等各部件性能，确保轮椅安全可用 （2）核对老年人信息，向老年人解释操作目的及注意事项，取得老年人配合	★保证安全 ★确认老年人信息正确

续表

操作流程	操作步骤	操作要点
2. 放置轮椅	（1）推轮椅至床边靠近老年人身体健侧，轮椅与床呈 30° ～ 45° 角 （2）固定轮椅，脚踏板向上抬起	★缩短距离，节力 ★防止轮椅滑动
3. 协助坐起	（1）指导并协助老年人在床边坐起，两脚垂于床缘，嘱老年人以手掌撑在床面上维持坐姿稳定 （2）协助老年人穿衣、裤及鞋袜	★观察、询问老年人有无头晕等不适，防止意外
4. 床转移至轮椅	（1）嘱老年人将双手置于照护员肩上，照护员双手环抱老年人腰部，照护员双脚和双膝抵住老年人双脚、双膝的外侧（或一脚伸入老年人的双膝之间），协助老年人下床站立 （2）照护员协助老年人转身，嘱老年人用手扶住轮椅把手，坐于轮椅中，身体尽量向后靠于椅背上 （3）根据老年人情况后背垫软枕，系好安全带 （4）放下脚踏板，协助老年人将双脚置于脚踏板上	★转移过程注意在患侧保护
5. 整理床单位	整理老年人的床单位，铺好暂空床	★保持病室整洁、美观
6. 上、下台阶	上、下台阶要提前告知老年人，让老年人扶好扶手 （1）上台阶：照护员脚踩轮椅后侧的杠杆，抬起前轮，以两后轮为支点，使前轮平稳移上台阶；再以两个前轮为支点，双手抬起轮椅把手，将后轮抬起，平稳移上台阶 （2）下台阶：老年人和照护员均背向前进方向，照护员在前，轮椅在后。照护员双手抬起轮椅把手，将后轮轻稳地移到台阶下；然后以两后轮为支点，缓慢抬起前轮，将前轮轻轻地移到台阶下	★避免幅度过大，保证老年人安全舒适。
7. 上、下坡	上、下坡要提前告知老年人，让老年人扶好扶手 （1）上坡：照护员手握轮椅把手均匀用力，两臂保持屈曲，身体前倾，平稳向上推行 （2）下坡：老年人和照护员均背向前进方向，照护员在前，轮椅在后。叮嘱老年人抓紧扶手，身体靠近椅背，照护员握住轮椅把手，缓慢倒退行走	★下坡应减速，叮嘱老年人扶稳扶手，身体尽量向后靠，防止摔倒
8. 进、出电梯	提前告知老年人，老年人和照护员均背向前进方向，照护员在前，轮椅在后进入电梯 （1）进入电梯后，及时拉紧车闸 （2）出电梯时，确认电梯停稳，松开刹车，仍然以倒退形式退出电梯	★若电梯空间不足，不能旋转轮椅时，在保障老年人安全的情况下，可以选择合适的方式

续表

操作流程	操作步骤	操作要点
9. 轮椅转移至床	（1）推轮椅使老年人身体健侧靠近床边，轮椅与床呈 30° ～ 45° 角 （2）固定轮椅，协助老年人双脚置于地面，抬起脚踏板 （3）解除老年人身上固定毛毯的别针 （4）解开安全带 （5）协助老年人站起、转身、坐于床缘 （6）协助老年人脱去鞋子及衣裤，取舒适卧位，盖好盖被，整理床单位 （7）将轮椅放回原处	★防止老年人跌倒
10. 洗手记录	（1）七步洗手法洗手 （2）记录	★避免交叉感染

注意事项

1. 照护员要细心观察，规范操作，保证老年人安全。
2. 使用轮椅前务必进行安全性能检测。
3. 老年人上、下轮椅时，必须固定好车闸，以防跌倒。
4. 根据季节变化适当为老年人增加衣服、毛毯，做好保暖措施，防止老年人着凉。
5. 每隔 30 分钟应为老年人变换体位，预防压力性损伤。

（二）协助老年人平车转运技术

操作目的

运送不能起床的老年人入院、检查、治疗或手术等。

操作程序

1. 准备

环境准备：整洁、地面平坦、宽敞、明亮，无障碍物。

老年人准备：了解平车的目的、搬运方法及注意事项，能主动配合。

照护员准备：衣着宽松、整洁、得体，修剪指甲，洗手，穿防滑鞋。

用物准备：平车（各零部件性能良好，车上放置被单和橡胶单包好的垫子和枕头）、毛毯或棉被。如为颈椎、腰椎骨折的老年人或病情较重的老年人，应备有帆布中单或布中单。如为骨折老年人应有木板垫于平车上，并将骨折部位固定稳妥。

2. 实施

协助老年人平车转运的操作流程见表 2-3-5、图 2-3-16。

表 2-3-5 协助老年人平车转运的操作流程

操作流程	操作步骤	操作要点
1. 准备	检查平车性能	★确认老年人信息正确
2. 核对解释	（1）推车至老年人床旁，核对老年人信息，向老年人解释操作目的及注意事项，取得老年人配合 （2）安置好老年人身上的各种导管	
3. 搬运老年人	根据老年人病情及体重确定搬运方法 （1）挪动法：①推平车至老年人床旁，移开床旁桌、椅，松开盖被；②将平车推至床旁与床平行，紧靠床边，大轮靠近床头，调整平车与床高度一致，制动车闸；③照护员用身体抵住平车；④协助老年人将上半身、臀部、下肢依次向平车移动；⑤协助老年人在平车上躺好，盖好盖被，系好安全带，拉起两侧护栏 （2）一人搬运法：①推平车至老年人床旁，大轮端靠近床尾，使平车前端与床尾成钝角，车闸制动；②松开盖被，协助老年人穿好衣服；③照护者一手自老年人近侧腋下伸入至对侧肩部，另一手伸入老年人大腿下，嘱老年人双臂环绕搬运者颈肩部，照护者抱起老年人，稳步移动将老年人放于平车中央，盖好盖被，拉起两侧护栏 （3）二人搬运法：①前两个步骤同一人搬运法；②照护者甲、乙两人站在老年人同侧床旁，协助老年人将上肢交叉于腹前；③照护者甲一手托住老年人头、颈、肩部，另一手托住老年人腰部，照护者乙一手托住老年人臀部，另一手托住老年人腘窝处，两人同时抬起老年人至近侧床缘，再同时抬起老年人，使老年人的身体向照护员倾斜，并稳步向平车处移动，将老年人放于平车中央，盖好盖被，拉起两侧护栏 （4）三人搬运法：①前两个步骤同一人搬运法；②照护者甲、乙、丙三人站在老年人同侧床旁，协助老年人将上肢交叉于胸腹部；③照护者甲双手托住老年人头、颈、肩及背部，照护者乙双手托住老年人腰背部、臀部，照护者丙双手托住老年人腘窝及小腿处，三人同时抬起老年人至近侧床缘，再同时抬起老年人，使老年人的身体向照护员倾斜，并稳步向平车处移动，将老年人放于平车中央，盖好盖被，拉起两侧护栏 （5）四人搬运法：①前两个步骤同挪动法；②照护者甲、乙分别站于床头和床尾，照护者丙、丁分别站于病床和平车的一侧；③将帆布兜或布中单放于老年人腰、臀部下方；④照护者甲双手托住老年人的头、颈、肩，照护者乙双手托住老年人的双足，照护者丙、丁分别抓住帆布兜或布中单的四角，四人同时用力，抬起老年人向平车处移动，将老年人轻轻放于平车中央，盖好盖被，拉起两侧护栏	★挪动法适用于病情较轻，能配合的老年人；老年人头部枕于大轮端；防止平车滑动；离开平车回床时，应协助老年人先移动下肢，再移动臀部、上身 ★一人搬运法适用于上肢活动自如、体重较轻的老年人；节力，缩短搬运距离；照护员双下肢前后分开站立，扩大支撑面；屈膝屈髋，降低重心，便于转身 ★二人搬运法适用于不能活动、体重较重的老年人；照护员抬起老年人时，应尽量使老年人靠近照护员；照护员甲应使老年人头部处于较高位置，减轻老年人不适 ★三人搬运法适用于不能活动、体重超重的老年人；照护员甲应使老年人头部处于较高位置，减轻老年人不适；三人同时抬起老年人，保持平稳移动，减少意外伤害 ★四人搬运法适用于颈椎、腰椎骨折和病情较重的老年人；搬运骨折老年人，平车上应放置木板，固定好骨折部位；帆布中单较为结实，能承受老年人的体重；照护员动作应协调一致；随时观察老年人的病情变化

续表

操作流程	操作步骤	操作要点
4. 整理运送	（1）整理老年人的床单位，铺好暂空床 （2）松开刹车，推老年人至目的地	★推送老年人时，照护员应位于老年人头部，随时注意老年人病情变化 ★推行中平车小轮端在前，转弯灵活 ★推行速度不可过快，上下坡时老年人头部应位于高处，减轻老年人不适 ★嘱咐老年人抓紧扶手，保证老年人安全 ★进出门时避免碰撞房门
5. 洗手记录	（1）七步洗手法洗手 （2）记录	★避免交叉感染

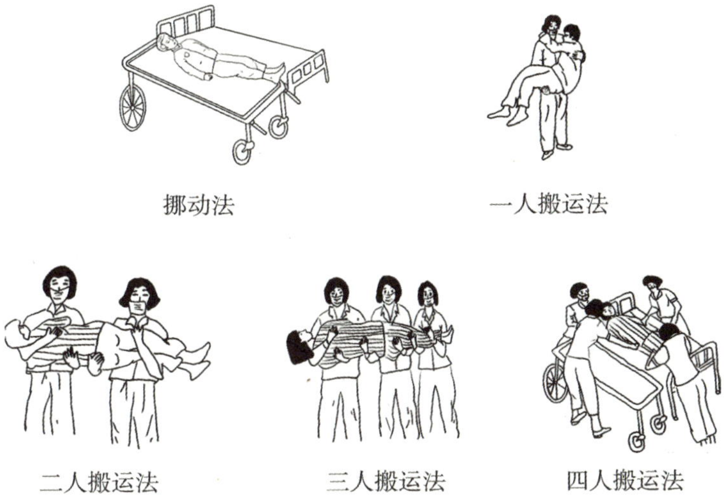

图 2-3-16　协助老年人平车转运

注意事项

1. 搬运过程中，注意观察老年人的病情变化，避免引起并发症。

2. 平车转运时，老年人的头卧于平车大轮端，以减少颠簸产生的不适；小轮转弯灵活，推动在前；上下坡时，保持老年人头部在高处一端，以免引起不适；进出门时，应先将门打开，不可用车撞门。

3. 推送平车时照护员应位于老年人头侧，随时观察老年人病情变化。

4. 搬运昏迷老年人时，应将老年人头偏向一侧；搬运颈椎损伤的老年人时，头部应保持中立位，老年人身体纵轴成一直线。

5. 搬运老年人时，要确保持续性治疗不受影响，维持导管引流通畅。滑布与过床易等可减少摩擦、精准平稳转移，降低皮肤损伤与导管异常风险，保障搬运中的安全。

任务评价

协助老年人转运的任务评价方法见表 2-3-6。

表 2-3-6 协助老年人转运的任务评价

项目	内容	分值	自评	互评	教师评价	企业导师评价
工作准备（10%）	照护员仪表仪容、手卫生等符合规范	5				
	根据工作任务准备相应用物	5				
沟通评估（10%）	采用有效方法核对老年人基本信息	2				
	对老年人进行有效评估	4				
	使用恰当的语言与老年人进行交流，向老人解释操作目的及注意事项，征得老人同意	4				
操作过程（60%）	能够正确协助老年人进行体位转移，老年人无不适，体现节力原则	20				
	能够根据老年人身体情况正确判断转运方式	20				
	能够安全、规范地转运老年人，方法正确，老人无不适	20				
整理记录（10%）	按要求分类整理用物，七步洗手法洗手，记录全面	10				
整体评价（10%）	操作流畅、安全、规范	5				
	过程中有尊老、敬老、爱老、护老的意识，体现出对老年人的人文关怀	5				

（三）老年人助行器的使用技术

1. 助行器概述

助行器是辅助下肢功能障碍者完成行走功能的重要康复器具，主要适用于因疾病、创伤或衰老导致行动不便的人群。其核心功能包括维持身体平衡、减轻下肢承重、缓解疼痛、提升行动独立性和促进日常生活活动能力的恢复。

助行器主要包括手杖、拐杖、框架式步行器三类。

（1）手杖：一种上肢支撑型辅助器具，常用于不能完全负重的患者或老年人。可以改善行走平衡能力、缓解下肢关节压力、提供单侧身体支撑、增强行走的安全性（表 2-3-7、图 2-3-17）。

表 2-3-7　手杖的种类与特点

种类	特点	适用范围
普通 T 型手杖	经典直杆设计，手握部呈“T”形，轻便易携带	适用于轻度行动障碍者，如骨关节炎早期患者
支架式手杖	上端有支撑手腕的装置，可固定腕部和前臂	适用于腕部支撑力弱或腕关节强直的老年人
四脚手杖	底部配置四个支撑脚，有一定的局限性，如移动灵活性降低，不适合在不平路面行走	适用于平衡能力较差者，如帕金森病早期患者

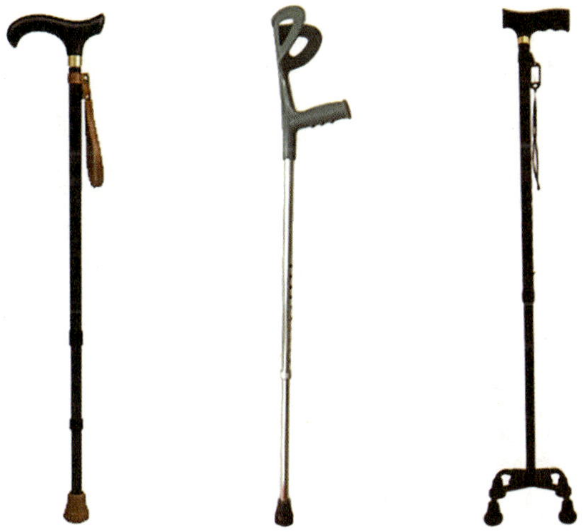

图 2-3-17　普通 T 型手杖、支架式手杖和四脚手杖

（2）拐杖：靠肘关节或前臂扶持帮助行走的工具，稳定性较手杖好，适用于下肢骨折、下肢无力、平衡障碍需要长距离行走的老年人。其作用是支撑体重、保持平衡、锻炼肌力、辅助行走。使用拐杖时需要足够的臂力支撑，所以一定要评估老年人是否具备使用拐杖的条件（表 2-3-8、图 2-3-18）。

表 2-3-8　拐杖的种类与特点

种类	特点	适用范围
肘拐	手柄上部有套环，使拐杖固定于前臂，由前臂和手两点固定支撑，共同承重。肘拐轻便美观，但稳定性不如腋拐	适用于握力较差，手腕和前臂力量较弱，但又不必使用腋拐，或骨折后腿力较弱的老年人
腋拐	腋拐比较可靠稳定，腕关节稳定性差时需要选用有腕关节固定带的腋拐。双下肢瘫可以使用双腋拐，单下肢完全性瘫痪可以使用一侧腋拐	适用于肘关节稳定性差、截瘫或外伤严重的老年人

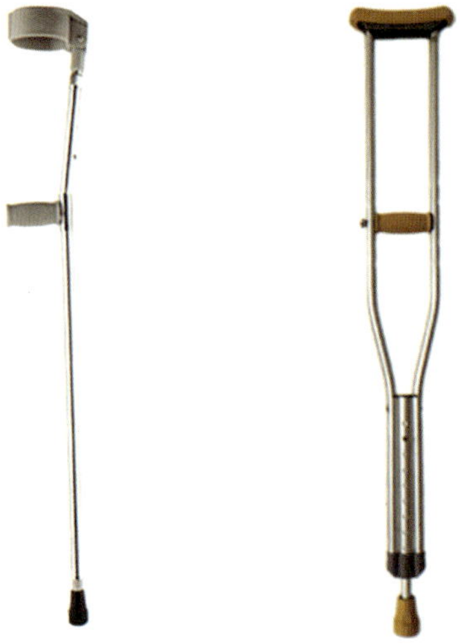

图 2-3-18　肘拐与腋拐

（3）框架式步行器：一般采用铝合金材质，是一种四边形或三角形构成的金属框架，用来辅助下肢功能障碍者（如偏瘫、截肢、全髋关节置换术后等）步行的工具。步行器与手杖相比稳定性强、更为安全，适用于肌张力弱、行走时稳定性差的老年人。使用前提是老年人要有判断力和较好的视力，在步行器的支持下能够行走，不会发生危险。作用是保持平衡、支撑体重和增强上肢肌力（表 2-3-9、图 2-3-19）。

表 2-3-9　框架式步行器的种类与特点

种类	特点	适用范围
四轮式步行器	因有轮子，可随时拉动到床旁，让老年人缓慢移至步行器。但由于轮子容易滑动，用力方向不对时，老年人有可能扑出而发生危险，要特别注意	适用于迈步有困难的老年人
提抬式步行器	无轮脚，自身轻，支撑面积大，与四轮式步行器相比，稳定性更强	适用于上肢健康、下肢功能轻度受损的老年人
两轮式步行器	介于以上两种步行器之间，取以上两种步行器的优点，行走时先使用轮子部分将步行器前移，身体移动时用步行器的支点着地，既具有稳定性，也方便推移	适用于下肢力量衰退但仍能行走、骨折、中风康复期，以及体能弱、需辅助且追求灵活行动的高龄老年人

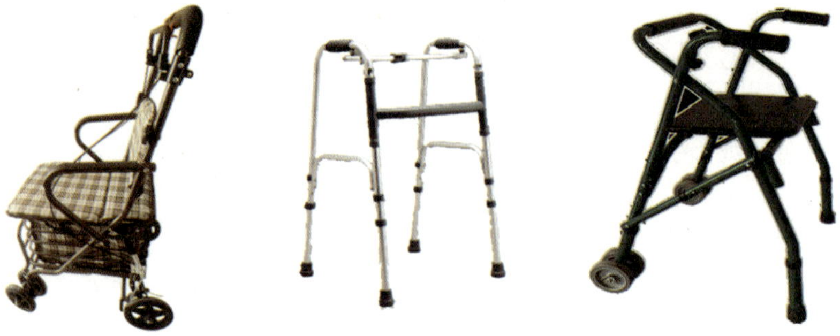

图 2-3-19　四轮式步行器、提抬式步行器和两轮式步行器

2. 使用助行器的要点

（1）助行器的选择：以安全使用为原则，需根据老年人身体状况、运动目的及活动需求，选择类型适宜、结构稳固的助行器。

（2）检查安全性能：

检查部件完整性：螺丝是否松动、把手防滑性、橡胶垫稳固性、调节卡扣是否锁紧、支撑架是否平稳。

定期维护：确保各部件功能正常，避免存在老化或磨损等安全隐患。

（3）高度调整：

手杖的高度确定方法：当老年人直立时，手握手杖把柄，手杖着地位置应位于小趾外侧15 cm处。此时，肘关节应屈曲至15°～30°，腕关节保持背伸状态，这样确定的高度即为手杖的适宜高度。对于站立困难的老年人，可采取仰卧位进行测量。若老年人存在腰部弯曲等特殊身体状况，可根据实际情况适当调高手杖高度。老年人应选择健肢侧手握持手杖。例如，左下肢偏瘫的老年人使用手杖时，应使用右手持手杖。

腋拐的高度确定方法：当老年人直立且双肩放松时，大转子的高度即为腋拐把手的位置。腋拐着地端应距离足外侧15～20 cm。老年人紧握把手时，肘关节稍弯曲，弯曲角度以15°～30°为宜。此外，腋拐长度还有简易计算法，即腋拐的长度（cm）= 身高（cm）–40（cm）（图2–3–20）。

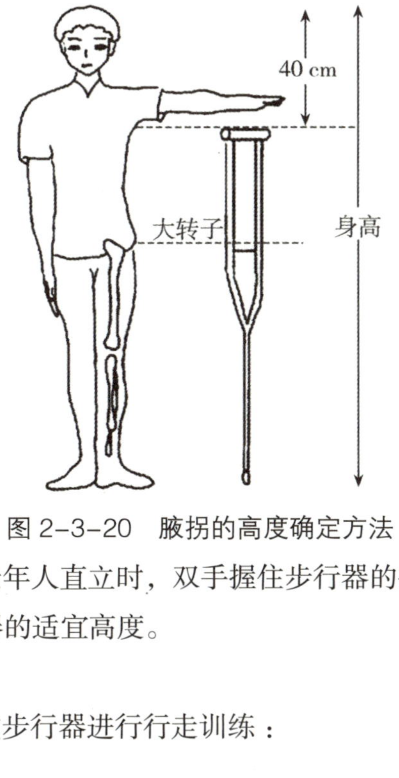

图 2–3–20　腋拐的高度确定方法

步行器的高度确定方法：老年人直立时，双手握住步行器的握手柄，此时肘关节屈曲角度以15°～30°为宜，以此确定步行器的适宜高度。

3. 协助老年人使用助行器

（1）协助老年人使用框架式步行器进行行走训练：

操作目的

①为步行不稳、下肢功能轻度损伤且上肢健康的老年人提供支撑。

②改善老年人日常活动功能，降低老年人跌倒的风险，提供可靠支撑。

操作程序

①准备：

环境准备：整洁、宽敞、明亮，无障碍物。

老年人准备：了解助行器使用的方法、目的及注意事项，能主动配合。

照护员准备：衣着宽松、整洁、得体，修剪指甲，洗手，穿防滑鞋。

用物准备：助行器、卷尺、笔、记录单。

②实施：协助老年人使用框架式步行器进行行走训练的操作流程见表2-3-10。

视频

表2-3-10　协助老年人使用框架式助行器进行行走训练的操作流程

操作流程	操作步骤	操作要点
1. 准备及沟通	（1）仔细检查助行器的各部件性能，确保安全可用 （2）核对老年人信息，向老年人解释操作目的及注意事项，取得老年人配合	★保证安全 ★确认老年人信息正确
2. 调整高度	（1）协助老年人站立或平卧位，测量并确定助行器高度 （2）使用卷尺准确测量老年人身高，确定助行器使用高度	★确保老人身体伸直后测量
3. 协助坐起	（1）指导并协助老年人床边坐起，两脚垂于床缘，嘱老年人以手掌撑在床面上维持坐姿稳定 （2）协助老年人穿衣、裤及鞋袜 （3）照护员站在老年人患侧，为老年人系好安全腰带	★观察、询问老年人有无头晕等不适，防止意外
4. 讲解示范	向老年人讲解、示范助行器的行走要点及注意事项，确认老年人能够理解并且接受	★耐心讲解，语速适中
5. 协助行走	（1）嘱老年人双手握住助行器的把手站立，使肘关节屈曲15°～30°，保持身体挺直，目视前方，照护员协助支撑老年人的腰部，让重心落于助行器上 （2）老年人行走时，推动或提起助行器置于身体前约一步远（15～30 cm）的距离，先迈出患肢，确保足跟准确落在步行器后支架的中间部位，随后再迈出健肢。重复此动作，持续前进 （3）照护员在老年人患侧身后，轻扶老年人身体，与老年人同步向前行走 （4）行走过随时观察老年人状况，如有劳累、胸闷、多汗等情况，及时停止，稍作休息	★起步时，提醒老年人抬高足尖，落地时先以足跟接触地面，随后过渡到足尖，稳步前行
6. 整理	整理用物，协助老年人取舒适体位	★保证老年人安全舒适
7. 洗手记录	（1）七步洗手法洗手 （2）记录老年人训练效果及过程等。 （3）预约下次训练时间	★避免交叉感染

注意事项

①老年人使用助行器时，需具备良好的判断力、视力和较强的臂力。

②根据老年人实际情况挑选合适的助行器，并检查其各零部件完好，确保性能良好。

③根据老年人身高，将助行器调至合适高度。

④老年人衣着宽松合体，穿防滑鞋。

⑤提前向老年人说明行走过程中的注意事项及要点。

⑥使用两轮式助行器，需提起后部向前推进，双下肢交替迈步；四轮式助行器则双手握持扶手，双下肢交替迈步，老年人要具备控制手闸的能力。在老年人未完全适应前，照护员须全程协助。

⑦不可在地面不平整的场所使用助行器，道路不平整或移动距离较长时也不宜使用。

⑧训练过程要循序渐进，逐步适应。

（2）协助老年人使用腋拐进行行走训练：

操作目的

①支撑体重，保持平衡，辅助行走，锻炼下肢肌力。

②有效改善老年人日常活动功能，完成各类生活事项。

③提高生活自理能力。

操作程序

①准备：

环境准备：整洁、宽敞、明亮，无障碍物。

老年人准备：了解腋拐使用的方法、目的及注意事项，能主动配合。

照护员准备：衣着宽松、整洁、得体，修剪指甲，洗手，穿防滑鞋。

用物准备：腋拐、安全腰带、毛巾、笔、记录单。

②实施：协助老年人使用腋拐进行行走训练的操作流程见表 2-3-11。

表 2-3-11　协助老年人使用腋拐进行行走训练的操作流程

操作流程	操作步骤	操作要点
1. 准备及沟通	（1）仔细检查腋拐各部件性能，调整腋拐高度，确保安全可用 （2）核对老年人信息，向老年人解释操作目的及注意事项，取得老年人配合	★保证安全 ★确认老年人信息正确
2. 协助坐起	（1）指导并协助老年人床边坐起，两脚垂于床缘，嘱老年人以手掌撑在床面上维持坐姿稳定 （2）协助老年人穿衣、裤及鞋袜 （3）照护员站在老年人患侧，为老年人系好安全腰带	★观察、询问老年人有无头晕等不适，防止意外
3. 讲解示范	向老年人讲解、示范腋拐的行走要点及注意事项，确认老年人能够理解并且接受	★耐心讲解，语速适中

续表

操作流程	操作步骤	操作要点
4. 协助行走	（1）指导老年人握住拐杖，将上端放于腋下，支撑上身。拄拐杖时，肘部适宜的弯曲角度为 150° （2）四点步行法：先伸出右侧拐杖，迈出左脚（患侧），再伸出左侧拐杖，右脚跟上（顺序：腋拐→患侧→腋拐→健侧） （3）三点步行法：先将两侧拐杖同时伸出平稳落地，迈出患侧脚，健侧脚跟上（顺序：腋拐→患侧→健侧） （4）二点步行法：右侧拐杖和左脚（患侧）同时移向前方，重心慢慢移向右腿（健肢），左侧拐杖和右脚再同时向前伸出 （5）上楼梯：上楼梯时，健脚先上，然后患脚与腋拐同时上（健侧→腋拐和患侧） （6）下楼梯时，腋拐放置于患侧手臂下，健侧手扶楼梯扶手，腋拐先下一个台阶，接着患脚下移一个台阶，健脚跟上（腋拐→患侧→健侧） （7）行走过随时观察老年人状况，如有劳累、胸闷、多汗等情况，及时停止，稍作休息	★当老年人双腿可以支撑身体重量时，可以使用四点步行法 ★三点步行法需要老年人有更好的平衡能力，双腿更有力量 ★二点步行法速度较快，适合躯体控制较好的老年人
5. 整理	整理用物，协助老年人取舒适体位	★保证老年人安全舒适
6. 洗手记录	（1）七步洗手法洗手 （2）记录老年人训练效果及过程等。 （3）预约下次训练时间	★避免交叉感染

注意事项

①使用拐杖的老年人意识需清醒，身体状况良好、稳定，且手臂、肩部、背部无伤痛，确保有足够支撑力。

②依据老年人身体状况，一侧肢体功能稍弱可选单侧拐杖；双侧肢体力量不足或平衡感差则用双侧拐杖。

③拐杖应完好无损，无裂缝、变形等问题，保障使用安全。

④拐杖高度为老年人身高的 77%，或站立时拐杖上端到腋窝下 3 ~ 4 横指，下端着地点在同侧足前外方 10 cm 处，且上端有软垫、下端防滑橡胶帽要完好。

⑤老年人穿平底、防滑鞋，衣服宽松合身，方便行走。

⑥协助老年人活动肢体，尤其是下肢，向其说明并练习行走时步调与拐杖的配合。

（3）协助老年人使用四脚手杖进行行走训练：

操作目的

①保持平衡，减轻下肢承重，辅助行走，缓解疼痛。

②有效改善老年人日常活动功能，完成各类生活事项。

③提高生活自理能力。

操作程序

①准备：

环境准备：整洁、宽敞、明亮，无障碍物。

老年人准备：了解腋拐使用的方法、目的及注意事项，能主动配合。

照护员准备：衣着宽松、整洁、得体，修剪指甲，洗手，穿防滑鞋。

用物准备：四脚手杖、安全腰带、毛巾、笔、记录单。

②实施：协助老年人使用四脚手杖进行行走训练的操作流程见表 2-3-12。

视频

表 2-3-12　协助老年人使用四脚手杖进行行走训练的操作流程

操作流程	操作步骤	操作要点
1. 准备及沟通	（1）仔细检查四脚手杖各部件性能，调整手杖高度，确保安全可用 （2）核对老年人信息，向老年人解释操作目的及注意事项，取得老年人配合	★保证安全 ★确认老年人信息正确
2. 协助坐起	（1）指导并协助老年人床边坐起，两脚垂于床缘，嘱老年人以手掌撑在床面上维持坐姿稳定 （2）协助老年人穿衣、裤及鞋袜 （3）照护员站在老年人患侧，为老年人系好安全腰带	★观察、询问老年人有无头晕等不适，防止意外
3. 讲解示范	向老年人讲解、示范手杖的行走要点及注意事项，确认老年人能够理解并且接受	★耐心讲解，语速适中
4. 协助行走	（1）三点步行训练：照护员站在老年人患侧（一手轻托患侧前臂，一手抓紧腰带）进行保护，指导老年人先伸出手杖，再迈出患侧脚，健侧脚跟上 （2）二点步行训练：照护员站在老年人患侧（一手轻托患侧前臂，一手抓紧腰带）进行保护，指导老年人同时伸出手杖和患侧脚支撑体重，再迈出健侧脚 （3）上楼梯训练：照护员站在老年人患侧后方（一手轻托患侧前臂，一手抓紧腰带）进行保护，照护员嘱老年人健侧手握稳手杖把柄，先将健侧脚迈上一个台阶，再把手杖移上，最后患侧脚跟上 （4）下楼梯训练：照护员站在老年人患侧前方（一手轻托患侧前臂，一手抓紧腰带）进行保护，照护员嘱老年人健侧手持手杖下移一个台阶，再将患侧脚下移，最后健侧脚跟上 （5）行走过随时观察老年人状况，如有劳累、胸闷、多汗等情况，及时停止，稍作休息	★照护员勿过度拉、拽老年人，防止骨折和跌倒 ★提醒老年人行走时，腰背挺直，目视前方 ★避免训练时间过长
5. 整理	整理用物，协助老年人取舒适体位	★保证老年人安全舒适
6. 洗手记录	（1）七步洗手法洗手 （2）记录老年人训练效果及过程等 （3）预约下次训练时间	★避免交叉感染

注意事项

①使用手杖前，应检查手杖性能，保障使用安全。

②照护员掌握手杖的使用方法，手杖要根据老年人的身高、体重调节好。

③为老年人选择质地柔软的服装和舒适的防滑鞋，方便其行走。

④使用手杖训练前要告知老年人手杖的行走方法及注意事项。

⑤行走过程中切勿用力拉拽老年人胳膊，防止跌倒和骨折。

任务评价

协助老年人使用助行器的任务评价方法见表 2-3-13。

表 2-3-13　协助老年人使用助行器的任务评价

项目	内容	分值	自评	互评	教师评价	企业导师评价
工作准备（10%）	照护员仪表仪容、手卫生等符合规范	5				
	根据工作任务准备相应用物	5				
沟通评估（10%）	采用有效方法核对老年人基本信息	2				
	对老年人进行有效评估	4				
	使用恰当的语言与老年人进行交流，向老人解释操作目的及注意事项，征得老人同意	4				
操作过程（60%）	能够正确协助老年人进行体位转移，老年人无不适，体现节力原则	20				
	能够正确示范讲解助行器训练的要点及注意事项，语速适中	20				
	能够安全、规范地协助老年人使用助行器进行训练，老人无不适	20				
整理记录（10%）	按要求分类整理用物，七步洗手法洗手，记录全面	10				
整体评价（10%）	操作流畅、安全、规范	5				
	过程中有尊老、敬老、爱老、护老的意识，体现出对老年人的人文关怀	5				

【练习题】

1. 关于体位的定义，下列说法正确的是（　　）。

A. 体位是指身体在运动时所处的姿势状态

B. 体位仅涵盖人在坐、卧两种状态下的姿态

C. 体位是指身体在空间所处的姿势状态，涵盖坐、卧、站等各种状态下的姿态

D. 体位主要应用于运动场景

E. 体位与健康维护无关

答案：C

解析：体位是指身体在空间所处的姿势状态，它涵盖了人在坐、卧、站等各种状态下的姿态，广泛应用于休息、检查、治疗等场景。A 选项中说运动时错误；B 选项仅涵盖坐、卧错误；D 选项主要应用于运动场景错误；体位与健康维护密切相关，E 选项错误。所以选 C。

2. 为预防局部皮肤因长期受压引发压力性损伤，建议协助老年人变换体位的时间间隔是（　　）。

A. 至少每 1 小时一次　　B. 至少每 2 小时一次　　C. 至少每 3 小时一次

D. 至少每 4 小时一次　　E. 至少每 5 小时一次

答案：B

解析：为有效预防局部皮肤因长期受压而引发压力性损伤，应定时协助老年人变换体位，建议至少每 2 小时进行一次，所以选 B。

3. 下列属于主动体位的是（　　）。

A. 昏迷老人的体位

B. 瘫痪老人的体位

C. 完全自理老人根据自身意愿变换的体位

D. 因腰部疼痛被迫采取特定体位的老人

E. 严重失能老人的体位

答案：C

解析：主动体位指个体身体活动自如，能够根据自身意愿、习惯，自主且随意地变换体位，常见于身体机能正常、具备完全自理能力的人群。A、B、E 属于被动体位，D 属于被迫体位，所以选 C。

4. 稳定性体位的特点是（　　）。

A. 支撑面小、重心高　　B. 支撑面大、重心高　　C. 支撑面小、重心低

D. 支撑面大、重心低　　E. 与支撑面和重心无关

答案：D

解析：稳定性体位具有支撑面大、重心低的特点，能够使身体处于稳定平衡的状态，所以选 D。

5. 去枕平卧位适用于下列哪种情况（　　）。

A. 完全自理的老年人　　B. 失能及偏瘫的老年人

C. 昏迷的老年人和椎管内麻醉后的老年人　　D. 休克的老年

E. 胸腹部检查的老年人

答案：C

解析：去枕平卧位适用于以下情况，一是昏迷的老年人，采用此体位可避免呕吐物误吸入气管，引发窒息或肺部并发症；二是椎管内麻醉或脊髓腔穿刺后的老年人，可防止因颅内压降低导致的头痛，所以选 C。A 选项完全自理老人适用普通平卧位；B 选项失能老年人适用平卧位；D 选项休克老人适用中凹卧位；E 选项胸腹部检查适用屈膝仰卧位。

6. 偏瘫老年人健侧卧位时，患侧髋关节和膝关节应（　　）。

A. 尽量向前屈曲呈 90°　　B. 尽量向后伸展　　C. 自然伸直

D. 略微屈曲　　　　E. 极度屈曲

答案：A

解析：偏瘫老年人健侧卧位时，患侧髋关节和膝关节尽量向前屈曲呈 90°，放置在身体前方另一个软枕上，所以选 A。

7. 半坐卧位摇床时，上半身与床面形成的角度是（　　）。

A.10° ~ 20°　　　　B.20° ~ 30°　　　　C.30° ~ 50°

D.50° ~ 60°　　　　E.60° ~ 70°

答案：C

解析：半坐卧位摇床法中提到，将床头摇起，使上半身抬高，与床面形成 30° ~ 50°的角度，所以选 C。

8. 对于腹腔、盆腔手术后的老年人，半坐卧位的作用不包括（　　）。

A. 松弛腹肌　　　　B. 减轻腹部切口缝合处的张力　　　　C. 缓解疼痛

D. 防止感染向上蔓延引发膈下脓肿　　　　E. 增加回心血量

答案：E

解析：半坐卧位可使部分血液滞留在下肢和盆腔脏器内，减少回心血量，减轻肺淤血和心脏负担。A、B、C、D 选项均是腹腔、盆腔手术后老年人采取半坐卧位的作用，所以选 E。

9. 端坐位适用于下列哪种疾病的老年人（　　）。

A. 胃肠胀气引发腹痛　　　　B. 面部及颈部手术　　　　C. 急性肺水肿

D. 腰背部检查　　　　E. 留置导尿

答案：C

解析：端坐位适用于患有急性肺水肿、心包积液、心力衰竭及支气管哮喘发作的老年人。A 选项胃肠胀气引发腹痛适用俯卧位；B 选项面部及颈部手术适用半坐卧位；D 选项腰背部检查适用俯卧位；E 选项留置导尿适用屈膝仰卧位，所以选 C。

10. 被动体位常见于以下哪种情况的老年人（　　）。

A. 身体机能正常的老年人

B. 意识清醒但因治疗需要采取特定体位的老年人

C. 昏迷、瘫痪及严重失能的老年人

D. 能自主变换体位的老年人

E. 因呼吸困难被迫端坐的老年人

答案：C

解析：被动体位即个体自身缺乏变换体位的能力，只能维持他人为其安置的体位。多见于昏迷、瘫痪及严重失能的老年人，A、D 选项属于主动体位情况；B、E 选项属于被迫体位情况，所以选 C。

11. 屈膝仰卧位常用于以下哪种操作（　　）。

A. 臀部肌内注射　　　　B. 灌肠　　　　C. 腰背部检查

D. 胸腹部检查　　　　E. 胃镜检查

答案：D

解析：屈膝仰卧位常用于胸腹部检查、留置导尿、会阴冲洗等。A 选项臀部肌内注射常用侧卧位；B 选项灌肠常用侧卧位；C 选项腰背部检查常用俯卧位；E 选项胃镜检查常用左侧卧位，所以选 D。

12. 为防止足下垂，偏瘫老年人患侧卧位时踝关节应保持的角度是（　　）。

A.60°　　B.70°　　C.80°

D.90°　　E.100°

答案：D

解析：偏瘫老年人患侧卧位时，踝关节屈曲 90°，以此防止足下垂，所以选 D。

13. 半坐卧位时，为避免老年人身体下滑，可采取的措施不包括（　　）。

A. 在膝关节处垫软枕　　B. 将床尾摇起 15° ~ 20°　　C. 在床尾放软枕垫于足底

D. 抬高床头至 90°　　E. 以上都是避免下滑的措施

答案：D

解析：半坐卧位时，避免老年人身体下滑的措施包括在膝关节处垫软枕、将床尾摇起 15° ~ 20°、在床尾放软枕垫于足底。抬高床头至 90°不符合半坐卧位要求，且无法避免下滑，所以选 D。

14. 对于单侧肺部病变的老年人，侧卧位的选择依据是（　　）。

A. 医生的个人习惯　　B. 老年人的意愿　　C. 病情

D. 医院设备条件　　E. 护理人员的经验

答案：C

解析：单侧肺部病变老年人，可根据病情，选择采取患侧卧位或健侧卧位，所以选 C。

15. 协助老年人移向床头时，一人协助法中照护员应（　　）。

A. 一手托住老年人的头部，一手托住臀部

B. 一手托住老年人的颈肩部，一手托住腰部

C. 一手托住老年人的颈肩部，一手托住臀部

D. 双手托住老年人的臀部 E. 双手托住老年人的腰部

答案：C

解析：一人协助法为照护员站在床边，一手托住老年人的颈肩部，一手托住臀部，所以答案选 C。A 选项托头部错误；B 选项托腰部错误；D 选项双手托臀部不符合操作规范；E 选项双手托腰部也错误。

16. 协助老年人翻身时，两人协助轴线翻身适用于（　　）。

A. 体重较轻的老年人

B. 病重或体重大的老年人

C. 脊柱损伤较轻或长期卧床需防压力性损伤、身体状况相对较好的老年人

D. 颈椎损伤严重或全身状况差、身体笨重、多处损伤的老年人

E. 偏瘫的老年人

答案：C

解析：两人协助轴线翻身适用于脊柱损伤较轻或长期卧床需防压力性损伤、身体状况相对较好的老年人。A 选项体重较轻的老年人适用一人协助翻身侧卧；B 选项病重或体重大的老年人适用二人协助翻身侧卧；D 选项颈椎损伤严重或全身状况差、身体笨重、多处损伤的老年人适用三人协助轴线翻身；E 选项偏瘫老年人翻身有不同的方式，但不是两人协助轴线翻身的适用人群。所以选 C。

17. 协助老年人轮椅转运时，轮椅与床的角度应是（　　）。

A.10° ~ 20°　　B.20° ~ 30°　　C.30° ~ 45°

D.45° ~ 60°　　E.60° ~ 75°

答案：C

解析：推轮椅至床边靠近老年人身体健侧，轮椅与床呈 30° ~ 45°角，所以答案是 C，其他选项角度均不符合要求。

18. 协助老年人平车转运时，挪动法适用于（　　）。

A. 病情较轻，能配合的老年人　　B. 上肢活动自如，体重较轻的老年人

C. 不能活动，体重较重的老年人　　D. 不能活动，体重超重的老年人

E. 颈椎、腰椎骨折和病情较重的老年人

答案：A

解析：挪动法适用于病情较轻，能配合的老年人。B 选项上肢活动自如，体重较轻的老年人适用一人搬运法；C 选项不能活动，体重较重的老年人适用二人搬运法；D 选项不能活动，体重超重的老年人适用三人搬运法；E 选项颈椎、腰椎骨折和病情较重的老年人适用四人搬运法，所以选 A。

19. 手杖高度确定时，当老年人直立，手握手杖把柄，手杖着地位置应位于（　　）。

A. 小趾外侧 5 cm 处　　B. 小趾外侧 10 cm 处　　C. 小趾外侧 15 cm 处

D. 小趾外侧 20 cm 处　　E. 小趾外侧 25 cm 处

答案：C

解析：当老年人直立时，手握手杖把柄，手杖着地位置应位于小趾外侧 15 cm 处，所以答案为 C，其他选项距离错误。

20. 协助老年人使用框架式步行器行走时，老年人行走时应先迈出（　　）。

A. 健肢　　B. 患肢　　C. 双脚同时迈出

D. 根据个人习惯　　E. 先迈外侧脚

答案：B

解析：老年人行走时，推动或提起助行器置于身体前约一步远（15 ~ 30 cm）的距离，先迈出患肢，确保足跟准确落在步行器后支架的中间部位，随后再迈出健肢，所以答案 B，其他选项不符合行走规范。

21. 协助老年人使用腋拐进行行走训练时，四点步行法的顺序是（　　）。

A. 腋拐→健侧→腋拐→患侧　B. 腋拐→患侧→腋拐→健侧　C. 腋拐→患侧→健侧→腋拐

D. 患侧→腋拐→健侧→腋拐　　E. 健侧→腋拐→患侧→腋拐

答案：B

解析：四点步行法，即先伸出右侧拐杖，迈出左脚（患侧），再伸出左侧拐杖，右脚跟上（顺序为腋拐→患侧→腋拐→健侧），所以答案选 B，其他选项顺序错误。

22. 协助老年人使用四脚手杖进行行走训练时，上楼梯训练照护员应站在老年人的（　　）。

A. 患侧前方　　B. 患侧后方　　C. 健侧前方

D. 健侧后方　　E. 正后方

答案：B。

解析：上楼梯训练时，照护员站在老年人患侧后方（一手轻托患侧前臂，一手抓紧腰带）进行保护，所以答案是 B，其他位置不符合操作要求。

23. 协助老年人翻身时，翻身侧卧角度一般不超过（　　）。

A.45°　　B.50°　　C.55°

D.60°　　E.65°

答案：D

解析：翻身侧卧，角度不超过 60°，所以答案选 D，其他角度错误。

24. 协助老年人平车转运时，搬运骨折老年人，平车上应（　　）。

A. 放置软枕　　B. 放置毛毯　　C. 放置木板，固定好骨折部位

D. 放置棉被　　E. 无须特殊放置物品

答案：C

解析：搬运骨折老年人，平车上应放置木板，固定好骨折部位，所以答案是 C。A、B、D 选项不是搬运骨折老年人平车上的特殊要求，E 选项错误。

拓展阅读

关爱与尊重：为老年人提供照护服务时，要体现出关爱与尊重。老年人由于身体机能下降，可能在生活自理方面存在困难，需要他人的帮助。在照护过程中，应尊重他们的意愿、隐私和个人习惯，让他们感受到尊严和被重视。例如，在为老年人翻身时，动作要轻柔，同时告知老年人接下来要做的事情，取得他们的配合；协助使用轮椅转移和助行器训练时，要耐心倾听他们的需求和感受，不催促、不嫌弃，以关爱之心对待每一位老人。

敬业与责任：从事老年照护工作的人员，要有敬业精神和强烈的责任感。这要求照护者不断提升自己的专业技能，熟练掌握为老年人翻身、协助轮椅转移和助行器训练的正确方法和技巧，以确保服务的质量和安全。同时，要严格遵守工作规范和流程，认真对待每一个操作环节，不敷衍了事，切实履行好自己的职责，保障老年人的健康和安全。

奉献与担当：老年照护工作可能会比较辛苦，需要照护者付出大量的时间和精力。这就需要照护者有奉献精神，愿意为老年人的幸福生活贡献自己的力量。在面对一些困难和挑战时，如老年人的情绪问题、复杂的身体状况等，要勇于担当，积极寻找解决问题的方法，而不是推诿责任。

点燃思考

胡爷爷，79 岁，体重 70 kg，初中文化，离异，家庭经济状况良好，水电厂退休职工，有稳定的退休金，童年生活较艰苦，父母忙于工作，对其管教少，喜欢下象棋，喜爱辛辣刺激性食物，性格孤僻，有 1 个儿子、1 个女儿，均跟随前妻。既往病史：高血压病史 20 年，脑出血病史 1 年。

目前状况：居家养老，家里请有保姆，一直在社区日间照料中心指导下照料胡爷爷。目前老人卧床，右侧肢体偏瘫，在他人协助下能翻身，协助下能坐立，但因腰部肌肉力量稍弱，坐位时间不能过长。

照护任务

1. 请协助胡爷爷进行床上翻身。
2. 请使用轮椅协助胡爷爷转移。
3. 请绘制关于舒适体位的健康教育海报。

项目四　老年人睡眠照护

学习目标

素质目标

1. 深刻践行社会主义核心价值观，积极弘扬新时代职业精神，在照护过程中展现社会责任感和职业使命感，全身心投入到为老年人服务的事业中。

2. 秉持“尊老、爱老、助老”的传统美德，将其融入日常的睡眠照护服务中，面对老年人睡眠问题时，用真心、真情为老年人提供优质服务。

知识目标

1. 了解正常睡眠、老年人睡眠的特点与睡眠不足的危害。
2. 熟悉老年人睡眠评估的内容、方法，以及老年人睡眠环境要求。
3. 掌握异常睡眠的表现，以及促进老年人入睡的方法。

能力目标

1. 能够为老年人布置适宜的睡眠环境，并协助老年人入睡。
2. 能够识别睡眠障碍的老年人，并提供有效的睡眠照护，改善睡眠质量。
3. 能够对老年人进行睡眠健康知识宣教，引导养成良好的睡眠习惯。

知识导读

思维导图见图 2-4-1。

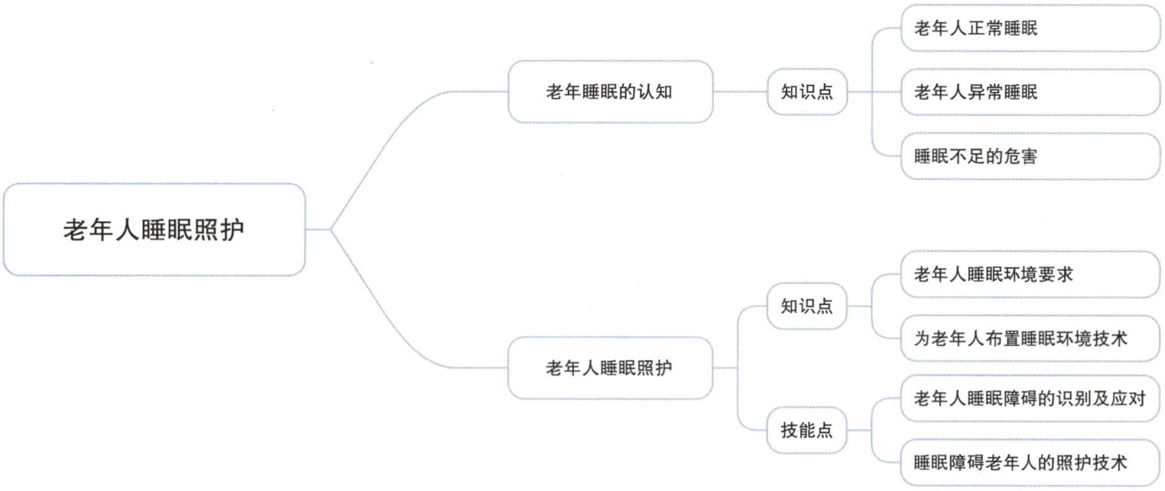

图 2-4-1　老年人睡眠照护思维导图

赛证对接

本项目知识技能在各类竞赛及证书考评中均有涉及。在技能考核方面，主要采用模拟真实情境的方法，以实际照护任务考查选手或考生的实操能力及应变水平，如为老年人布置睡眠环境并协助入睡、识别老年人睡眠障碍的原因及应对等操作，并开展睡眠健康教育。在知识考核方面，形式多样，包括理论客观题、睡眠照护计划制订、健康知识海报设计、反思报告撰写等，以此全面考查知识掌握与应用能力。照护员须具备扎实的专业知识，紧密结合老年人的照护需求及睡眠特点，提供精准、全面的健康指导，确保理论知识能够有效应用于实际场景，切实满足老年人睡眠照护的专业需求。

任务一　老年睡眠的认知

课件

案例导入

范爷爷，82 岁，退休前是中学数学老师，与老伴居住在春风里小区 3 栋 101 室，育有 2 个儿子，均已成家在外地。范爷爷患有慢性阻塞性肺疾病 15 年，糖尿病 10 年；老人经济状况良好，喜爱喝茶、听戏曲、吸烟。范爷爷 2 周前因肺部感染住院治疗，病情稳定后回家休养，目前尚有咳嗽咳痰、活动后气喘等症状。老人有每天洗澡的习惯，最近秋冬换季，皮肤瘙痒严重，难以入睡，睡着后容易咳醒，醒后不容易睡着。现由乐龄颐养院的照护员实施居家照护。

任务描述

1. 请照护员分析范爷爷睡眠情况及原因。

2. 请照护员为范爷爷进行有关睡眠的健康指导。

知识殿堂

一、老年人正常睡眠

睡眠是人类的基本生理需求，能够有效恢复人的精力与体力，是维持身体健康的必要条件。老年人因身体机能逐步退化，对居住环境和睡眠质量有着更高的要求。为老年人提供舒适的睡眠照护服务，能够提高老年人的睡眠质量，促进老年人身心健康。

（一）睡眠概述

1. 睡眠的定义及其意义

（1）定义：睡眠是精神和身体的一种自然且有节奏的休息状态，对于维持生命活动和身心健康至关重要，睡眠表现为机体对外界环境刺激反应性降低，身体活动明显减少，通常伴随着姿势的调整。

（2）正常睡眠：成年人通常能在半小时内顺利入睡，入睡后基本不醒或短暂醒来后能迅速再次入睡，并且在觉醒后会感觉精力充沛、情绪良好，身体和大脑都得到了充分的休息。正常睡眠可以消除疲劳，稳定神经系统，促进身体各器官的修复和生长发育。

（3）睡眠的意义：睡眠期间，人体的新陈代谢、激素分泌、免疫系统等都在有条不紊地运作，对维持身体健康起着不可或缺的作用。生长激素在睡眠时会大量分泌，对身体的生长、修复和代谢调节起着关键作用；免疫系统在睡眠中得到强化，睡眠有助于增强免疫细胞的活性和功能，提高机体抵御病原体的能力。由此可见，睡眠并非简单的休息状态，而是一个涉及多系统、多层次复杂生理调节的动态过程，对维持生命活动和机体健康起着不可替代的作用。

2. 睡眠时相

睡眠时相是指睡眠过程中不同阶段的周期性变化。人类的睡眠主要分为两个基本时相：非快速眼动睡眠（non-rapid eye movement sleep, NREM sleep）和快速眼动睡眠（rapid eye movement sleep, REM sleep）。

（1）非快速眼动睡眠：NREM 占整个睡眠时间的 75% ~ 80%，与身体修复、免疫系统增强和能量恢复有密切关系。人体处于 NREM 时，脑电波呈现慢而同步的状态，机体的耗氧量下降，但脑耗氧量保持不变；腺垂体分泌生长激素增多，对于老年人身体组织的修复和机能的维持有着重要意义；全身肌肉处于松弛状态，但保持一定张力。随着睡眠由浅入深，人的意识会逐步丧失，生命体征数值如心率、呼吸频率、血压等会逐渐下降，瞳孔缩小，尿量减少，胃液增多，唾液分泌减少，发汗功能增强。

本时相细分为三个阶段。① N1 阶段（浅睡期）：睡眠的起始阶段，也是从清醒到睡眠的过渡时期，持续时间较短，通常为 5 ~ 10 分钟。此时人体的肌肉逐渐放松，脑电波开始变慢。处于这个阶段的人很容易被唤醒。② N2 阶段（轻度睡眠期）：N1 期之后，睡眠进入 N2 期，这是睡眠的主要阶段，这一阶段持续时间较长，占整个睡眠时间的 45% ~ 55%。此时人体进一步放松，呼吸、心率和体温下降，脑电波出现睡眠纺锤波和 K 复合波，这些特殊的脑电波模式有助于抑制大脑对外界刺激的反应，进入更深层次的睡眠状态。③ N3 阶段（深度睡眠期）：最深的睡眠阶段，占整个睡眠时间的 15% ~ 25%。在这个阶段，肌肉深度放松，几乎没有身体活动，呼吸和心率达到最低水平。此时身体修复和生长激素分泌最为活跃，脑电波以高幅慢波（δ 波）为主。处于这个阶段的人很难被唤醒。

（2）快速眼动睡眠：REM 占整个睡眠时间的 20% ~ 25%，REM 有助于缓解精神压力，对大脑的认知功能和情感调节具有积极影响。此时，人体脑电波表现得十分活跃，眼球快速转动，大约每分钟 60 次，与觉醒时的状态极为相似；大脑活动增强，接近清醒状态；肌肉几乎完全放松。

处于本时相，人体会出现一些间断阵发性表现，如血压升高、心率加快、呼吸加快且不规则等交感神经兴奋性增强的现象。心绞痛、哮喘、阻塞性肺气肿缺氧发作等容易在夜间发作的疾病，与这些间断阵发性表现密切相关。此外，大多数人会在此时相做梦，梦境往往生动且充满感情色彩。

3. 睡眠周期

一个完整的睡眠周期通常从 NREM 的 N1 期开始，依次经过 N2 期、N3 期，然后进入 REM 期，完成这样一个周期需要 60 ~ 120 分钟。之后，睡眠又会从 NREM 期重新开始，再次经历各个阶段，如此循环往复，一夜之间通常会经历 5 ~ 7 个睡眠周期。随着周期的推进，REM 睡眠的时间逐渐延长，而 N3 阶段的深度睡眠时间逐渐减少。这种周期性的睡眠结构是人体生理调节的结果，能够确保身体和大脑在不同阶段都能得到充分的休息和恢复。

（二）老年人睡眠

1. 老年人睡眠特点

（1）睡眠时间缩短：随着年龄的增长，老年人的睡眠时间普遍呈现出缩短的趋势。一般来说，成年人的正常睡眠时间通常为 7 ~ 9 小时，而老年人的睡眠时间可能会减少至 5 ~ 7 小时，且深度睡眠（N3 阶段）时间明显减少。这种睡眠时间的缩短并非是老年人对睡眠的需求减少，而是由于多种生理和心理因素的综合影响，导致睡眠能力下降，难以维持较长时间的连续睡眠。

（2）睡眠结构改变：在睡眠过程中，老年人 NREM 睡眠的 N3 阶段显著减少，导致睡眠质量下降；REM 睡眠时间也有所减少，影响老年人记忆巩固和情绪调节；睡眠连续性差，夜间容易醒来，且醒来的次数增多，在觉醒后往往难以再次快速入睡，可能会长时间处于清醒状态，进一步影响了睡眠质量。

（3）睡眠节律变化：老年人一般表现为早睡早起，晚上较早感到困倦，清晨较早醒来，一些老年人可能晚上 7 点或 8 点就感到困倦，需要上床休息，而早上 4 点或 5 点就自然醒来，难以再次入睡。此外，老年人对外界环境的微小变化更加敏感，如轻微的噪音、光线变化、温度波动等，都可能使他们从睡眠中醒来，导致睡眠—觉醒节律不如年轻人稳定。

2. 影响老年人睡眠的因素

老年人的睡眠特点和影响他们睡眠的因素是复杂多样的，了解这些特点和因素，对于改善老年人的睡眠质量、提高生活质量具有重要意义。

（1）生理因素：

神经系统变化：随着年龄的增长，老年人的神经系统逐渐发生退行性变化，大脑中的神经递质合成和代谢功能出现紊乱。如血清素、褪黑素等的分泌减少，会使入睡时间延长，睡眠质量下降；脑内 5– 羟色胺的合成减少，导致其对睡眠的调节能力减弱，容易出现入睡困难、睡眠浅等睡眠问题。

呼吸系统变化：老年人呼吸系统的各项机能逐渐衰退，也对睡眠产生不利影响。如老年人在睡眠中可能出现呼吸不畅、打鼾，甚至睡眠呼吸暂停综合征等问题，导致睡眠过程中频繁觉醒。

心血管系统变化：老年人的心血管系统功能逐渐减弱，可能出现心脏供血不足、心律不齐等问题，会影响睡眠。如心脏供血不足导致身体不适，影响睡眠的深度和连续性；心律不齐会引起心悸、胸闷等症状，干扰老年人睡眠。

泌尿系统变化：老年人泌尿系统功能的变化，如夜尿增多，也是影响老年人睡眠的常见因素之一。

（2）心理因素：老年人在生活中可能会面临各种压力和挑战，如退休后社会角色的转变、经济收入的变化、身体健康状况的下降、亲人朋友的离世等，这些因素都容易导致他们产生焦虑和抑郁情绪，使老年人入睡困难，或入睡后容易惊醒，睡眠质量差。抑郁情绪还会影响大脑中神经递质的平衡，进一步加重睡眠障碍，使老年人出现早醒、睡眠浅等问题。同时，记忆力减退或认知障碍可能导致老年人夜间醒来后难以重新入睡。

（3）社会因素：老年人由于独居、社交活动减少、社会支持不足等，缺少家人、朋友的关心和支持，导致睡眠质量的下降。另外，面对丧偶、子女离异、家庭关系紧张、经济困难等生活中重大事件，老年人可能会陷入长时间的思考和情绪波动中，甚至延续到夜间，导致他们入睡困难。

（4）环境因素：老年人对睡眠环境的变化较为敏感，当环境出现细微的变化，如床铺的软硬、枕头的高低、房间的布局等，都可能让老年人难以适应，导致难以进入深度睡眠，或容易觉醒。

（5）生活习惯：不良生活习惯会影响老年人睡眠质量，比如在床上看电视、看书、玩手机，会让大脑兴奋，打破床与睡眠的条件反射，躺在床上时思维活跃，难以快速入睡；晚餐过饱或吃不易消化、油腻辛辣的食物，会加重胃肠道负担，引发腹胀、腹痛、烧心、反酸等不适，干扰睡眠；睡前饮用含咖啡因或酒精的饮品，兴奋中枢神经，导致入睡困难、睡眠浅、易醒；白天睡眠时间过长，也会影响夜间睡眠质量。

二、老年人异常睡眠

（一）常见异常睡眠

1. 失眠症

（1）概念：失眠症是老年人中常见的睡眠障碍，指对睡眠时长或质量不满意，影响日间社会功能的主观感受。

（2）原因：

环境因素：光线过强、噪声干扰、环境变化等。

躯体因素：疼痛、瘙痒、咳嗽、夜尿频繁、腹泻等躯体不适。

心理因素：紧张、焦虑、恐惧、过度思念等。

病理因素：帕金森病、阿尔茨海默病等老年神经变性疾病等。

（3）表现：

入睡困难：躺在床上超过30分钟无法进入睡眠状态，大脑持续处于活跃状态，辗转反侧，难以平静。

睡眠维持障碍：睡眠过程中频繁醒来，且醒来后难以再次入睡，无法保持连续、完整的睡眠状态。

睡眠质量差：睡眠深度不足，多处于浅睡眠状态，容易被轻微的外界刺激如轻微的声响、光线变化等惊醒，即使睡眠时间看似足够，但醒来后仍感觉未得到充分休息，身体和大脑依旧疲惫。

早醒：比预期的起床时间提前醒来，且醒来后不能重新入睡，总的睡眠时间缩短。

日间功能受损：由于夜间睡眠不佳，白天会出现困倦、嗜睡、注意力不集中、记忆力下降、反应迟钝、情绪不稳定等情况，严重影响日常的生活、工作和社交活动。

2. 嗜睡症

（1）概念：嗜睡症是一种中枢神经系统功能性疾病，指白天出现过度睡眠或是从睡眠状态苏醒后，需要花费过长时间才能达到完全清醒的情况。

（2）原因：

生理因素：遗传因素、神经递质紊乱、脑部疾病、内分泌紊乱等。

心理因素：长期压力与焦虑、抑郁症等精神疾病。

环境因素：时差变化、生物钟被打乱、生活环境嘈杂、拥挤、光线温度不适等。

其他原因：药物副作用、营养缺乏等。

（3）表现：

白天过度嗜睡：是嗜睡症最为常见的症状。老年患者即使在晚上有充足的睡眠，白天仍然会感到极度困倦，在各种场合下都有可能难以控制地入睡，甚至是在交谈过程中都可能突然陷入睡眠状态。

猝倒：嗜睡症较为特征性的表现之一，老年患者在情绪激动时，如大笑、惊喜、愤怒等情况下，会突然出现肌肉无力，导致摔倒、嘴巴张开、言语不清或面部肌肉抽搐等症状。

睡眠麻痹：老年患者从睡眠中醒来或即将入睡时，可能会出现短暂的身体无法动弹的情况，同时可能伴有恐怖的幻觉。

入睡前幻觉：老年患者在即将入睡时出现生动的视觉、听觉或触觉体验，让老年人感到惊恐不安。

夜间睡眠质量差：老年患者夜间睡眠往往被频繁打断，难以进入深度睡眠状态，进一步加重白天的困倦感。

3. 睡眠呼吸暂停综合征

（1）概念：睡眠呼吸暂停综合征是一种常见的睡眠呼吸障碍性疾病，主要特征为睡眠期间反复出现呼吸暂停或低通气情况，导致血氧饱和度下降和睡眠片段化。根据病因和机制，可分为阻塞性睡眠呼吸暂停综合征、中枢性睡眠呼吸暂停综合征、混合性睡眠呼吸暂停综合征三类。

阻塞性睡眠呼吸暂停综合征：是其中最常见的类型。老年患者在睡眠过程中，由于上气道塌陷和阻塞，导致呼吸暂停或通气不足。这种情况通常发生在肌肉松弛时，例如睡眠状态下，软腭、舌根等部位的软组织向后塌陷，堵塞了上气道。

中枢性睡眠呼吸暂停综合征：相对较少见，主要是由于呼吸中枢的调节功能异常，导致呼吸驱动力不足，从而引起呼吸暂停。

混合性睡眠呼吸暂停综合征：兼具阻塞性和中枢性睡眠呼吸暂停的特点。

（2）原因：

解剖因素：上气道狭窄，如中隔偏曲、鼻甲肥大、腺样体肥大等；颌面结构异常，如下颌后缩、小下颌等。

生理因素：肥胖，导致颈部和咽部脂肪堆积，气道受压变窄；年龄增长，肌肉松弛和组织弹性下降，上气道的通畅性也会逐渐降低；性别差异，男性患睡眠呼吸暂停综合征的概率远高于女性。

其他因素：遗传因素；不良生活习惯，如长期吸烟、饮酒、服用镇静催眠药物等。

（3）表现：

睡眠中表现：大多数老年患者会出现响亮的鼾声，鼾声可能会有间歇性中断；睡眠中出现呼吸停止的现象，持续时间在 10 秒以上，有的甚至可达 1 分钟或更长，在一夜中多次出现，甚至憋醒。

日间表现：由于夜间睡眠质量差，老年患者白天会感到困倦，甚至在一些不适当的场合也会打瞌睡；长期的睡眠呼吸暂停会影响大脑的正常功能，导致记忆力下降、注意力不集中等；部分老年患者在早晨醒来时会出现头痛。

（二）老年人睡眠的评估

睡眠与老年人的健康状况密切相关，对老年人的睡眠进行全面、准确的评估，是了解其睡眠状况、发现睡眠问题并制订针对性照护措施的重要前提。通过对老年人睡眠的评估，可以早期发现睡眠障碍疾病，及时进行治疗，提高老年人的生活质量。

1. 自我评估

老年人通过回忆描述自己的睡眠情况，如入睡时间、睡眠时长、睡眠中断次数、是否多梦和晨起后的感受等，来提供主观的睡眠评估。但这种方法可能受到老年人记忆力和主观感受的影响，准确性相对较低。

2. 常用量表

（1）匹兹堡睡眠质量指数：匹兹堡睡眠质量指数（Pittsburghsleepqualityindex，PSQI）是美国匹兹堡大学精神科医生 Buysse 博士等人编制的，用于评估近 1 个月的睡眠质量，从睡眠质量、入睡时间、睡眠时间、睡眠效率、睡眠障碍、催眠药物使用和日间功能障碍 7 个方面进行评分，得分越高表示睡眠质量越差（表 2-4-1、表 2-4-2）。

进行评估。

表 2-4-1 PSQI 量表

条目	项目	评分			
		0 分	1 分	2 分	3 分
1	近 1 个月，晚上上床睡觉通常在几点钟				
2	近 1 个月，从上床到入睡通常需要多少分钟	≤ 15 分钟	16 ～ 30 分钟	31 ～ 60 分钟	60 分钟以上
3	近 1 个月，通常早上几点起床				
4	近 1 个月，每夜通常实际睡眠多少小时（不等于卧床时间）	＞ 7 小时	6 ～ 7 小时	5 ～ 6 小时	＜ 5 小时
5	近 1 个月，因下列情况影响睡眠而烦恼：				
	a. 入睡困难（30 分钟内不能入睡）	无	＜ 1 次 / 周	1 ～ 2 次 / 周	≥ 3 次 / 周
	b. 夜间易醒或早醒	无	＜ 1 次 / 周	1 ～ 2 次 / 周	≥ 3 次 / 周
	c. 夜间去厕所	无	＜ 1 次 / 周	1 ～ 2 次 / 周	≥ 3 次 / 周
	d. 呼吸不畅	无	＜ 1 次 / 周	1 ～ 2 次 / 周	≥ 3 次 / 周
	e. 咳嗽或鼾声高	无	＜ 1 次 / 周	1 ～ 2 次 / 周	≥ 3 次 / 周
	f. 感觉冷	无	＜ 1 次 / 周	1 ～ 2 次 / 周	≥ 3 次 / 周
	g. 感觉热	无	＜ 1 次 / 周	1 ～ 2 次 / 周	≥ 3 次 / 周
	h. 做噩梦	无	＜ 1 次 / 周	1 ～ 2 次 / 周	≥ 3 次 / 周
	i. 疼痛不适	无	＜ 1 次 / 周	1 ～ 2 次 / 周	≥ 3 次 / 周
	j. 其他影响睡眠的事情	无	＜ 1 次 / 周	1 ～ 2 次 / 周	≥ 3 次 / 周
6	近 1 个月，总的来说，您认为自己的睡眠质量	很好	较好	较差	很差
7	近 1 个月，您用药物催眠的情况	无	＜ 1 次 / 周	1 ～ 2 次 / 周	≥ 3 次 / 周
8	近 1 个月，您常感到困倦吗	无	＜ 1 次 / 周	1 ～ 2 次 / 周	≥ 3 次 / 周
9	近 1 个月，您做事情的精力不足吗	没有	偶尔有	有时有	经常有

表 2-4-2 PSQI 各成分含义及计分方法

成分	计分方法	得分
A. 睡眠质量	根据条目 6 的应答计分	条目 6 得分
B. 入睡时间	累加条目 2 和 5 a 的计分	累加分为“0”则计 0 分“1 ~ 2”则计 1 分“3 ~ 4”则计 2 分“5 ~ 6”则计 3 分
C. 睡眠时间	根据条目 4 的应答计分	条目 4 得分
D. 睡眠效率	根据条目 1、3 和 4 计算睡眠效率计算方法：睡眠效率 = 条目 4（睡眠时间）/ 床上时间（即条目 3- 条目 1）×100%	睡眠效率为“＞85%”则计 0 分“75% ~ 84%”则计 1 分“65% ~ 74%”则计 2 分“＜65%”则计 3 分
E. 睡眠障碍	累加条目 5b 至 5j 的计分	累加分为“0”则计 0 分“1 ~ 9”计 1 分，“10 ~ 18”计 2 分“19 ~ 27”计 3 分
F. 催眠药物	根据条目 7 的应答计分	条目 7 得分
G. 日间功能障碍	累加条目 8 和 9 的得分	累加分为“0”则计 0 分“1 ~ 2”计 1 分“3 ~ 4”计 2 分“5 ~ 6”计 3 分

PSQL 总分 = 成分 A+ 成分 B+ 成分 C+ 成分 D+ 成分 E+ 成分 F+ 成分 G
评价标准如下。PSQI 总分范围为 0 ~ 21 分，得分越高，表示睡眠质量越差。①0 ~ 5 分：睡眠质量很好；②6 ~ 10 分：睡眠质量还行；③11 ~ 15 分：睡眠质量一般；④16 ~ 21 分：睡眠质量很差

（2）艾普沃斯嗜睡量表：艾普沃斯嗜睡量表（Epworth sleepiness scale，ESS），由 MurrayJohns 编制，用来评定白天过度嗜睡状态（表 2–4–3）。

表 2-4-3 ESS 量表

项目	评分			
	从不打瞌睡 0 分	轻度可能打瞌睡 1 分	中度可能打瞌睡 2 分	很可能打瞌睡 3 分
1. 坐着阅读书刊	□	□	□	□
2. 看电视	□	□	□	□
3. 在公共场所坐着不动（例如在剧场或开会）	□	□	□	□
4. 作为乘客在汽车中坐 1 小时，中间不休息	□	□	□	□
5. 在环境许可时，下午躺下休息	□	□	□	□
6. 坐下与人谈话	□	□	□	□
7. 午餐不喝酒，餐后安静地坐着	□	□	□	□
8. 遇堵车时停车数分钟	□	□	□	□
总分				

总分为 24 分，0 ~ 6 分表示正常，7 ~ 11 分提示瞌睡，12 ~ 16 分则提示过度瞌睡，17 ~ 24 分提示有危险性的瞌睡

（3）失眠严重程度指数量表：失眠严重程度指数（Insomniaseverityindex，ISI）量表于 1993 年由 Morin 编制，用于评估失眠的严重程度及失眠对身体健康、日常功能、生活质量的影响程度。

3. 客观评估工具

（1）多导睡眠监测：多导睡眠监测（polysomnography，PSG）是一种全面的睡眠评估方法，可以监测老年人在睡眠过程中的脑电、眼电、肌电、心电、呼吸、血氧饱和度等生理参数，以及睡眠阶段、睡眠呼吸事件、肢体运动等情况。但 PSG 需要在专业的睡眠实验室进行，费用较高，且可能会对老年人的睡眠造成一定的干扰。

（2）智能床垫监测：通过智能床垫监测老年人睡眠时长、醒来次数等，具有无创、便捷、可长期监测等优点，可以在老年人的日常生活环境中进行，不影响老年人的睡眠。但智能床垫监测的准确性可能受到床垫质量、老年人的睡眠姿势等因素的影响。

（3）体动记录仪：通过腕带监测活动—休息周期，评估睡眠—觉醒节律，适用于认知障碍或无法配合 PSG 者。

三、睡眠不足的危害

睡眠不足对老年人的身心健康有着严重的负面影响，涉及多个身体系统和生活方面，长期睡眠不足会降低老年人的生活质量，还可能引发一系列健康问题，甚至威胁生命安全。

1. 心血管系统损害

（1）高血压风险升高：睡眠不足导致交感神经兴奋性增高，血管收缩，血压波动增大，长期可诱发或加重高血压。

（2）动脉硬化与冠心病：睡眠不足促进炎症因子，如 C 反应蛋白、白介素 -6 释放，加速血管内皮损伤和动脉斑块形成。

（3）心律失常与心力衰竭：睡眠不足可干扰心脏电活动，增加房颤、室性早搏风险；同时，可加重心脏负荷，诱发心功能不全。

2. 代谢与内分泌紊乱

（1）糖尿病风险增加：睡眠不足导致胰岛素敏感性下降，血糖调节失衡，肥胖和 2 型糖尿病发病率升高。

（2）激素分泌异常：睡眠不足导致生长激素分泌减少，皮质醇水平升高，加速肌肉流失和脂肪堆积。

（3）甲状腺功能干扰：长期睡眠不足可能抑制甲状腺激素分泌，导致代谢率下降、疲劳加重。

3. 认知功能衰退与神经系统损伤

（1）记忆与执行功能下降：睡眠是记忆巩固的关键期，睡眠不足导致海马体萎缩，加速阿尔茨海默病发展。

（2）情绪障碍风险：睡眠不足降低前额叶皮层对情绪的调控能力，诱发焦虑、抑郁，甚至增加自杀倾向。

（3）神经退行性疾病：长期睡眠不足与帕金森病、路易体痴呆等疾病进展相关。

4. 免疫系统抑制与感染风险

（1）免疫功能下降：睡眠不足减少T细胞活性及抗体生成，导致抗病毒、抗肿瘤能力减弱。

（2）慢性炎症状态：睡眠不足导致促炎因子持续释放，与类风湿关节炎、肿瘤等疾病相关。

（3）感染易感性增加：老年人本身免疫力较低，叠加睡眠不足后，肺炎、尿路感染等发生率显著升高。

5. 躯体功能与生活质量下降

（1）肌少症与跌倒风险：

睡眠不足抑制蛋白质合成，加速肌肉流失；日间嗜睡和注意力下降增加跌倒及骨折概率。

（2）疼痛敏感性增高：睡眠不足降低疼痛阈值，慢性疼痛症状加重。

（3）社会功能受损：疲劳和情绪问题导致社交减少、依赖性增强，加速老年孤独感和生活满意度下降。

6. 长期健康风险与死亡率

（1）预期寿命缩短：长期睡眠不足（＜5小时/天）使死亡风险增加15%～20%。

（2）多重慢性病叠加：睡眠不足与高血压、糖尿病、认知障碍等形成恶性循环，加速多器官衰竭。

任务二　老年人睡眠照护

课件

案例导入

牛爷爷，60岁，大学英语老师退休，脑瘤术后2年，患有慢性支气管炎10年，丧偶，居住在常青树康养机构，育有1个儿子，在本地上班，儿子工作繁忙，无暇照护老年人。老人经济状况良好，喜爱喝茶、看书、慢跑，性格偏执，近期与儿子矛盾激烈，儿子已有2个月未来探望；牛爷爷近日反应与同屋作息时间不同，矛盾重重，影响睡眠，要求换房间。

任务描述

1. 请照护员为牛爷爷识别睡眠障碍的原因并应对。

2. 请照护员为牛爷爷制订稳定情绪的海报。

知识殿堂

一、老年人睡眠环境要求

（一）通风与温湿度

1. 通风

清新、无异味的空气有利于促进老年人入睡。每日开窗通风2次，每次30分钟以上，或通过新风系统进行换气，确保室内空气质量。

2. 温湿度

保持适宜的温湿度有利于提高老年人的睡眠质量。夏季室温宜维持在 24 ~ 26 ℃，冬季宜维持在 18 ~ 22 ℃，相对湿度保持在 50% ~ 60%，但应以老年人习惯及自身感受舒适为准。

（二）声、光及色彩

1. 声

噪声会影响老年人睡眠，因此，老年人准备入睡时应保持安静，减少或隔离噪音，如关闭门窗，或使用隔音窗帘。

2. 光

刺眼的灯光或光线明暗的变化会影响老年人睡眠，因此，老年人准备入睡时应关闭大灯，开启夜间灯或地灯照明防跌倒。

3. 色彩

淡雅的颜色可以给老年人带来宁静和舒适的感觉，在选择墙壁、窗帘和床上用品时应选择淡雅的颜色，如浅绿色、浅蓝色，避免选择会引起老年人兴奋或焦虑的颜色。

（三）床单位与设备

1. 床铺

舒适的床具、柔软的枕头、厚实的被褥等可以为老年人提供一个舒适的睡眠环境。床铺应软硬合适、无渣屑；被褥松软，保暖；枕头高度 7 ~ 8 cm 或按习惯选择，不宜过高。

2. 设备

居室设备以简单实用为主，靠墙摆放，家具转角弧形，方便起夜；对于不能自理的老年人，睡前将水杯、便器等放于合适位置。

二、为老年人布置睡眠环境技术

操作目的

布置良好的睡眠环境，协助行动不便的老年人上床睡觉，改善老年人的睡眠质量。

操作程序

（一）准备

环境准备：安静、整洁、舒适、安全。

老年人准备：洗漱、排空大小便，服用睡前药物，并做好睡前心理准备。

照护员准备：着装整洁，修剪指甲，洗手，戴口罩。

用物准备：洗手液、记录单、笔，必要时准备 3 ~ 5 个软枕。

（二）实施

为老年人布置睡眠环境的操作流程见表 2-4-4。

表 2-4-4　为老年人布置睡眠环境的操作流程

操作流程	操作步骤	操作要点
1. 评估沟通	（1）携用物至床旁，核对老年人信息，确认老年人身份 （2）全面评估老年人精神状态、饮食、二便、病情、用药史、睡眠习惯、肌力、肢体活动度、皮肤情况、有无留置管道、有无睡前用药等情况及心理需求 （3）向老年人解释操作目的、方法及注意事项，取得老年人配合 （4）询问老年人睡眠习惯，对环境温湿度及床铺有无特殊要求	★步伐轻稳 ★语言舒缓
2. 布置环境	（1）打开室内空调或暖气开关，调整到合适温度 （2）关闭门窗、拉好窗帘，检查确保没有噪音 （3）确保夜间使用物品布局合理	★便器、水杯、拐杖置于触手可及之处
3. 铺被调整	（1）检查床单位有无渣屑，有无褶皱，床垫软硬度，必要时需扫床 （2）根据季节选择合适被褥，并展开平铺被子，“S”形折叠至对侧 （3）根据老年人习惯选择合适高度的枕头，并拍松	★注意尊重老年人习惯
4. 椅—床转移	（1）推轮椅至床边，呈 30°～45° 夹角，固定刹车 （2）协助老年人站立：照护员双膝抵住老年人的双膝，两手臂环抱老年人腰部，叮嘱老年人将手臂搭在照护员肩背部，协助老年人双脚踏稳地面站立 （3）协助老年人坐在床边：协助老年人以身体为轴转动，移至床边并坐稳	★注意安全 ★过程询问老年人有无不适
5. 协助取睡眠体位	（1）协助老年人脱鞋、脱袜，上床躺下 （2）协助老年人脱衣，更换睡服 （3）协助老年人取舒适体位，适当垫软枕 （4）盖好盖被、拉起床挡，询问有无其他要求	★过程动作轻柔、舒缓
6. 关门退出	（1）向老年人道晚安，开启地灯、关闭大灯 （2）轻步退出房间，轻轻关门	★做到“四轻”
7. 整理用物	整理用物，放回原处	
8. 洗手记录	（1）按七步洗手法洗手 （2）记录睡眠时间、睡眠质量、有无异常睡眠 （3）如老年人服用助眠药，应及时记录药物名称、剂量，服用方法和时间	★记录内容详细，字迹清晰
9. 观察巡视	每 1～2 小时巡视房间一次，观察老年人睡眠情况	★发现异常及时汇报处理，尽快就医

注意事项

1. 注意观察老年人的心理变化，及时与老年人谈心，多陪伴、多倾听，缓解心理压力对睡眠的影响。

2. 协助老年人翻身、改变体位时，注意动作轻稳，避免拖、拉、拽。

3. 冬季在老年人被褥中放置热水袋取暖时，注意温度不要太高，水温应低于 50 ℃，避免烫伤，热水袋应距老年人肢体 10 cm。

4. 对服用安眠药的老年人要密切观察药物不良反应，发现异常及时报告医生处理。

任务评价

为老年人布置睡眠环境的任务评价方法见表 2-4-5。

表 2-4-5　为老年人布置睡眠环境的任务评价

项目	内容	分值	自评	互评	教师评价	企业导师评价
工作准备（10%）	照护员仪表仪容、手卫生等符合规范	5				
	根据工作任务准备相应用物	5				
沟通评估（10%）	采用有效方法核对老年人基本信息	2				
	对老年人进行有效评估	4				
	使用恰当的语言与老年人进行交流，向老人解释操作目的及注意事项，征得老人同意	4				
操作过程（60%）	能够安全、规范地协助老年人转换体位，老年人无不适，在操作中运用节力原则	20				
	能够全面、细致地为老年人布置睡眠环境	20				
	能够有效地协助老年人入睡，过程中注意规避安全风险及隐私保护，体现人文关怀	20				
整理记录（10%）	按要求分类整理用物，七步洗手法洗手，记录全面	10				
整体评价（10%）	操作流畅、安全、规范	5				
	过程中有尊老、敬老、爱老、护老的意识，体现出对老年人的人文关怀	5				

三、老年人睡眠障碍的识别及应对

（一）老年人睡眠障碍

1. 概念

睡眠障碍是睡眠失调的一种类型，指入睡、睡眠保持及睡眠时相出现障碍，或者出现异常的睡眠行为。

2. 表现

睡眠障碍在老年人中，可能仅出现一种表现形式，也可能同时存在多种。

（1）入睡困难：躺在床上 30 分钟以上仍无法入睡，或是虽有困意但头脑清醒，这种情况持续数天甚至更久。

（2）睡眠中断：睡眠过程中容易醒来，一夜多次苏醒，导致无法维持深度睡眠。

（3）多梦早醒：频繁做梦，通常对梦境只有模糊、不完整的记忆；常常在天未亮时就醒来，或是入睡后不久便苏醒，且难以再次入睡。

（4）彻夜不眠：虽然躺在床上，但意识始终保持清醒，能清晰听到外界的声音，感觉整晚都处于似睡非睡的状态。

（二）促进老年人睡眠的方法

1. 调适环境

（1）营造温馨环境：温馨的环境能够增加舒适度，促进老年人睡眠，如保持老年人居室安静、整洁、安全，温湿度适宜、光线柔和。

（2）增加交流：照护员以亲切的态度与老年人交流，利于老年人消除陌生感和紧张心理，促进睡眠。

（3）合理安排时间：照护员科学规划，统筹安排，减少照护项目对老年人的睡眠干扰。

2. 睡眠健康指导

（1）睡眠习惯指导：叮嘱老年人睡前排空大小便，避免或减少起夜；睡前可以温水泡脚促进睡眠，注意水温在 40 ℃左右，浸泡时长以 10 ~ 15 分钟为宜；穿着柔软宽松的睡服；睡前可听轻柔的音乐，或使用助眠香薰，也可以做一些促进睡眠的放松运动，如呼吸、冥想等放松方式；养成规律的作息时间，午睡时间不宜过长，一般 30 ~ 60 分钟。

（2）饮食指导：建议老年人睡前可饮少量热牛奶，不宜大量饮水或浓茶、咖啡、含酒精类饮品，以防夜间频繁如厕而影响睡眠；日常保持规律饮食，营养均衡，选择清淡、易消化的食物，多吃新鲜水果、蔬菜，忌油腻、辛辣等刺激性食物，减少诱发失眠的因素。

（3）睡姿指导：建议老年人尽量养成右侧位睡眠习惯，有利于血液循环；患心脏病的老年人睡眠时取半卧位，可增加肺活量，减少回心血量，改善呼吸；有肺部及胸腔疾病的老年人应采取患侧卧位，可减少因呼吸运动造成的胸痛，也可减少对健侧肺活量的影响。

3. 治疗原发病

照护员应分析引起老年人躯体不适的疾病，为其提供合理化、个性化的照护措施。例如，根据医嘱，为呼吸道感染的老年人进行雾化治疗，以缓解夜间咳嗽带来的睡眠不适；为频繁发作心绞痛的老年人安排专人照护，备好急救用物，以减轻其焦虑感，增强安全感；遵医嘱给予顽固性头痛、关节痛的老年人适度的镇痛药物，以减轻疼痛，促进睡眠；为皮肤瘙痒的老年人涂抹润肤膏，保持皮肤湿润，缓解瘙痒。

4. 合理用药

对去除外源性因素后仍然无法入睡的老年人，可遵医嘱在其睡前给予药物辅助睡眠。用药时严遵医嘱，不可擅自增减药量；服药后注意观察药物的不良反应。

5. 加强心理护理

与老年人建立融洽的人际关系，耐心倾听他们的心理诉求并尽可能满足老年人的合理要求，引导其宣泄内心深处的压抑和不良情绪；协助老年人获得必要的社会支持，协调家庭关系，动员其家属给予老年人精神上和生活上的支持，以消除老年人的顾虑与担忧，帮助其摆脱由心理因素造成的睡眠障碍。

四、睡眠障碍老年人的照护技术

操作目的

识别影响老年人异常睡眠的原因并应对，照料有睡眠障碍的老年人入睡。

操作程序

（一）准备

环境准备：安静、整洁、舒适、安全，关闭门窗，拉好窗帘。

老年人准备：洗漱、排空大小便，服用睡前药物，并做好睡前心理准备。

照护员准备：着装整洁，修剪指甲，洗手，戴口罩。

用物准备：洗手液、记录单、笔，必要时准备 3 ~ 5 个软枕。

（二）实施

睡眠障碍老年人照护的操作流程见表 2-4-6。

视频

表 2-4-6　睡眠障碍老年人照护的操作流程

操作流程	操作步骤	操作要点
1. 评估沟通	（1）携用物至床旁，核对老年人信息，确认老年人身份 （2）全面评估老年人精神状态、饮食、二便、病情、用药史、睡眠习惯、肌力、肢体活动度、皮肤情况、有无留置管道、有无睡前用药等情况及心理需求 （3）向老年人解释操作目的、方法及注意事项，取得老年人配合	★态度亲切 ★语言舒缓
2. 询问原因	（1）询问原因，与老年人交流并记录睡眠情况，了解睡眠障碍的原因 （2）观察居室环境，识别影响睡眠的环境方面原因 （3）询问完毕，对老年人表示感谢和理解，并能够进行安抚 （4）了解影响睡眠的因素：环境、疾病、心理、其他因素等	★沟通时采取科学的距离及有效的沟通方式 ★尊重老年人

续表

操作流程	操作步骤	操作要点
3. 确定问题	（1）根据老年人的表现和主诉，明确引起睡眠障碍的原因 （2）向老年人解释改善睡眠的措施，征求老年人对改进措施的意见	★沟通有效，语言恰当、合理
4. 给予应对	（1）协助老年人改善睡眠环境，并采取有效措施，针对环境、疾病、心理等其他造成老年人睡眠障碍的因素进行应对，进行心理安抚、放松训练等，缓解老年人心理压力 （2）协助老年人入睡 （3）按照上述措施为老年人实施一周睡眠照护，逐一排除不良因素，使老年人睡眠得以改善	★关注老年人感受 ★应对科学、有效
5. 洗手记录	（1）按七步洗手法洗手 （2）记录睡眠情况、问题、影响因素及应对措施 （3）如老年人服用助眠药，应及时记录药物名称、剂量，服用方法和时间	★记录内容详细，字迹清晰
6. 观察巡视	每 1 ～ 2 小时巡视房间一次，观察老年人睡眠情况	★发现异常及时汇报处理，尽快就医

注意事项

1. 心理压力常会引起睡眠障碍，照护员应注意观察老年人的心理变化，给予恰当的心理支持，减轻对睡眠的影响。

2. 对服用安眠药的老年人要密切观察药物不良反应，发现异常及时报告医生处理。同时注意在日常生活中加强对老年人的安全照护，以防发生意外。

3. 在睡眠照护过程中及时拉起床挡，避免坠床。

4. 指导家庭成员主动参与改善老年人睡眠的工作，帮助老年人妥善处理引起不良心理刺激的事件；指导家属经常关心老年人，使老年人感觉温暖。

任务评价

睡眠障碍老年人照护的任务评价方法见表 2–4–7。

表 2–4–7　睡眠障碍老年人照护的任务评价

项目	内容	分值	自评	互评	教师评价	企业导师评价
工作准备（10%）	照护员仪表仪容、手卫生等符合规范	5				
	根据工作任务准备相应用物	5				

续表

项目	内容	分值	自评	互评	教师评价	企业导师评价
沟通评估（10%）	采用有效方法核对老年人基本信息	2				
	对老年人进行有效评估	4				
	使用恰当的语言与老年人进行交流，向老人解释操作目的及注意事项，征得老人同意	4				
操作过程（60%）	能够准确、全面地发现老年人睡眠发生的问题及影响睡眠的因素	20				
	能够对影响因素进行科学、有效的应对	20				
	能够有效地协助老年人入睡，过程中注意规避安全风险及隐私保护，体现人文关怀	20				
整理记录（10%）	按要求分类整理用物，七步洗手法洗手，记录全面	10				
整体评价（10%）	操作流畅、安全、规范	5				
	过程中有尊老、敬老、爱老、护老的意识，体现出对老年人的人文关怀	5				

【练习题】

一、选择题

1. 下列关于老年人睡眠特点的描述，正确的是（　　）。

A. 睡眠时间延长　　B.N3 阶段时间增多

C. 睡眠结构改变，N3 阶段显著减少　　D. 睡眠节律延迟，表现为“晚睡晚起”

E.REM 睡眠时间增多

答案：C

解析：老年人睡眠特点包括睡眠时间缩短，深度睡眠（N3 阶段）时间明显减少，睡眠结构改变，N3 阶段显著减少，睡眠节律提前，表现为“早睡早起”，REM 睡眠时间也有所减少。所以 A、B、D、E 错误，C 正确。

2. 关于正常睡眠时相，下列说法错误的是（　　）。

A. 非快速眼动睡眠（NREM）占整个睡眠时间的 75% ~ 80%

B. NREM 睡眠的 N3 阶段身体修复和生长激素分泌最为活跃

C. 快速眼动睡眠（REM）有助于缓解精神压力，对大脑的认知功能和情感调节具有积极影响

D.REM 睡眠时，脑电波表现得十分活跃，眼球快速转动，肌肉紧张

E. 一个完整的睡眠周期通常从 N1 期开始，依次经过 N2 期、N3 期，然后进入 REM 期

答案：D

解析：REM 睡眠时，肌肉几乎完全放松，而不是肌肉紧张，D 选项描述错误。A、B、C、E 关于睡眠时相和睡眠周期的描述均正确。

3. 以下哪项不是影响老年人睡眠的生理因素（　　）。

A. 神经系统退行性变化　　B. 呼吸系统功能下降　　C. 退休后社会角色的转变

D. 夜尿增多　　E. 心血管系统功能衰退

答案：C

解析：退休后社会角色的转变属于心理因素，不属于生理因素。A、B、D、E 选项中神经系统退行性变化、呼吸系统功能下降、夜尿增多、心血管系统功能衰退均是影响老年人睡眠的生理因素。

4. 老年人失眠症的表现不包括（　　）。

A. 入睡困难，躺在床上超过 30 分钟无法进入睡眠状态

B. 睡眠维持障碍，睡眠过程中频繁醒来，且醒来后难以再次入睡

C. 睡眠质量好，醒来后感觉精力充沛

D. 早醒，比预期的起床时间提前醒来，且醒来后不能重新入睡

E. 日间功能受损，出现困倦、嗜睡、注意力不集中等情况

答案：C

解析：失眠症患者睡眠质量差，醒来后感觉未得到充分休息，身体和大脑依旧疲惫，而不是睡眠质量好，醒来后精力充沛，C 选项错误。A、B、D、E 均是失眠症的表现。

5. 下列关于老年人睡眠环境要求的说法，错误的是（　　）。

A. 每日开窗通风 2 次，每次 30 分钟以上

B. 夏季室温维持在 24 ~ 26 ℃，冬季维持在 18 ~ 22 ℃

C. 相对湿度保持在 50% ~ 60%，以老年人自身感受舒适为准

D. 老年人准备入睡时应开启大灯，方便入睡

E. 淡雅的颜色可以给老年人带来宁静和舒适的感觉

答案：D

解析：老年人准备入睡时应关闭大灯，开启夜间灯或地灯照明防跌倒，而不是开启大灯，D 选项错误。A、B、C、E 关于老年人睡眠环境的通风、温湿度、色彩要求的描述均正确。

6. 为老年人布置睡眠环境时，操作步骤不包括（　　）。

A. 评估沟通，询问老年人睡眠习惯等情况

B. 打开室内空调或暖气开关，调整到合适温度

C. 协助老年人进行剧烈运动，帮助入睡

D. 铺被调整，根据季节选择合适被褥

E. 向老年人道晚安，开启地灯、关闭大灯

答案：C

解析：为老年人布置睡眠环境时，协助老年人进行剧烈运动不利于入睡，且可能对老年人身体造成伤害，C 选项不属于布置睡眠环境的操作步骤。A、B、D、E 均是正确的操作步骤。

7. 对于患心脏病的老年人，建议的睡眠姿势是（　　）。

A. 右侧位　　B. 左侧位　　C. 半卧位

D. 俯卧位　　E. 平卧位

答案：C

解析：患心脏病的老年人睡眠时取半卧位，可增加肺活量，减少回心血量，改善呼吸，C 选项正确。右侧位是一般建议的睡眠姿势，但对心脏病老人不是最适宜的；左侧位、俯卧位、平卧位通常不适合心脏病老人，会加重心脏负担，所以 A、B、D、E 错误。

8. 睡眠不足对老年人心血管系统的损害不包括（　　）。

A. 高血压风险升高　　B. 动脉硬化与冠心病风险降低

C. 心律失常与心力衰竭风险增加　　D. 血管收缩，血压波动增大

E. 促进炎症因子释放，加速血管内皮损伤

答案：B

解析：睡眠不足会促进动脉硬化与冠心病的发生发展，而不是风险降低，B 选项错误。睡眠不足导致交感神经兴奋性增高，血管收缩，血压波动增大，高血压风险升高；促进炎症因子释放，加速血管内皮损伤和动脉斑块形成；干扰心脏电活动，增加心律失常与心力衰竭风险，A、C、D、E 选项描述正确。

9. 为睡眠障碍老年人照护时，操作过程中需要观察巡视，巡视的时间间隔是（　　）。

A. 每 30 分钟一次　　B. 每 1 ~ 2 小时一次　　C. 每 3 ~ 4 小时一次

D. 每 4 ~ 5 小时一次　　E. 每晚一次

答案：B

解析：为睡眠障碍老年人照护时，应每 1 ~ 2 小时巡视房间一次，观察老年人睡眠情况，B 选项正确。A 选项过于频繁，可能影响老年人睡眠；C、D、E 选项时间间隔过长，不能及时发现问题。

10. 老年人睡眠评估中，自我评估的局限性在于（　　）。

A. 评估内容不全面

B. 只能评估入睡时间

C. 准确性相对较低，受老年人记忆力和主观感受影响

D. 操作复杂

E. 费用较高

答案：C

解析：老年人睡眠自我评估的局限性在于准确性相对较低，受老年人记忆力和主观感受影响，C 选项正确。自我评估可以回忆描述入睡时间、睡眠时长等多方面内容，不是评估内容不全面，也不是只能评估入睡时间，A、B 错误；自我评估操作简单，不需要费用，D、E 错误。

11. 评估老年人睡眠质量可选用的量表是（　　）（多选）。

A. 匹兹堡睡眠质量指数（PSQI）

B. 艾普沃斯嗜睡量表（ESS）

C. 失眠严重程度指数（ISI）

D. 日常生活活动能力量表（ADL）

E. 简易精神状态检查表（MMSE）

答案：ABC

解析：PSQI 用于评估睡眠质量；ESS 用于筛查日间嗜睡；失眠严重程度指数（ISI）用于量化失眠程度，这三个量表都与睡眠评估相关。日常生活活动能力量表（ADL）用于评估日常生活活动能力；简易精神状态检查表（MMSE）用于评估认知功能，与睡眠质量评估无关，所以答案选 ABC。

12. 多导睡眠监测（PSG）可以监测老年人在睡眠过程中的哪些生理参数（　　）（多选）。

A. 脑电　　B. 眼电　　C. 肌电

D. 心电　　E. 呼吸、血氧饱和度

答案：ABCDE

解析：PSG 可以监测老年人在睡眠过程中的脑电、眼电、肌电、心电、呼吸、血氧饱和度等生理参数，以及睡眠阶段、睡眠呼吸事件、肢体运动等情况，所以 ABCDE 均正确。

13. 促进老年人睡眠的方法中，饮食指导包括（　　）（多选）。

A. 睡前可饮少量热牛奶

B. 不宜大量饮水或浓茶、咖啡、含酒精类饮品

C. 日常保持规律饮食，营养均衡

D. 选择清淡、易消化的食物，多吃新鲜水果、蔬菜

E. 忌油腻、辛辣等刺激性食物

答案：ABCDE

解析：促进老年人睡眠的饮食指导包括睡前可饮少量热牛奶，不宜大量饮水或浓茶、咖啡、含酒精类饮品，日常保持规律饮食，营养均衡，选择清淡、易消化的食物，多吃新鲜水果、蔬菜，忌油腻、辛辣等刺激性食物，ABCDE 选项均正确。

二、简答题

1. 简述老年人睡眠结构改变的具体表现及其对睡眠质量的影响。

2. 促进老年人睡眠的环境调适方法有哪些？

3. 简述老年人睡眠呼吸暂停综合征的概念、分类及常见原因。

三、案例题

1. 李爷爷，75 岁，患有高血压和糖尿病，与子女同住，最近李爷爷经常抱怨晚上睡不好，入睡困难，睡眠中容易醒来，醒来后很难再入睡。请分析李爷爷睡眠障碍的可能原因，并提出相应的应对措施。

2. 王奶奶，80 岁，独居，近期因房屋装修搬到临时住所，王奶奶出现了白天过度嗜睡，晚上睡眠质量差，还经常在情绪激动时突然肌肉无力摔倒的情况。请分析王奶奶可能出现的睡眠问题及原因，并制订相应的照护计划。

3. 赵爷爷，68 岁，退休教师，患有慢性支气管炎。最近赵爷爷睡眠质量明显下降，入睡困难，夜间咳嗽频繁，且常因咳嗽醒来后难以再次入睡，还伴有焦虑情绪。请分析赵爷爷睡眠障碍的原因，并给出针对性的照护措施。

拓展阅读

中华人民共和国民政部网站报道

《二十大代表风采丨李银江："只为那句守护老人一辈子的承诺"》

江苏省盱眙县桂五镇敬老院的老人们眼看院长李银江到了 60 岁的退休年龄，组队去跟他谈。"你绝对不能走，你要走，我们就去跟镇领导汇报，把你留下来！"李银江当即承诺："我一辈子不离开敬老院！"

老人离不开李银江，李银江也舍不得老人。当院长 36 年来，他用心用情服务老人，走进了老人们的心里。

这些年，李银江获得了"全国优秀共产党员""全国民政孺子牛奖""全国岗位学雷锋标兵""全国道德模范提名奖""江苏时代楷模"……2017 年、2022 年还当选为党的十九大代表、二十大代表。面对荣誉，李银江初心不变，一直守护在老人身边。

2017 年，李银江退休，经过申请，组织批准他离职不离岗，不拿报酬，坚守院长职责。此后，他与妻子搬到敬老院，当起义务院长和护工。只要李银江在桂五镇，每日早中晚半夜坚持做到 4 次巡视，见到老人问问冷暖，跟他们聊聊天，有时带点零食，老人们就特别开心。特别是夜里 12 点的巡视，李银江都仔细查看空调温度是否合适、老人们被子是否盖好、身体有没有异常。

李银江说："建敬老院的时候，就发誓让所有老人老有所依。跟每个来敬老院的特困老人承诺，给他们养老送终，把这里当家，把老人当家人。这个承诺永远不会变！"

"我们是党和政府办的敬老院，进入新时代，要让更多生活有困难的老人享受发展成果，安度美好晚年。"李银江说。

点燃思考

赵爷爷，75 岁，身高 175 cm，体重 70 kg，入住康泰养老中心 305 房间。赵爷爷曾是一名工程师，退休后生活悠闲，但近年来睡眠问题逐渐困扰着他。赵爷爷性格有些固执，喜欢在睡前看一些刺激性的电视剧，习惯开着大灯睡觉，患有冠心病和轻度关节炎，长期的睡眠不足让他的病情有所加重，精神状态也越来越差。

照护任务

1. 请分析赵爷爷睡眠问题的原因，并为他制订一份个性化的睡眠照护计划，以改善他的睡眠质量。

2. 设计一份针对赵爷爷的睡眠健康知识宣教资料，内容要简单易懂、生动有趣，便于他理解和接受。

3. 若赵爷爷在照护过程中对调整睡眠习惯产生抵触情绪，你该如何应对，以确保照护计划能够顺利实施？

项目五　老年人清洁照护

学习目标

素质目标

1. 具备"尊老敬老、以人为本、爱岗敬业、爱心奉献"的职业精神。
2. 热爱养老照护工作，具有职业奉献精神及尊老、爱老、敬老意识。
3. 尊重老年人的隐私和尊严，全心全意为老年人服务。

知识目标

1. 了解老年人口腔健康的标准、压力性损伤的概念及清洁照护的意义。
2. 熟悉义齿清洁、仪容仪表修饰、压力性损伤照护的内容。
3. 掌握床上用品更换技术、衣物更换、特殊口腔照护、头发清洁、皮肤清洁、压力性损伤预防的操作要点和注意事项。

能力目标

1. 能够协助老年人实施床上用品更换、衣物更换、口腔清洁、头发清洁、皮肤清洁及压力性损伤预防技术。

2. 能够对老年人进行清洁照护的健康指导。

知识导读

思维导图见图 2-5-1。

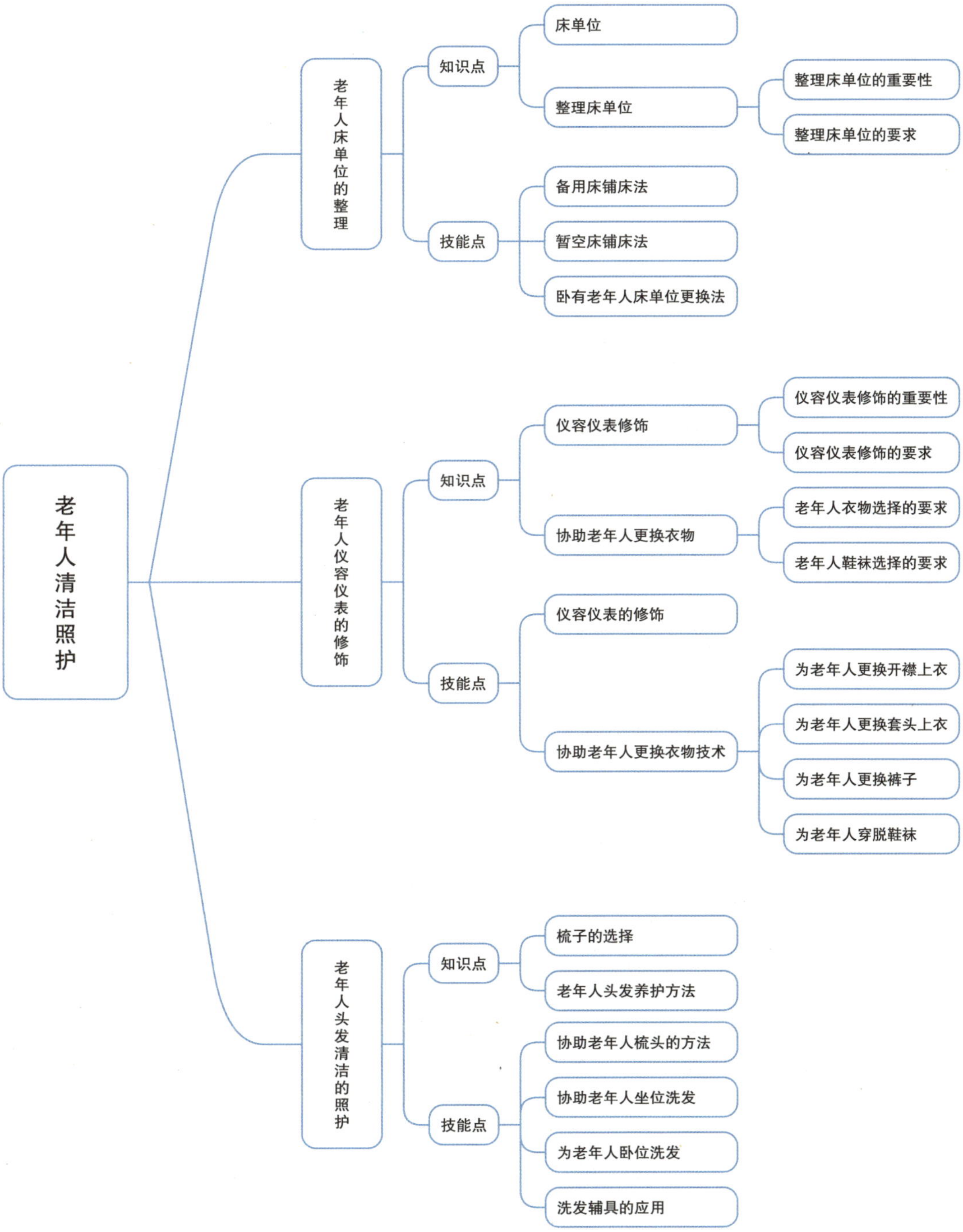

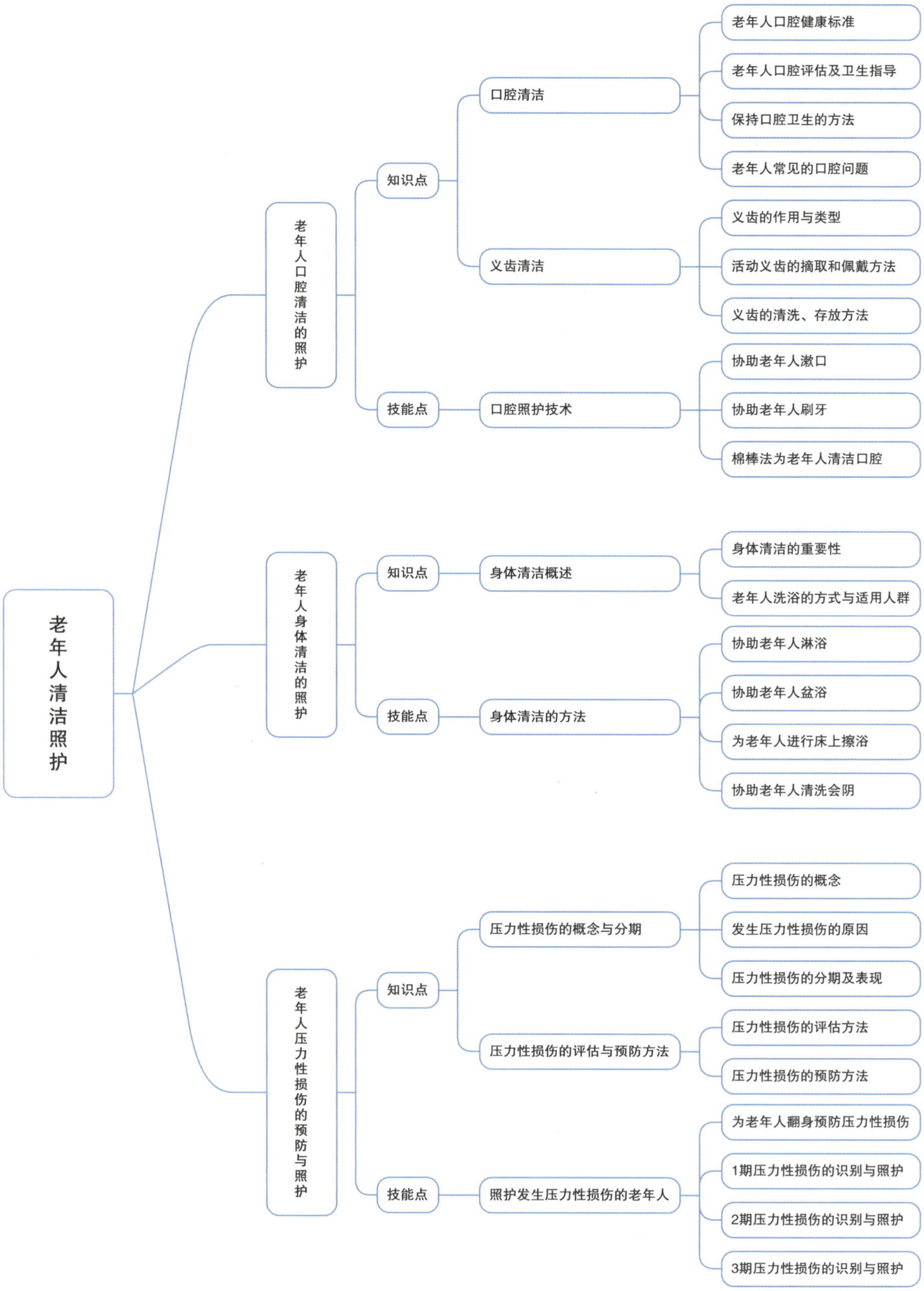

图 2-5-1　老年人清洁照护思维导图

赛证对接

本项目中涵盖的知识和技能在各类竞赛及证书考评中均有所考察，在技能考核方面，主要采用模拟真实情境的方法，以实际照护任务的形式，考察选手或考生的实操能力及应变水平。具体任务包括：根据老年人的具体情况，指导并协助其完成卧床老年人床单位更换、头发清洁、衣物更换、皮肤清洁、翻身预防压力性损伤等操作，同时开展清洁相关的健康教育活动。在知识考核方面，形式多样，包括理论客观题、清洁照护计划制订、健康知识海报设计、反思报告撰写等，全面考察选手或考生对知识的掌握与应用能力。照护员须具备扎实的专业知识，紧密结合老年人的照护需求及身体特点，提供精准、全面的健康指导，确保理论知识能够有效应用于实际场景，切实满足老年人清洁照护的专业需求。

任务一　老年人床单位的整理

课件

案例导入

李奶奶，68 岁，身高 165 cm，体重 70 kg，半年前因突发脑梗死致左侧肢体偏瘫，言语不清，有时小便失禁。偏瘫以来，脾气暴躁，不愿下床活动；饮食上喜欢吃肥肉，饭菜中没肉也会生气。老伴于 2 年前因病去世，育有 2 儿 1 女，孩子们在外地工作遂将老年人送入养老机构照护，为避免因小便失禁造成床单位大面积污染，老人身下铺有护理垫。平日因身心原因，老人经常将饭菜洒到床单上。

任务描述

李奶奶小便失禁弄湿床单，请照护员为卧床的李奶奶更换床单。

知识殿堂

床单位是老年人休息与生活的基础单元，定期为老年人整理、清洁床单位，有助于改善老年人个人卫生，能有效预防长期卧床的老年人压力性损伤等并发症的发生，能为老年人营造舒适整洁的居室环境，同时也是照护服务标准化的重要体现。

铺床法

铺床法的基本要求是安全、平整、紧扎、实用、舒适。常用的铺床法有备用床（图 2–5–2）、暂空床（图 2–5–3）和卧有老年人床单更换法等。

（一）备用床铺床法

操作目的

保持居室整洁，准备迎接新入住老年人。

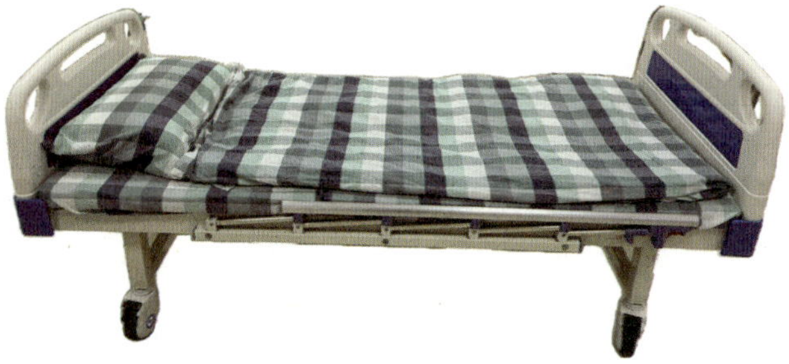

图 2-5-2 备用床

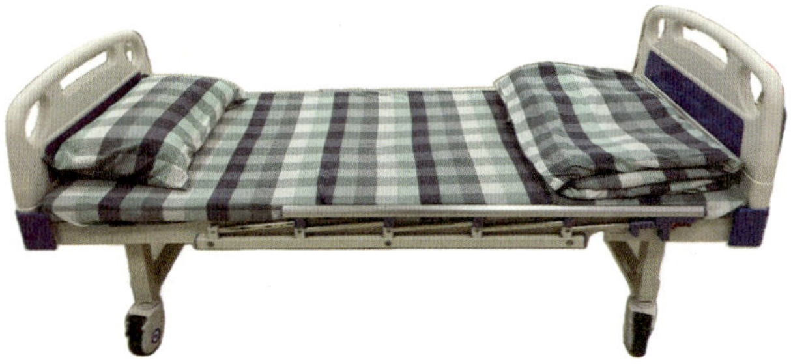

图 2-5-3 暂空床

操作程序

1. 准备

环境准备：安全，温湿度适宜，居室内无其他人进餐或治疗，清洁、通风。

照护员准备：着装整洁，修剪指甲，洗手，戴口罩。

用物准备：床、床垫、床褥、棉胎或毛毯、枕芯。

治疗车上层：被单（大单）或床褥罩、被套、枕套、洗手液。

2. 实施

备用床铺床法的操作流程见表 2-5-1、图 2-5-4、图 2-5-5。

视频

表 2-5-1　备用床铺床法的操作流程

操作流程	操作步骤	操作要点
1. 铺床前	（1）将备好物品的治疗车推至床旁 （2）移开床旁桌，距床 20 cm （3）移床旁椅至床尾，距床正中约 15 cm （4）翻转床垫，床垫与床头对齐 （5）铺棉褥于床垫上，先展床头后展床尾，并对齐	★床旁桌 / 椅移开适当距离，方便操作
2. 铺床单（大单）	（1）将已折好的床单纵、横中缝对准床的中线置于床头放平 （2）先展床头，后展床尾，先向同侧拉平床单，再向对侧展平床单 （3）先铺床头，一手将床头的床垫托起，一手将床单塞入床垫下，将床角铺成直角或斜角 （4）再沿床边拉紧床单中部边缘，平整塞于床垫下 （5）转至对侧同法铺好对侧床单	★床单要平整

续表

操作流程	操作步骤	操作要点
3. 套被套	（1）将被套正面向外，平铺于床上，中线对正，封口端齐床头，开口端朝床尾 （2）被套开口端上层打开至 1/3 处 （3）将折好的“S”形棉胎放于开口处，拉棉胎上缘至被套封口处，再将竖折的棉胎两边打开和被套平齐，先床头后床尾，先近侧后远侧 （4）系带，盖被上缘与床头平齐 （5）边缘向内和床沿平齐，铺成被筒 （6）转至床的另一侧同法铺好 （7）将铺好的整个被套尾端向内下折平整，与床尾平齐	
4. 套枕套	（1）枕套反面向外，两手伸入枕套内顶端两角，抓住枕芯两角，翻转枕套 （2）然后一手抓住已套好枕套一端的正中，另一手拉平枕套，四角充实 （3）置于床头，压在被上，开口背门	
5. 操作后	（1）移回床旁桌椅，检查床单元，保持清洁 （2）洗手，记录铺床时间	

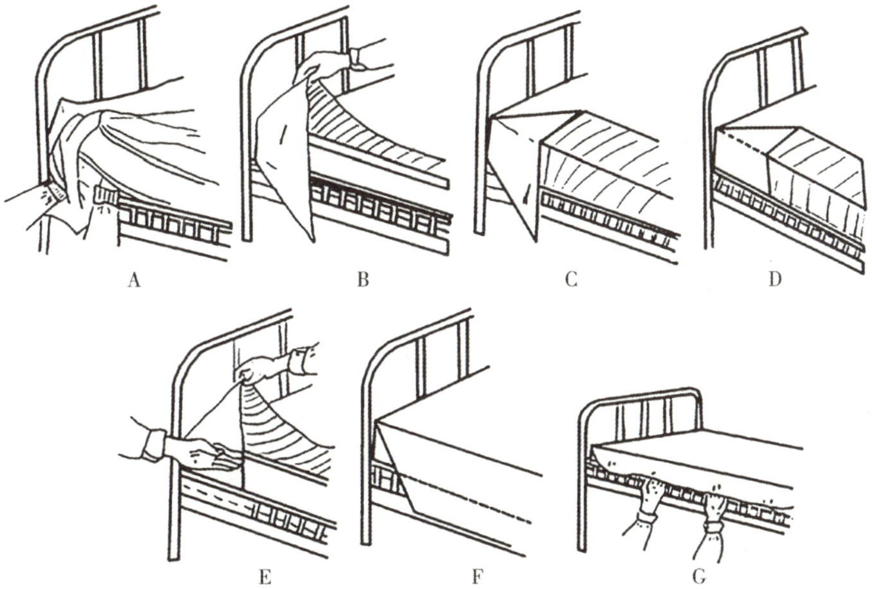

图 2-5-4　铺床角法

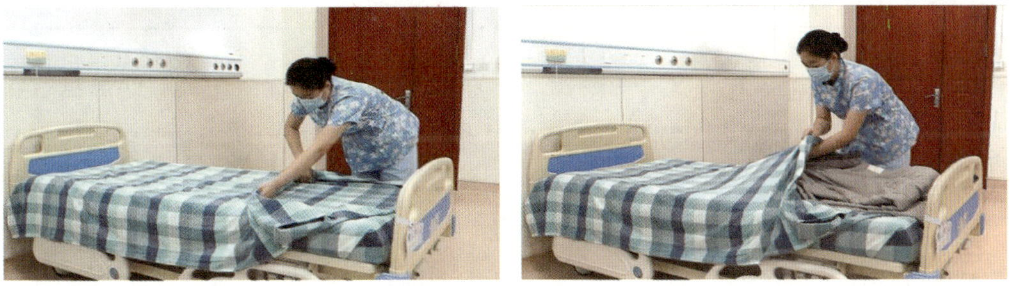

A. 打开尾部开口端的上层至 1/3 处　　B. 放棉胎

图 2-5-5 套被套法

注意事项

1. 符合铺床的实用、耐用、舒适、安全的原则。
2. 被单中缝与床中线对齐，四角平整、紧扎，床面平整，两边对称。
3. 枕头平整、充实，开口背门。
4. 照护员操作中注意省时、节力。

（二）暂空床铺床法

操作目的

1. 供新入住老年人或暂时离床老年人使用。
2. 保持居室整洁。

操作程序

1. 准备

评估老年人并解释：评估老年人是否可以离床活动或外出；向暂时离床活动或外出的老年人解释操作目的。

环境准备：安全、温湿度适宜，居室内无其他人进餐或治疗，清洁、通风。

照护员准备：着装整洁，修剪指甲，洗手，戴口罩。

用物准备：按备用床准备用物，必要时加护理垫。用物叠放整齐，按顺序放在治疗车上。

2. 实施

暂空床铺床法的操作流程见表 2-5-2。

视频

表 2-5-2　暂空床铺床法的操作流程

操作流程	操作步骤	操作要点
1. 铺备用床	同备用床铺床法步骤 1 ～ 3	
2. 折被子	在右侧床头，将备用床的盖被上端向内折，然后扇形三折于床尾，并使之平齐于床尾	★ 三折于床尾并平齐
3. 套枕套	同备用床铺床法步骤 4	
4. 操作后	（1）移回床旁桌椅，检查床单元，保持清洁 （2）洗手，记录铺床时间	

注意事项

同备用床铺床法。

（三）卧有老年人床单位更换法

操作目的

1. 保持床单位的清洁，使老年人感觉舒适。

2. 预防压力性损伤等并发症的发生。

操作程序

1. 准备

环境准备：整洁、安静、舒适、安全、温湿度适宜、用屏风遮挡。

老年人准备：能够配合操作，了解更换床单位的过程。

照护员准备：着装整洁，修剪指甲，洗手，戴口罩。

用物准备：床单、护理垫、被套、枕套、床刷及床刷套，需要准备清洁衣裤、洗手液、治疗车（带污衣袋）。用物叠放整齐，按顺序放在治疗车上。

2. 实施

卧有老年人床单位更换法的操作流程见表 2-5-3

视频

表 2-5-3　卧有老年人床单位更换法的操作流程

操作流程	操作步骤	操作要点
1. 评估沟通	（1）携用物至床旁，核对老年人信息 （2）评估老年人意识状态、情绪、身体状况、肢体活动度、皮肤情况、自理能力及心理需求、理解合作程度 （3）向老年人及其家属解释操作目的及方法，取得老年人配合	
2. 更换前	（1）将备好物品的治疗车推至床旁 （2）放平床头和膝下支架 （3）移开床旁桌，距床 20 cm；移床旁椅放于床尾	★治疗车与床尾间距离以便于照护员走动为宜
3. 移老年人至对侧	松开床尾盖被，将老年人枕头移向对侧，并协助老年人移向对侧，老年人侧卧、背向照护员	★卧位安全，防止坠床，拉起床挡
4. 松近侧污单	从床头至床尾将各层床单从床垫下拉出	
5. 清扫近侧床褥	（1）上卷护理垫至床中线处，塞于老年人身下 （2）将床单上卷至中线处，塞于老年人身下 （3）清扫床褥	★护理垫污染面向上内卷 ★床单污染面向上内卷 ★清扫原则：自床头到床尾，自床中线到床外缘
6. 铺近侧清洁床单、护理垫	（1）将已折好的床单纵、横中缝对准床的中线置于床头 （2）将近侧床单向近侧下拉散开，将对侧床单内折后卷至床中线处，塞于老年人身下 （3）同备用床铺床法步骤 2（3）～（4）铺好近侧床单 （4）铺平护理垫，近侧部分下拉至床缘，对侧部分内折后卷至床中线处，塞于老年人身下；将近侧护理垫边缘塞于床垫下	★护理垫清洁面向内翻卷
7. 移老年人至近侧	协助老年人平卧，将老年人枕头移向近侧，并协助老年人移向近侧，老年人侧卧、面向照护员，躺卧于已铺好床单的一侧	★老年人卧位安全，防止坠床，必要时加床挡，避免老年人受凉

续表

操作流程	操作步骤	操作要点
8. 松开对侧污单	照护员转至床对侧，从床头至床尾将各层床单从床垫下拉出	
9. 清扫对侧床褥	（1）上卷护理垫至床中线处，取出污染的护理垫，放于治疗车污衣袋内 （2）将床单自床头内卷至床尾处，取出污染的床单，放于治疗车污衣袋内 （3）清扫床褥	★清扫原则：自床头到床尾，自床中线到床外缘
10. 铺同侧清洁床单、对侧护理垫	（1）同备用床铺床法步骤 2（3）~（4）铺好对侧床单 （2）放平护理垫，将对侧护理垫边缘塞于床垫下	
11. 摆体位	协助老年人平卧，将老年人枕头移向床中间	★避免老年人受凉
12. 套被套	（1）将清洁被套平铺于盖被上：清洁被套横、纵中线对齐床面横、纵中线放于床单上，向床头侧打开被套，使被套上端距床头 15 cm，再向床尾侧打开被套，并拉平 （2）将棉胎自污被套内取出，装入清洁被套内 （3）撤出污被套 （4）将棉胎展平，系好被套尾端开口处系带 （5）折被筒，床尾余下部分向内下折与床尾平齐	★避免棉胎接触老年人皮肤
13. 更换枕套	（1）取出枕头：照护员一手托起老年人头颈部，一手撤出枕头 （2）更换枕套：在床尾处将枕芯从枕套中撤出，污枕套放在污衣袋内，取清洁枕套反转内面朝外，双手伸进枕套内撑开揪住两内角，双手抓住枕芯两角，反转枕套套好 （3）放回枕头：照护员一手托起老年人头部，一手将枕头拉至老年人头下适宜位置	
14. 铺床后处理	（1）移回床旁桌椅 （2）根据天气情况和老年人身体，摇起床头和膝下支架，打开门窗 （3）推治疗车离开房间 （4）洗手，记录操作时间	

注意事项

1. 同备用床铺床法。

2. 老年人感觉舒适、安全。

3. 操作过程中注意保护老年人安全，及时拉起床挡，防止坠床。

4. 操作过程中应动作轻柔，避免拖、拉、拽现象，注意与老年人沟通，如有不适应立刻停止并给予处理。

5. 同老年人进行有效沟通，满足老年人身心需要。

任务评价

铺床法的任务评价方法见表 2-5-4。

表 2-5-4　铺床法的任务评价

项目	内容	分值	自评	互评	教师评价	企业导师评价
工作准备（10%）	照护员仪表仪容、手卫生等符合规范	5				
	根据工作任务准备相应用物	5				
沟通评估（10%）	采用有效方法核对老年人基本信息	2				
	对老年人进行有效评估	4				
	使用恰当的语言与老年人进行交流，向老年人解释操作目的及注意事项，征得老年人同意	4				
操作过程（60%）	能够安全、规范地铺好备用床，操作过程轻柔、顺利	20				
	能够安全、规范地铺好暂空床，操作过程动作轻柔、顺利，老年人无不适	20				
	能够安全、规范地为卧床老年人更换床单位，操作过程动作轻柔、顺利，老年人无不适	20				
整理记录（10%）	按要求分类整理用物，七步洗手法洗手，记录全面	10				
整体评价（10%）	操作流畅、安全、规范	5				
	过程中有尊老、敬老、爱老、护老的意识，体现出对老年人的人文关怀	5				

任务二　老年人仪容仪表的修饰

课件

案例导入

元奶奶，66 岁，高血压病 15 年，中学教师退休，爱好国画、听戏曲，现与老伴居住在幸福社区，育有 1 子，远在外省工作。老人一直以优雅的姿态和精致的妆容出现在人前，即使退休后也保持着对美的追求，喜欢在画作中展现自然之美，在戏曲中感受艺术之美。2 个月前，老人突发脑出血，及时送往医院治疗，现已出院回家，右侧肢体偏瘫，虽进行康复训练，但效果一般，日常生活需要他人协助，自觉不能如以前一样听戏、画画，无法像过去那样精心打扮自己，非常苦闷，希望能尽快恢复自主活动，重拾对生活的热爱和对美的追求。今日老伴在家中通过智能手表进行预约，将老人送到社区照护中心寻求帮助。

任务描述

1. 请为元奶奶进行简单的仪容仪表的修饰。
2. 请指导元奶奶进行仪容仪表修饰训练。
3. 请提供心理支持，帮助元奶奶缓解情绪。

知识殿堂

一、仪容仪表修饰

仪容仪表指个体的外观与外貌，是精神面貌的外在体现，仪容仪表修饰包括保持面部清洁，老年男性需每日进行面部剃须；头发清洁整齐；定期修剪指/趾甲；口腔清洁；保证身体无异味；衣着得体整洁，并注重保持积极心理状态，常带自然笑容。

（一）仪容仪表修饰的重要性

良好的仪容状态有助于促进身心愉悦。仪容修饰应遵循美观、整洁、卫生、得体的基本原则。保持老年人仪容的整洁得体，不仅能够满足其基本生理与心理需求，更能有效缓解可能产生的疏离感与无助感，满足其自尊需求。

（二）仪容仪表修饰的要求

老年人仪容仪表修饰要根据老年人生理、心理特点，具体要求如下。

1. 面部清洁与修饰

每日早晚洗脸，必要时随时清洁，避免污垢、油脂堆积。老年男性定期剃须，保持面部清爽整洁。

2. 头发护理

鼓励老年人每日多梳头。卧床老年人至少在晨间护理、午休后梳头。头发定期清洗，保持清洁整齐，结合生活习惯与喜好，建议修剪易梳理的发型。

3. 指/趾甲修剪

指甲定期修剪，长短适宜，防过长、藏污；趾甲修剪注意形状平整，避免嵌甲、伤肤。

4. 妆容引导

鼓励化淡妆，以良好精神面貌开启日常生活。

（三）仪容仪表的修饰

操作目的

1. 保持老年人清洁、舒适的状态，预防或减少疾病的发生。
2. 维护老年人自我形象，促进老年人心情愉悦。

操作程序

1. 准备

环境准备：整洁、安静、舒适、安全、温湿度适宜。

老年人准备：了解操作的目的和过程，能够配合操作。

照护员准备：着装整洁，洗手，戴口罩。

用物准备：洗手液、记录单、笔、温水（水温 40～45 ℃）、洗脸盆、洗脸巾、毛巾、纸巾、洗面奶或温和清洁剂、电动剃须刀或手动剃须刀、剃须膏或肥皂、指甲剪、指甲锉、护肤用品（润肤霜、护手霜）、化妆水、粉底液或 BB 霜、眉笔、口红、腮红、化妆刷、化妆棉、镜子、污物袋等。

2. 实施

仪容仪表修饰的操作流程见表 2-5-5。

表 2-5-5　仪容仪表修饰的操作流程

操作流程	操作步骤	操作要点
1. 评估沟通	（1）友好微笑着向老年人问好，称呼恰当，礼貌地进行自我介绍，选择合适话题，自然开启话题，操作行为举止得体 （2）采用有效方法核对老年人基本信息 （3）评估老年人意识状态、自理能力、健康状况、心理状态及合作程度 （4）向老年人解释操作的目的、方法、注意事项，取得老年人配合	★取得老年人配合；对能独立修饰仪容仪表的老年人，指导其自行进行
2. 洗脸的照护	（1）将温水倒入洗脸盆，浸湿小方巾 （2）将小方巾拧干，横向对折再纵向对折。用小方巾的四个角分别擦拭双眼的内眼角和外眼角 （3）洗净小方巾，包裹于手上，洒上洗面奶或温和清洁剂 （4）由额中间分别向左再向右擦洗额部 （5）由鼻根向鼻尖擦洗，由鼻翼一侧向下至鼻唇部横向擦，沿一侧唇角向下，再横向擦拭下颌 （6）由唇角向鬓角方向擦拭一侧面颊，同法擦拭另外一侧 （7）由中间分别向左再向右擦洗颈部 （8）由上向下擦拭耳郭及耳后 （9）洗净小方巾，同法擦净脸上洗面奶，再用干毛巾沾干脸上水渍	★擦拭顺序为眼、额、鼻、鼻翼两侧至唇周、面颊、颈、耳及耳后 ★操作时动作轻柔、迅速 ★耳郭、耳后及颈部皮肤褶皱处要仔细擦洗
3. 洗手的照护	（1）协助老年人一只手在洗手盆中浸湿后抬起 （2）拉住老年人的一只手涂擦洗手液或香皂，揉搓手掌、手背、指缝、指尖及手腕 （3）再次将老年人的手浸没在脸盆中，洗净泡沫 （4）取毛巾擦干手，同法洗净另一只手	★动作轻柔，避免用力揉搓 ★测试水温，防止烫伤
4. 男性老年人剃须的照护	（1）清洁面部后协助老年人取坐位或卧位，颌下铺毛巾 （2）照护员一手绷紧老年人皮肤，一手用电动剃须刀或安全剃须刀按从左至右、从上至下的顺序剃须 （3）剃须完毕，用毛巾擦拭，检查是否刮净 （4）取适量润肤霜，均匀涂抹于老年人面部轻轻按摩至吸收	★剃须前用湿热毛巾敷面，使胡须变软，易于刮除 ★保持老年人头部稳定；尽量不逆刮，以免损伤皮肤；动作轻柔 ★剃须刀消毒备用，预防交叉感染

续表

操作流程	操作步骤	操作要点
5. 修剪指 / 趾甲	（1）在老年人手或足下垫纸巾 （2）照护员左手握住老年人一只手（或足）的手指（脚趾），右手持指甲剪修剪指（趾）甲，保留指（趾）甲长度 1 ~ 1.5 mm，逐一修剪 （3）手指甲可圆剪，脚趾甲应平剪 （4）先修剪手指甲，后修剪脚趾甲 （5）用指甲锉逐一锉平指（或趾）甲边缘 （6）纸巾包裹指甲碎屑放入垃圾桶	★保持指（趾）甲边缘光滑无毛刺 ★指甲剪、指甲锉消毒备用
6. 女性老年人化妆的照护	（1）取适量粉底液或 BB 霜，均匀涂抹于面部，遮盖瑕疵，提亮肤色，用化妆刷或海绵轻轻按压，使妆容服帖 （2）使用眉笔沿眉毛自然生长方向轻轻描画，眉形应自然柔和，避免过于浓重 （3）选择适合老年人的口红颜色沿唇部轮廓轻轻涂抹，避免溢出 （4）取适量腮红，用化妆刷轻轻扫在颧骨位置，颜色应自然，避免过于鲜艳	★尊重老年人意见，满足其需求
7. 整理仪容仪表	（1）照护员检查老年人仪容仪表是否干净、整洁 （2）协助老年人照镜子，根据老年人的要求做进一步修饰，满足老年人的精神需求，让老年人满意	★询问老年人感受
8. 整理用物	整理用物，清洁洗脸盆、洗手盆和毛巾	★保持环境整洁
9. 洗手记录	（1）按七步洗手法洗手 （2）记录操作时间、老年人面部和手部皮肤情况、有无异常反应	★预防交叉感染

注意事项

1. 操作过程中注意保暖，避免老年人受凉。
2. 操作动作轻稳，保护老年人安全。
3. 修剪指（或趾）甲不可太短，以防嵌甲。
4. 为老年人剃须时，如胡须较硬，可用温热毛巾热敷 5 ~ 10 分钟。
5. 操作过程中保护老年人隐私，尊重老年人习惯及个人意愿。
6. 操作过程中与老年人保持沟通，了解其感受，如有不适应立即停止并处理。

二、协助老年人更换衣物

老年人着装需兼顾美观、保暖与舒适健康，这是满足其人际交往及自尊需求的基础。对于生活能够自理的老年人，可自行选择并穿戴衣物；而失能、半失能老年人则需要照护员根据其失能程度，提供相应的穿衣协助。因此，照护员熟练掌握不同类型衣物的穿脱方法至关重要，既能防止老年人受凉，也有助于提高照护效率、减轻工作负担。

（一）老年人衣物选择的要求

老年人穿着合适的服装具有多重意义，不仅能提升自身舒适感、有益健康，还能塑造良好形象、满足自尊需求。老年人服装的选择应遵循舒适实用、美观整洁、个性便利的原则，具体要求如下。

1. 舒适实用

老年人对外界环境适应能力较弱，且可能伴随基础疾病，服装需优先满足功能性需求。冬季选择保暖性强的衣物，夏季注重消暑透气，春秋季需防风，以适应不同季节的环境变化。服装应宽松柔软、轻便易穿，便于老年人进行诊疗、如厕、运动等日常活动。四季首选纯棉制品，夏季可搭配凉爽透气的真丝、棉麻类面料，提升穿着舒适度。

2. 美观整洁

整洁美观的衣着不仅能展现老年人的精神风貌，还能增强其社交信心，同时维护健康。内衣及夏季衣物需常洗常换，保持清洁。根据老年人的文化素养、生活习惯选择符合其气质的服装，以款式简洁、剪裁得体、穿脱方便为原则。服装色彩宜素雅沉稳、大方得体。

3. 个性便利

追求个性是老年人的合理需求，鼓励老年人根据个人喜好选择愉悦身心的服装，体现自我风格。对自理能力较差的老年人，优先选择纽扣较大、裤腰带松紧设计等便于穿脱的款式，降低照护难度。

（二）老年人鞋袜选择的要求

1. 鞋子的选择

老年人的鞋履选择需以舒适性和安全性为核心，兼顾生理特点与活动需求。鞋子需大小合脚，具备排汗、减震、防滑、柔软、轻便等特性，考虑到老年人足跟脂肪垫变薄、缓冲能力下降，鞋跟应具有一定硬度，高度建议为 1.5 ～ 2 cm，以分散足底压力、减轻行走疲劳。试穿新鞋宜选择 16：00—18：00（此时足部肿胀较明显），需双脚试穿并适当行走以检验舒适度。

日常行走可穿轻便透气、防滑减震的布底鞋或软底鞋，体型偏胖者可将后跟垫高约 2 cm 以减轻足弓压力；运动时应选鞋底硬度适中、略带后跟且鞋头微翘的运动鞋，固定方式优先选用粘扣或搭扣，避免穿拖鞋、凉鞋运动以防意外；居家则宜穿包裹性好、鞋面完整覆盖足部的拖鞋，减少足趾外露带来的磕碰风险。

2. 袜子的选择

老年人袜子的选择需注重功能性与舒适性，应优先挑选透气、吸湿性良好的棉质或混纺材质，避免使用化纤材质，以减少足部闷热感和摩擦刺激。袜口需宽松适度，防止过紧影响足部血液循环或造成勒痕。同时，袜子需每日更换，保持清洁干燥，以降低足部真菌感染或其他皮肤问题的发生风险。

（三）协助老年人更换衣物技术

操作目的

1. 保持老年人衣物的清洁，促进舒适，预防皮肤问题。
2. 满足老年人自尊的需求，促进人际交往。

操作程序

1. 准备

环境准备：整洁、安静、舒适、安全、温湿度适宜、用屏风遮挡。

老年人准备：了解更换衣物的目的和过程，能够配合操作。老年人平卧于床或安全地坐于靠椅。

照护员准备：着装整洁，修剪指甲，洗手，戴口罩。

用物准备：洗手液、记录单、笔、老年人穿的清洁的衣物、屏风、毛巾（必要时用于保暖）、污衣袋。

2. 实施

协助老年人更换衣物的操作流程见表 2-5-6 ~ 2-5-9。

视频

表 2-5-6　为老年人更换开襟上衣的操作流程

操作流程	操作步骤	操作要点
1. 评估沟通	（1）友好微笑着向老年人问好，称呼恰当，礼貌地进行自我介绍，选择合适话题，自然开启话题，操作行为举止得体 （2）采用有效方法核对老年人基本信息 （3）评估老年人意识状态、自理能力、健康状况、心理状态及合作程度 （4）向老年人解释操作的目的、方法、注意事项，取得老年人配合	★取得老年人配合；对能独立更换衣物的老年人，指导其自行进行
2. 脱开襟上衣	（1）摇高床头至老年人感觉舒适和便于操作的位置 （2）从床头向床尾方向打开盖被，暴露上身，盖住下身保暖 （3）操作中注意与老年人交流解释，观察老年人的反应 （4）为老年人解开衣扣，衣领向下拉，露出双肩。按老年人肩部、上臂、肘关节、前臂、手屈曲位置脱去一侧衣袖，将衣服从背后绕到另一侧，褪下衣袖 （5）换下的开襟上衣，摆放在护理车下层或放入污衣袋	★偏瘫或有外伤的老年人脱衣物时，先脱健侧再脱患侧 ★脱衣过程注意保护身体疾患或疼痛部位，避免生拉硬拽 ★注意保护老年人隐私
3. 观察皮肤	（1）观察老年人肩部、背部、手臂皮肤状况，检查有无压力性损伤、红肿、破损等 （2）如有异常，及时记录并报告医护人员	★注意皮肤清洁和健康
4. 穿开襟上衣	（1）取清洁的开襟上衣，分清左右侧 （2）从一侧袖口处套入手臂，握住老年人患侧手部套入衣袖，顺应上肢屈曲位置，按手部、前臂、肘部、上臂依次提拉至肩部。让老年人身体稍前倾，捏住衣领将衣身从背后展开，将另一侧手臂向斜下方或斜上方伸入衣袖 （3）拉平衣身并整理衣领 （4）如老年人卧于床上更换，穿健侧时，协助老年人向健侧轻轻翻身，将衣服翻卷塞向健侧身下 （5）协助老年人仰卧位，从健侧身下拉出衣服 （6）为老年人穿好健侧袖口，或者指导老年人穿好健侧袖口 （7）拉平开襟上衣，系好衣扣；指导老年人用健侧手带动患侧手系好衣扣 （8）整理衣服平整无皱褶	★偏瘫或有外伤的老年人穿衣物时，先穿患侧再穿健侧 ★穿衣过程注意保护身体疾患或疼痛部位，避免生拉硬拽 ★穿衣过程中注意保暖，避免老年人受凉

续表

操作流程	操作步骤	操作要点
5. 整理用物	（1）整理用物，将污衣袋送至指定区域 （2）开窗通风，保持环境整洁	★保持环境清洁
6. 洗手记录	（1）按七步洗手法洗手 （2）记录操作时间、老年人皮肤情况、有无异常反应	★预防交叉感染

视频

表 2-5-7　为老年人更换套头上衣的操作流程

操作流程	操作步骤	操作要点
1. 评估沟通	（1）友好微笑着向老年人问好，称呼恰当，礼貌地进行自我介绍，选择合适话题，自然开启话题，操作行为举止得体 （2）采用有效方法核对老年人基本信息 （3）评估老年人意识状态、自理能力、健康状况、心理状态及合作程度 （4）向老年人解释操作的目的、方法、注意事项，取得老年人配合	★取得老年人配合；对能独立更换衣物的老年人，指导其自行进行
2. 协助脱衣	（1）摇高床头至老年人感觉舒适和便于操作的位置 （2）从床头向床尾方向打开盖被，暴露上身，盖住下身保暖 （3）将老年人原套头上衣的前下端向上拉至胸部，后下端拉至后侧颈部，嘱老年人低头，从背后向前从头部脱下领口，先脱下健侧衣袖，再脱下患侧衣袖 （4）脱患侧衣袖时，顺应老年人患侧上肢屈曲位置，按肩部、上臂、肘部、前臂和手部的顺序依次脱下 （5）将换下的套头上衣摆放在护理车下层或放入污衣袋	★偏瘫或有外伤的老年人脱衣物时，先脱健侧再脱患侧 ★脱衣过程注意保护身体疾患或疼痛部位，避免生拉硬拽 ★注意保护老年人隐私 ★操作中注意与老年人交流解释，观察老年人的反应
3. 观察皮肤	（1）观察老年人肩部、背部、手臂皮肤状况，检查有无压力性损伤、红肿、破损等 （2）如有异常，及时记录并报告医护人员	★注意皮肤清洁和健康
4. 协助穿衣	（1）辨别套头上衣前后面，先穿患侧再穿健侧 （2）从患侧袖口处伸入至衣袖上端，握住老年人患侧手套入 （3）按前臂、肘部、上臂、肩部的顺序依次穿好患侧衣袖 （4）指导老年人将健侧手从衣领下伸入衣袖，穿好健侧衣袖 （5）嘱老年人低头，一手握住衣身背部的下开口至领口部分，从前面套入老年人头部 （6）向下拉平，整理使衣服平整无皱褶	★偏瘫或有外伤的老年人穿衣物时，先穿患侧再穿健侧 ★动作轻柔，避免拉扯 ★注意老年人保暖
5. 整理用物	（1）整理用物，将污衣袋送至指定区域 （2）开窗通风，保持环境整洁	★保持环境清洁
6. 洗手记录	（1）按七步洗手法洗手 （2）记录操作时间、老年人皮肤情况、有无异常反应	★预防交叉感染

视频

表 2-5-8　为老年人更换裤子的操作流程

操作流程	操作步骤	操作要点
1. 评估沟通	（1）友好微笑着向老年人问好，称呼恰当，礼貌地进行自我介绍，选择合适话题，自然开启话题，操作行为举止得体 （2）采用有效方法核对老年人基本信息 （3）评估老年人意识状态、自理能力、健康状况、心理状态及合作程度 （4）向老年人解释操作的目的、方法、注意事项，取得老年人配合	★取得老年人配合；对能独立更换衣物的老年人，指导其自行进行
2. 协助脱裤	（1）放下床挡，打开盖被，暴露下身，遮盖上身保暖 （2）协助老年人呈仰卧位，为老年人松开裤带（扣） （3）协助老年人身体左倾，将右侧裤腰向下拉至臀下 （4）协助身体右倾，将左侧裤腰向下拉至臀下 （5）协助老年人屈膝，拉住老年人两侧裤腰部分向下褪至膝部 （6）嘱老年人尽力抬起右侧下肢，帮助褪去右侧裤腿 （7）帮助老年人抬起左侧下肢，脱去左侧小腿部裤腿 （8）将换下的裤子摆放在护理车下层或放入污衣袋	★偏瘫或有外伤的老年人脱衣物时，先脱健侧再脱患侧 ★脱衣过程注意保护身体疾患或疼痛部位，避免生拉硬拽 ★注意保护老年人隐私
3. 观察皮肤	（1）观察老年人腰部、臀部、腿部皮肤状况，检查有无压力性损伤、红肿、破损等 （2）如有异常，及时记录并报告医护人员	★注意皮肤清洁和健康
4. 协助穿裤	（1）将清洁的裤子，辨别正反面，平铺于老年人双腿下方 （2）将手从裤管口套入至裤腰开口处，轻握老年人左侧脚踝套入左脚，再将裤管向老年人大腿方向提拉 （3）用同样方法穿上右侧裤管 （4）两手分别拉住两侧裤腰部分向上提拉至老年人臀部 （5）协助老年人身体右倾，将左侧裤腰部分向上拉至腰部 （6）协助老年人身体左倾，将右侧裤腰部分向上拉至腰部 （7）系好裤带、裤扣，整理平整、舒适	★偏瘫或有外伤的老年人穿衣物时，先穿患侧再穿健侧 ★穿衣过程注意保护身体疾患或疼痛部位，避免生拉硬拽 ★注意保护老年人隐私
5. 整理用物	（1）整理用物，将污衣袋送至指定区域 （2）开窗通风，保持环境整洁	★保持环境清洁
6. 洗手记录	（1）按七步洗手法洗手 （2）记录操作时间、老年人皮肤情况、有无异常反应	★预防交叉感染

表 2-5-9　为老年人穿脱鞋袜的操作流程

操作流程	操作步骤	操作要点
1. 评估沟通	（1）友好微笑着向老年人问好，称呼恰当，礼貌地进行自我介绍，选择合适话题，自然开启话题，操作行为举止得体 （2）采用有效方法核对老年人基本信息 （3）评估老年人意识状态、自理能力、健康状况、心理状态及合作程度 （4）向老年人解释操作的目的、方法、注意事项，取得老年人配合	★取得老年人配合；对能独立穿脱鞋袜的老年人，指导其自行进行
2. 协助脱鞋袜	（1）协助老年人坐稳或平卧，确保体位稳定 （2）为老年人解开鞋带或松开鞋扣，握住鞋的足跟部分轻轻脱下鞋子，同法脱下另一只鞋子 （3）一手托住足跟，另一手将袜子褪下，避免拉扯 （4）将脱下的鞋袜放入污物袋	★脱鞋袜过程注意保护身体疾患或疼痛部位，避免生拉硬拽 ★注意检查老年人脚部有无破损及脚部疾患
3. 协助穿鞋袜	（1）取清洁袜子并辨别正反面及袜子的跟部位置 （2）双手分别捏住袜子开口至袜头处，套入脚趾，向脚踝方向提拉 （3）一手握住鞋跟部分，另一手托起老年人足跟，将脚趾部分套入鞋内，直至脚掌、脚跟与鞋底内面贴合 （4）系好鞋带	★辨别袜子正反面，避免穿反 ★袜子应穿着平整，与脚部完全贴合 ★穿鞋前注意检查鞋子内部是否平整、有无异物
4. 整理用物	（1）整理用物，将污物袋送至指定区域 （2）开窗通风，保持环境整洁	★保持环境清洁
5. 洗手记录	（1）按七步洗手法洗手 （2）记录操作时间、老年人足部皮肤情况、有无异常反应	★预防交叉感染

注意事项

1. 操作过程中注意保暖，避免老年人受凉，保护老年人隐私。
2. 确保老年人体位稳定，防止跌倒或坠床。
3. 避免拖、拉、拽，防止老年人皮肤受损。
4. 脱衣先脱健侧，穿衣先穿患侧。
4. 更换衣物过程中注意观察皮肤状况，了解老年人感受，如有异常及时处理。
5. 操作过程采用安全、科学、规范、有效、节力、尊重的原则，确保老年人安全。

任务评价

协助老年人更换衣物的任务评价方法见表 2-5-10。

表 2-5-10　协助老年人更换衣物的任务评价

项目	内容	分值	自评	互评	教师评
工作准备（10%）	照护员仪表仪容、手卫生等符合规范	5			
	根据工作任务准备相应的用物	5			
沟通评估（10%）	采用有效方法核对老年人基本信息	2			
	对老年人进行有效评估	4			
	使用恰当的语言与老年人进行交流，向老年人解释操作目的及注意事项，征得老年人同意	4			
操作过程（60%）	能协助老年人完成仪容仪表的修饰	20			
	能协助老年人更换衣物	20			
	能与老年人进行有效沟通，并注意观察老年人的反应	20			
整理记录（10%）	按要求分类整理用物，七步洗手法洗手，记录全面	10			
整体评价（10%）	操作流畅、安全、规范	5			
	过程中有尊老、敬老、爱老、护老的意识，体现出对老年人的人文关怀	5			

任务三　老年人头发清洁的照护

课件

案例导入

李奶奶，72 岁，退休教师，爱好书法和园艺。老人一直以整洁的外表和优雅的仪态出现在人前，即使退休后也保持着对个人形象的重视。李奶奶患有高血压 10 年，现居住在阳光社区。老人有一个儿子，但因工作繁忙，无法经常陪伴。两个月前，李奶奶因突发脑梗导致左侧肢体活动不便，日常生活需要他人协助。由于行动不便，李奶奶无法像过去那样自己洗头，头发逐渐变得油腻、凌乱，她感到非常不适和自卑，甚至不愿意出门见人。今日，李奶奶的儿子通过社区智慧养老信息化平台预约了照护员上门服务，希望能帮助母亲恢复头发的清洁和自信。

任务描述

1. 请照护员协助李奶奶进行洗头。
2. 请提供心理支持，帮助李奶奶缓解情绪。

知识殿堂

头发清洁照护是老年人日常清洁的关键环节。定期梳理与清洗头发可有效去除灰尘、皮屑及异味，不仅能提升外在形象，还能增强心理舒适感，有助于维持老年人积极的生活态度和自信心。适度梳头可通过良性刺激头皮，促进局部血液循环，维护头发健康并降低感染风险。因此，对于因身体机能下降，无法独立完成头发清洁的老年人，照护员需及时提供专业协助，充分满足其身心需求。

一、协助老年人梳头

梳头是重要的日常卫生行为，具有促进头部血液循环、稳固发根、刺激头皮神经等保健功效，可延缓大脑功能衰退及认知障碍进展。建议老年人每日晨起及睡前规律梳发，每次 5 ～ 10 分钟，具体步骤如下：先从前额发际线向枕部梳理 2 ～ 3 分钟，再分别从左鬓角向右鬓角、右鬓角向左鬓角各梳理 1 ～ 2 分钟，最后取低头体位，自枕部发根向前发际梳理 1 ～ 2 分钟，以头皮产生温热感为宜。

（一）梳子的选择

老年人梳头需选择材质佳、疏密合适、软硬适中的梳子，优先选用木质、牛角或玉梳等天然材质，避免塑料或金属梳子因产生静电吸附灰尘污物，损伤头发和皮肤。宽齿梳、插齿梳或弹性护发梳既能保证梳头力度，又不易伤发。需注意梳齿不可太尖利，以免划伤头皮。梳子需定期清洁，可用纸巾擦拭去除灰尘和油脂，或用温水浸泡后以废弃牙刷清洗，自然晾干，防止细菌滋生。

（二）协助老年人梳头的方法

操作目的

1. 去除头皮屑和污物，保持头发清洁和整齐，减少感染机会。
2. 按摩头皮，促进头部血液循环，促进头发的生长和代谢。
3. 维护老年人自尊，增加老年人自信，建立良好的人际关系。

操作程序

1. 准备

环境准备：整洁、安静、舒适、安全、温湿度适宜。

老年人准备：能够配合操作，了解梳头的过程。

照护员准备：着装整洁，修剪指甲，洗手，戴口罩。

用物准备：洗手液、记录单、笔、梳子、纸巾、毛巾，必要时备发夹、发圈、30% 乙醇。

2. 实施

协助老年人梳头的操作流程见表 2–5–11。

表 2-5-11　协助老年人梳头的操作流程

操作流程	操作步骤	操作要点
1. 评估沟通	（1）携用物至床旁，核对老年人信息 （2）评估老年人意识状态、情绪、身体状况、肢体活动度、头皮情况、自理能力及日常习惯梳理的发型需求 （3）向老年人解释操作的目的、方法、注意事项，取得老年人配合	★关注老年人的心理状态
2. 坐位梳头	（1）将毛巾披在老年人肩上，长发者散开头发，一只手压住老年人头发根部，另一只手将头发梳理整齐 （2）头发较长或打结不易梳理时，可一只手握住头发中段，分段梳理，先梳理靠近发梢的一段，再从发根梳至发梢	★梳头时动作轻柔，避免强拉硬拽，以免造成疼痛和头发脱落
3. 卧位梳头	（1）取出枕头轻轻拍松，把拍松整理好的枕头放在老年人头下，帮助老年人将头偏向一侧，按坐式梳头方法，先梳理一侧，再梳理另一侧 （2）为老年人取舒适卧位，盖好盖被，拉上床挡	★梳头时动作轻柔，避免强拉硬拽，以免造成疼痛和头发脱落
4. 整理用物	（1）梳理完毕，将毛巾由两端向中间卷起，移除 （2）用纸巾包裹脱落的头发放入垃圾桶	★按规定分类处理用物
5. 洗手记录	（1）按七步洗手法洗手 （2）记录操作时间、有无异常反应	★预防交叉感染

注意事项

1. 在梳理头发前，应根据头发的长短、卷曲、受损程度选择适宜的梳发工具。

2. 梳理时需要控制力度，不可过度牵拉，只要用梳齿轻轻地接触头皮即可，以免损伤头部的毛囊或划伤皮肤。

3. 梳发时可边梳发边做头部按摩，促进血液循环。

二、协助老年人洗发

头发清洁频率需结合老年人生活习惯、毛发卫生状况综合确定。代谢旺盛或发丝易沾染污染物的老年人，可适当增加清洁次数。

（一）老年人头发养护方法

1. 定期洗头

老年人因皮肤老化、皮脂腺分泌减少，头皮水分易流失，需保持头部清洁。建议每 2 ~ 3 天洗头一次，选择适宜的洗发水和护发素，确保冲洗彻底，避免残留。

2. 规律理发

老年人头发常伴白发，过长易影响形象与健康。建议定期修剪头发至合适长度，避免过短（头发长度对头皮有保护作用）。

3. 补充足够营养

老年人头发变稀变薄多与营养不足相关，需保证摄入维生素 E、维生素 B_6、维生素 B_{12}、锌、谷氨酸、葡萄籽等营养素，可通过饮食或口服营养保健品补充。

4. 避免热风吹发

热风易损伤头发，应尽量减少吹风机的使用次数与时间。如需使用，选择低温、低风速档位。

5. 避免紧束头发

长时间紧束头发可能导致毛囊萎缩、脱发，建议选择宽松的发夹或发带，避免过度牵拉头发。

6. 减少化学染发烫发

染发剂、烫发剂等化学物质易损伤发质，甚至引发脱发。老年人应尽量减少使用，如需操作，优先选择纯植物成分产品，以养护头皮。

（二）协助老年人坐位洗发

操作目的

1. 保持老年人头发清洁，预防感染。

2. 促进头皮血液循环，提升舒适感。

操作程序

1. 准备

环境准备：关闭门窗，调节室温至 24 ~ 26 ℃。

老年人准备：评估头发卫生状况、身体状况及是否适宜坐位洗头，解释操作目的并取得同意。

照护员准备：着装整洁，修剪指甲，洗手，戴口罩。

用物准备：洗手液、记录单、笔、干毛巾、梳子、棉球、洗发器、洗发液、水壶（水温 40 ~ 45 ℃）、脸盆、吹风机。

2. 实施

协助老年人坐位洗发的操作流程见表 2-5-12。

表 2-5-12　协助老年人坐位洗发的操作流程

操作流程	操作步骤	操作要点
1. 评估沟通	（1）携用物至床旁，核对老年人信息 （2）评估老年人情绪、意识状态、身体状况、肢体活动度、自理能力、洗发习惯、有无头虱和头虮 （3）向老年人解释操作目的及方法，取得老年人配合	★注意调节室温和水温，避免着凉 ★物品摆放整齐，方便操作
2. 安置体位	（1）协助老年人坐于椅子上，松开衣领并内折 （2）围毛巾于颈部，塞棉球入耳 （3）放置洗发器，嘱老年人低头，将头发纳入其中	★洗发器位置需稳固，防止漏水 ★提供毛巾供老年人随时擦脸
3. 清洗头发	（1）试水温后冲湿头发，询问舒适度 （2）涂洗发液，指腹揉搓头皮及头发 （3）温水冲净，避免水入眼、耳	★动作轻柔，避免指甲刮伤头皮 ★随时沟通，观察老年人反应

续表

操作流程	操作步骤	操作要点
4. 擦干与吹干	（1）用毛巾擦干面部及头发 （2）吹风机低风速吹干，梳理头发至干爽	★吹风时避开面部和耳朵，防烫伤 ★注意保暖，及时擦干
5. 整理用物	（1）协助老年人取舒适体位，整理床单位 （2）整理用物	★环境整洁，物品分类处理 ★记录准确，关注老年人舒适度。
6. 洗手记录	（1）按七步洗手法洗手 （2）记录操作时间、老年人头发情况、老年人反应等	★预防交叉感染

注意事项

1. 全程观察老年人反应，及时调整操作，洗头时间不超过 15 分钟。
2. 注意保护隐私，避免水流至眼、耳或打湿衣物，若打湿需及时更换。
3. 动作轻柔，按摩头皮力度适中，方向从发际线向头顶揉搓。
4. 保持室温和水温适宜，操作后确保头发干爽，防止着凉。

（三）为老年人卧位洗发

操作目的

1. 保持老年人头发清洁，预防感染。
2. 促进老年人头皮血液循环，提升舒适感。

操作程序

1. 准备

环境准备：关闭门窗，调节室温至 24 ~ 26 ℃，避免对流风。

老年人准备：了解操作目的、方法、注意事项及配合要点。

照护员准备：着装整洁，修剪指甲，洗手，戴口罩。

用物准备：洗手液、记录单、笔、橡胶单或一次性中单、大毛巾、毛巾、纱布或眼罩、耳塞或不脱脂棉球 2 个、量杯、洗发液、梳子、马蹄形垫或洗头车、脸盆、40 ~ 45 ℃的温水、洗手液。扣杯式洗头法需要另备搪瓷杯和橡胶管，必要时备吹风机。

2. 实施

为老年人卧位洗发的操作流程见表 2-5-13。

表 2-5-13 为老年人卧位洗发的操作流程

操作流程	操作步骤	操作要点
1. 评估沟通	（1）携用物至床旁，核对老年人信息 （2）评估老年人情绪、意识状态、身体状况、肢体活动度、自理能力、洗发习惯、有无头虱和头虮 （3）向老年人解释操作目的及方法，取得老年人配合	★注意调节室温和水温，避免着凉 ★物品摆放整齐，方便操作
2. 安置体位	（1）协助老年人平卧于床上，撤去枕头，松开衣领并内折 （2）围毛巾于颈部，塞棉球入耳，将纱布盖于老年人眼睛上 （3）将橡胶单、大毛巾铺于枕头上，将枕头垫于老年人肩下 （4）放置洗发器，头发纳入其中，洗发器排水管置于污水桶中	★洗发器位置需稳固，防止漏水 ★提供毛巾供老年人随时擦脸
3. 清洗头发	（1）试水温后冲湿头发，询问舒适度 （2）涂洗发液，指腹揉搓头皮及头发 （3）一手持水壶缓慢倾倒温水，一手揉搓头发至洗发液全部冲洗，避免水入眼、耳	★动作轻柔，避免指甲刮伤头皮 ★随时沟通，观察老年人反应
4. 擦干与吹干	（1）取下纱布和耳内棉球，用颈部干毛巾擦干面部水迹并包裹头发 （2）一手托老年人头部，一手撤去洗头用物并移枕头于头下 （3）吹风机低风速吹干，梳理头发至干爽	★吹风时避开面部和耳朵，防烫伤 ★注意保暖，及时擦干
5. 整理用物	（1）协助老年人取舒适体位，整理床单位 （2）整理用物	★环境整洁，物品分类处理 ★记录准确，关注老年人舒适度
6. 洗手记录	（1）按七步洗手法洗手 （2）记录操作时间、老年人头发情况、老年人反应等	★预防交叉感染

注意事项

1. 洗发过程中注意观察病情变化，如发现面色、脉搏、呼吸异常应立即停止操作，必要时通知医护人员进行相应处理。

2. 身体极度虚弱的老年人不宜床上洗发。

3. 洗发过程中注意调节水温与室温，及时擦干头发，以免受凉。

4. 防止污水溅入老年人眼、耳内，并避免沾湿衣服及床单。

5. 洗发时间不宜过长，以免引起头部充血、疲劳，造成老年人不适。

6. 避免空腹及饭后洗发，一般餐后 2 小时左右为宜。

（四）洗发辅具的应用

1. 马蹄形垫

协助老年人取仰卧位，上半身斜向床边，将枕头垫于老年人肩下。置马蹄形垫于老年人后颈下，使老人颈部枕于马蹄形垫突起处，头部置于水槽中。马蹄形垫下端置于脸盆或污水桶中。

2. 扣杯

协助老年人取仰卧位，枕头垫于老年人肩下。铺橡胶单和毛巾于老年人头部位置。脸盆一只，盆底放一条毛巾，倒扣一个搪瓷杯于盆底，杯上垫折成四折并外裹防水布的毛巾，将老年人头部枕于毛巾上（图 2-5-6）。

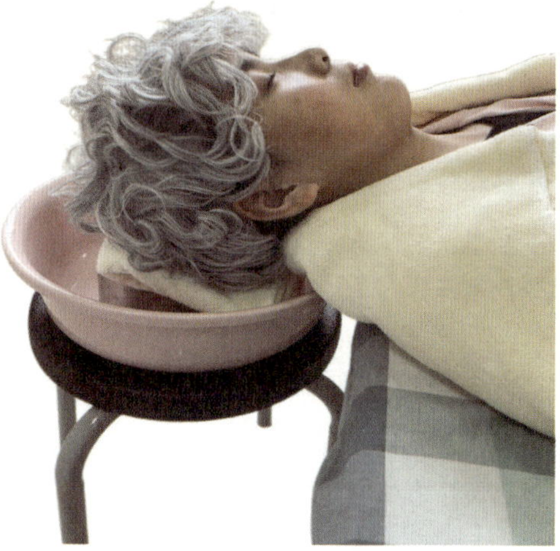

图 2-5-6　扣杯的使用方法

3. 床上洗发器

将枕头下移至老年人肩背部，橡胶单及干毛巾铺于枕头上，协助老年人平卧，一只手托住老年人的头部，另一只手将床上洗发器垫于老年人头下（老年人的头枕在洗发器上），洗发器的排水管道下接污水桶（图 2-5-7）。

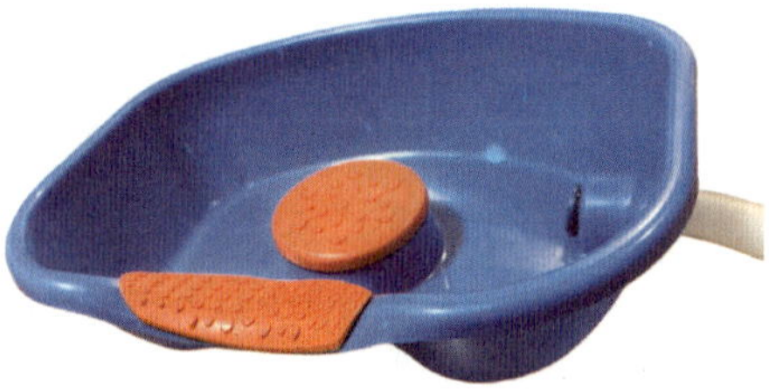

图 2-5-7　床上洗发器

4. 洗头车法

将热水盛于洗头车的水箱内，污水管插入污水箱内，检查各连接管是否漏水，关闭水阀门，插上电源，待水泵启动后，打开水阀门即可使用。老年人取卧位，上半身斜向床边，头部枕于洗头车的头托上，将接水盘置于老年人头下。临时不用时只需要关闭洗头车的水阀门，不必切断电源，然后将喷头放在卡子上以防下滑。

5. 多功能洗头机

打开多功能洗头机主机开关后，拿起洗头器置于头发处，按下操作头侧面的水流开关键即可控制水流。水流撞击头皮后散开，清洁头皮后，会被设备的真空负压吸回污水箱。配合洗发水，即可实现头发清洁。

任务四　老年人口腔清洁的照护

课件

案例导入

王爷爷，78 岁，身高 173 cm，体重 61 kg，文化程度为初中毕业，既往有高血压 15 年，骨质疏松症 3 年；与老伴居住在幸福小区 1 栋 206 室，育有 2 个女儿，1 个外孙和 1 个外孙女，均在本地。王爷爷 3 个月前因脑出血住院治疗，病情稳定后回家，现由夕阳美日间照料中心实施居家照护。王爷爷喜欢喝茶、看电视、打麻将，目前神志清楚，左侧偏瘫，右侧肢体能活动但是活动无力，卧床为主，生活不能自理，不能自行刷牙漱口，需要协助进食、进水，吞咽功能良好。王爷爷既往性格开朗健谈，生病以来总是闷闷不乐，沉默不语。

任务描述

1. 请照护员用棉棒法为王爷爷清洁口腔。
2. 请照护员为王爷爷进行口腔卫生的健康指导。

知识殿堂

口腔由两唇、两颊、硬腭、软腭等构成；在口腔内部，牙齿、舌、唾液腺等器官协同运作，具有摄取、咀嚼、吞咽食物，感觉、发音及分泌唾液等功能，良好的口腔卫生能够促进老年人机体的健康和舒适。

当人体处于健康状态时，通过漱口、刷牙等行为，能够有效维持口腔内的生态平衡，抑制有害微生物的过度滋生。老年人机体的抵抗力下降，口腔活动频率减少，自洁能力减弱，若口腔清洁不规范或不及时，可导致口腔内微生物大量繁殖，打破口腔生态平衡，引发口腔炎症、溃疡、口臭等一系列口腔问题。照护员为老年人进行口腔清洁，不仅能够减少口腔感染的发生率，还能有效清除口腔异味，提升食欲，促进营养物质的摄入与吸收，从而提高老年人生活质量。

一、口腔清洁

（一）老年人口腔健康标准

老年人口腔健康标准是衡量老年人整体健康的重要指标，涉及多个方面。

1. 牙齿健康

（1）数量与功能：WHO 提出“8020”标准，即 80 岁的老年人应至少保留 20 颗功能牙，以保证正常咀嚼食物的功能，保障营养摄入。功能牙指能够正常发挥咀嚼作用、无严重病变且不影响正常咬合的牙齿。

（2）形态与质地：牙齿应清洁，表面无明显软垢、牙石和色素沉着；无龋齿，即牙齿硬组织无被细菌侵蚀形成的龋洞；无松动或仅有极轻微的松动，稳固地在口腔中发挥作用。

（3）咬合关系：上下牙齿咬合正常，没有错位，咀嚼时能均匀接触，有效磨碎食物。

2. 牙龈健康

正常牙龈颜色呈淡粉红色，质地坚韧，无红肿、出血现象，牙龈边缘贴合牙齿，无明显退缩；没有牙龈炎症，刷牙、咀嚼或触碰时牙龈不会出血，无牙龈疼痛、溢脓等症状。

3. 口腔黏膜健康

健康的口腔黏膜光滑、湿润，无破损、溃疡、白斑、红斑等病变；触感正常，无粗糙感、刺痛感等异常感觉。

4. 唾液分泌

唾液分泌量正常，能保持口腔适度湿润；无口干、口苦等不适症状。

5. 口腔卫生习惯

有良好的口腔卫生习惯，每天至少刷牙两次，且采用正确的刷牙方法，如巴氏刷牙法；必要时使用牙线清洁牙缝；饭后及时漱口，清除口腔内食物残渣。佩戴活动性义齿的老年人，要定期取下义齿进行清洁。

6. 无口腔异味

口气清新、淡雅，无明显异味或刺激性味道。

7. 口腔功能正常

具备正常的咀嚼、吞咽、语言及口腔感觉功能，能够正常咀嚼各类食物，充分磨碎食物，便于吞咽和消化；吞咽过程顺畅，无梗阻感；语言表达清晰，发音准确；口腔对温度、味道等感觉正常，无感觉迟钝或过敏现象。

（二）老年人口腔评估及卫生指导

1. 自理情况评估

自理老年人：可鼓励其独立完成口腔清洁，但需关注其清洁效果。

半自理老年人：照护员应在旁协助，如准备清洁用品、提醒关键步骤。

失能老年人：需照护员全程帮助，可让老年人在床上，抬高上半身，头偏向一侧进行清洁。

2. 口腔卫生状况评估

口腔：检查口腔内是否有食物残留、异常分泌物。

气味：是否有口腔异味，若有氨臭味、烂苹果味等异常气味，提示可能存在口腔疾病或全身性疾病，需及时报告医生。

牙齿：查看牙齿有无龋齿、牙结石、牙垢等问题。

牙龈：观察牙龈颜色，判断是否存在红肿、出血、萎缩；留意口唇色泽，查看有无干裂、出血。

黏膜：检查口腔黏膜的颜色及完整性，若有溃疡、出血等情况需及时处理。

舌：观察舌的颜色、湿润度，若有溃疡、肿胀等异常要及时报告。

其他：查看腭部、悬雍垂、扁桃体有无红肿、溃疡等异常。

3. 常用口腔评估量表

借助口腔评估量表，从多维度对老年人口腔健康进行量化评估，可全面了解老年人口腔健康状况，及时发现潜在问题并制订个性化干预措施，为口腔保健和治疗提供科学依据。

（1）口腔卫生评估量表：口腔卫生评估量表在改良版贝克口腔评估量表的基础上增加了自理能力和健康知识 2 个维度，是我国较为权威的口腔评估量表。量表将口腔卫生状况分为好、一般和差，相应记为 1 分、2 分和 3 分，总分为各项目之和，分值范围为 12 ~ 36 分。分值越高，表明老年人口腔卫生状况越差，越需要加强口腔卫生护理（表 2-5-14）。

表 2-5-14 口腔卫生评估量表

评估项	评分标准		
	1 分	2 分	3 分
唇	湿润，质软，无裂口	干燥，有少量痂皮，有裂口，有出血倾向	干燥，有大量痂皮，有裂口，易出血干裂
黏膜	湿润，完整	干燥，完整	干燥，黏膜擦破或有溃疡面
牙龈	无出血及萎缩	轻度萎缩，出血	有萎缩，容易出血，肿胀
牙 / 义齿	无龋齿，义齿合适	无龋齿，义齿不合适	有许多空洞，有裂缝，义齿不合适，齿间流脓液
牙垢 / 牙石	无牙垢或有少许牙石	有少量至中量牙垢或中量牙石	大量牙垢或牙石
舌	湿润，少量舌苔	干燥，有中量舌苔	干燥，有大量舌苔或覆盖黄色舌苔
腭	湿润，无或有少量碎屑	干燥，有少量或中量碎屑	干燥，有大量碎屑
唾液	中量，透明	少量或过多量	半透明或黏稠
气味	无味或有味	有难闻气味	有刺鼻气味
损伤	无	唇有损伤	口腔内有损伤
自理能力	全部自理	需部分帮助	需全部帮助
健康知识	大部分知识来自实践，刷牙有效，使用牙线清洁牙齿	有些错误观念，刷牙有效，未使用牙线清洁牙齿	有许多错误观念，很少清洁口腔，刷牙无效，未使用牙线清洁牙齿

（2）口腔健康评估工具：口腔健康评估工具（oral health assessment tool, OHAT）由澳大利亚学者 Chalmers 等于 2005 年修订，结合口周局部情况评估口腔健康情况，是老年人口腔健康最简单的筛查和评估工具。量表涵盖嘴唇、舌头、牙龈、唾液、自然牙、义齿、口腔清洁和牙痛状况 8 个维度评估老年人口腔健康，采用 Likert3 级评分法，“正常”计 0 分，“不正常”计 2 分，总分 0 ~ 16 分，分值越高，表明口腔健康情况越差（表 2-5-15）。

表 2-5-15 口腔健康评估工具

病区： 床号： 姓名： 性别： 年龄：

类别	健康（0分）	渐变中（1分）	不健康（2分）	得分
嘴唇	黏膜光滑、湿润、呈粉红色	口角干燥、皲裂或发红	有肿胀或肿块，白斑 / 红斑 / 溃疡性斑块；嘴角出血 / 溃烂	
舌头	湿润、粗糙度正常、呈粉红色、形态正常	斑块、皲裂、发红、舌苔变厚	舌体表面有白斑或红斑、溃烂、肿胀	
牙龈组织	呈粉红色、黏膜湿润、表面光滑、无出血	黏膜干燥、发亮、粗糙、红肿，义齿下存在溃疡 / 痛处	牙龈肿胀、出血、溃疡，黏膜白斑 / 红斑，义齿下大范围发红	
唾液	黏膜组织湿润，能够感知唾液的流动，性状正常	黏膜组织干燥，唾液分泌量少	黏膜组织干燥发红，唾液量少或无分泌，唾液黏稠，受检人自觉口干	
天然牙齿（是 / 否）	无龋齿或牙齿 / 牙根损坏	有 1 ~ 3 颗龋齿或牙齿 / 牙根存在损坏	4 颗及以上龋齿或牙齿 / 牙根存在损坏，或牙齿磨损严重，或单侧少于 4 颗牙齿存留	
义齿（是 / 否）	义齿规律佩戴，使用时间较长，且没有磨损	义齿每天只佩戴 1 ~ 2 小时，或有 1 颗破损 / 松动的义齿	义齿脱落或破损≥ 1 颗，或义齿丢失，或磨损严重	
口腔清洁	口腔清洁，口腔内无义齿，或不含任何食物残渣或牙石	口腔内存在 1 ~ 2 个区域或义齿表面局部存在食物残渣 / 牙石 / 牙菌斑	口腔内多个部位或大部分义齿表面存在食物残渣 / 牙垢 / 牙菌斑，或有严重口臭	
牙齿疼痛	无牙痛相关行为表现，无牙痛主诉、体征	有牙痛相关表现或主诉，如进食困难或吞咽障碍、咬唇等	存在牙痛体征，如脸颊或牙龈肿胀、溃疡等，并伴有牙痛主诉，影响说话及进食	
如果有任何类别得分为 1 分或 2 分，建议进行进一步检查 □制订完整的口腔保健计划，并对受检者进行口腔护理干预 □定期再次检测受试者的口腔健康状况 评估人： 评估时间： 总分：				

4. 正确选择和使用口腔清洁用品

（1）牙刷选择：选择刷头较小、表面平滑、刷毛质地柔软的牙刷，能在口腔内灵活转动，便于清洁各个角落，同时不会损伤牙龈和口腔黏膜。每 3 个月更换一次牙刷，若牙刷刷毛出现变形、脱落等情况，应及时更换；如使用电动牙刷，也应按时更换刷头。

（2）牙膏选择：选择无腐蚀性的牙膏，避免损伤牙齿，根据老年人的口腔状况，可选择不同功效的牙膏。例如，药物牙膏能抑制细菌生长，对于容易患龋齿或牙齿敏感的老年人有一定帮助；含氟牙膏可增强牙齿抗龋能力，预防龋齿；水果香型牙膏能清新口气，让老年人感觉舒适。但牙膏不宜长期使用同一品牌，应定期更换，以避免口腔细菌产生耐受。

（3）其他清洁用品：若老年人口腔内有细菌感染，应遵医嘱使用漱口液。常见的漱口液有

0.9% 氯化钠溶液，可用作清洁口腔；2% ～ 3% 硼酸溶液，有抑菌作用；0.02% 呋喃西林溶液，能清洁口腔、广谱抗菌等；对于佩戴义齿的老年人，还需要准备义齿清洁剂，用于清洁义齿（表 2–5–16）。

表 2–5–16　不同口腔护理溶液的浓度及作用

溶液名称	浓度	作用
氯化钠溶液	0.9%	清洁口腔，预防感染
过氧化氢溶液	1% ～ 3%	遇有机物时，放出新生氧，抗菌除臭
硼酸溶液	2% ～ 3%	酸性防腐剂，抑菌
碳酸氢钠溶液	1% ～ 4%	碱性药剂，用于真菌感染
呋喃西林溶液	0.02%	清洁口腔，广谱抗菌
氯己定（洗必泰）	0.01%	清洁口腔，广谱抗菌
醋酸溶液	0.1%	用于铜绿假单胞菌感染等

5. 指导养成良好的口腔卫生习惯

（1）刷牙指导：指导老年人养成每日晨起、晚上睡前刷牙的习惯，每次刷牙时间不少于 3 分钟；刷完牙齿后，再由内向外刷洗舌面，清除食物碎屑和致病菌；每次使用后要彻底清洗牙刷，甩干水分，将刷头向上放置在通风干燥处，防止细菌滋生。

（2）漱口指导：建议老年人饭后及时漱口，清除口腔内的食物残渣。日常清洁可使用清水或淡盐水漱口，对于口腔有炎症的老年人，可遵医嘱使用专用漱口液。漱口时，含一口水在口腔内，鼓动颊部，使漱口水在牙缝内外来回流动冲刷，然后吐出。

（3）饮食指导：甜食容易被口腔细菌分解产生酸性物质，腐蚀牙齿，增加患龋齿的风险，指导老年人少食甜食，可多吃富含纤维的食物，如蔬菜、水果等，这些食物在咀嚼过程中能起到清洁牙齿的作用，还能促进唾液分泌，有助于口腔自洁。

（三）保持口腔卫生的方法

1. 刷牙

刷牙是口腔清洁的基础方法，每天至少早晚刷牙 2 次，饭后刷牙更佳。

（1）巴氏刷牙法：牙刷毛面与牙齿呈 45°角，使刷毛进入牙龈沟和相邻牙缝内，做短距离的快速环形颤动，每次刷 2 ～ 3 颗牙齿，依次刷完各个部位；刷牙齿咬合面时，将刷毛压在咬合面上，使毛端深入裂沟区做短距离的前后来回颤动（图 2–5–8）。

（2）竖刷法：将牙刷刷毛末端置于牙龈和牙冠交界处，沿牙齿方向轻微加压，并顺牙缝纵向刷洗，分别对牙齿的外侧面、内侧面、咬合面进行刷洗（图 2–5–9）。要避免采用横刷法，因为横刷易损害牙体与牙周组织。

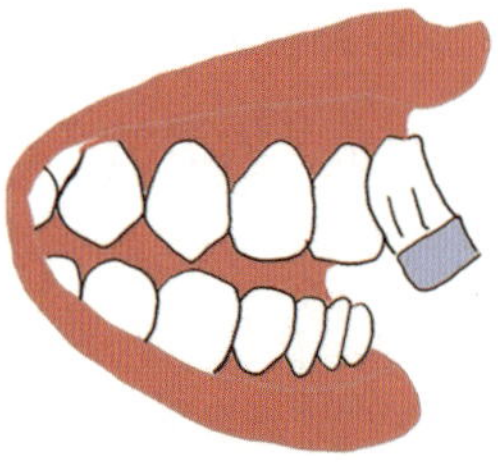

1.刷毛与牙齿根部呈45°角
轻微按压打圈颤动。

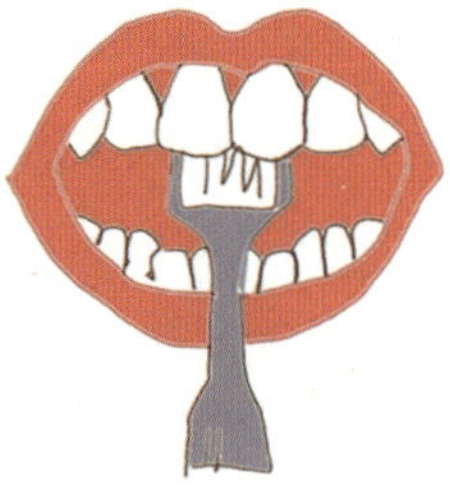

2.刷门牙内侧牙刷竖起
一颗一颗上下来回刷

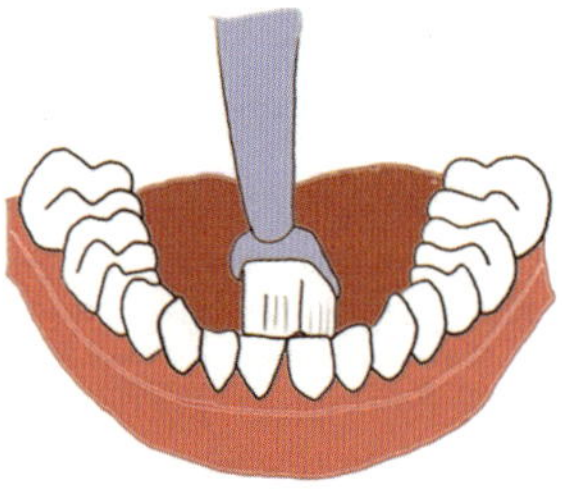

3.下前牙的后面，垂直倾斜牙刷，
使用刷头前半部分上下刷动

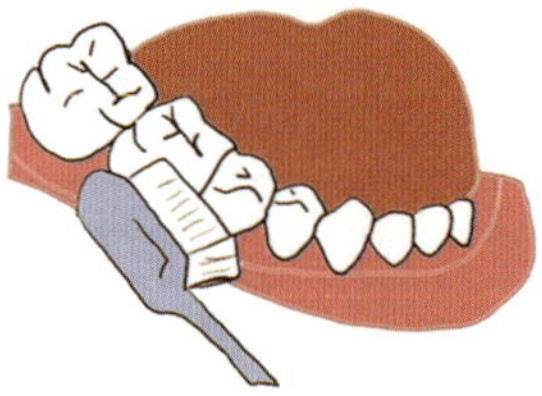

4.以2~3颗牙为一组，以短距离
（约2 mm）水平打圈颤动牙刷

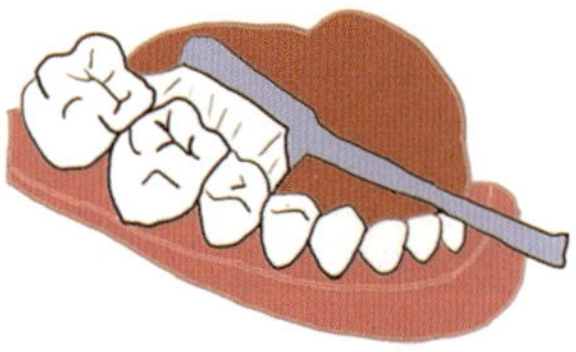

5.牙刷内侧同外侧刷法，
避免动作过大又变成横刷

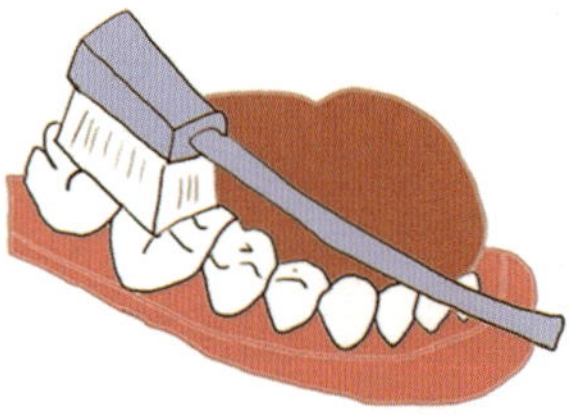

6.咬合面上一定要注意刷到2~3
颗为一组短距离水平颤动牙刷。

图 2-5-8　巴氏刷牙法

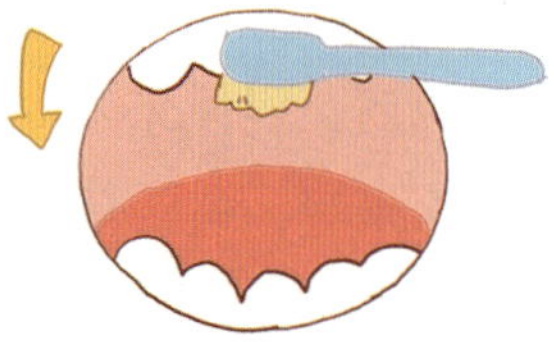

上牙往下刷

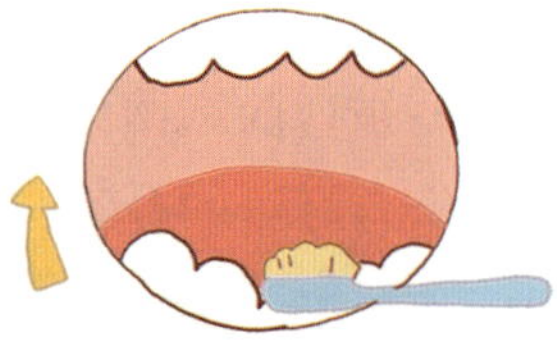

下牙往上刷

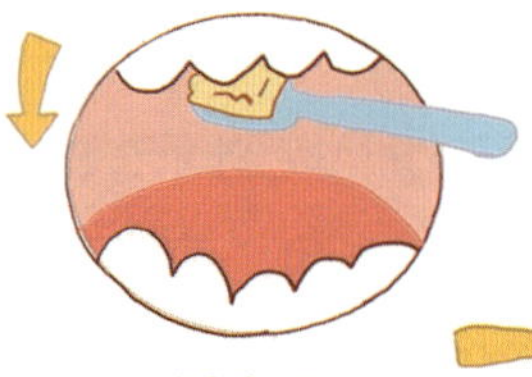

上牙内侧往下刷

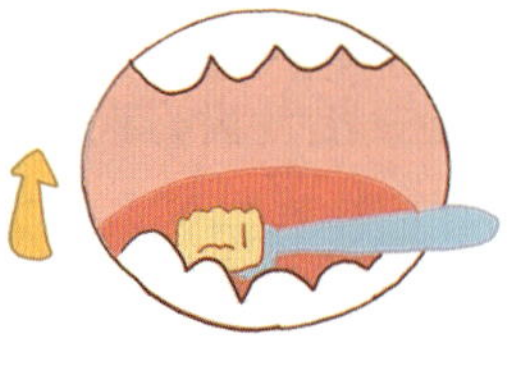

下牙内侧往上刷

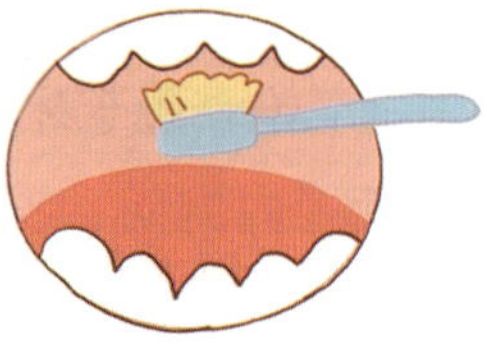

咬牙面来回刷

图 2-5-9　竖刷法

（3）刷洗舌面：由内向外刷洗舌面，清除食物碎屑和致病菌。协助老年人刷牙时，可让其伸出舌头，握紧牙刷，用较小力量先刷舌面尖端，再刷舌的两侧，之后彻底漱口，清除口腔内的食物碎屑和残余牙膏，必要时重复刷洗和漱口，直至口腔完全清洁，最后用清水洗净牙刷，甩去多余水分后晾干。

2. 使用牙线、牙缝刷

（1）牙线：牙线能有效清洁牙齿之间的缝隙，去除食物残渣和牙菌斑。清洁牙齿时，将牙线对准齿缝，轻轻前后滑动直至进入齿缝紧贴牙齿；上下拉动牙线，仔细清洁牙齿和牙齿邻面；如遇较大残渣，可用牙线棒尾部剔牙（图 2-5-10）。

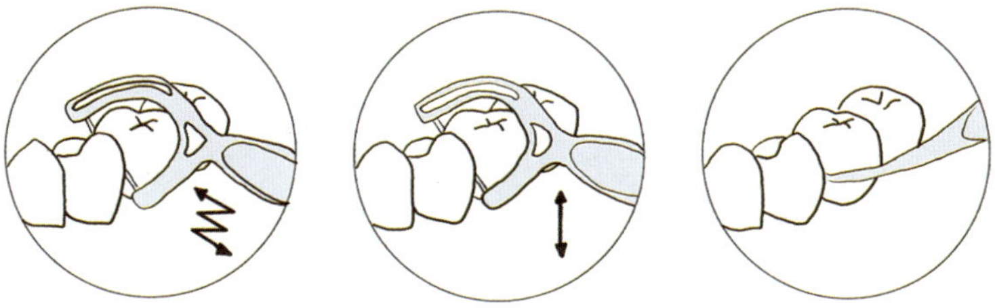

图 2-5-10　牙线用法

（2）牙缝刷：牙龈萎缩、有明显牙缝的老年人，可使用牙缝刷，根据牙缝宽窄选用合适型号，将刷头伸入牙缝处或牙根分叉区，前牙区从口外向口内方向深入牙缝，后牙区可从牙齿外侧面或口内向口外方向伸入牙缝，用水平拉锯式移动清除菌斑，每个牙缝刷 4 ~ 6 次，刷完后冲洗干净并漱口，每天至少在睡前使用一次（图 2-5-11）。

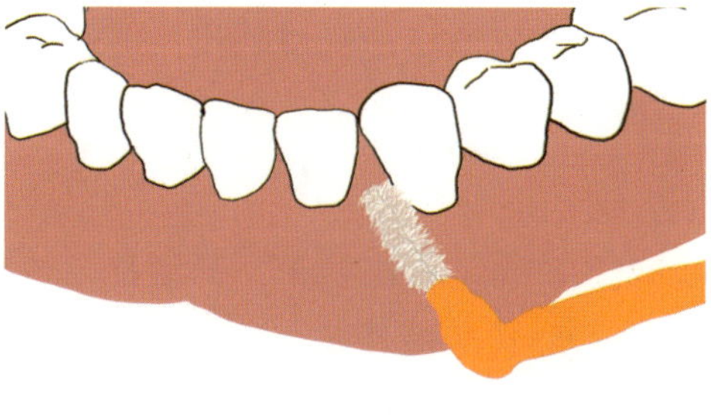

图 2-5-11　牙缝刷用法

3. 漱口

饭后用温开水或淡盐水漱口，能有效清洁口腔，去除部分食物残渣。可选择合适的漱口水，如含 0.05% 氟化钠的漱口水可预防龋齿；含香精油、酚类等成分的漱口水可抑制牙菌斑。但不建议长期使用抑菌性漱口水，会导致口腔菌群失调；治疗型漱口水，如含氯己定、西吡氯铵，须在医生处方下使用。

4. 定期洗牙

即使每天认真刷牙，牙齿表面仍会有无法刷去的钙化牙结石和牙菌斑，需要通过洗牙来清除。建议老年人每半年到一年进行一次洗牙，由专业牙科医生使用超声洁牙机等特殊器械，维护口腔健康。

5. 牙龈按摩

刷牙漱口后，将干净的食指或中指指腹置于牙龈上，由牙根向牙冠做上下方向和沿牙龈水平面做前后方向的适度揉按，依次按摩上下、左右的内外侧牙龈，每次 2 ~ 3 分钟，可促进牙龈血液循环，增强牙龈组织的抵抗力。

6. 饮食调整

老年人应注意营养均衡，多吃富含维生素、矿物质的食物，如蔬菜、水果、全谷类食品等，这些食物有助于维持口腔组织健康；少吃高糖、高脂肪、高盐及黏性较大的食物，减少口腔细菌滋生和龋齿风险。

7. 定期口腔检查

定期到口腔医院进行口腔检查，建议每半年到一年检查一次，通过检查可及时发现龋齿、牙周病、口腔黏膜病变等问题，并在早期进行治疗，防止病情发展。

8. 口腔运动操

适度的口腔运动操有助于促进下颌关节、面部肌肉、牙龈和牙周的血液循环，坚固牙齿，保持口腔健康。

唇部运动：可将嘴巴张开至最大，发出“啊”的声音，然后弹舌。

舌头运动：将舌头伸至上下排牙齿，左右移动做出清洁牙齿状。

叩齿：轻微闭口，上下牙齿相互轻轻叩击数十次，所有牙齿都要叩击到，用力要适度，以老年人不感到疲劳为宜。

鼓腮：紧闭嘴唇吹气，使脸颊鼓胀，空口反复鼓动两侧腮部。

缩唇呼吸：用鼻深吸一口气，将嘴巴缩拢成吹口哨状，慢慢呼气。

（四）老年人常见的口腔问题

1. 牙齿结构改变

老年人牙齿长期使用，磨损较为严重，牙釉质被不断磨耗，使牙齿表面不再光滑，更容易残留食物残渣；牙龈出现生理性萎缩，导致牙根暴露；牙间隙因牙齿的磨损、移位和牙龈萎缩而增大。这些变化为食物残渣嵌塞在牙缝和牙根处创造了条件，食物残渣在口腔内为细菌滋生提供了丰富的营养来源。

2. 口腔自洁能力下降

唾液具有清洁口腔、缓冲酸碱度及抑制细菌生长的作用，老年人唾液分泌量明显减少，口腔自洁能力下降，细菌在口腔内大量繁殖。口腔内原本存在多种细菌，如变形链球菌、乳酸杆菌等，这些细菌在适宜的环境下会迅速生长，代谢产生的有机酸会持续腐蚀牙齿，逐步破坏牙齿的硬组织，最终形成龋齿。

3. 龋齿

龋齿是老年人常见的口腔问题之一。随着年龄增长，身体机能逐渐衰退，口腔环境也随之发生一系列变化，使老年人患龋齿的风险显著增加。

（1）早期症状隐匿：在龋齿发病早期，通常无明显症状，这使得老年人难以察觉。此时，虽然牙齿表面可能已经开始脱矿，但肉眼往往难以分辨。随着病情的逐步发展，牙齿表面会慢慢出现龋洞，起初，龋洞可能较小、较浅，但细菌会持续向牙齿深层侵蚀。

（2）牙齿敏感加剧：当龋洞发展到一定程度，接近牙本质时，患病老年人会开始感到牙齿敏感，因为牙本质中有许多牙本质小管，外界刺激如进食冷、热、酸、甜的食物，能够通过牙本质小管传导至牙髓神经，引起疼痛，这种疼痛通常是一过性的，刺激消失后疼痛也会随之缓解。

（3）严重并发症：若龋齿未能得到及时治疗，病情会进一步发展，细菌会通过龋洞深入牙髓腔，引发牙髓炎。牙髓炎发作时，患病老年人会感到剧烈牙痛，疼痛性质多为自发性、阵发性剧痛，且常常在夜间加重；温度刺激，如喝热水、冷水，会使疼痛加剧，并且往往难以准确指出疼痛的牙齿位置。如果牙髓炎继续发展，炎症会扩散至牙根尖周围组织，导致根尖周炎，可能出现牙龈肿胀、面部肿胀，严重时甚至会伴有发烧、张口受限等症状；细菌入血还可能引发菌血症，对全身健康造成威胁。

4. 牙周炎

牙周炎在老年人中也较为常见，牙菌斑和牙结石是引发牙周炎的主要原因。由于口腔清洁不彻底，牙菌斑和牙结石容易在牙齿与牙龈交界处堆积，持续刺激牙龈，引发炎症。初期表现为牙龈红肿、出血，刷牙或咬硬物时出血明显；随着病情进展，牙周组织遭到破坏，牙周袋形成，牙槽骨吸收，牙齿逐渐松动；严重时牙齿会脱落，影响咀嚼功能和口腔健康。

5. 口腔黏膜疾病

老年人易患多种口腔黏膜疾病，如口腔溃疡、口腔白斑等。

（1）口腔溃疡：口腔溃疡表现为口腔黏膜上出现圆形或椭圆形的溃疡面，疼痛明显，影响进食和说话，其发病原因可能与免疫力下降、维生素缺乏、精神压力等因素有关。

（2）口腔白斑：口腔黏膜上出现白色斑块，不能擦去，部分口腔白斑有恶变的可能，通常与长期吸烟、饮酒、口腔局部刺激等因素相关。

二、义齿清洁

（一）义齿的作用与类型

1. 义齿概念

义齿，常被称为“假牙”，它是用以修复缺失的天然牙和邻近组织，恢复其功能和形态的人工材料修复体。对于牙齿缺失的老年人，义齿是恢复口腔功能与外观的重要工具。随着年龄增长，老年人受龋齿、牙周病、外伤等因素影响，牙齿缺失情况较为常见，义齿便成为解决这一问题的有效手段。

2. 义齿的作用

（1）恢复咀嚼功能：牙齿缺失后，老年人的咀嚼能力大幅下降，许多食物难以嚼碎，影响正常进食。义齿能够重新构建咀嚼系统，使老年人恢复对食物的咀嚼能力，良好的咀嚼还能刺激唾液分泌，进一步帮助消化，减少肠胃负担。

（2）改善发音清晰度：牙齿在发音过程中起着关键作用，缺失牙齿会导致发音不准，影响老年人与他人的顺畅交流。义齿能够填补缺失牙齿的空间，恢复口腔正常的结构形态，使气流通过口腔时能形成正确的发音，像发“f”“v”等唇齿音，以及“z”“c”“s”等齿音时，义齿可辅助老年人发出准确的声音，增强其交流的自信心与效果。

（3）维持面部正常形态：牙齿对支撑面部软组织至关重要，当牙齿缺失后，面部失去相应支撑，容易出现脸颊凹陷、唇部塌陷等情况，显得面容衰老。义齿安装后，能够重新支撑起面部软组织，恢复面部丰满度，使老年人的面部轮廓更加自然、美观，提升整体形象，进而增强其自信心，提高生活质量，让老年人在社交等活动中更加积极主动。

3. 义齿的类型

（1）活动义齿：

定义：活动义齿又被称作可摘义齿，可由老年人自行摘戴，利用口中剩余的天然牙、义齿基托下方的黏膜和骨组织作为支持结构，依靠义齿的固位体，如卡环、挂钩等，以及基托来实现固定。活动义齿分为可摘局部义齿和全口义齿，可摘局部义齿用于修复局部牙齿缺失，全口义齿则针对上颌或下颌全部牙齿缺失的情况。

优缺点：活动义齿对牙体组织的磨损程度较低；适用范围广泛，从个别牙齿缺失到上颌或下颌全部牙齿缺失，及伴有软硬组织缺损的情况都适用；可自行摘戴，方便在饭后、睡前取下进行清洁，有利于保持口腔卫生；与其他义齿类型相比，费用相对较低，造成的经济压力较小。但由于其体积较大且部件较多，初戴时老年人可能会有明显的异物感，需要一定时间适应，部分老年人可能会影响发音，甚至引发恶心等不适症状。

（2）固定义齿：

定义：固定义齿是借助粘结剂或特定的固定装置，将义齿稳固地固定在缺牙两侧的天然牙上，无法自行摘戴。固定义齿一般由固位体、桥体和连接体三部分组成，固位体安装在缺牙两侧的天然牙上，起到固定和支持义齿的作用；桥体则替代缺失牙行使咀嚼功能；连接体将固位体与桥体连接为一个整体。

优缺点：固定义齿稳定性强，在口腔内固定良好，咀嚼时不易松动、移位，能够提供接近天然牙的咀嚼效能，大大提高了老年人的进食质量；不会有明显的异物感，对发音基本无影响，佩戴舒适度较高；固定义齿的外形和颜色可以与天然牙高度相似，美观效果好，能较好地满足老年人对美观的需求。佩戴固定义齿需要磨除缺牙两侧天然牙的部分牙体组织，这可能会对天然牙造成一定损伤；费用相对较高，给部分老年人带来一定经济负担。

（二）活动义齿的摘取和佩戴方法

1. 摘取活动义齿

照护员洗净双手，协助老年人用手指捏住义齿的基托，顺着牙齿的方向轻轻取下，避免用力过猛损伤牙龈或折断义齿。

2. 佩戴活动义齿

照护员先检查义齿是否完整，有无破损，然后用清水冲洗干净。让老年人张口，将义齿的基托对准缺牙部位，按照方向轻轻戴入，然后用手指轻轻按压义齿，使其与口腔黏膜贴合紧密。佩戴过程中要注意观察老年人的反应，如有疼痛或不适，应及时调整。

（三）义齿的清洗、存放方法

1. 义齿清洗

（1）时间：每次吃饭或进食后，均需取下义齿进行清洗；入睡前需对义齿进行一次全面、深度的清洁。

（2）清洗方法：①取下义齿后，在流动的清水下进行冲洗，初步去除义齿表面大块的食物残渣。冲洗时，可轻轻晃动义齿，确保各个部位都能被水流冲洗到，尤其是义齿的边缘、人工牙的咬合面，以及基托与口腔黏膜贴合的部位。②使用软毛牙刷蘸取牙膏或义齿清洁剂进行刷洗，相较于普通牙膏，义齿清洁剂的清洁和除菌效果更为显著，能有效清除牙菌斑、茶垢、烟渍等顽固污渍。刷洗时着重刷洗牙托内面，这是与口腔黏膜直接接触的部位，食物残渣和细菌容易在此积聚，若清洁不彻底，可能引发黏膜炎症。同时，与其他牙齿接触的部位，如卡环、邻接面等，也是刷洗的重点，刷洗时，动作要轻柔，按照一定顺序，从一端到另一端，确保每个角落都能被清洁到。③刷洗完成后，再次用冷水将义齿冲洗干净，确保牙膏或清洁剂残留被彻底清除。避免使用热水，因为义齿多由树脂、塑料等材料制成，热水可能导致这些材料变形，影响义齿的贴合度与使用效果。④冲洗干净后，可将义齿放在干净的毛巾上，轻轻吸干表面水分。

2. 义齿存放

（1）入睡前存放：入睡前取下义齿，按上述方法刷洗干净后，需将其浸泡在合适的容器中。应选择贴有标签并盛有冷开水或义齿清洁液的加盖容器。冷开水应每日更换，以保证水质清洁，防止细菌滋生。若使用义齿清洁液，需按照产品说明进行调配与使用。

（2）暂时不用时存放：若义齿暂时不用，如老年人因外出旅游、生病等原因一段时间内不佩戴义齿，同样要按照饭后及睡前的清洗步骤，对义齿进行彻底清洗。清洗后，将其存放在干燥、清洁的环境中。可将义齿放在专门的义齿护理盒内，护理盒内应垫有干净的纱布或纸巾，避免义齿直接接触盒子表面，防止刮伤。义齿护理盒应放置在阴凉、通风处，避免阳光直射和高温环境，不能放在暖气旁、窗台等地方，以防义齿因温度过高而变色、变形或老化。

3. 注意事项

（1）避免错误浸泡：义齿不能浸泡于热水和消毒剂中。热水会使义齿的材料发生变形，导致义齿与口腔贴合度变差，影响佩戴舒适度与咀嚼功能。消毒剂通常具有较强的氧化性或腐蚀性，可能会损害义齿的表面质地、颜色及结构，缩短义齿使用寿命，还可能对口腔组织造成潜在危害。

（2）定期检查与维护：定期检查义齿是否有损坏、变形等情况，如基托是否出现裂缝、人工牙是否松动等，若发现问题，应及时联系专业口腔医生进行修理或调整。同时，建议老年人定期到口腔医疗机构进行口腔检查，医生可根据义齿使用情况及口腔健康状况，给予专业的护理建议与指导。

三、口腔照护技术

（一）协助老年人漱口

操作目的

保持老年人口腔清洁、无异味，促进食欲，预防疾病。

操作程序

1. 准备

环境准备：安静，整洁，温湿度适宜，光线充足。

老年人准备：了解操作流程，能够配合操作。

照护员准备：着装整洁，修剪指甲，洗手，戴口罩。

物品准备：水杯（内盛 2/3 杯温水）、吸管、弯盘或小碗、毛巾、记录单、洗手液，必要时备润唇膏。

2. 实施

协助老年人漱口的操作流程见表 2-5-17。

表 2-5-17　协助老年人漱口的操作流程

操作流程	操作步骤	操作要点
1. 评估沟通	（1）携用物至床旁，核对老年人信息，确认老年人身份 （2）全面评估老年人精神状态、饮食、二便、睡眠、病情、用药史、肌力、肢体活动度、皮肤情况、有无留置管道、口腔情况、吞咽情况、鼓腮运动情况等 （3）向老年人解释操作目的、方法及注意事项，取得老年人配合 （4）了解老年人惯用手	★语言舒缓 ★尊重老年人
2. 摆放体位	（1）协助老年人取侧卧位或半坐卧位（卧床老年人摇高床头至 30°，面向照护员） （2）将毛巾铺于老年人颌下及胸前部位，弯盘置于口角边	★手法轻柔 ★注意防止老年人坠床
3. 协助漱口	（1）照护员将水杯递到老年人口角旁让其饮一口水（卧床老年人用吸管吸一口水） （2）指导老年人紧闭双唇，鼓动颊部，使漱口水在牙缝内外来回流动冲刷 （3）照护员持小碗接取老年人吐出的漱口水（卧床老年人用口角边的弯盘接取），反复多次直至口腔清洁 （4）撤下小碗（弯盘），用毛巾擦干口角，必要时涂抹润唇膏	★每次含漱口水的量不可过多，避免发生呛咳或误吸 ★昏迷老年人禁忌漱口
4. 整理用物	撤去用物，协助老年人取舒适体位，整理床单位	★用物按规定分类处理
5. 洗手记录	（1）按七步洗手法洗手 （2）记录操作时间、老年人口腔情况、老年人反应等	★预防交叉感染

注意事项

1. 昏迷老年人禁忌漱口，以免引起误吸。
2. 若老年人口腔内有微生物感染，遵医嘱使用相应漱口液。
3. 操作过程中及时与老年人沟通，如有不适立刻停止并给予处理。
4. 保护老年人安全，防止坠床。

（二）协助老年人刷牙

操作目的

保持老年人口腔清洁、无异味；促进食欲，预防疾病。

操作程序

1. 准备

环境准备：安静，整洁，温湿度适宜，光线充足。

老年人准备：了解操作流程，能够配合操作。

照护员准备：着装整洁，修剪指甲，洗手，戴口罩。

物品准备：牙刷、牙膏、漱口杯（内盛 2/3 杯温水）、毛巾、一次性治疗巾、脸盆、跨床小桌、记录单、洗手液，必要时备润唇膏。

2. 实施

协助老年人刷牙的操作流程见表 2-5-18。

表 2-5-18　协助老年人刷牙的操作流程

操作流程	操作步骤	操作要点
1. 评估沟通	（1）携用物至床旁，核对老年人信息，确认老年人身份 （2）全面评估老年人精神状态、饮食、二便、睡眠、病情、用药史、肌力、肢体活动度、皮肤情况、有无留置管道、口腔情况、吞咽情况、鼓腮运动情况、有无义齿等 （3）向老年人解释操作目的、方法及注意事项，取得老年人配合 （4）了解老年人惯用手	★语言舒缓 ★尊重老年人
2. 摆放体位	（1）协助老年人取坐位，将毛巾或一次性治疗巾围于老年人胸前 （2）在小桌上放稳脸盆	★脸盆放稳，避免倾覆打湿床铺，如打湿应及时更换 ★注意防止老年人坠床
3. 指导刷牙	（1）根据老年人自理能力，指导或协助老年人在牙刷上挤好牙膏；将漱口杯及牙刷递给老年人，嘱老年人身体前倾，先含一小口水漱口，湿润口腔，再刷牙 （2）刷牙齿外侧面：上下牙齿咬合，采用竖刷法刷洗牙齿的外侧面 （3）刷牙齿内侧面：打开口腔，上牙应从上向下刷，下牙应从下向上刷 （4）刷咬合面：螺旋形由内向外刷牙齿咬合面，还可用刷毛轻轻按摩牙龈	★刷牙时嘱老年人动作轻柔，以免损伤牙龈 ★刷牙时间不少于 3 分钟
4. 协助漱口	（1）刷牙完毕后协助老年人漱口 （2）用毛巾擦净老年人口角，必要时涂抹润唇膏	★防止口唇干裂
5. 整理用物	撤去用物，协助老年人取舒适体位，整理床单位	★用物按规定分类处理
6. 洗手记录	（1）按七步洗手法洗手 （2）记录操作时间、老年人口腔情况、老年人反应等	★预防交叉感染

注意事项

1. 刷牙时嘱老年人按照顺序刷，不要遗漏，保证所有部位都刷到、刷干净。

2. 若老年人口腔内有微生物感染，遵医嘱使用相应漱口液。

3. 操作过程中及时与老年人沟通，如有不适立刻停止并给予处理。

4. 保护老年人安全，防止坠床。

（三）棉棒法为老年人清洁口腔

棉棒清洁口腔是根据老年人的病情和口腔情况，采用恰当的口腔护理溶液，运用特殊的口腔照护手段，为老年人清洁口腔的方法。该法常用于昏迷、禁食、高热、有口腔疾患、术后、鼻饲或气管插管等生活不能自理的老年人。

操作目的

保持老年人口腔清洁、湿润，预防口腔感染等并发症；去除或减轻口腔异味，增加食欲，保持口腔正常功能，促进舒适。

操作程序

1. 准备

环境准备：安静、整洁、温湿度适宜、光线充足。

老年人准备：老年人平卧于床上。

照护员准备：着装整洁、修剪指甲、洗手、戴口罩。

用物准备：漱口杯盛 1/3 杯的温水或生理盐水、无菌大棉棒、吸管、毛巾、一次性治疗巾、弯盘、压舌板、手电筒、记录单，必要时备润唇膏。

2. 实施

棉棒法为老年人清洁口腔的操作流程见表 2-5-19。

视频

表 2-5-19 棉棒法为老年人清洁口腔的操作流程

操作流程	操作步骤	操作要点
1. 评估沟通	（1）携用物至床旁，核对老年人信息，确认老年人身份 （2）全面评估老年人精神状态、饮食、二便、睡眠、病情、用药史、肌力、肢体活动度、皮肤情况、有无留置管道、口腔情况、有无义齿、黏膜是否完整、有无出血、有无炎症、有无溃疡、有无特殊气味等 （3）向老年人解释操作目的、方法及注意事项，取得老年人配合 （4）了解老年人惯用手	★语言舒缓 ★尊重老年人
2. 摆放体位	（1）摇高床头至 30°，协助老年人取侧卧位或仰卧位，头偏向一侧（面向照护员） （2）将毛巾或一次性治疗巾铺于老年人颌下和前胸，弯盘置于老年人口角旁 （3）清点棉棒，检查棉头完好，木质部分无毛刺	★便于口腔内分泌物及多余水分流出，防止误吸 ★注意防止老年人坠床

续表

操作流程	操作步骤	操作要点
3. 擦拭口腔	（1）取一根棉棒，将棉球端浸于漱口杯的溶液中，在漱口杯内壁旋转挤压至不滴水，湿润老年人的口唇 （2）协助老年人漱口，吐漱口水于颌下弯盘内，用毛巾擦净口唇及面部 （3）擦拭牙齿外侧面：取一根棉棒，将棉球端浸于漱口杯的溶液中，在漱口杯内壁旋转挤压至不滴水，嘱老年人咬合上下齿，用压舌板轻轻撑开左脸颊部，由磨牙向门齿纵向擦拭左侧牙齿外侧面。更换棉棒，同法擦洗右侧 （4）擦拭牙齿内侧面、咬合面、颊部：取一根棉棒，将棉球端浸于漱口杯的溶液中，在漱口杯内壁旋转挤压至不滴水，嘱老年人张口，按从上向下擦拭左上内侧面、螺旋形擦拭左上咬合面、从下向上擦拭左下内侧面、螺旋形擦拭左下咬合面、弧形擦拭左侧颊部的顺序擦洗，每个部位一根棉棒。同法擦洗右侧 （5）擦拭硬腭、舌：取一根棉棒，将棉球端浸于漱口杯的溶液中，在漱口杯内壁旋转挤压至不滴水，由内向外“之”字形擦拭上腭与舌面，“U”形擦拭舌下，每个部位一根棉棒	★一根棉棒只使用一次，不可反复蘸取漱口水使用 ★按照顺序擦拭，保证所有部位不遗漏 ★每次张口时间以 20 秒为宜 ★擦拭勿过深，以免触及咽部引起恶心
4. 协助漱口	（1）擦拭完毕后协助老年人漱口 （2）用毛巾擦净老年人口角，必要时涂抹润唇膏	★防止口唇干裂
5. 整理用物	撤去用物，协助老年人取舒适体位，整理床单位	★用物按规定分类处理
6. 洗手记录	（1）按七步洗手法洗手 （2）记录操作时间、老年人口腔情况、老年人反应等	★预防交叉感染

注意事项

1. 根据老年人口腔情况，选择合适的漱口水。

2. 擦拭时动作要轻柔，以免损伤口腔黏膜及牙龈。

3. 昏迷老年人禁忌漱口，须用开口器者应从臼齿处放入，牙关紧闭者不可使用暴力，以免造成损伤。

4. 棉棒不宜过湿，以免引起呛咳，每次使用一根，操作前后清点数量，防止遗留在口腔。

5. 对于长期应用抗生素的老年人，应观察口腔黏膜有无真菌感染。

6. 有活动义齿应先取下，用牙刷刷净义齿各面，用冷水冲洗干净，待老年人漱口后戴上。暂时不用的义齿，可浸于冷水中备用，每日更换一次冷水。不可将义齿浸于热水或乙醇中，以免义齿变色、变形与老化。

7. 患有传染病的老年人的用物须按消毒隔离原则处理。

任务评价

老年人口腔照护技术的任务评价方法见表 2–5–20。

表 2-5-20　老年人口腔照护技术的任务评价

项目	内容	分值	自评	互评	教师评价	企业导师评价
工作准备（10%）	照护员仪表仪容、手卫生等符合规范	5				
	根据工作任务准备相应用物	5				
沟通评估（10%）	采用有效方法核对老年人基本信息	2				
	对老年人进行有效评估	4				
	使用恰当的语言与老年人进行交流，向老年人解释操作目的及注意事项，征得老年人同意	4				
操作过程（60%）	能够安全、正确、科学地摆放体位，同时注意节力原则和发挥老年人残存功能	10				
	能够正确、科学地为老年人清洁义齿，同时注意发挥老年人残存功能，鼓励老年人自己动手	10				
	能够正确、科学地协助老年人漱口，同时注意发挥老年人残存功能，鼓励老年人自己动手。操作中注意保护床面和老年人衣服不受污染	10				
	能够正确、科学地协助老年人刷牙，同时注意发挥老年人残存功能，鼓励老年人自己动手。操作中注意保护床面和老年人衣服不受污染	10				
	能够正确、科学地用棉棒法为老年人清洁口腔，同时注意发挥老年人残存功能，鼓励老年人自己动手。操作中注意保护床面和老年人衣服不受污染	20				
整理记录（10%）	按要求分类整理用物，七步洗手法洗手，记录全面	10				
整体评价（10%）	操作流畅、安全、规范	5				
	过程中有尊老、敬老、爱老、护老的意识，体现出对老年人的人文关怀	5				

任务五　老年人身体清洁的照护

课件

案例导入

孙爷爷，70 岁，身高 170 cm，体重 75 kg，半年前因交通意外导致左侧肢体偏瘫，言语不清，经常有小便失禁。偏瘫以来，脾气暴躁，不愿下床活动和与人交流。老伴于 3 年前因病去世，育有 1 儿 1 女，孩子们在外地工作，遂将老人送入养老机构照护，为避免因大小便失禁造成的身心不适和皮肤刺激损伤等，养老机构的照护员需要定期和随时为孙爷爷进行身体清洁。

任务描述

1. 请照护员协助孙爷爷盆浴。
2. 请照护员为孙爷爷进行身体清洁的健康指导。
3. 请照护员为孙爷爷提供心理护理稳定情绪。

知识殿堂

老年人身体清洁不仅是基础护理，更是维护整体健康、预防疾病、提升生活幸福感的关键措施。老年人自己、家属和照护员等需要根据老年人的个体差异（如皮肤状态、活动能力）选择合适的清洁方式，并注重心理关怀。

一、身体清洁概述

（一）身体清洁的重要性

1. 促进生理健康与功能维护

（1）改善血液循环与代谢：通过清洁时的揉搓和温水刺激，可促进皮肤新陈代谢，增强血液循环，缓解肌肉疲劳，改善睡眠质量。

（2）维护皮肤屏障功能：清洁可去除皮肤表面油脂、死皮和污垢，防止毛孔阻塞和感染，减少皮肤干燥、瘙痒等问题，同时增强皮肤对外部细菌的抵抗力。

2. 预防疾病与感染

（1）降低感染风险：定期清洁身体，可减少细菌滋生，预防尿路感染、褥疮、口腔炎症等。

（2）辅助慢性病管理：适当温度的沐浴（如 38 ~ 40 ℃）可调节血压、减轻心脏负荷，并对高血压、心血管疾病有预防作用。

3. 提升心理健康与舒适感

（1）缓解心理压力：沐浴有助于放松身心，减轻焦虑、抑郁情绪，提升老年人的精神舒适感和幸福感。

（2）维护自尊与自我形象：清洁的身体可帮助老年人保持良好形象，增强自信心，减少因体味或污垢带来的社交回避。

4. 增强社会参与与生活质量

（1）促进社交互动：良好的个人卫生习惯使老年人更愿意参与社交活动，维持人际关系，避免因卫生问题导致的孤立。

（2）改善日常活动能力：例如温水浴可增加关节灵活性，帮助失能老年人缓解肌肉僵硬，提升康复训练效果。

5. 延长独立生活能力

通过规律的身体清洁护理，老年人可维持皮肤和肌肉的正常功能，延缓因衰老或疾病导致的生活能力下降，从而延长自主生活时间。

（二）老年人洗浴的方式与适用人群

老年人洗浴的方式主要包括三种：淋浴、盆浴、床上擦浴。

对于病情较轻，能够自行完成洗浴的老年人，可采用淋浴或盆浴，并根据老年人年龄、需要和病情选择洗浴方式，确定洗浴频率和洗浴时间，根据老年人的自理能力给予协助。

床上擦浴适用于病情较重、长期卧床、制动或活动受限（如使用石膏、牵引）及身体衰弱而无法自行洗浴的老年人。

二、身体清洁的方法

（一）协助老年人淋浴

操作目的

1. 去除皮肤污垢，保持皮肤清洁，促进身心舒适，增进健康。
2. 促进皮肤血液循环，增强皮肤排泄功能，预防感染和压力性损伤等并发症发生。
3. 促进老年人身体放松，增加老年人活动机会。
4. 维护老年人自尊，增加老年人自信，建立良好的人际关系。

操作程序

1. 准备

环境准备：安全、干净整洁，调节室温至 24 ~ 26 ℃，水温以皮肤温度为准，夏季可略低于体温，冬季可略高于体温。浴室内有信号铃、扶手，地面防滑。

老年人准备：排空大小便，坐于床上。

照护员准备：洗净双手、更换短袖衣裤、防滑拖鞋，必要时穿着防水围裙。

用物准备：淋浴设施、毛巾 3 条、浴巾 1 条、沐浴液 1 瓶、洗发液 1 瓶、防滑拖鞋、清洁衣裤 1 套、梳子 1 把、洗澡椅 1 把、记录单、洗手液，必要时备吹风机 1 个。

2. 实施

协助老年人淋浴的操作流程见表 2-5-21。

表 2-5-21 协助老年人淋浴的操作流程

操作流程	操作步骤	操作要点
1. 评估沟通	（1）核对老年人信息 （2）评估老年人身体状况、疾病情况，是否适宜淋浴等 （3）向老年人解释操作目的、方法、注意事项和配合要点，征得老年人同意；搀扶老年人进浴室（或用轮椅运送）	
2. 调节水温	（1）备齐用物，分别放置在浴室适宜位置 （2）协助老年人穿防滑拖鞋 （3）搀扶老年人进浴室（或用轮椅运送） （4）避开老年人身体调节水温，先开冷水，再开热水（单个水龙头由冷水向热水一侧调节），伸手触水，温热不烫手。水温控制在 38 ～ 40 ℃为宜 （5）搀扶老年人在洗澡椅上坐稳，叮嘱老年人双手握住洗澡椅扶手 （6）协助老年人脱去衣裤（偏瘫老年人脱衣时应先脱健侧，后脱患侧）	★先调节水温再协助老年人洗浴 ★淋浴应安排在进食完至少 1 小时之后 ★老年人单独洗浴时，叮嘱老年人浴室不要锁门，可在门外把手上悬挂示意标牌。照护员应经常询问老年人是否需要帮助
3. 清洗身体	（1）手持淋浴喷头先淋湿老年人下肢，询问老年人水温是否合适，再自颈部由上至下淋湿老年人身体 （2）使用毛巾包手，倒上沐浴液，揉搓至有泡沫后涂擦老年人颈部、双上肢、胸腹部、背臀部、双下肢、双脚，轻轻揉搓肌肤 （3）手持淋浴喷头冲净毛巾上的沐浴液，边擦拭边冲净老年人肌肤上的沐浴液	★老年人淋浴时间不可过长，水温不可过高，以免发生虚脱等不适 ★淋浴过程中随时观察和询问老年人反应，如有不适，应迅速结束操作，告知专业医护人员
4. 清洗头发	（1）叮嘱老年人身体靠近椅背，头稍后仰，一手持淋浴喷头，一手遮挡耳郭并揉搓头发至全部淋湿 （2）将洗发液倒于手掌中揉搓至有泡沫后，均匀涂抹于老年人头发上，用双手指腹揉搓头发、按摩头皮，力量适中，由四周发际向头顶部揉搓 （3）一手持淋浴喷头，一手遮挡耳郭并揉搓头发至洗发液冲洗干净。用毛巾擦干并包裹头发	★随时观察老年人有无不适
5. 清洁面部	（1）嘱老年人身体稍往前倾，头往下埋并闭上双眼 （2）用手接温水将老年人面部润湿，手部涂擦沐浴液后，按照面颊、额头、鼻部、下颌、眼周、耳后的顺序进行揉搓。反复多次用手接温水洗净面部沐浴液 （3）取新的毛巾擦干面部及耳后的水渍	
6. 清洗会阴	更换新的毛巾，倒上适量沐浴液，揉搓至有泡沫后，一手搀扶老年人站立，另一手擦洗会阴部及臀部，随后冲净会阴部及臀部沐浴液，协助老年人坐下，再次从颈部向下冲洗全身，关闭淋浴开关	
7. 擦干更衣	（1）用浴巾迅速擦干并包裹老年人身体，毛巾擦干面部，吹风机吹干老年人头发 （2）协助老年人更换清洁衣裤（偏瘫老年人穿衣时，应先穿患侧后穿健侧） （3）搀扶（或用轮椅运送）老年人回床休息	★包裹好老年人，避免受凉 ★协助穿衣裤，注意顺序和动作轻柔

续表

操作流程	操作步骤	操作要点
8. 整理用物	（1）开窗通风，清洗并擦干洗澡椅及浴室 （2）按要求分类整理用物，清洗毛巾、浴巾及老年人换下的衣裤	
9. 洗手记录	（1）按七步洗手法洗手 （2）记录操作时间、老年人有无异常反应、皮肤情况等	★预防交叉感染

注意事项

1. 淋浴应在进食完至少 1 小时后进行，以免影响消化功能。

2. 洗澡水的温度不宜太高，洗澡时间不宜太长，不超过 30 分钟。

3. 调节水温时要避免淋浴水龙头朝向老人，防止烫伤。

4. 淋浴室要有扶手等，并设有防滑垫，防止老年人跌倒。

5. 淋浴室要装有呼叫器，并向老年人解释呼叫器的使用方法，叮嘱老年人若在洗浴过程中出现头晕、虚弱无力等，应立即呼叫求助。

6. 若老年人在淋浴时发生晕厥等严重不适，应立即将其抬出、平卧、保暖等，通知医生进行处理。

（二）协助老年人盆浴

操作目的

同协助老年人淋浴。

操作程序

1. 准备

环境准备：安全、干净整洁，调节室温至 24 ~ 26 ℃，水温以皮肤温度为准，夏季可略低于体温，冬季可略高于体温。浴室内有信号铃、扶手，地面防滑。

老年人准备：排空大小便，坐于床上。

照护员准备：洗净双手、更换短袖衣裤、防滑拖鞋，必要时穿着防水围裙。

用物准备：盆浴设施、毛巾 3 条、浴巾 1 条、浴液 1 瓶、洗发液 1 瓶、防滑拖鞋、清洁衣裤 1 套、梳子 1 把、记录单、洗手液，必要时备吹风机 1 个。

2. 实施

协助老年人盆浴的操作流程见表 2-5-22。

表 2-5-22　协助老年人盆浴的操作流程

操作流程	操作步骤	操作要点
1. 评估沟通	（1）核对老年人信息 （2）评估老年人身体状况、疾病情况，是否适宜盆浴等。 （3）向老年人解释操作目的、方法、注意事项和配合要点，取得理解与配合	
2. 放水调温	（1）备齐用物，分别放置在浴室适宜位置 （2）协助老年人穿防滑拖鞋 （3）搀扶老年人进浴室（或用轮椅运送），坐在座椅上 （4）浴盆中放水至 1/3 ~ 1/2 满，伸手触水，温热不烫手。水温控制在 38 ~ 40 ℃为宜	★老年人单独洗浴时，叮嘱老年人浴室不要锁门，可在门外把手上悬挂示意标牌。照护员应经常询问老年人是否需要帮助
3. 进入浴盆	（1）协助老年人脱去衣裤（偏瘫老年人脱衣时应先脱健侧，后脱患侧） （2）浴盆内放置防滑垫，搀扶老年人进入浴盆坐稳泡浴（需要时将老年人抱入），嘱老年人双手握住扶手或盆沿	★老年人盆浴时间不可过长，水温不可过高，水量不可过多，以免引起不适
4. 协助洗头	（1）叮嘱老年人头稍后仰，一手持淋浴喷头，一手遮挡耳郭并揉搓头发至全部淋湿 （2）将适量洗发液倒于手掌中揉搓至有泡沫后均匀涂抹于老年人头发上，用双手指腹揉搓头发、按摩头皮，力量适中，由四周发际向头顶部揉搓 （3）一手持淋浴喷头，一手遮挡耳郭并揉搓头发至洗发液冲洗干净。用毛巾擦干并包裹头发	★随时观察老年人有无不适
5. 协助洗脸	（1）嘱老年人身体稍往前倾，头往下埋并闭上双眼 （2）用手接温水将老年人面部润湿，手部涂擦沐浴液后，按照面颊、额头、鼻部、下颌、眼周、耳后的顺序进行揉搓。反复多次用手接温水洗净面部沐浴液 （3）用毛巾擦干面部及耳后的水渍	★防止沐浴液流入眼睛
6. 洗浴身体	（1）放尽浴盆中的水，手持淋浴喷头自颈部由上至下冲淋老年人身体 （2）使用毛巾包手，倒上沐浴液，揉搓至有泡沫后涂擦老年人颈部、双上肢、胸腹部、背臀部、双下肢、双脚，新的毛巾包手，倒上沐浴液，揉搓至有泡沫后涂擦老年人会阴部及臀部，轻轻揉搓肌肤 （3）手持淋浴喷头冲净毛巾上的沐浴液，边擦拭边冲净老年人肌肤上的沐浴液	★确保水温合适 ★协助老年人盆浴时，随时观察和询问老年人的反应，如有不适，应迅速结束操作，告知医护人员
7. 擦干更衣	（1）用浴巾迅速擦干并包裹老年人身体，毛巾擦干面部，吹风机吹干老年人头发 （2）协助老年人更换清洁衣裤（偏瘫老年人穿衣时，应先穿患侧后穿健侧） （3）搀扶（或用轮椅运送）老年人回床休息	★包裹好老年人，避免受凉 ★协助穿衣裤，注意顺序和动作轻柔
8. 整理用物	（1）开窗通风，清洗并擦干浴盆及浴室 （2）按要求分类整理用物，清洗毛巾、浴巾、老年人换下的衣裤	

续表

操作流程	操作步骤	操作要点
9. 洗手记录	（1）按七步洗手法洗手 （2）记录操作时间、老年人有无异常反应、皮肤情况等	★预防交叉感染

注意事项

1. 浴室应安装通风换气装置，确保室内有足够氧气。

2. 洗浴前检查浴室门窗、门锁等，若老年人独自盆浴，不要锁住浴室的门，一旦出现问题能及时请求帮助。

3. 老年人盆浴的时间不要太长，通常以 15 ~ 20 分钟为宜。

4. 老年人独自盆浴时动作要舒缓，不宜幅度过大。洗澡完毕，慢慢站起来，洗澡后应休息 30 分钟左右。

5. 水温和水位。热水浸到肩膀以下的位置，对心脏的负担比较小，适合心肺功能异常和高血压人群。水温不宜过高，浴水的温度一般以 37 ℃为宜。

6. 避免老年人在空腹时、饱食后、深夜时进行盆浴，避免发生心血管危险。刚吃完饭不能盆浴，要在吃完饭至少 1 小时后盆浴。

7. 老年人盆浴前，可以喝一杯温开水，以保证身体水分。

8. 向老年人解释浴室内呼叫器的使用方法，叮嘱老年人若在洗浴过程中出现头晕、虚弱无力等，应立即呼叫求助。

（三）为老年人进行床上擦浴

操作目的

同协助老年人淋浴。

观察老年人一般情况，活动肢体，防止肌肉挛缩和关节僵硬等并发症发生。

操作程序

1. 准备

环境准备：安全、干净整洁，关闭门窗，调节室温至 24 ~ 26 ℃，必要时屏风遮挡。

老年人准备：排空大小便，平卧于床上。

照护员准备：着装整洁、修剪指甲、洗净双手、戴口罩。

用物准备：脸盆 3 个（身体、足部、会阴部）、方毛巾 3 条（身体、足部、会阴部）、毛巾 2 条（足部、会阴部）、大浴巾 1 条、橡胶手套、浴液 1 瓶、橡胶单或一次性护理垫 2 块、清洁衣裤 1 套、暖瓶（内盛 40 ~ 45 ℃的温水）、污水桶 1 个、洗手液、记录单、指甲剪等。

2. 实施

为老年人进行床上擦浴的操作流程见表 2-5-23。

视频

表 2-5-23　为老年人进行床上擦浴的操作流程

操作流程	操作步骤	操作要点
1. 评估沟通	（1）核对老年人信息 （2）评估老年人身体状况、疾病情况，是否适宜床上擦浴 （3）向老年人解释操作目的、方法、注意事项和配合要点，取得理解与配合	
2. 备物脱衣	（1）备齐用物携至床旁（若多人同居一室，用屏风遮挡） （2）脸盆内盛装 40 ~ 45 ℃温水 （3）协助老年人脱去衣裤，盖好被子	★擦浴过程中，身体暴露部位要及时遮盖，以防着凉
3. 擦洗面颈部	将浴巾覆盖在枕巾及胸前被子上。擦拭顺序为：眼、额、鼻、鼻翼两侧至唇周、面颊、耳及耳后、颈部 （1）眼：将方毛巾浸湿后拧干，横向对折，再纵向对折，用方毛巾的四个角分别擦拭双眼的内眼角和外眼角 （2）额：由中间分别向左再向右擦拭 （3）鼻：由鼻根向鼻尖擦拭 （4）鼻翼两侧至唇周：由鼻翼一侧向下至鼻唇部再横向擦，沿一侧唇角向下再横向擦拭下颌 （5）面颊：由唇角向鬓角方向擦拭，同样方法擦拭另一侧 （6）耳及耳后：由上向下擦拭耳及耳后 （7）颈：由中间分别向左再向右擦拭	★操作时动作迅速、轻柔 ★每擦拭一个部位，要洗净方毛巾
4. 擦洗手臂	（1）协助老年人脱掉上衣。暴露近侧手臂，大浴巾半铺半盖于手臂上 （2）将方毛巾浸湿后拧干并包裹在手上，涂上浴液，揉搓至有泡沫后，打开浴巾由前臂向上臂擦洗，擦洗后浴巾遮盖 （3）洗净方毛巾，同样手法擦净手臂浴液，再用浴巾包裹蘸干手臂上的水分，协助老年人将手浸于脸盆中，洗净手心手背并擦干。同法擦拭另一侧手臂及手	★由远心端向近心端擦洗 ★擦洗时动作快捷，可适当用力，但不宜过重
5. 擦洗胸部	（1）将被子向下折叠，暴露老年人胸部，用浴巾遮盖胸部 （2）洗净方毛巾包裹在手上，涂上浴液，揉搓至有泡沫后，打开浴巾上部，环形擦洗老年人胸部。注意擦净皮肤皱褶处（如腋窝、女性乳房下垂部位），擦洗后浴巾遮盖 （3）洗净方毛巾，同法擦净胸部浴液，再用浴巾蘸干胸部水分	★擦洗过程中，注意观察老年人反应，如出现寒战、面色苍白等情况，要立即停止擦浴，保暖，通知专业医护人员
6. 擦洗腹部	（1）将盖被向下折至大腿上部，用浴巾遮盖胸腹部。 （2）洗净方毛巾包裹在手上，涂上浴液，揉搓至有泡沫后，打开浴巾下角向老年人胸部反折，暴露老年人腹部，顺时针螺旋形擦洗腹部，由上向下擦洗腹部两侧，擦洗后浴巾遮盖 （3）洗净方毛巾，同法擦净腹部浴液，再用浴巾蘸干腹部水分 （4）盖好被子，从被子内撤下浴巾	

续表

操作流程	操作步骤	操作要点
7. 擦洗背臀部	（1）协助老年人翻身侧卧，面部朝向照护员 （2）将被子向上折起暴露老年人背臀部。将浴巾一侧边缘铺于背臀下，另一侧向上反折遮盖背臀部 （3）洗净方毛巾包裹在手上，涂上浴液，揉搓至有泡沫后，打开浴巾，由老年人腰骶部沿脊柱一侧向上擦至肩颈部，再螺旋向下擦洗背部一侧，同法擦洗另一侧，分别环形擦洗臀部，擦拭后用浴巾遮盖 （4）洗净方毛巾，同法擦净背臀部浴液，再用浴巾蘸干背臀部水分 （5）协助老年人平卧，穿上清洁上衣，盖好被子	★酌情在骨隆突处用 50% 乙醇进行按摩，预防压力性损伤 ★随时观察和询问老年人的反应，如有不适，应迅速结束操作，告知医护人员
8. 擦洗下肢	（1）协助老年人脱掉裤子，暴露近侧下肢，浴巾半铺半盖 （2）洗净方毛巾包裹在手上，涂上浴液，揉搓至有泡沫后，打开浴巾，一手固定老年人下肢踝部呈屈膝状，另一手由小腿向大腿方向擦洗，擦洗后浴巾遮盖 （3）洗净方毛巾，同法擦净下肢浴液，再用浴巾蘸干下肢水分。同法擦洗另一侧下肢	★由远心端向近心端擦拭 ★注意擦净皮肤褶皱处（膝盖、腘窝等）
9. 清洗足部	（1）更换水盆和方毛巾，盛装 40 ~ 45 ℃温水约 1/2 满 （2）将被尾向一侧打开暴露双足，取软枕垫在老年人膝下支撑。足下铺橡胶单或一次性护理垫，水盆放在垫上 （3）将老年人的一只脚浸没在水中搓洗后抬起，涂擦浴液，揉搓脚掌、脚背、足跟、趾缝、脚踝，揉搓均匀后再次浸没在水中，洗净浴液。用专用毛巾擦干脚部，放于被子内。同法清洗另一只脚 （4）撤去水盆、护理垫和膝下软枕，盖好盖被	★清洗足部时，注意洗净脚趾缝
10. 擦洗会阴	（1）使用专用水盆，盛装 40 ~ 45 ℃温水 1/3 满 （2）协助老年人侧卧，臀下垫橡胶单或一次性护理垫后呈平卧位。暴露近侧下肢及会阴部，展开浴巾盖在近侧下肢上 （3）戴上橡胶手套，将专用方毛巾浸湿后拧干，进行擦洗。老年女性擦拭顺序：按顺序擦洗阴阜、尿道口、阴道口、肛门，边擦洗边转动毛巾，清洗毛巾后分别擦洗左右侧腹股沟部位；老年男性擦拭顺序：按顺序擦洗尿道外口、阴茎、阴囊、腹股沟和肛门 （4）随时清洗毛巾，直至清洁无异味。洗净后用专用毛巾擦干会阴部 （5）撤去护理垫和浴巾，协助老年人穿上清洁裤子，盖好被子	★擦洗会阴部、足部的水盆和毛巾要分开，单独使用
11. 整理用物	（1）撤去屏风，擦干房间地面，根据天气和老年人情况开窗通风 （2）按要求分类整理用物，倾倒污水桶，清洗毛巾、浴巾、老年人换下的衣裤，刷洗水盆、污水桶	
12. 洗手记录	（1）按七步洗手法洗手 （2）记录操作时间、老年人有无异常反应、皮肤情况等	★预防交叉感染

注意事项

1. 擦浴时应注意老年人保暖，控制室温，随时调节水温，及时为老年人盖好浴毯。天冷时可在被内操作。

2. 操作时动作敏捷、轻柔，减少翻动次数。通常于15～20分钟内完成擦浴。

3. 擦浴过程中应注意观察老年人身心变化及皮肤情况，如出现寒战、面色苍白、脉速等征象，应立即停止擦浴，并给予适当处理。

4. 擦浴时注意保护老年人隐私，尽可能减少暴露。

5. 擦浴过程中，注意遵循节力原则。

6. 擦浴过程中，老年人身上若有伤口和管路，避免伤口受压、管路打折或扭曲。

（四）协助老年人清洗会阴

对于泌尿生殖系统感染、大小便失禁、会阴部分泌物过多或尿液浓度过高导致皮肤刺激或破损、留置导尿、产后及各种会阴部术后的老年人，照护员应协助其进行会阴部清洁护理，以保持会阴部清洁，促进舒适，从而预防生殖系统、泌尿系统的逆行感染。因会阴部各个孔道彼此接近，故操作时应防止发生交叉感染。

操作目的

1. 保持会阴部清洁、舒适，预防和减少感染。

2. 保持有伤口的会阴部清洁，促进伤口愈合。

操作程序

1. 准备

环境准备：安全、整洁、温湿度适宜，关闭门窗，拉上窗帘或使用屏风遮挡。

老年人准备：排空大小便，仰卧于床上，双腿屈膝外展。

照护员准备：着装整洁、修剪指甲、洗净双手、戴口罩。

用物准备：治疗车上层的治疗盘内备清洁棉球、无菌溶液、大量杯、镊子、一次性手套；治疗盘外备一次性护理垫、毛巾、浴巾、浴毯、卫生纸、手消毒液、记录单和水壶（内盛温水，温度与体温相近，以不超过40 ℃为宜）。治疗车下层备便盆和便盆巾、生活垃圾桶和医疗垃圾桶。

2. 实施

协助老年人清洗会阴的操作流程见表2-5-24。

视频

表 2-5-24　协助老年人清洗会阴的操作流程

操作流程	操作步骤	操作要点
1. 评估沟通	（1）携用物至床旁，核对老年人信息 （2）评估老年人年龄、意识状态、身体状况、心理状态、配合程度；有无失禁或导尿管；会阴部皮肤清洁程度，皮肤黏膜情况，有无伤口、流血及流液情况 （3）向老年人及其家属解释操作目的、方法、注意事项及配合要点，取得老年人配合	
2. 垫巾脱裤	将一次性护理垫置于老年人臀下；协助老年人脱对侧裤腿，盖在近侧腿部，对侧腿用盖被遮盖	★防止老年人受凉
3. 摆放体位	协助老年人取屈膝仰卧位，两腿外展	★充分暴露会阴区
4. 擦洗会阴部	脸盆内倒入温水，将脸盆和卫生纸放于床旁桌上，毛巾置于脸盆内，戴一次性手套 （1）协助男性老年人清洗会阴： ①擦洗大腿内侧 1/3：由外向内擦洗至阴囊边缘 ②擦洗阴茎头部：轻轻提起阴茎，手持纱布将包皮后推露出冠状沟，由尿道口向外环形擦洗阴茎头部。更换毛巾，反复擦洗，直至擦净 ③擦洗阴茎体部：沿阴茎体由上向下擦洗，特别注意阴茎下皮肤 ④擦洗阴囊部：擦洗阴囊及阴囊下皮肤皱褶处 （2）协助女性老年人清洗会阴： ①擦洗大腿内侧 1/3：由外向内擦洗至大阴唇边缘 ②擦洗阴阜 ③擦洗阴唇部位 ④擦洗尿道口和阴道口：分开阴唇，暴露尿道口和阴道口。由上到下从会阴部向肛门方向轻轻擦洗各个部位，彻底擦净阴唇、阴蒂及阴道口周围部分 ⑤置便盆于老年人臀下 ⑥冲洗：照护员一手持装有温水的大量杯，一手持夹有棉球的大镊子，边冲水边擦洗会阴部。从会阴部冲洗至肛门部，冲洗后，将会阴部彻底擦干 ⑦撤去便盆	★预防交叉感染 ★擦洗顺序为由上到下，由对侧至近侧 ★擦洗方向为从污染最小部位至污染最大部位，防止细菌向尿道口传播 ★擦洗顺序为对侧→上方→近侧→下方 ★动作轻柔，防止阴囊受压引起老年人疼痛 ★擦洗顺序为由上到下，由对侧至近侧 ★注意皮肤皱褶处 ★每擦一处，更换毛巾的不同部位 ★女性月经期或留置导尿时，可用棉球清洁 ★为女性进行会阴冲洗 ★将用过的棉球弃于便盆中
5. 擦洗肛周及肛门	协助老年人取侧卧位，擦洗肛周及肛门部位	★注意观察肛门部位的皮肤情况。必要时在擦洗肛门前，可先用卫生纸擦拭
6. 局部用药	大小便失禁者，可在肛门和会阴部位涂皮肤保护剂	★防止皮肤受到尿液、粪便刺激
7. 整理用物	（1）脱手套，撤除一次性护理垫 （2）协助老年人穿好衣服，取舒适体位，盖好盖被，拉上床挡 （3）按要求分类整理用物，倾倒脸盆、便盆，清洗毛巾、老年人换下的衣裤	
8. 洗手记录	（1）按七步洗手法洗手 （2）记录操作时间、老年人有无异常反应、皮肤情况等	★预防交叉感染

注意事项

1. 擦洗会阴部时，每擦洗一处需变换毛巾部位。如用棉球擦洗，每擦洗一处应更换一个棉球。

2. 擦洗时动作轻稳，顺序清楚，从污染最小部位至污染最大部位清洁，避免交叉感染。

3. 操作时正确运用人体力学原理，注意节时省力。

4. 操作中减少暴露，注意保暖，并保护老年人隐私。

5. 留置导尿的老年人，需做好留置导尿管的清洁与护理。①清洁尿道口和尿管周围，擦洗顺序为由尿道口向远端依次擦洗尿管的对侧→上方→近侧→下方；②检查留置尿管及尿袋开始使用的日期；③操作过程中尿管应妥善固定；④操作后注意导尿管是否通畅，避免脱落或打结。

6. 女性老年人月经期宜采用会阴冲洗。

7. 注意观察会阴部皮肤黏膜情况。有伤口者需注意观察伤口有无红肿、分泌物的性状、伤口愈合情况。如发现异常，及时向医生汇报，并配合处理。

任务评价

老年人身体清洁的任务评价方法见表 2-5-25。

表 2-5-25　老年人身体清洁的任务评价

项目	内容	分值	自评	互评	教师评价	企业导师评价
工作准备（6%）	照护员仪表仪容、手卫生等符合规范	3				
	根据工作任务准备相应用物	3				
沟通评估（8%）	采用有效方法核对老年人基本信息	2				
	对老年人进行有效评估	3				
	使用恰当的语言与老年人进行交流，向老年人解释操作目的及注意事项，征得老年人同意	3				
操作过程（70%）	能够安全、规范地为老年人进行淋浴，操作过程轻柔、顺利	20				
	能够安全、规范地为老年人进行盆浴，操作过程动作轻柔、顺利，老年人无不适	15				
	能够安全、规范地为老年人进行床上擦浴，操作过程动作轻柔、顺利，老年人无不适	20				
	能够安全、规范地为老年人清洗会阴，操作过程动作轻柔、顺利，老年人无不适	15				
整理记录（8%）	按要求分类整理用物，七步洗手法洗手，记录全面	8				

续表

项目	内容	分值	自评	互评	教师评价	企业导师评价
整体评价（8%）	操作流畅、安全、规范	4				
	过程中有尊老、敬老、爱老、护老的意识，体现出对老年人的人文关怀	4				

任务六　老年人压力性损伤的预防与照护

课件

案例导入

王爷爷，80 岁，两年前入住养老机构。王爷爷平时可自己外出慢慢行走，5 天前王爷爷在户外散步活动时不慎摔倒，后经医院诊断为骶尾部软组织挫伤，医嘱要求王爷爷在养老机构保守治疗，近期需要卧床休养，保证营养摄入，并按时进行复查。

任务描述

1. 请照护员为王爷爷翻身以预防压力性损伤。
2. 请照护员为王爷爷进行预防压力性损伤的健康指导。

知识殿堂

压力性损伤是卧床老年人最易出现的皮肤问题。绝大多数压力性损伤是可以预防的，照护员在工作中应为老年人勤翻身、保持皮肤清洁、勤换内衣及被服，避免局部组织长时间受压，认真检查老年人皮肤情况，严格执行照护措施，可有效减少压力性损伤的发生。照护员需掌握预防老年人压力性损伤的观察要点和方法，以及为卧床老年人熟练翻身的技能。

一、压力性损伤的概念与分期

（一）压力性损伤的概念

压力性损伤是指身体局部组织长期受压，血液循环障碍，局部组织持续缺血、缺氧、营养不良，致使皮肤失去正常功能而引起的皮肤组织破损和坏死。

（二）发生压力性损伤的原因

压力性损伤的形成是一个复杂的病理过程，是局部和全身因素综合作用的结果。

1. 力学因素

压力性损伤不仅由垂直压力引起，还可由摩擦力和剪切力引起，通常是由 2 ~ 3 种力联合作用所导致（图 2-5-12）。

（1）垂直压力：对局部组织的持续性垂直压力是引起压力性损伤的最重要原因。当持续性垂直压力超过毛细血管压（正常为 16 ~ 32 mmHg）时，即可阻断毛细血管对组织的灌注，致使氧和营养物质供应不足，代谢废物排泄受阻，导致组织发生缺血、溃烂或坏死。压力性损伤的形成与压力强度和持续时间有密切关系。压力越大，持续时间越长，发生压力性损伤的概率越高。此外，压力性损伤的发生与组织耐受性有关，肌肉和脂肪组织因代谢活跃，较皮肤对压力更为敏感，因此最先受累且较早出现变性和坏死。垂直压力常见于长时间采用某种体位如卧位、坐位者。

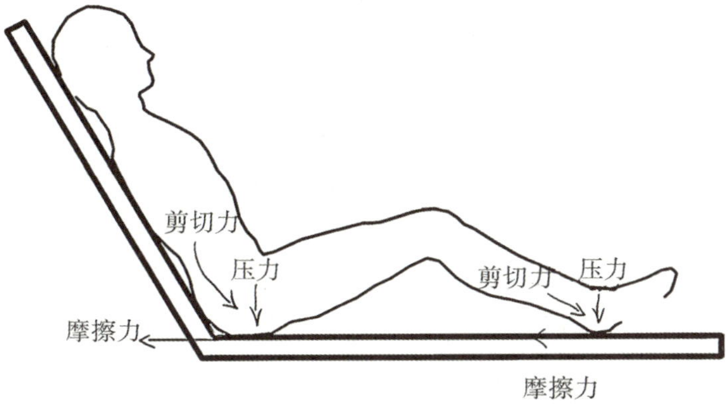

图 2-5-12　发生压力性损伤的力学因素

（2）摩擦力：摩擦力由两层相互接触的表面发生相对移动而产生。摩擦力作用于皮肤可损害皮肤的保护性角质层而使皮肤屏障作用受损，增加皮肤对压力性损伤的敏感性。摩擦力主要来源于皮肤与衣、裤或床单表面逆行的阻力摩擦，尤其当床面不平整（如床单或衣裤有皱褶或床单有渣屑）时，皮肤受到的摩擦力会增加。老年人在床上活动或坐轮椅时，皮肤随时可受到床单或轮椅表面的逆行阻力摩擦。搬运老年人时，拖拉动作也会产生摩擦力而使老年人皮肤受到损伤。皮肤损伤后，受潮湿、污染而易发生压力性损伤。

（3）剪切力：剪切力由两层组织相邻表面间的滑行而产生的进行性相对移位所引起，由压力和摩擦力协同作用而成，与体位有密切关系。如半坐卧位时，骨骼及深层组织由于重力作用向下滑行，而皮肤及表层组织由于摩擦力的缘故仍停留在原位，从而导致两层组织间产生牵张而形成剪切力。由剪切力造成的严重伤害早期不易被发现，且多表现为口小底大的潜行伤口。当剪切力与压力共同作用时，阻断血流的作用将更加显著。

2. 局部潮湿或排泄物刺激

因大小便失禁、汗液、尿液及各种渗出引流液等引起的潮湿会刺激皮肤，导致皮肤浸渍、松软，削弱其屏障作用，致使皮肤易受剪切力和摩擦力等损伤。尤其是尿液和粪便中化学物质的刺激使皮肤酸碱度发生改变，致使表皮角质层的保护能力下降，皮肤组织破溃，容易继发感染。此外，过度擦洗可进一步清除保护皮肤的天然润滑剂，致使皮肤易损性增加。

3. 营养状况

营养状况是影响压力性损伤形成的重要因素。营养摄入不足导致全身出现营养障碍时，蛋白质合成减少，出现负氮平衡，皮下脂肪减少，肌肉萎缩。一旦受压，骨隆突处皮肤要承受外界压力和骨隆突本身对皮肤的挤压力，受压处因缺乏肌肉和脂肪组织保护而容易引起血液循环障碍，出现压力性损伤。过度肥胖者卧床时皮肤受到的压力较大，因而更容易发生压力性损伤。

4. 年龄

老年人因老化过程导致皮肤在解剖结构、生理功能及免疫功能等方面均出现衰退现象，表现为皮肤松弛、干燥、缺乏弹性，皮下脂肪萎缩、变薄，皮肤抵抗力下降，对外部环境反应迟钝，皮肤血流速度下降且血管脆性增加，导致皮肤易损性增加。

5. 体温升高

体温升高时，机体新陈代谢率增高，组织细胞对氧的需求量增加。加之局部组织受压，使已有的组织缺氧更加严重。因此，伴有高热的严重感染老年人存在组织受压情况时，压力性损伤发生的概率升高。

6. 器械使用

长期使用医疗器械，如心电监护、吸氧面罩、呼吸机、气管切开导管、各种约束装置及矫正器等，可在医疗器械使用的部位产生压力和（或）造成局部温湿度改变，导致局部皮肤组织耐受性下降，进而发生不同程度的压力性损伤。

7. 机体活动障碍和（或）感觉障碍

机体活动障碍多由神经损伤、手术麻醉或制动造成，自主活动能力减退或丧失使局部组织长期受压、血液循环障碍而发生压力性损伤。感觉受损可造成机体对伤害性刺激反应障碍，保护性反射迟钝，长时间受压后局部组织坏死而导致压力性损伤发生。

8. 急性应激因素

急性应激使机体对压力的敏感性增加，导致压力性损伤发生率增高。此外，急性应激引起体内代谢紊乱，应激激素大量释放，中枢神经系统和内分泌系统发生紊乱，机体内环境的稳定性被破坏，机体组织失去承压能力，从而引发压力性损伤。

（三）压力性损伤的分期及表现

压力性损伤的发生是渐进性过程，目前大多数是依据美国压力性损伤咨询委员会（National Pressure Injury Advisory Panel, NPIAP）/ 欧洲压力性损伤咨询委员会（European Pressure Ulcer Advisory Panel，EPUAP）的压力性损伤分类系统，将压力性损伤分为 1 ～ 4 期、深部组织损伤和不可分期。

1 期：皮肤完整。局部皮肤颜色、温度、硬度发生变化，表现为指压不变白的红斑，通常位于骨隆突处。与周围组织相比，该区域可有疼痛、坚硬或松软，皮温升高或降低。肤色较深者因不易观察到明显红斑而难以识别，可根据其颜色与周围皮肤不同来判断。

2 期：部分皮层缺损。部分表皮缺损伴真皮层暴露，表现为浅表开放性溃疡，创面呈粉红色、无腐肉；也可表现为完整或破损的浆液性水疱。

3 期：全层皮肤缺损。全层皮肤缺损，可见皮下脂肪，但无筋膜、肌腱 / 肌肉、韧带、软骨 / 骨骼暴露。可见腐肉和（或）焦痂，但未掩盖组织缺失的深度。可有压力性损伤潜行或窦道。此期压力性损伤的深度依解剖位置不同而表现各异，鼻、耳、枕骨和踝部因皮下组织缺乏可表现为表浅溃疡；臀部等脂肪丰富部位可发展成深部伤口。

4 期：全层皮肤和组织缺损。全层皮肤或组织缺损，伴骨骼、肌腱或肌肉外露。创面基底部可有腐肉和焦痂覆盖，常伴有压力性损伤潜行或窦道。与 3 期类似，此期压力性损伤的深度取决于解剖位置，可扩展至肌肉和（或）筋膜、肌腱或关节囊，严重时可导致骨髓炎。

深部组织损伤：皮肤完整或破损，局部出现持续的指压不变白，皮肤呈深红色、栗色或紫色，或表皮分离后出现暗红色伤口或充血性水疱。可伴疼痛、坚硬、糜烂、松软、潮湿、皮温升高或降低。肤色较深者难以识别深层组织损伤。

不可分期：全层皮肤和组织缺损，因创面基底部被腐肉和（或）焦痂掩盖而无法确认组织损伤程度。需去除腐肉和（或）焦痂后方可判断损伤程度。

二、压力性损伤的评估与预防方法

（一）压力性损伤的评估方法

及时、动态、客观、综合、有效地进行结构化风险评估，筛查危险因素、识别压力性损伤发生的高危人群、确定易患部位，从而为压力性损伤高危人群制订并采取个体化预防措施，是有效预防压力性损伤的关键。

1. 风险因素与风险评估

评估压力性损伤风险时需考虑移动和活动受限情况、承受的摩擦力和剪切力情况，此外，还需考虑压力性损伤史、有无压力点疼痛、是否患有糖尿病、是否使用医疗器械，以及营养状态和皮肤潮湿度等。

评估时可使用风险评估工具对老年人发生压力性损伤的危险因素进行定性和定量的综合分析，由此判断发生压力性损伤的危险程度，降低压力性损伤预防护理工作的盲目性和被动性，提高压力性损伤预防工作的有效性和针对性。常用压力性损伤风险评估工具包括 Braden 量表、Norton 量表、Waterlow 量表及 Andersen 危险指标记分法等。应用压力性损伤风险评估工具时需根据老年人的具体情况进行动态评估，及时修正措施，实施重点预防。

（1）Braden 量表：Braden 量表是目前国内外用来预测压力性损伤发生的较为常用的方法之一，对压力性损伤高危人群具有较好的预测效果，且评估简便、易行。Braden 量表的评估内容包括感觉、潮湿、活动力、移动力、营养及摩擦力和剪切力 6 个部分。总分值范围为 6 ~ 23 分，分值越小，提示发生压力性损伤的危险性越高。评分≤ 18 分，提示老年人有发生压力性损伤的危险，建议采取预防措施（表 2-5-26）。

表 2-5-26　Braden 量表

项目	评分标准			
	1 分	2 分	3 分	4 分
感觉：对压力相关不适的感受能力	完全受限	非常受限	轻度受限	未受损
潮湿：皮肤暴露于潮湿环境的程度	持续潮湿	潮湿	有时潮湿	很少潮湿
活动力：身体活动程度	限制卧床	坐位	偶尔行走	经常行走
移动力：改变和控制体位的能力	完全无法移动	严重受限	轻度受限	未受限
营养：日常食物摄取状态	非常差	可能缺乏	充足	丰富
摩擦力和剪切力	有问题	有潜在问题	无明显问题	–

（2）Norton 量表：Norton 量表也是目前公认用于预测压力性损伤发生的有效评分方法，特

别适用于老年人的评估。Norton 量表评估五个方面的压力性损伤危险因素：身体状况、精神状态、活动能力、灵活程度及失禁情况。总分值范围为 5 ~ 20 分，分值越小，表明发生压力性损伤的危险性越高。评分≤ 14 分，提示易发生压力性损伤。由于此评估表缺乏营养状态的评估，故临床使用时需补充相关内容（表 2-5-27）。

表 2-5-27　Norton 量表

身体状况	精神状态	活动能力	灵活程度	失禁情况
良好 4 分	思维敏捷 4 分	可以走动 4 分	行动自如 4 分	无失禁 4 分
一般 3 分	无动于衷 3 分	需协助 3 分	轻微受限 3 分	偶有失禁 3 分
不好 2 分	不合逻辑 2 分	坐轮椅 2 分	非常受限 2 分	经常失禁 2 分
极差 1 分	昏迷 1 分	卧床 1 分	不能活动 1 分	二便失禁 1 分

2. 高危老年人群

压力性损伤发生的高危老年人群包括：患有慢性神经系统疾病的老年人；脊髓损伤的老年人；高龄老年人；姑息治疗的老年人；肥胖老年人；转运途中的老年人；长时间手术的老年人；患有糖尿病的老年人；使用医疗器械的老年人；身体衰弱、营养不良的老年人；水肿的老年人；二便失禁的老年人；发热的老年人；使用镇静剂的老年人。对上述高危人群需加强压力性损伤预防与管理。

3. 易患部位

压力性损伤好发于长期受压及缺乏脂肪组织保护、无肌肉包裹或肌层较薄的骨隆突处。卧位不同，受压点不同，好发部位亦不同（图 2-5-13）。

仰卧位：好发于枕骨粗隆、肩胛部、肘部、脊椎体隆突处、骶尾部及足跟部。

侧卧位：好发于耳郭、肩峰、肋骨、肘部、髋部、膝关节内外侧及内外踝处。

俯卧位：好发于面颊部、耳郭、肩部、女性乳房、男性生殖器、髂嵴、膝部及足尖处。

坐位：好发于坐骨结节处。

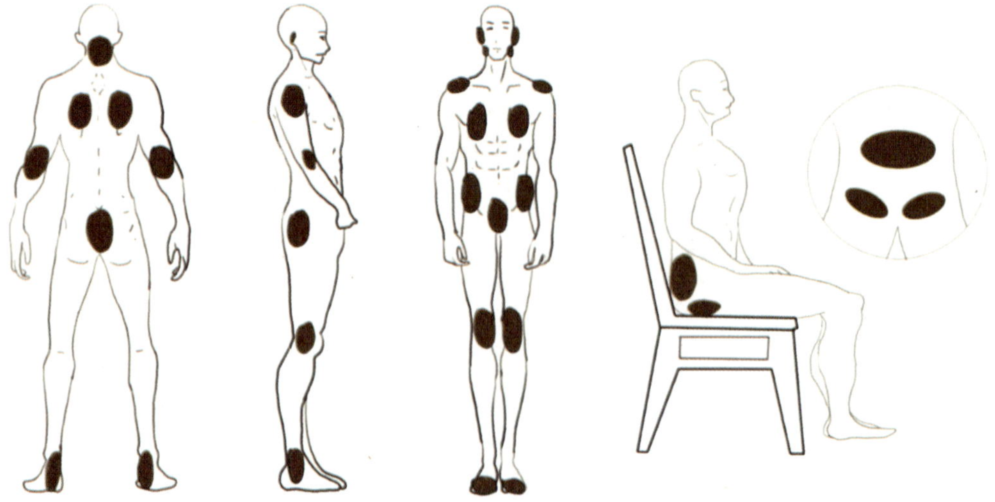

A. 仰卧位　B. 侧卧位　C. 俯卧位　D. 坐位

图 2-5-13　压力性损伤的易患部位

器械相关压力性损伤多发生于器械与皮肤长期接触处，即器械直接压迫的皮肤之下，尤其以脂肪组织较少的部位最为严重，如颜面部和颈部因皮下脂肪较少，更容易造成器械相关压力性损伤。器械相关压力性损伤常因皮肤破损部位隐秘而难以被及时发现。易造成器械相关压力性损伤的常见器械包括呼吸面罩、外周中心静脉置管、吸氧管等管路，以及石膏和夹板等矫形器械设备。

（二）压力性损伤的预防方法

压力性损伤预防的关键在于加强管理，消除危险因素。精心、科学的护理可将压力性损伤的发生率降到最低。为此，要求照护员在工作中做到“六勤”，即勤观察、勤翻身、勤按摩、勤擦洗、勤整理及勤更换。交接班时，照护员应严格、细致地交接老年人的局部皮肤情况和护理措施的执行情况。

1. 进行皮肤和组织评估

皮肤和组织评估对于压力性损伤的预防、分期、诊断及治疗至关重要。评估时需检查有无红斑，若有红斑需鉴别红斑范围并分析红斑产生的原因。此外，评估时还应评估皮肤温度、水肿、硬度和疼痛情况。评估时除采用直接观察方法外，还可使用水分测量装置及超声、激光多普勒血流测定等多种皮肤评估新技术作为辅助手段。

2. 采取预防性皮肤护理措施

①保持皮肤清洁，避免局部不良刺激；②使用隔离产品，保护皮肤不受潮；③避免用力按摩或用力擦洗易患部位皮肤，防止造成皮肤损伤；④失禁老年人使用高吸收性失禁产品，并定期检查失禁情况，及时处理排泄物；⑤使用硅胶泡沫敷料等皮肤保护用品，保护易患部位皮肤；⑥摆放体位时避免红斑区域受压。

3. 进行营养评估

营养不良与压力性损伤的发生、严重程度及愈合时间有关。因此，照护员对于压力性损伤高危人群可采用营养筛选工具进行全面营养评估，制订个体化营养治疗计划。合理膳食是改善老年人营养状况、促进创面愈合的重要措施。在病情允许的情况下，给予压力性损伤高危老年人高热量、高蛋白及高维生素饮食，增强机体抵抗力和组织修复能力，可促进创面愈合。维生素 C 和锌对伤口愈合具有重要作用，对于压力性损伤高危老年人可适当给予补充。

4. 进行体位变换

体位变换可间歇性解除压力或使压力再分布，避免局部组织长期受压，从而减轻受压程度。

经常翻身是长期卧床老年人最简单而有效地解除压力的方法。翻身频率需个体化，根据老年人的移动和活动能力、皮肤和组织耐受度、病情、皮肤状况、整体治疗目标、舒适感和疼痛感而确定。一般每 2 小时翻身一次，必要时每 30 分钟翻身一次。变换体位时需掌握翻身技巧或借助辅助装置，避免推、拉、拽等动作，以免皮肤受到摩擦力和剪切力作用。

体位变换后需合理摆放体位，使骨隆突处压力最小化，并使压力得到最大限度重新分配，尤其需注意足跟处的减压。手术老年人需注意不同手术体位压力点的变化。

长期卧床老年人可采用 30°斜侧卧位，避免骶尾部和大转子受压；在病情允许情况下，床头抬高角度限制于 30°内，避免身体下滑而形成剪切力；长期坐位老年人，除需注意维持其稳定性及全范围活动性外，还应注意保持合适坐姿以减轻剪切力和压力对皮肤和软组织的作用。

变换体位的同时，评估老年人皮肤情况，建立床头翻身记录卡，记录翻身时间、卧位变化及皮肤情况。

5. 选择和使用合适的支撑面

支撑面是指用于压力再分布的装置，可调整组织负荷和微环境情况，如泡沫床垫、气垫床、减压坐垫、医用级羊皮垫等。选择支撑面时需考虑老年人制动的程度、对微环境控制和剪切力降低的需求、老年人的体型和体重，以及压力性损伤发生的危险程度等因素。需要注意的是，尽管使用支撑面，仍需不断进行体位变换以预防压力性损伤发生。

6. 鼓励老年人早期活动

早期活动可降低因长期卧床造成老年人临床情况恶化的风险，活动频率和活动强度需根据老年人耐受程度和发生压力性损伤的危险程度决定。在病情允许情况下，协助老年人进行肢体功能练习，鼓励老年人尽早离床活动，预防压力性损伤发生。

7. 实施健康教育

确保老年人及其家属的知情权，使其了解自身皮肤状态及压力性损伤的风险与危害，指导其掌握预防压力性损伤的知识和技能，如营养知识、翻身技巧及预防皮肤损伤的技巧等，从而鼓励老年人及其家属有效参与或独立采取预防压力性损伤的措施。

8. 器械相关压力性损伤的预防措施

合理选择和正确使用医疗器械：选择尺寸大小及形状合适的器械，使用时佩戴合适，定期监测医疗器械固定装置的松紧度，避免过度受压，在不造成额外压力的情况下防止脱落。

定期评估皮肤，做好皮肤护理：每天至少检查医疗器械下方或周围皮肤两次，观察有无压力性损伤迹象，并注意保持医疗器械下方皮肤清洁。

采取压力再分布措施：通过调整体位、交替使用或重新放置医疗器械，使医疗器械所致压力得以再分布。进行氧疗时，在保障安全的情况下，建议采用面罩和鼻塞交替给氧的方式以降低鼻、面部压力性损伤程度。

使用预防性敷料，降低压力性损伤相关风险。

三、照护发生压力性损伤的老年人

（一）为老年人翻身预防压力性损伤

操作目的

1. 为老年人翻身变换体位，预防压力性损伤的发生。
2. 促进老年人舒适。

操作程序

1. 准备

环境准备：安全、干净整洁、温湿度适宜，关闭门窗，必要时屏风遮挡。

老年人准备：排空大小便，平卧于床。

照护员准备：着装整洁、修剪指甲，洗净并温暖双手，戴口罩。

用物准备：洗手液、软枕数个、脸盆（盛2/3满的温热水，水温40～45 ℃）、毛巾、翻身记录单、笔，必要时备床挡、浴巾，酌情准备按摩油（霜）或50%乙醇等。

2. 实施

为老年人翻身预防压力性损伤的操作流程见表2–5–28。

表2–5–28　为老年人翻身预防压力性损伤的操作流程

视频

操作流程	操作步骤	操作要点
1. 评估沟通	（1）携用物至床旁，核对老年人信息 （2）评估老年人营养状态、局部皮肤状态、躯体活动能力、全身状态，如有无水肿、大小便失禁等 （3）向老年人解释操作目的、方法、注意事项和配合要点，取得理解与配合	
2. 摆放体位	（1）照护员将手伸入盖被内，协助老年人用健侧手握住患侧手放于胸腹部，协助老年人双腿屈曲（若近侧腿为患肢，只屈曲对侧腿；若对侧腿为患肢，协助老年人用近侧腿勾住对侧腿的脚踝） （2）照护员协助老年人按照头部、肩颈部、臀部、腿部的顺序移向对侧 （3）打开盖被，照护员双手分别扶住老年人的肩和髋部向近侧翻转，将老年人调整为侧卧位	★翻身时应将老年人抬起，避免拖、拉、推等动作，以免挫伤皮肤 ★根据老年人病情及皮肤情况，调整翻身时间间隔
3. 放置软枕	老年人胸前放置软枕，上侧手臂搁于软枕上，上侧小腿中部垫软枕以降低膝盖和脚踝的压力。保持体位稳定	★保持身体稳定、舒适
4. 检查背臀部皮肤	检查背部、骶尾部等受压部位皮肤是否完好	★根据不同卧位观察老年人压力性损伤的易发部位
5. 背臀部擦洗	（1）将浴巾一侧边缘铺于背臀下，向上反折遮盖背臀部。洗净方毛巾拧至半干，以不滴水为宜，包裹在手上，打开浴巾暴露背臀部，由腰骶部沿脊柱一侧向上擦至肩颈部，再螺旋形向下擦洗至腰部，同样的方法擦洗另一侧。分别环形擦洗臀部，再用浴巾蘸干背臀部水分 （2）酌情选择按摩油（霜）或50%乙醇为老年人背部、骶尾部进行按摩，每次3～5分钟，整理好上衣 （3）用软枕或楔形垫支撑后背，保持体位稳定舒适 （4）盖好盖被	★用浴巾给予局部保暖并预防打湿床单及衣被等 ★按摩应避开皮肤发红、受损的位置 ★操作中发现异常及时报告
6. 整理用物	（1）整理床单位：被褥平整干燥无皱褶，拉起床挡 （2）按要求分类整理用物，清洗毛巾、浴巾	
7. 洗手记录	（1）按七步洗手法洗手 （2）记录翻身时间、体位、皮肤情况（潮湿、压红及压红消退时间、水疱、破溃、感染等）、老年人有无异常反应等	★记录准确全面 ★预防交叉感染

注意事项

1. 操作过程中注意观察、询问老年人感受，保证老年人安全、舒适。

2. 翻身间隔时间根据老年人病情及皮肤情况决定，一般间隔 2 小时翻身一次，必要时间隔 30 分钟至 1 小时翻身一次。受压皮肤在解除压力 30 分钟后，压红不消退者，缩短翻身时间。

3. 翻身角度：优先采用 30° 侧卧位，左 / 右侧卧与平卧交替，可减少骨突部位压力。

4. 禁忌情况：若医嘱禁止翻身（如脊柱损伤、术后特殊体位），需使用气垫床等工具分散压力。

5. 操作过程中注意保护老年人安全，及时拉起床挡，防止坠床。

6. 操作过程中应动作轻柔，避免拖、拉、拽现象，注意与老年人沟通，如有不适应立刻停止并给予处理。

（二）1 期压力性损伤的识别与照护

1.1 期压力性损伤的识别

（1）观察皮肤颜色变化：受压部位（如骶尾部、足跟、髋部等骨突处）出现边界清晰的暗红色或紫红色红斑，指压后不褪色；注意与正常皮肤对比，红斑可能呈现局部温度升高或变硬。

（2）评估皮肤质地与形态：皮肤完整无破损，但可能出现局部质地变硬或轻微肿胀；触摸时老年人可能主诉疼痛或灼热感。

（3）使用风险评估工具：可采用 Braden 量表评估压力性损伤风险，重点关注活动能力、营养状况、潮湿程度等因素。

2.1 期压力性损伤的照护

（1）减压措施：①定时翻身，每 2 小时翻身一次，侧卧位时避免骨突处直接接触床面，可用软枕分隔双膝。②使用减压器具，使用气垫床、凝胶垫或泡沫敷料分散压力，避免红斑部位继续受压。

（2）皮肤保护与清洁：①每日用温水清洁受压部位，避免用力擦拭；清洁后涂抹无刺激性润肤霜保持皮肤湿润。②及时处理汗液、尿液等潮湿源，保持皮肤干燥。

（3）营养支持：增加蛋白质（如鱼、蛋、豆类）和维生素 C 的摄入，必要时补充肠内营养制剂促进皮肤修复。

（4）伤口处理与监测：①无须特殊敷料，但需避免摩擦（如使用透明薄膜敷料保护红斑区域）。②每日记录红斑范围、颜色变化及老年人主观感受，若 48 小时内无改善或加重需就医。

（5）健康教育：①指导家属掌握翻身技巧（如抬起老年人而非拖拽）、减压设备使用方法。②强调早期识别的重要性，教会使用“指压法”自查红斑。

3. 注意事项

避免在红斑区域按摩，以免加重损伤。

合并糖尿病或营养不良的老年人需加强血糖监测和营养干预。

心理支持：向老年人解释压力性损伤的可逆性，减轻焦虑。

（三）2 期压力性损伤的识别与照护

1.2 期压力性损伤的识别

（1）评估分期标准：①观察皮肤呈紫红色或暗红色，表皮破损形成浅表溃疡或水疱，基底湿润无坏死组织。②触诊局部皮肤温度升高，可能有渗出液但无深层组织暴露。

（2）风险因素筛查：可使用 Braden 量表评估压力性损伤风险，重点关注活动能力、营养状况、皮肤潮湿程度及摩擦 / 剪切力影响。

2.2 期压力性损伤的照护

（1）创面清洁与消毒：用生理盐水或温和清洁剂清洗创面，避免使用刺激性消毒剂（如酒精）；水疱未破时保留疱皮，破损后需清除坏死组织。

（2）敷料选择与更换：①水疱期使用透明薄膜敷料保护；浅溃疡期选用水凝胶或泡沫敷料吸收渗液，促进湿润愈合。②每 2 ～ 3 天更换一次敷料，渗出增多或污染时立即更换。

（3）减压与体位管理：①每 2 小时协助老年人翻身，使用气垫床或减压垫分散压力，侧卧时以 30° 倾斜角避免骨突处受压。②坐轮椅的老年人需每 15 分钟调整重心。

（4）营养与疼痛管理：①增加蛋白质（如乳清蛋白）、维生素 C 和锌的摄入，必要时通过肠内营养补充。②局部涂抹利多卡因凝胶缓解疼痛，或口服非甾体抗炎药。

（5）感染防控与监测：①渗出液增多、异味或周围红肿时，取分泌物送细菌培养，遵医嘱使用抗生素软膏（如莫匹罗星）。②每日记录创面大小、颜色及渗液量，评估愈合进展。

3. 注意事项

家属教育：照护员应指导家属翻身技巧、皮肤观察方法及饮食搭配，强调避免按摩发红区域。

动态调整：若 2 周内无愈合迹象或进入 3 期，需联合清创术或负压引流治疗。

（四）3 期压力性损伤的识别与照护

1.3 期压力性损伤的识别

（1）皮肤表现：①全层皮肤缺失，可见皮下脂肪暴露，但骨骼、肌腱未外露。②创面可能覆盖黄色腐肉或黑色焦痂，分泌物增多，伴或不伴异味。③创面周围皮肤可能红肿、发热，提示感染风险。

（2）与其他分期的鉴别：区别于 2 期（仅表皮破损、水疱）和 4 期（累及骨骼 / 肌肉）。

2.3 期压力性损伤的照护

（1）清创与伤口处理：无菌清创，①使用生理盐水或抗菌溶液（如氯己定）冲洗创面，清除坏死组织；②若腐肉较厚，需由专业人员采用锐器清创或自溶性清创（如水凝胶敷料）。

（2）敷料选择：①渗液多时，选用藻酸盐、泡沫敷料吸收渗液。②干燥创面，使用水凝胶或水胶体敷料保持湿润环境。③合并感染，使用含银离子敷料或局部抗菌药膏（如磺胺嘧啶银）。

（3）减压与体位管理：①每 2 小时翻身，避免创面受压，使用气垫床或减压垫分散压力。②使用体位辅助工具如软枕支撑骨隆突处（如骶尾部、足跟），保持肢体功能位。

（4）感染防控：①每日观察创面颜色、渗液性状及异味，记录变化。②疑似感染时，取分泌物送细菌培养，遵医嘱使用抗生素。

（5）全身支持：①营养补充，高蛋白饮食（鸡蛋、牛奶、牛肉），补充维生素 C、锌制剂，促进组织修复。②疼痛管理，评估疼痛程度，使用非药物措施（如体位调整）或局部止痛药。

（6）并发症预防：①深静脉血栓预防，卧床老年人每日被动活动下肢，鼓励踝泵运动。②继发压力性损伤预防，定期检查其他受压部位（如肩胛、髋部），保持皮肤清洁干燥。

3. 注意事项

避免自行处理：家属不可随意清除腐肉或涂抹偏方，防止感染扩散。

动态评估：若创面加深或出现发热等全身症状，需立即就医。

心理支持：关注老年人情绪，解释护理措施的必要性，增强治疗信心。

任务评价

照护发生压力性损伤的老年人的任务评价方法见表 2-5-29。

表 2-5-29　照护发生压力性损伤的老年人的任务评价

项目	内容	分值	自评	互评	教师评价	企业导师评价
工作准备（10%）	照护员仪表仪容、手卫生等符合规范	5				
	根据工作任务准备相应用物	5				
沟通评估（10%）	采用有效方法核对老年人基本信息	2				
	对老年人进行有效评估	4				
	使用恰当的语言与老年人进行交流，向老年人解释操作目的及注意事项，征得老年人同意	4				
操作过程（60%）	能够安全、准确地评估老年人压力性损伤危险情况及分期	20				
	能够安全、规范地为老年人进行翻身、侧卧，合理使用软枕或楔形垫	20				
	能够安全、规范识别 1 期、2 期、3 期压力性损伤并采取相应的照护措施	20				
整理记录（10%）	按要求分类整理用物，七步洗手法洗手，记录全面	10				

续表

项目	内容	分值	自评	互评	教师评价	企业导师评价
整体评价（10%）	操作流畅、安全、规范	5				
	过程中有尊老、敬老、爱老、护老的意识，体现出对老年人的人文关怀	5				

【练习题】

1. 为老年人进行口腔清洁的主要目的不包括（　　）。

A. 减少口腔感染　　B. 清除口腔异味　　C. 促进食欲

D. 预防疾病　　E. 清除口腔内一切细菌

答案：E

解析：口腔清洁可以减少口腔内的细菌，但无法清除口腔内的一切细菌，且口腔内也存在正常菌群，过度清洁反而可能破坏口腔微生态平衡。

2. 为老年人使用棉棒法清洁口腔时，以下哪项是正确的（　　）。

A. 棉棒蘸水应尽量多，确保清洁效果

B. 一个棉棒可以擦拭多个部位以节省材料

C. 擦拭上腭及舌面时，位置不可以太靠近咽部

D. 用压舌板或开口器打开老人口腔时，应从门齿处进入

E. 擦拭过程中无须检查口腔是否擦拭干净

答案：C

解析：擦拭上腭及舌面时，若位置太靠近咽部，会刺激老年人引起恶心等不适。

3. 协助老年人更换开襟上衣时，正确的顺序是（　　）。

A. 先脱健侧，再脱患侧；先穿健侧，再穿患侧

B. 先脱患侧，再脱健侧；先穿健侧，再穿患侧

C. 先脱健侧，再脱患侧；先穿患侧，再穿健侧

D. 先脱患侧，再脱健侧；先穿患侧，再穿健侧

E. 任意顺序均可

答案：C

解析：穿脱衣物原则为“脱衣先健侧后患侧，穿衣先患侧后健侧”，以减少患侧肢体活动负担。

4. 为卧床老年人更换床单时，清扫床铺的正确方法是（　　）。

A. 从床尾至床头单向清扫　　B. 每扫一刷覆盖上一刷的 1/3 C. 使用干扫床刷快速清扫

D. 仅清扫可见渣屑区域　　E. 只清扫污物处即可

答案：B

解析：重叠清扫避免遗漏，湿式清扫减少扬尘。

5. 身体清洁对老年人的主要作用不包括（　　）。

A. 促进血液循环　　B. 预防呼吸道感染　　C. 缓解焦虑情绪

D. 增强肌肉力量　　E. 增加舒适感

答案：D。

解析：清洁通过刺激皮肤促进血液循环，改善心理状态，但不会直接增强肌肉力量。

6. 淋浴时水温应控制在（　　）。

A.25 ～ 30 ℃　　B.38 ～ 40 ℃　　C.45 ～ 50 ℃

D.50 ℃以上　　E.60 ℃以上

答案：B

解析：老年人皮肤敏感，水温过高易导致烫伤，38 ～ 40 ℃最适宜。

7. 梳头时若头发打结，正确的处理方法是（　　）。

A. 用力梳通　　B. 分段梳理，先梳发梢再梳发根　　C. 剪掉打结部分

D. 用热毛巾敷后再梳　　E. 喷洒护发素后梳理

答案：B

解析：分段梳理可减少牵拉疼痛，避免头发断裂或头皮损伤。

8. 男性会阴清洗时应特别注意（　　）。

A. 使用碱性肥皂　　B. 翻起包皮清洁冠状沟　　C. 直接冲洗无须擦拭

D. 水温超过 45 ℃　　E. 老年人不舒服时清洗即可

答案：B

解析：包皮垢易滋生细菌，需轻柔翻开清洁并彻底擦干。

9. 李爷爷，68 岁，因身体原因，需要长期卧床，为了避免各类并发症，提高老年人的生存质量，照护员在为老年人清洁后观察皮肤的重点是（　　）。

A. 颜色是否红润　　B. 有无破损或压痕　　C. 皮下脂肪厚度

D. 毛发密度　　E. 肌力

答案：B

解析：皮肤破损、红斑提示潜在压力性损伤或感染，需及时处理。

10. 压力性损伤形成的最主要原因是（　　）。

A. 全身营养不良　　B. 年老体弱　　C. 皮肤受潮湿刺激

D. 局部组织长期受压　　E. 器具使用不当

答案：D

解析：压力性损伤的主要原因是局部组织长期受压导致缺血缺氧。

11. 以下哪项属于压力性损伤的外源性因素（　　）。

A. 低蛋白血症　　B. 摩擦力　　C. 运动功能减退

D. 贫血　　E. 过度肥胖

答案：B

解析：外源性因素包括压力、摩擦力、剪切力等力学因素，而内源性因素与营养、活动能力相关。

12. 铺备用床时，枕头开口的正确朝向是（　　）。

A. 朝向窗户　　B. 背对门口　　C. 朝向床头柜

D. 随意摆放　　E. 朝向门口

答案：B

解析：枕头开口背门放置，符合操作规范，保持房间整洁。

13. 预防压力性损伤的关键措施是（　　）。

A. 使用气垫床　　B. 每 2 小时翻身一次　　C. 加强高蛋白饮食

D. 避免局部长期受压　　E. 避免器具固定过紧

答案：D

解析：解除压力是预防的核心，其他为辅助措施。

14. 床上擦浴的正确顺序是（　　）。

A. 面部→上肢→胸腹→下肢→背部

B. 背部→下肢→上肢→胸腹→面部

C. 下肢→背部→胸腹→上肢→面部

D. 随意顺序，无特殊要求

E. 上肢－下肢－胸腹－背部

答案：A

解析：按"清洁→相对清洁"区域顺序操作，减少交叉感染风险。

15. 孙阿姨，67 岁，三天前不小心摔倒，导致右上肢骨折，医生为其进行了夹板固定。照护员在协助老年人使用医疗器械时，预防压力性损伤的措施不包括（　　）。

A. 定期调整氧气管位置　　B. 使用减压敷料保护骨突处　　C. 长时间卧床避免翻身

D. 检查石膏固定松紧度　　E. 保证营养充足

答案：C

解析：翻身是基础措施，不可因器械使用而忽略。

拓展阅读

邱丽芸是柳州市社会福利院的一名 90 后照护员，2023 年获得全国养老服务先进个人。柳州市福利院是一所公办养老机构，收住的都是政府兜底对象，其中特困老年人有 70 多名，90% 以上需要全护理或半护理，每天对老年人进行皮肤清洁护理、评估和翻身预防压力性损伤等是基础工作，而对于有压力性损伤风险的老年人，至少每 2 小时翻身一次，更要对压力性损伤严重甚至形成皮肤溃烂的老年人进行精细的照护。

在每日繁重而细致的照护工作中，有劳累和心酸，但看到老年人情况慢慢变好，邱丽芸心里很欣慰，也充满了成就感。照护员是支撑亿万老年人幸福晚年的重要力量，让老年人有尊严、有体面、有品质地享受幸福晚年生活，是照护员执着的追求和坚守的初心。

点燃思考

李奶奶，76岁，现入住康乐颐养中心456房间6床。育1儿1女，配偶同住疗养院；李奶奶爱好喝茶、看电视，性格开朗热情，喜欢与人交流沟通；饮食喜好：糖包、红烧鱼、蔬菜。既往病史：高血压20年，脑梗死后两年，认知功能障碍半年。

目前状况：左侧肢体功能尚可，右侧肢体活动无力，仅能抬离床面；因害怕疾病复发，抗拒活动，长期卧床。

照护任务

1. 请评估李奶奶压力性损伤的危险因素。
2. 请为李奶奶绘制预防压力性损伤的健康教育海报。
3. 请根据李奶奶的情况为老年人制订持续改进照护方案。

项目六　老年人饮食照护

学习目标

素质目标

1. 具备“尊老敬老、以人为本、爱岗敬业、爱心奉献”的职业精神。
2. 具有耐心、细心、爱心和责任心，尊重、理解和关怀老年人。

知识目标

1. 了解老年人营养需求、营养摄取影响因素、吞咽障碍和过食拒食的影响因素。
2. 熟悉老年人饮食原则和饮食种类、老年人吞咽功能的评定、过食拒食的老年人表现、鼻饲饮食的种类。
3. 掌握老年人进食进水照护方法，吞咽障碍、过食和拒食老年人进食进水照护知识，鼻饲老年人进食进水照护知识。

能力目标

1. 能够协助普通老年人进食进水。
2. 能够协助吞咽困难、过食和拒食老年人进食进水。
3. 能够协助鼻饲老年人进食进水。

知识导读

思维导图见图 2-6-1。

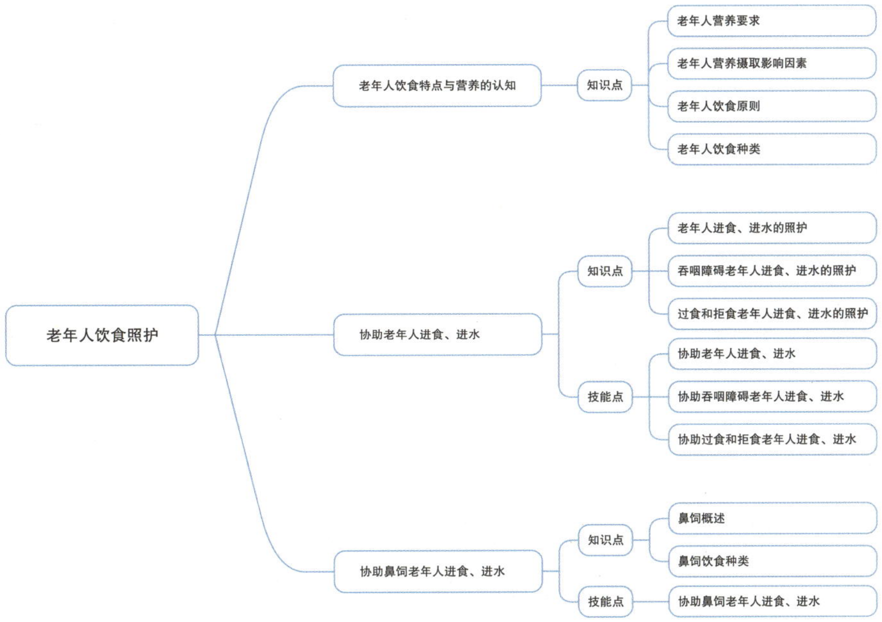

图 2-6-1　老年人饮食照护思维导图

赛证对接

本项目中涵盖的知识和技能在各类竞赛及证书考评中均有所考察，在技能考核方面，主要采用模拟真实情境的方法，以实际照护任务的形式，考察选手或考生的技能操作能力、健康教育能力及应急应变水平。具体任务包括：根据老年人的具体情况，指导并协助其进食进水，对吞咽障碍老年人进行饮食照护、应对过食或拒食老年人的突发情况等，同时开展营养与膳食的健康教育活动。在知识考核方面，形式多样，包括理论客观题、饮食照护计划制订、健康知识海报设计、反思报告撰写等，全面考察选手或考生对知识的掌握与应用能力。照护员须具备扎实的专业知识，紧密结合老年人的营养需求及自身特点，提供精准、全面的健康指导，确保理论知识能够有效应用于实际场景，切实满足老年人营养和饮食照护需求。

任务一 老年人饮食特点与营养的认知

课件

案例导入

李奶奶，70 岁，小学文化，务农，有新农合医保，经济来源主要依赖女儿，3 年前老伴去世，女儿居住外地。李奶奶患高血压病 13 年，平时喜欢静坐、听豫剧、看电视，喜食腌制食物如腌咸菜、腊肉及咸鱼。李奶奶半年前因脑梗死导致左侧肢体活动不便，右侧肢体活动正常，能床旁坐立，因家庭照护困难，入住某养老机构，老人要求机构按自己的喜好准备饮食，考虑到李奶奶的身体原因，没有满足她的饮食要求，导致李奶奶情绪不佳，甚至拒绝进食和沟通。

任务描述

1. 请照护员为李奶奶做饮食指导。
2. 请照护员为李奶奶提供心理照护进行情绪疏导。

知识殿堂

一、老年人营养要求

《黄帝内经》中有云“法于阴阳，和于术数，饮食有节，起居有常”，即合理的饮食、适量的运动、充足的睡眠和良好的心态是维持身体健康的基石，这四方面内容相互关联，共同构建了传统医学对生命活动的整体认知与实践框架。进入老龄阶段，人的生活环境、社会交往范围出现了较大的变化，特别是身心功能出现不同程度的衰退，如咀嚼和消化能力下降，视觉、嗅觉、味觉反应迟缓等，这些变化会增加老年人患营养不良的风险，减弱抵抗疾病的能力。良好的膳食营养有助于维护老年人身体功能，保持身心健康状态。

（一）合理控制饮食总热能

1. 概念

热能指食物中碳水化合物、脂肪、蛋白质在体内氧化产生的可供人体利用的能量，因此这三种营养素也被称为产能营养素。目前，我国通用的热能单位是焦（J）、千焦（kJ），在现代营养学中，用卡（cal）、千卡（kcal）表示，二者的换算关系为：1 kcal=4.184 kJ，1 kJ=0.239 kcal。每克碳水化合物、脂肪、蛋白质在体内氧化产生的热能分别为 4 kcal、9 kcal、4 kcal。热能是维持生命活动和身体机能的核心，其科学内涵与应用对老年人健康具有特殊意义。

2. 老年人的热能需求

老年人控制总热能的摄入是维持健康、延缓衰老的核心策略，其必要性源于生理机能衰退与慢性病防控的双重要求。老年人的全天热能供给量约为 2 400 kcal，蛋白质、脂肪、碳水化合物比例适当，三者的热能占比分别是 10% ~ 15%、20% ~ 25%、60% ~ 70%，早、中、晚餐的能量分配分别占总能量的 30%、40%、30%。老年人尤其是高龄老年人，消化吸收功能下降，其糖耐量也有程度不一的减退，提倡少食多餐。老年人饮食的热能供给量是否合适可通过观察体重变化来衡量。一般可以通过以下公式来粗略衡量老年人饮食热能供给量是否合适。

男性老年人体重标准值（kg）=[身高（cm）— 100] × 0.9

女性老年人体重标准值（kg）=[身高（cm）— 105] × 0.92

（二）老年人营养素要求

1. 概念

营养素是食物中具有营养作用的有效成分，人体所需要的营养素主要包括蛋白质、脂肪、碳水化合物、矿物质及微量元素、维生素和水六大类。

2. 分类

（1）宏量营养素：蛋白质、脂肪、碳水化合物能够为人体供能，且人体需求量较大。老年人蛋白质每日的摄入量为 1.2 g/kg，蛋白质供给能量占总热量的 10% ~ 15%。应选择蛋、奶、鱼、虾、瘦肉、大豆及其制品等优质蛋白质。对于肝肾功能不全的老年人，豆类的摄入应控制在蛋白质摄入总量的 1/3 以下。高血脂是高血压、冠心病等慢性疾病的危险因素之一，脂肪供给能量不宜超过总热量的 25%。应选用含不饱和脂肪酸较多的植物油，减少摄入肥肉、油炸食物、奶油等脂肪含量高的食物。碳水化合物供给能量应占总热量的 60% ~ 70%，动脉粥样硬化等心血管疾病及糖尿病的发病可能与摄入过多的葡萄糖、果糖、乳糖、蔗糖等单糖、双糖有关，老年人摄入的糖类应以多糖为宜，如谷类、薯类，均含较为丰富的淀粉，同时能提供其他营养素及膳食纤维等。

（2）微量营养素：维生素、矿物质及微量元素不能为人体提供热能，需求量较少，但也是维持人体正常生命活动所必需的低分子有机化合物。

（3）水：水是生命之源，人一旦离开水数日就会死亡，可见其对生命的重要性。在温和的气候下，低身体活动水平的老年人每日饮水量一般以 1 500 ~ 1 700 mL 为宜，饮食中适当地增加汤类食品，既能补充营养，又能补充水分。老年人所需主要营养素的生理功能及来源见表 2–6–1。

表 2–6–1 营养素的生理功能及来源

营养素		生理功能	食物来源
宏量营养素	蛋白质	提供热能，参与构成人体组织及调节人体生理功能	动物性食物：奶及奶制品、蛋类、瘦肉、水产品等 植物性食物：大豆类等
	脂肪	提供并贮存热能，参与构成人体组织，提供脂溶性维生素及必需脂肪酸，保护固定内脏，保持体温及润滑皮肤	动物性食物：动物油、肉类、内脏、脑等 植物性食物：种子类等
	碳水化合物	提供热能，参与构成人体组织，调节血糖，节约蛋白质，抗生酮，解毒保肝	动物性食物：肝脏、肌肉、乳类等 植物性食物：谷类、豆类、根茎类、水果类等

续表

营养素		生理功能	食物来源
微量营养素	维生素 A	维持正常视觉及上皮组织细胞健康，促进免疫，抗氧化	动物性食物：肝脏、鱼肝油、奶、蛋类等 植物性食物：有颜色的果蔬如胡萝卜、西兰花、南瓜等
	维生素 D	强壮骨骼，调节血钙平衡，激素样作用	动物性食物：海鱼、肝脏、蛋黄、奶等 其他食物：菌类
	维生素 B	辅酶功能，维持神经、肌肉、心脏正常功能，参与体内能量代谢，抗氧化	动物性食物：动物内脏、蛋类、奶及奶制品等 植物性食物：谷类、豆类、干果类、绿色蔬菜等
	维生素 C	抗氧化，促进铁、钙、叶酸利用，提高免疫力，解毒	植物性食物：新鲜蔬菜和水果等
	钙	构成骨骼和牙齿，维持神经和肌肉活动，调节酶的活性	动物性食物：奶及奶制品、虾皮等 植物性食物：芝麻、大豆及其制品、小白菜等
	铁	参与体内氧的运输，维持正常造血功能及免疫力	动物性食物：肝脏、动物血、瘦肉等 植物性食物：黑木耳、紫菜、核桃、大枣等
功能营养素	ω-3 系列脂肪酸（EPA+DHA）	抗炎，增强免疫，降低血脂，促进体内饱和脂肪酸代谢，预防动脉粥样硬化	动物性食物：深海鱼等 植物性食物：植物油等
水		构成人体组织成分，参与机体新陈代谢，调节体温，润滑，维持正常渗透压和电解质平衡	

二、老年人营养摄取影响因素

（一）生理因素

随着年龄增加，尤其是超过 65 岁，衰老的特征比较明显地表现出来。生理上的变化主要体现在代谢能力下降，呼吸功能衰退，心脑功能衰退，视觉、听觉及味觉等感官反应迟钝，肌肉衰减等成为影响营养吸收的天然屏障，这些变化会影响老年人摄取、消化食物和吸收营养物质的能力，容易导致营养失调。

（二）心理因素

老年人由于退休、失去亲人等原因，可能会出现情绪低落、孤独感等问题，这也会影响他们的食欲和饮食习惯，进而导致营养不良。

（三）疾病因素

老年人常常患有各种慢性疾病，如高血压、糖尿病、心脏病等，这些疾病会影响他们的食欲和消化吸收能力，从而导致营养不良。此外，一些药物也可能会对老年人的营养状况产生负面影响。

（四）社会因素

老年人的饮食习惯、饮食环境、营养知识、经济状况、社会支持等，都会影响老年人的营养状况。

三、老年人饮食原则

（一）食物选择要合理

食物的选择应适合老年人的特点，丰富食物品种，要荤素搭配，以素为主；粗细搭配，多吃粗粮；干稀搭配，混合使用；生熟搭配，多进生食。做到“四低、一高、一适当”，即低脂肪、低胆固醇、低盐、低糖、高纤维素、适当优质蛋白质。

（二）饮食易消化吸收

食物加工要做到细、软、松，既给牙齿咀嚼的机会又易于消化，如将肉类制成肉末或横向切断肉的纤维，选择纤维短、肉质细嫩的鱼肉等食物。少吃油炸、油腻或过黏的食品。

（三）饮食应合理分配

应适当限制老年人热量的摄入，食物分配上提倡早晨吃好、中午吃饱、晚上吃少的原则。老年人由于肝脏储存肝糖原的能力较差，对低血糖的耐受能力不强，容易饥饿，可在两餐之间适当增加点心，少食多餐较为合适，避免暴饮暴食或过饥过饱；膳食内容的改变不宜过快，要照顾到老年人的个人喜好。由于夜间的热量消耗较少，吃过多富含热量的蛋白质和脂肪类食物会影响睡眠，晚餐可吃容易消化的食物。

（四）食物温度应适宜

老年人消化道对食物的温度较为敏感，饮食宜温偏热，两餐之间或入睡前可加饮温热饮料，以解除疲劳、温暖身体而利于睡眠。

四、老年人饮食种类

（一）基本饮食

结合老年人的生理特点，秉承多餐少食的基本原则，基本饮食类型见表 2-6-2。

表 2-6-2 老年人基本饮食类型

种类	适用范围	饮食原则
普通饮食	咀嚼和消化功能无障碍，且无特殊饮食限制的老年人	选择易消化、无刺激的食物；饮食种类多样化；每日三餐，按比例分配
软质饮食	轻度发热、消化咀嚼能力差、牙齿脱落或有口腔疾病、疾病恢复期的老年人	食物以软、烂、碎为主，易咀嚼、易消化，如软米饭、面条，菜肉应切碎煮烂；少油炸、少油腻、少粗纤维素及刺激性较强的食物；每日三至四餐
半流质饮食	中度发热、体弱、咀嚼能力较差、吞咽困难或刚接受手术的老年人	食物呈半流质状，易咀嚼、吞咽、消化，营养丰富；宜少食多餐，每日五至六餐
流质饮食	进食困难或采用鼻饲的老年人，极度衰弱无力咀嚼食物的老年人	食物呈液状、易吞咽、易消化、无刺激性，如牛奶、米汤、豆浆、果汁等。流质饮食所供营养素不足，只能短期使用，通常辅以肠外营养，每 2～3 小时一餐

（二）治疗饮食

老年人治疗饮食类型的选择取决于其健康状况和饮食限制，常见类型见表 2-6-3。

表 2-6-3 老年人治疗饮食类型

种类	适用范围	饮食原则
高热量饮食	患甲状腺功能亢进、高热、肝胆疾患、结核等疾病导致热量消耗较高的老年人	在基本饮食基础上加餐 2 次，可提供含有热量的饮料或点心，如牛奶、鸡蛋、豆浆、藕粉、巧克力、甜食等，总热量为 3 000 kcal/d
高蛋白饮食	消瘦及患严重贫血、肾病综合征、慢性消耗性疾病、癌症晚期等疾病的老年人	每日蛋白质摄入量可在 1.5 ～ 2.0 g/kg，但总量不超过 120 g/d，总热量为 2 500～3 000 kcal/d，选择蛋白质含量高的食物如瘦肉、鱼类、蛋类、奶及奶制品、大豆类等
低蛋白饮食	患急性肾炎、急慢性肾功能不全、尿毒症、肝性脑病等疾病的老年人	每日蛋白质摄入量≤ 40 g，尽量选择优质蛋白质如动物蛋白质、大豆蛋白等
低盐饮食	患心脏病、急慢性肾炎、肝硬化腹水等疾病，以及重度高血压但水肿较轻等情况的老年人	每日可用食盐不超过 2 g，不包括食物内自然含钠量，禁用腌制食品，如咸菜、火腿、腌肉、皮蛋等
无盐低钠饮食	适用范围同低盐饮食，但水肿较重的老年人	无盐饮食，烹饪饮食时不放食盐，摄入食物中自然存在的钠量＜ 0.7 g/d。低钠饮食，除无盐外，摄入食物中自然存在的钠量＜ 0.5 g/d。禁食含钠高的食物和药物，如油条、挂面、汽水、碳酸氢钠药物等。
低脂肪饮食	患冠心病、高脂血症、动脉硬化、肥胖、肝胆胰疾患、腹泻等疾病的老年人	饮食清淡、少油，禁食肥肉、蛋黄、动物内脏。高脂血症及动脉硬化的老年人，不必限制植物油（椰子油除外），脂肪摄入量≤ 50 g/d，患有肝胆胰疾病者脂肪摄入量≤ 40 g/d，应特别限制动物脂肪的摄入
低胆固醇饮食	患冠心病、动脉硬化、高胆固醇血症、高血压等疾病的老年人	饮食中胆固醇含量＜ 300 mg/d，禁食或少食含胆固醇高的食物，如动物脑、内脏、肥肉、鱼籽、蛋黄、动物油等
高纤维素饮食	便秘及患肥胖症、高脂血症、糖尿病、心血管疾病的老年人	选择富含纤维素的食物，如豆类、粗粮、韭菜、芹菜、卷心菜、新鲜水果等
少渣饮食	有吞咽困难、食管静脉曲张、咽喉部及消化道手术、腹泻、肠炎、伤寒、痢疾等情况的老年人	选择少纤维素的食物，如蒸蛋、菜泥等，肠道疾病老年人少摄入油脂

（三）试验饮食

试验饮食也称诊断饮食，是指在特定时间内，通过对饮食内容的调整来协助疾病的诊断和确保实验室检查结果正确性的一种饮食（表 2–6–4）。

表 2–6–4 试验饮食类型

种类	临床意义	饮食原则
潜血试验饮食	诊断胃肠道有无出血，可做大便潜血试验	试验前 3 天禁食肉类、肝类、血类食物，含铁剂药物，以及大量绿色蔬菜。可进食马铃薯、牛奶、非绿色蔬菜、馒头、米饭等，第 4 天开始留取粪便做隐血试验
胆囊造影试验饮食	胆囊造影诊断	给予高脂肪饮食，刺激肠黏膜产生胆囊收缩素，引起胆囊收缩和排空，以利于检查
葡萄糖耐量试验饮食	协助诊断糖尿病	试验前 3 日，每日进食碳水化合物不少于 300 g，停用一切能升降血糖的药物，试验前晚餐后禁食 10 ~ 12 小时，直至第 2 天早晨采血后，将葡萄糖 75 g 溶于 300 mL 水中，顿服糖水后 0.5 小时、1 小时、2 小时和 3 小时分别采血测定血糖值

任务二　协助老年人进食、进水

课件

案例导入

张爷爷，72 岁，退休教师，经济状况中等，平日喜爱书法和照料花草。老人独居于明湖小区 15–3–12 号，儿子一家虽居住同城，但因工作繁忙，仅每周探望一次。张爷爷患糖尿病 8 年，近两年出现轻度认知障碍，近期因食欲减退、饮水不足导致体力明显下降，并多次出现头晕症状。老年人因担心血糖波动，自行减少主食摄入，同时因吞咽不适拒绝规律饮水。一周前，张爷爷因头晕不慎摔倒，所幸未造成骨折，但此事引起儿子重视，随即通过社区居家养老服务平台申请专业照护支持。

任务描述

1. 请照护员评估张爷爷当前饮食饮水习惯及营养状况。
2. 请照护员为张爷爷制订糖尿病友好型膳食计划，并指导科学饮水方法。
3. 请照护员为张爷爷进行吞咽功能评估，示范安全进食技巧。

知识殿堂

一、老年人进食、进水的照护

随着年龄增长，老年人出现咀嚼和消化能力下降、基础代谢率降低等。这些变化直接影响着老年人的饮食和营养需求。合理的饮食饮水，不仅能为老年人提供充足的营养支持，维持身体健康，降低疾病风险，还能显著提升其生活质量。

（一）创造舒适就餐环境

照护员应为老年人营造舒适就餐环境，桌椅高度适中，防滑稳固；灯光柔和明亮，避免眩光；餐区通道宽敞无障碍。应在老年人进餐前 30 分钟停止室内清洁卫生工作，开窗通风，以保持室内空气清新、无异味。

（二）选择合适食物种类

照护员应遵循中国居民平衡膳食宝塔为老年人提供日常饮食，根据老年人的牙齿功能、吞咽功能、治疗要求、饮食习惯，选择合适的食物种类。

（三）选择合适进食体位

1. 正常状态老年人的体位选择

对于身体状况良好、自理能力较强的老年人，可选择端坐位。在进食时，让老年人坐在高度适宜的餐桌椅上，躯干挺直，头正中、颈轻度向前屈曲，双膝关节屈曲呈 90°角，双足底平稳接触地面，这样的姿势能使老年人的身体保持稳定，且有利于食物在消化道内的顺利移动。同时，这种体位可借助重力作用，帮助食物顺利进入胃部，降低噎呛和误吸的风险。例如在家庭或养老机构的餐厅中，多数健康老年人采用此体位用餐，可顺利完成进食过程。

2. 半自理和卧床老年人的体位选择

不能下床但意识清醒的老年人可采用半坐卧位，床头抬高 30° ~ 50°。若使用普通床，可在老年人身后垫上足够的枕头，支撑其背部与头部，确保上身与床面成合适的角度。这种体位既便于老年人进食，又能防止食物反流进入气管。

当老年人无法采取半坐卧位时，侧卧位是较为安全的选择。偏瘫老年人可采用健侧卧位，即健侧在下，患侧在上，该体位可使食物不易从口中漏出，并可利用重力使食团在健侧吞咽，有利于食物向舌根运送，减少逆流及误吸的危险。在给老年人喂食时，照护员应位于老年人侧面，缓慢喂食，密切观察老年人的吞咽情况。

（四）观察老年人进食情况

1. 进食的时间

照护员应根据老年人生活习惯，合理安排进餐时间。一般早餐时间为 6：30—8：30，午餐时间为 11：30—12：30，晚餐时间为 17：30—19：00。可适当在餐间补充一些糕点、牛奶等。少食多餐，有利于消化吸收。

2. 进食的温度

食物的温度应为 38 ~ 40 ℃，以温而不烫为宜。照护员在协助老年人进食时，须先测温后喂食，避免过热造成老年人烫伤，过冷造成腹泻。

3. 进食的量

食量分配上提倡早晨吃好、中午吃饱，晚上吃少的原则。主食宜“粗”，老年人每日宜进食谷类 200 g 左右，并适当地增加粗粮的比例。蛋白质宜“精”，可按每千克体重 1 ~ 1.5 g 供给。脂肪宜“少”，烹调以植物油为主。蔬菜水果宜“多”，每日不少于 300 g。当老年人的饮食量有明显增多或减少的变化时，要观察并询问老年人，查找原因。

4. 进食的速度

老年人应细嚼慢咽，进食时不看电视、不谈笑，照护员不催促老年人加快进食速度，以防误吸、噎食。

5. 健康教育

为老年人及其家属进行饮食健康教育，帮助老年人选择健康的饮食，形成健康的饮食习惯。

（五）协助老年人进食的照护技术

操作目的

协助老年人进食，保证老年人从食物中摄入足量的营养和水分，满足基本生理需求。

操作程序

1. 准备

环境准备：整洁、安静、舒适、安全、温湿度适宜、无异味。

老年人准备：能够配合操作，根据老年人需求协助其排便、佩戴义齿、清洁双手。

照护员准备：着装整洁，修剪指甲，洗手，戴口罩。

用物准备：洗手液、记录单、笔、餐具（餐盘、碗、筷、汤匙）及食物、毛巾、湿巾、纸巾、水杯、吸管、温开水（38 ~ 40 ℃）、软枕、靠垫。

2. 实施

协助老年人进食的操作流程见表 2-6-5。

视频

表 2-6-5　协助老年人进食的操作流程

操作流程	操作步骤	操作要点
1. 评估沟通	（1）携用物至床旁，核对老年人信息 （2）评估老年人意识状态、情绪、身体状况、肢体活动度、口腔情况、吞咽能力、有无餐前药或随餐药、自理能力及心理需求 （3）向老年人解释操作目的及方法，说明进食时间和本次进食的食物，取得老年人配合	★语言得当 ★尊重老年人
2. 摆放体位	根据老年人自理程度及病情，协助老年人摆放舒适、安全的进食体位 （1）床上坐位：适用于基本自理、体弱，不需要辅助设备可保持坐姿的老年人。摇起床尾或将软枕垫于老年人膝下，使膝关节屈曲，防止下滑，摇高床头至脊柱直立位，将枕头置于后背支撑，胸前放置移动餐桌或餐板，上肢置于桌面上，肘关节放松 （2）轮椅坐位：适用于体弱、下肢功能障碍或行走无力但能坐轮椅的老年人。照护员将轮椅推至床旁，轮椅与床边夹角呈 30° ~ 45°，固定刹车，抬起脚踏板，照护员搀扶老年人起身站稳，叮嘱老年人双手或健侧手环抱照护员肩臂部，照护员带动老年人旋转身体，使老年人坐在轮椅中间，后背贴紧椅背，腰部系安全带，双脚放于脚踏板上 （3）半卧位：适用于完全不能自理或不能保持直立坐位的老年人。协助老年人平卧，摇起床头与床的水平面夹角呈 30° ~ 45°，摇起床尾或将软枕垫于老年人膝下，防止下滑	★手法轻柔 ★体位转移方式科学安全

续表

操作流程	操作步骤	操作要点
3. 协助进食	（1）协助老年人进食：将毛巾垫于老年人颌下或胸前，检查食物温度是否合适，进食前先喝一口温水湿润口腔查看有无呛咳情况。①对于能自行进食的老年人，鼓励老年人自行进食，照护员准备好餐具，将食物摆放于餐桌上，指导老年人上身坐直并稍向前倾，头稍微下垂，叮嘱老年人小口进食，细嚼慢咽，不要边进食边讲话，以免发生呛咳。②对于不能自行进食的老年人，测试食物温度（前臂掌侧下缘或测温计测量），以温而不烫为宜，使用汤匙帮助进食，每次一口，食物量以汤匙的 1/3 为宜，等老年人完全吞下后，再喂食下一口。按照饭、菜、汤交替的方式协助进食，直至进食结束。③对于有视力障碍能自行进食的老年人，照护员将盛有温热食物的餐碗放入老年人手中，再将汤匙递到老年人手中，告知食物的种类，叮嘱老年人要细嚼慢咽、小心进食；如果老年人要求自行进食，可按照时钟平面图放置食物（12 点钟放汤、6 点钟放饭、3 点钟和 9 点钟放菜），并告知指定方向食物的名称，让老年人按顺序摄取。有骨头的食物，备餐时将骨头剔除，鱼肉需要先剔除鱼刺 （2）进食结束后协助老年人漱口，擦净老年人口角水痕 （3）撤下餐具，叮嘱老年人进食后不能立即平卧，保持进食体位 30 分钟后，取舒适体位 （4）同老年人一起擦拭餐桌，洗手，整理床单位 （5）用餐后观察老年人有无不适	★避免食物过热引起烫伤 ★对于咀嚼、吞咽困难的老年人，可将食物加工成糊状，便于吞咽 ★如果吞咽过程中出现呛咳、噎食等现象，应立即停止进食，进行急救并通知医护人员
4. 整理用物	清理食物残渣，清洗餐具	★用物及垃圾按规定分类处理
5. 洗手记录	（1）按七步洗手法洗手 （2）记录老年人进食时间、进食种类、进食量、有无异常反应等	★老年人未进食时，应及时报告并做好记录

注意事项

1. 照护员应在老年人进餐前评估食物温度适宜。

2. 使用汤匙喂食老年人，每次以汤匙的 1/3 为宜，等老年人咽下一口后，再喂下一口。

3. 以饭、菜、汤交替的方式进食，固液交替，避免老年人连续进食一种食物，防止噎食。

4. 对于咀嚼、吞咽困难的老年人，可将食物加工成糊状，便于吞咽。

5. 老年人吞咽过程中若出现呛咳、噎食等现象，应立即停止进食，进行急救并通知医护人员。

6. 老年人进餐后不宜立即平卧，以防止食物反流。

（六）协助老年人进水的照护技术

操作目的

协助老年人进水，保证老年人补充足量的水分。

操作程序

1. 准备

环境准备：整洁、安静、舒适、安全、温湿度适宜、无异味。

老年人准备：根据老年人需求协助其排便、取合适体位、清洁双手。

照护员准备：着装整洁，修剪指甲，洗手，戴口罩。

用物准备：洗手液、记录单、笔、毛巾、水杯、吸管、汤匙、温开水（38 ~ 40 ℃）。

2. 实施

协助老年人进水的操作流程见表 2-6-6。

表 2-6-6　协助老年人进水的操作流程

操作流程	操作步骤	操作要点
1. 评估沟通	（1）携用物至床旁，核对老年人信息 （2）评估老年人意识状态、情绪、身体状况、肢体活动度、口腔情况、吞咽能力、自理能力及心理需求 （3）向老年人解释操作目的及方法，说明饮水的量和时间，取得老年人配合	★语言得当 ★尊重老年人
2. 协助进水	（1）根据老年人自理程度及病情，协助摆放舒适、安全的进水体位，面部侧向照护员 （2）将小毛巾围在老年人颌下，照护员用手腕内侧或水温计测水温，以温而不烫为宜 （3）协助老年人进水：①对于能够自己饮水的老年人，鼓励其手持水杯或借助吸管饮水，指导老年人上身坐直并稍向前倾，小口饮用，如果出现呛咳，应休息片刻后再饮用。②对于不能自己饮水的老年人，喂水时可借助吸管饮水；使用汤匙时，水量以汤匙的 1/2 ~ 2/3 为宜，等老年人咽下一口后，再喂下一口 （4）进水结束后协助老年人撤下小毛巾，保持进水体位 30 分钟后，取舒适的体位 （5）观察老年人有无不适	★避免水温过热引起烫伤 ★如果吞咽过程中出现呛咳等现象，应立即停止操作，情况严重者应进行急救并通知医护人员
3. 整理用物	整理用物，将物品放回原处	★用物按规定分类处理
4. 洗手记录	（1）按七步洗手法洗手 （2）记录老年人进水时间、饮水量、有无异常反应等	★老年人长时间未进水时，应及时报告并做好记录

注意事项

1. 确保水温适宜，特别是使用吸管时，防止发生烫伤。

2. 协助老年人使用汤匙饮水时，每次以汤匙的 1/2 ~ 2/3 为宜，等老年人咽下一口后，再喂下一口，防止发生呛咳。

3. 对于不能自理的老年人，照护员应定时分次喂水。

4. 根据老年人身体情况指导每日摄入充足的水分。晚上须控制饮水，少喝茶水、咖啡等，避免夜尿过多影响老年人睡眠。

5. 老年人饮水后不可立即平卧，防止反流发生呛咳或误吸。

任务评价

协助老年人进食、进水的任务评价方法见表 2-6-7。

表 2-6-7　协助老年人进食、进水的任务评价

项目	内容	分值	自评	互评	教师评价	企业导师评价
工作准备（10%）	照护员仪表仪容、手卫生等符合规范	5				
	根据工作任务准备相应用物	5				
沟通评估（10%）	采用有效方法核对老年人基本信息	2				
	对老年人进行有效评估	4				
	使用恰当的语言与老年人进行交流，向老年人解释操作目的及注意事项，征得老年人同意	4				
操作过程（60%）	照护员协助老年人摆放正确进食、进水体位	20				
	照护员协助老年人安全进食、进水	20				
	进食、进水过程中避免烫伤、呛咳等不良情况的发生	20				
整理记录（10%）	按要求分类整理用物，七步洗手法洗手，记录全面	10				
整体评价（10%）	操作流畅、安全、规范	5				
	过程中有尊老、敬老、爱老、护老的意识，体现出对老年人的人文关怀	5				

二、吞咽障碍老年人进食、进水的照护

（一）吞咽障碍概述

吞咽障碍是指由于下颌、双唇、舌、软腭、咽喉、食管括约肌或食管功能受损，不能安全有效地把食物由口送到胃内，导致进食困难。随着年龄的增长，老年人发生吞咽障碍的危险性增加。因此在老年人饮食照护过程中，照护员应随时观察老年人情况，保证老年人进食安全。

（二）发生吞咽障碍的相关因素

老年人发生吞咽障碍的相关因素主要有以下几方面。

1. 生理因素

口腔肌肉萎缩：老年人口腔肌肉会逐渐萎缩，咀嚼能力下降，食物不能充分被嚼碎，影响吞咽。

咽喉部感觉减退：老年人咽喉部的感觉神经功能减退，对食物的位置感知不灵敏，容易出现误咽。

食管蠕动减弱：老年人食管的蠕动减弱，食物传输速度变慢，吞咽后可能仍有食物残留感。

2. 疾病因素

口咽部疾病：如咽炎、口炎、咽后壁囊肿等。

食管疾病：如食管炎、食管癌、食管瘢痕性狭窄等。

神经肌肉疾病：如脑卒中、帕金森病、老年痴呆症、重症肌无力等。

精神类疾病：如癔症等。

3. 药物因素

老年人服用的某些药物可能会引起口干、头晕、肌肉松弛等不良反应，从而影响吞咽功能。

4. 心理因素

不良情绪会影响神经系统的调节功能，抑制吞咽反射，引起吞咽障碍。对吞咽困难的恐惧心理也会使老年人在进食时过度紧张，加重吞咽障碍。

（三）吞咽障碍的表现

依据正常吞咽的生理过程，把吞咽障碍分为三个阶段，每个阶段的表现见表 2–6–8 所示。

表 2–6–8 吞咽障碍各期表现

分期	表现
口腔期	流涎、唇闭合无力、鼓腮不能、舌头运动障碍、咀嚼肌无力、吞咽后食物残留口腔内、食物从鼻腔反流等
咽期	吞咽启动延迟、吞咽幅度减弱、咽反射减弱、声音嘶哑、说话无力音或气息音、吞咽后立即反流、频繁“清嗓子”、咽部食物梗阻感、吞咽后出现湿音等
食管期	进食哽咽或梗阻感、进食后胸痛或胸部烧灼感、进食后胸骨后堵塞感、进少量食物便有饱腹感、呕吐反酸、平卧后食物反流至口腔、食管动力障碍等

（四）吞咽功能的评定

吞咽功能评定的方法有很多，我们主要学习两种日常筛查且操作简便的方法。

1. 洼田饮水试验

要求老年人神志清楚，并能够按照指令完成试验。老年人取坐位，喝下 30 mL 温开水，观察所需时间及喝水呛咳情况。按照评估标准进行评定，见表 2–6–9。

表 2–6–9　洼田饮水试验情况及评估标准

分级	呛咳的表现
1 级	能 1 次顺利将水咽下
2 级	分 2 次及以上咽下，但不呛咳
3 级	能 1 次咽下，但有呛咳
4 级	分 2 次及以上咽下，但有呛咳
5 级	频繁呛咳，不能全部咽下

吞咽功能正常：1 级，5 秒内；可疑：1 级，5 秒以上或 2 级；吞咽功能异常：3 ~ 5 级

2. 反复唾液吞咽测试

反复唾液吞咽测试主要针对口腔期或咽期吞咽障碍的老年人。

老年人取坐位，颈部自然伸展，避免前屈或后仰；卧床老年人取放松体位，肩部抬高 15°以维持颈部自然曲度；检查者将食指放在老年人舌骨，中指放在老年人甲状软骨，嘱老年人做吞咽动作。喉结和舌骨随着吞咽动作，越过手指向上方移动，然后再复位，通过手指来确认这种上下运动，下降时计为一次吞咽。口腔干燥的老年人可在舌面滴几滴水诱导吞咽动作。

记录完成吞咽的次数，评估 30 秒内吞咽次数及喉上抬幅度。老年人在 30 秒内能达到 3 次及以上吞咽视为吞咽正常。一般有吞咽障碍的老年人即使第一次吞咽动作能顺利完成，下一次吞咽动作也会变得困难，或者喉头尚未充分上举就已下降。喉上抬幅度指中指能触及喉结上下移动 2 cm，小于 2 cm 为异常。

（五）吞咽障碍老年人进食、进水照护

1. 评估吞咽功能，选择适宜食物形态

根据老年人吞咽障碍程度调整食物性状：1 ～ 2 级：可进食普通饮食，注意软硬适中；3 ～ 4 级：给予流质或半流质饮食，必要时辅以静脉营养；5 级：完全依赖鼻饲或静脉营养支持。理想食物应具备黏性适中、质地均匀、不易松散、吞咽后无残留的特点，以减少误吸风险。

2. 调整进食方式，确保安全摄入

控制一口量，初始 3 ～ 4 mL，逐步调整至 20 mL 左右，避免过量导致误咽。一口量过少会因刺激强度不足，难以诱发吞咽反射；一口量过多则会使食物从口中漏出或引起咽喉部残留食物导致误咽。把握进食节奏，每口进食量为 20 mL 左右，每次间隔 30 秒左右，等老年人完全咽下后再喂下一口，避免食物重叠入口的现象。指导老年人吞咽后轻咳，清除残留食物。

3. 选择适当的食物入口位置

照护员应将食物放在口腔中对食物最敏感且最适宜食物在口腔中保持及输送的位置。协助偏瘫老年人进食，应把食物放在健侧舌后部或健侧颊部。

4. 采用安全进食体位

对身体控制良好的老年人，可采用坐位进食，躯干挺直，头正中、颈轻度向前屈曲，双膝关节屈曲呈 90°角，双足底平稳接触地面；偏瘫老年人，可采用健侧卧位，即健侧在下，患侧在上，该体位可使食物不易从口中漏出，并可利用重力使食团在健侧吞咽，有利于食物向舌根运送，减少逆流及误吸的危险。

5. 重建规律进食习惯

帮助老年人养成定时、定量的进食习惯。进餐过程中，照护员可言语提醒、轻触老年人嘴角或出示空汤匙来提醒老年人咀嚼和吞咽，增加勺子与舌头的接触面和按压力度，刺激唾液分泌和吞咽反射。照护员应叮嘱老年人进餐时集中注意力，细嚼慢咽。若出现呛咳现象，照护员应立即停止喂食，鼓励其咳嗽，协助轻叩胸背部将食物颗粒咳出。

6. 加强心理支持与康复训练

照护员应关注老年人情绪变化，耐心解释康复进程，缓解焦虑或抗拒心理。鼓励家属参与，配合康复师进行吞咽功能训练，促进功能恢复。

三、过食和拒食老年人进食、进水的照护

1. 过食老年人的照护

部分失智老年人缺乏饱腹感，可能反复要求进食或在非用餐时间寻找食物。针对这种情况，照护员可通过调整饮食结构，采用少食多餐的方式控制老年人总热量摄入，增加富含膳食纤维的蔬果以增强饱腹感，同时优先选择鱼类、鸡肉等优质蛋白，减少高脂肪食物的摄入；还可以通过组织老年人感兴趣的活动来转移其对食物的过度关注，如下棋、手工或音乐欣赏等，同时建立规律的进餐时间表来规范进食行为。此外，还需优化进餐环境，避免在老年人活动区域存放易取用的零食，采用分餐制明确每餐份量，从源头上防止过量进食的发生。

2. 拒食老年人的照护

部分老年人可能因认知障碍、心理因素或环境不适而表现出拒绝张口、扭头躲避甚至吐食等行为。首先要尝试通过更换食物种类或调整烹饪方式来提供更符合老年人口味的餐食，若老年人持续抗拒则不必强求，可稍作停顿待其情绪平复后再尝试。其次可以采取非进食过渡法，先引导老年人参与一些轻松愉快的活动如散步或听音乐，在其情绪放松后再自然过渡到进食环节。同时要做好详细的进食记录，包括拒食时间、频率及可能诱因，以便及时发现是否存在口腔疾病或消化不良等问题，必要时可在两餐之间补充营养点心或流食来保证基本营养供给。若拒食行为持续存在或伴随吞咽困难、发热等其他异常症状，则应及时联系医护人员进行专业评估，排除潜在疾病的影响。

任务三　协助鼻饲老年人进食、进水

课件

案例导入

李奶奶，82 岁，身高 165 cm，体重 62 kg，事业单位退休，月收入 4 000 元，有一个儿子，一个女儿，大部分时间由女儿照顾。既往高血压 15 年，2 型糖尿病史 10 年，因脑卒中致左侧瘫痪，生活不能自理，长期卧床，吞咽功能下降，因进食、进水引起呛咳，甚至误吸，遵医嘱为其鼻饲进食。最近求助社区智慧养老信息化平台为其提供饮食照护服务。

任务描述

1. 请照护员协助李奶奶家属准备鼻饲食物。
2. 请照护员为李奶奶实施鼻饲进食操作。
3. 请照护员为李奶奶及其家属进行鼻饲进食的健康指导。

知识殿堂

一、鼻饲概述

（一）鼻饲

鼻饲是将胃管经鼻腔插入胃内，从管内灌注流质食物、水分和药物的方法。它是肠内营养的

重要形式之一。适用于昏迷、意识障碍、不能经口进食的老年人，口腔疾病或者口腔手术后的老年人，上消化道肿瘤、脑血管意外引起吞咽困难的老年人，或其他疾病引起进食困难，导致严重营养不良、水电解质紊乱、酸碱平衡失调的老年人。

（二）常用鼻饲饮食种类

鼻饲饮食根据成分复杂程度和制备方式，可分为混合奶、匀浆混合奶（匀浆膳）和要素饮食三类。

1. 混合奶

混合奶适用于身体虚弱、需要鼻饲的老年人。它是由牛奶、豆浆、鸡蛋、糖等天然食物简单混合而成的流质饮食（表 2–6–10）。新鲜果汁不宜与奶类混合，防止产生凝块。混合奶具有营养丰富，易消化、吸收的特点。

表 2-6-10　混合奶典型配方（示例）

成分	用量	功能
鲜牛奶	400 mL	提供蛋白质、钙
鸡蛋	2 个（约 100 g）	提供优质蛋白、卵磷脂
白糖	50 g	快速供能
植物油	10 g	补充必需脂肪酸
食盐	2 g	维持电解质平衡

2. 匀浆混合奶

将米、肉、蔬菜等天然食物煮熟后，经搅拌机打碎成匀浆液，通过鼻饲管注入。适用于需长期家庭鼻饲、胃肠道功能基本正常的老年人。匀浆混合奶接近正常饮食结构，具有营养平衡、富含膳食纤维、口感好、易消化、可个性化调配的特点。

3. 要素饮食

要素饮食是一种人工合成的化学精制食物，含有人体所需的易于消化吸收的营养素，主要成分为游离氨基酸、单糖、重要脂肪酸、维生素、无机盐、微量元素等，主要特点是进入人体消化道后，即使没有消化液的作用也可直接被肠道吸收和利用，营养成分明确，营养价值高。适用于患有非感染性严重腹泻、消化吸收不良、慢性消耗性疾病的老年人。

二、协助鼻饲老年人进食、进水

操作目的

为不能经口进食的老年人经胃管注入流质食物，保证老年人摄入足够的营养、水分和药物，以维持生命。

操作程序

（一）准备

环境准备：整洁、安静、舒适、安全、温湿度适宜、无异味。

老年人准备：安全舒适的进食体位。

照护员准备：着装整洁，修剪指甲，洗手，戴口罩。

用物准备：洗手液、记录单、笔、鼻饲食物（温度 38 ~ 40 ℃）200 mL、水杯（内有温水）、弯盘、无菌纱布一块、橡皮筋、灌注器、毛巾、纸巾、一次性手套、软枕。

（二）实施

协助鼻饲老年人进食、进水的操作流程见表 2-6-11。

视频

表 2-6-11　协助鼻饲老年人进食、进水的操作流程

操作流程	操作步骤	操作要点
1. 评估沟通	（1）携用物至床旁，核对老年人信息、鼻饲食物的种类和量 （2）查看上次鼻饲的时间和量 （3）评估老年人意识状态、情绪、身体状况、肢体活动度、口腔情况、鼻腔黏膜情况、胃管固定情况、胃管插入长度和有效期、有无餐前药或随餐药、自理能力及心理需求 （4）向老年人解释鼻饲的目的、方法、注意事项，鼻饲食物的种类、量和温度，取得老年人配合	★语言得当 ★尊重老年人
2. 协助进食	（1）帮助老年人取安全舒适的进餐体位①坐位：摇起床尾或将软枕垫于老年人膝下，使膝关节屈曲，防止下滑，摇高床头至脊柱直立位，将枕头置于后背支撑，上肢垫软枕或置于移动餐桌上，肘关节放松伸直，床尾放置一软枕，垫于足底，防止足底触及床尾栏杆；②半坐卧位：协助老年人平卧，先摇起床头使上半身抬高，与床呈 30° ~ 45° 角，摇起床尾或将软枕垫于老年人膝下，使膝关节屈曲，防止下滑，床尾放置一软枕，垫于足底，防止足底触及床尾栏杆	★根据老年人身体状况及意愿采取合适的体位
	（2）为老年人在颌下垫毛巾，将弯盘放在毛巾上。打开胃管末端包裹的纱布，将纱布放进弯盘内 （3）照护员戴一次性手套，检查胃管是否在胃内，至少选取 2 种方法确定胃管在胃内：①在胃管末端连接灌注器抽吸，能抽出胃液；②听诊器置于老年人胃部，快速经胃管向胃内注入 10 mL 空气，听有气过水声；③将胃管末端置于盛水的碗中，无气泡逸出 （4）进食：①测试鼻饲液的温度，一般为 38 ~ 40 ℃，照护员取少量鼻饲液滴在自己前臂掌侧下缘，感觉温而不烫为宜。②照护员用灌注器从水杯中抽取 20 mL 温开水，连接胃管末端缓慢注入，查看并询问老年人有无不适感。确定胃管通畅，同时润滑胃管，刺激胃液分泌。断开连接，盖好盖帽。③照护员用灌注器抽取 50 mL 鼻饲液，在水杯中冲洗灌注器乳头，打开胃管末端并连接，以 10 ~ 13 mL/min 的速度缓慢推注，推注后立即盖好盖帽，将剩余鼻饲液重复抽吸、推注操作，直至全部推注完毕。④鼻饲过程中，观察老年人表现，若发现有恶心、呕吐、胃液中混有咖啡样物等异常，立即停止操作并报告医护人员。⑤鼻饲推注结束后，再次抽吸 30 ~ 50 mL 温水，脉冲式注入胃管内并向上轻提，冲净管道内食物残渣，防止塞胃管 （5）盖好胃管盖帽，胃管末端反折，用无菌纱布包好，固定于老年人枕边或衣领上	★速度以 10 ~ 13 mL/min 为宜，速度过快会引起食物反流
	（6）照护员脱手套，帮助老年人撤去颌下毛巾及弯盘，叮嘱老年人进食后保持体位 30 分钟，以防食物反流引发误吸。30 分钟后协助老年人恢复舒适体位	★有利于食物的消化和吸收，以防食物反流引发误吸

续表

操作流程	操作步骤	操作要点
3. 整理用物	（1）将弯盘及毛巾放于治疗车下层，垃圾分类处理 （2）整理床单位 （3）将灌注器在流动水下清洗干净，并用开水浸泡消毒后放入碗内，上面覆盖纱布备用。	★用物按规定分类处理
4. 洗手记录	按七步洗手法洗手 记录老年人鼻饲时间、鼻饲食物的种类和量、有无异常反应等	★观察老年人鼻饲后有无腹胀、腹泻等不适症状并记录

注意事项

1. 对于长期鼻饲的老年人，每日晨、晚间应做口腔清洁。

2. 鼻饲前、后 30 分钟内禁止吸痰，避免引起老年人胃液或食物反流及误吸。

3. 鼻饲老年人需要遵医嘱服用口服药时，应咨询医护人员片剂是否可以研碎，经允许后研碎并溶解，再从胃管推注。

4. 每次鼻饲前应确认胃管在胃内且通畅，并用少量温水冲管后再进行喂食，鼻饲完毕后再次注入少量温开水，防止管内鼻饲液凝结、变质。

5. 照护员抽吸胃液时，发现胃液中混有深棕色等异常物质，应立即停止操作并通知医护人员。

6. 鼻饲过程中，如果老年人出现恶心、呕吐等情况应立即停止鼻饲，并立即通知医护人员。

7. 已配制好的鼻饲饮食应放在 4 ℃以下的冰箱内保存，保证 24 小时内用完，防止放置时间过长而变质。

8. 鼻饲液温度应保持在 38 ~ 40 ℃，避免过冷或过热；新鲜果汁与奶液应分别注入，防止产生凝块。

9. 每次鼻饲量不应超过 200 mL，推注时间以 15 ~ 20 分钟为宜，速度以 10 ~ 13 mL/min 为宜，两餐间隔不少于 2 小时。

任务评价

协助鼻饲老年人进食、进水的任务评价方法见表 2-6-12。

表 2-6-12　协助鼻饲老年人进食、进水的任务评价

项目	内容	分值	自评	互评	教师评价	企业导师评价
工作准备（10%）	照护员仪表仪容、手卫生等符合规范	5				
	根据工作任务准备相应用物	5				

续表

项目	内容	分值	自评	互评	教师评价	企业导师评价
沟通评估（10%）	采用有效方法核对老年人基本信息	2				
	对老年人进行有效评估	4				
	使用恰当的语言与老年人进行交流，向老年人解释操作目的及注意事项，征得老年人同意	4				
操作过程（60%）	帮助老年人取安全舒适的进餐体位	20				
	照护员安全、正确地为老年人鼻饲进食	40				
整理记录（10%）	按要求分类整理用物，七步洗手法洗手，记录全面	10				
整体评价（10%）	操作流畅、安全、规范	5				
	过程中有尊老、敬老、爱老、护老的意识，体现出对老年人的人文关怀	5				

【练习题】

一、选择题

1. 下列哪种食物是优质蛋白质的良好来源（　　）。

A. 香蕉　　B. 菠菜　　C. 鸡胸肉

D. 苹果　　E 米饭

答案：C

解析：鸡胸肉是优质蛋白质的良好来源，含有所有必需氨基酸，有助于肌肉修复和生长。相比之下，米饭、香蕉、苹果主要提供碳水化合物、维生素，而菠菜虽然营养丰富，但蛋白质含量相对较低。

2. 哪种矿物质对骨骼健康特别重要（　　）。

A. 铁　　B. 钙　　C. 锌

D. 钾　　E. 硒

答案：B

解析：钙是构成骨骼和牙齿的主要成分，对维持骨骼强度和预防骨质疏松至关重要。

3. 碳水化合物的核心生理功能是（　　）。

A. 构成骨骼主要成分　　B. 调节水分代谢　　C. 提供快速能量

D. 促进钙的吸收　　E. 合成血红蛋白

答案：C

解析：碳水化合物是人体的主要能量来源，尤其是大脑和神经系统的优先供能物质，其分解为葡萄糖后可快速供能，并能储存为糖原备用，而“构成骨骼”主要依赖钙和磷，“调节水分”与电解质相关，“促进钙吸收”是维生素D的功能，“合成血红蛋白”需要铁和蛋白质。

4. 以下哪类食物是脂肪的植物性来源（　　）。

A. 猪肉　　B. 黄油　　C. 深海鱼油

D. 坚果（如核桃）　　E. 水果

答案：D

解析：植物性脂肪主要来源于植物油（如花生油、橄榄油）和坚果类（如核桃、杏仁）。猪肉、黄油属于动物性脂肪，深海鱼油含动物性不饱和脂肪酸，而水果中脂肪含量极低。

5. 维生素D的主要来源是（　　）。

A. 肉类　　B. 日光照射　　C. 水果

D. 深绿色蔬菜　　E. 谷物

答案：B

解析：维生素D被称为“阳光维生素”，人体皮肤中的7-脱氢胆固醇经紫外线照射后可转化为维生素D。虽然少量维生素D可通过食物（如鱼肝油、蛋黄）摄入，但阳光照射是其主要来源。深绿色蔬菜和谷物并非维生素D的典型来源。

6. 吴爷爷，70岁，牙齿脱落，咀嚼困难，以下哪种食物最适合吴爷爷（　　）。

A. 坚果　　B. 粗粮馒头　　C. 清蒸鱼

D. 硬质水果　　E. 油炸丸子

答案：C

解析：清蒸鱼质地细软、易咀嚼，且富含优质蛋白和不饱和脂肪酸。坚果和粗粮馒头可能加重咀嚼负担，油炸食品不利于健康。

7. 陈奶奶，72岁，血压偏高，医生建议调整饮食原则。以下哪项饮食原则对陈奶奶最重要（　　）。

A. 高盐饮食增强食欲　　B. 低盐饮食，少食多餐　　C. 多吃腌制食品

D. 增加甜食摄入　　E. 减少饮水

答案：B

解析：老年人消化功能下降，少量多餐可减轻负担，低盐饮食有助于控制血压。腌制食品和高盐饮食会加重高血压风险。

8. 李爷爷，70岁，近期出现吞咽障碍，下列哪一项不可能是导致其吞咽障碍的原因（　　）。

A. 老年人因患咽炎，咽部不适

B. 老年人服用的药物有引起口干、肌肉松弛的不良反应

C. 老年人近段时间因家庭琐事，心情低落

D. 老年人喜爱运动，身体协调性良好

E. 老年人患有帕金森病

答案：D

解析：喜爱运动且身体协调性良好通常不会直接导致吞咽障碍，D 选项符合题意。其他选项属于导致吞咽障碍的生理、疾病、药物、心理等因素。

9. 关于反复唾液吞咽测试，下列说法正确的是（　　）。

A. 此测试主要针对咽期吞咽障碍老年人

B. 卧床老年人测试时需保持端坐体位

C. 口腔干燥的老年人不能进行该测试

D.30 秒内吞咽达到 3 次及以上视为吞咽正常

E. 喉上抬幅度中指能触及喉结上下移动 1 cm 属正常

答案：D

解析：反复唾液吞咽测试主要针对口腔期或咽期吞咽障碍老年人，还包括口腔期，A 错误。卧床老年人取放松体位，而非端坐体位，B 错误。口腔干燥的老年人可在舌面滴几滴水诱导吞咽动作，是可以进行测试的，C 错误。老年人在 30 秒内能达到 3 次及以上视为吞咽正常，D 正确。喉上抬幅度中指能触及喉结上下移动需 2 cm，小于 2 cm 为异常，E 错误。

10. 张爷爷，80 岁，近一周突然出现拒食现象。照护员小王为解决这一问题采取了一系列措施，以下哪项做法顺序最为合理（　　）。

A. 直接给李爷爷喂食→营造温馨就餐氛围→询问李爷爷拒食原因

B. 调整食物种类和口味→进行体格检查→邀请家人陪伴李爷爷就餐

C. 询问李爷爷拒食原因→进行体格检查→根据结果调整食物口味

D. 营造温馨就餐氛围→调整食物烹饪方式→辅助李爷爷进食

E. 调整食物烹饪方式→询问李爷爷拒食原因→邀请家人陪伴就餐

答案：C

解析：先询问拒食原因，能从主观层面初步了解情况；进行体格检查，可从生理层面排查疾病因素。在明确原因后，根据结果调整食物口味，符合照护流程，C 正确。

11. 下列哪种鼻饲饮食适用于消化吸收功能较差的老年人（　　）。

A. 混合奶　　B. 匀浆混合奶　　C. 要素饮食

D. 普通流质饮食　　E. 高纤维饮食

答案：C

解析：要素饮食由预消化的单体营养素（如氨基酸、葡萄糖等）组成，不需要消化即可直接吸收，适合消化吸收功能差的老年人。

12. 照护员为鼻饲老年人进行喂食操作时，下列做法正确的是（　　）。

A. 鼻饲前不用检查胃管是否在胃内，直接进行喂食

B. 将鼻饲液温度调至 38 ~ 40 ℃后，缓慢注入

C. 鼻饲过程中，让老年人保持平卧位

D. 鼻饲结束后，立即为老年人翻身拍背

E. 鼻饲液可以一次性大量注入，节省时间

答案：B

解析：鼻饲前必须检查胃管是否在胃内，防止误吸，直接喂食极其危险，A 错误。鼻饲液温度以 38 ~ 40 ℃为宜，可避免刺激胃肠道，缓慢注入也能防止反流和误吸，B 正确。鼻饲过程中老年人应保持半卧位，可借助重力作用让食物顺利进入胃肠道，平卧位易引发呛咳和误吸，C 错误。鼻饲结束后立即翻身拍背，可能导致食物反流，引发呛咳，一般鼻饲后 30 分钟内避免剧烈翻动老年人，D 错误。鼻饲液一次性大量注入会使胃内压力突然升高，引发呕吐、反流等，应遵循少量多次原则，E 错误。

13. 关于协助鼻饲老年人进食的注意事项，以下说法错误的是（　　）。

A. 每次鼻饲量不超过 200 mL，间隔时间不少于 2 小时

B. 使用完注射器后，需及时清洗备用

C. 长期鼻饲者，应每天进行口腔护理

D. 如遇胃管堵塞，可加大冲洗力度冲开

E. 观察老年人有无呛咳、呕吐等不良反应

答案：D

解析：每次鼻饲量不超过 200 mL，间隔不少于 2 小时，能防止胃内负担过重，维持胃肠道正常消化，A 正确。使用完注射器及时清洗，可避免残留食物滋生细菌，下次使用时保证卫生，B 正确。长期鼻饲者，口腔自净能力下降，每天进行口腔护理，能预防口腔感染，C 正确。胃管堵塞时加大冲洗力度，可能导致胃管破裂，损伤胃肠道，应采用正确方法，如用温水低压冲洗等，D 错误。观察老年人有无呛咳、呕吐等不良反应，能及时发现误吸等问题，保障老年人安全，E 正确。

二、简答题

1. 老年人饮食应遵循哪些原则？

2. 为老年人进行吞咽功能评估的常见方法有哪两种？具体如何评估？

三、案例题

白爷爷，78 岁，高血压脑梗后，左侧肢体活动不便，卧床为主，大便干结，可以从床上转移到轮椅上坐位进餐，平时爱吃肉，不喜欢吃蔬菜，右手能拿食物，需要协助喂菜、喂汤。今天午餐是素包子，白爷爷吃了一口，把包子放在一边，不想吃了。

如果你是白爷爷的照护员，请思考：

1. 如何劝说他养成正确的饮食习惯？

2. 此时应如何正确协助白爷爷进食？

拓展阅读

中国老年人膳食宝塔是根据《中国居民膳食指南（2022）》中的一般老年人和高龄老年人膳食指南的核心推荐，结合中国老年人的实际情况，把平衡膳食的原则转化为各类食物的数量和所占比例的图形化表示。

老年人平衡膳食宝塔的食物推荐数量和比例，与中国居民平衡膳食宝塔（2022）保持一致，仍为 5 层，各层面积大小不同，体现了 5 大类食物和食物量的多少。5 大类食物：谷薯类（含全谷物和杂豆），蔬菜水果类，鱼禽蛋瘦肉类，奶类大豆坚果类，烹调油盐类。

食物量是根据老年人的能量需要水平，按照 1 600 ~ 2 400 kcal/d 设计。宝塔右边的文字注释，表明了老年人在不同能量需要水平时，一段时间内每人每天各类食物摄入量的建议值范围。基于老年人的生理特点，食物的制作方式宜保证易消化、易吸收，尽量选择高营养素密度食物。

第一层：谷薯类。强调多样化，每天的杂粮要占到谷类的 1/3。薯类、土豆也可作为主食。

第二层：蔬菜水果类。努力做到餐餐有蔬菜，多摄入叶菜类、十字花科及菌藻类蔬菜，其中深色蔬菜占 1/2。天天有水果，每种吃的量少一些，品种多一些。

第三层：鱼禽蛋瘦肉类。为了满足老年人蛋白质需求的增加，鼓励摄入充足的动物性食物，多选择肉质细软、易咀嚼消化的肉制品，少刺或无刺的水产品。每天保证 1 个鸡蛋，每周至少 2 次水产品，总量达到 300 ~ 500 g；每周禽畜肉 300 ~ 500 g。

第四层：奶类大豆坚果。如条件允许，不同奶类及奶制品可以换着吃，每天宜摄入相当于 300 ~ 500 g 液体奶的量。大豆类发酵或非发酵制品老年人可做多样选择。坚果每周 70 g 左右。

第五层：烹调用油和盐。推荐老年人每天烹调油不超过 25 ~ 30 g，盐＜5 g。

老年人尤其高龄老年人对能量需求降低，但对大多数营养素的需求并没有减少，如蛋白质、钙等需求反而增加。高龄、衰弱老年人往往存在进食受限，味觉、嗅觉、消化吸收能力降低，营养摄入不足，因此建议老年人选择营养素密度高的食物。可以在营养师的指导下，合理使用营养补充食品，如营养强化的中老年奶粉、优质蛋白粉、特殊医学用途配方食品等，以改善营养状况，维护身体功能，提高生活质量。

饮水：在温和气候条件下，老年人每天饮水适宜摄入量为 1 500 ~ 1 700 mL。在高温或高强度身体活动的情况下，应适当增加饮水量。

身体活动：鼓励老年人积极进行身体活动，保持体质指数（bodymassindex，BMI）在 20.0 ~ 26.9 kg/m^2 的适宜范围。推荐 65 ~ 79 岁老年人每周进行 150 ~ 300 分钟中等强度身体活动，如达不到，应尽可能地增加各种力所能及的身体活动，并在有氧运动基础上重视肌肉力量练习和平衡运动。

点燃思考

李奶奶，72 岁，高血压 15 年，脑梗 1 年，家住嘉禾小区 20-2-3 号，与老伴住在一起，爱看电视，喜欢腌制食物、酱菜、红烧肉。神志清楚，右侧肢体肌力正常，左上肢能抬起至胸部，左下肢能抬离床面，卧床为主，活动出行依赖轮椅，进食进水需要协助，偶有呛咳。女儿工作繁忙无法照顾母亲，通过智能手机与居家护理人员预约上门为老年人提供饮食照护。

照护任务

1. 请为李奶奶进行饮食指导。
2. 请协助李奶奶进食、进水。
3. 请为李奶奶及其家属绘制有效预防呛咳的健康教育海报。

项目七 老年人排泄照护

学习目标

素质目标

1. 具备“尊老敬老、以人为本、爱岗敬业、爱心奉献”的职业精神。
2. 热爱养老照护工作，尊重老年人的隐私和尊严，全心全意为老年人服务。

知识目标

1. 了解老年人胃肠活动和排泄功能特点，识别老年人常见的排泄异常。
2. 熟悉排尿、排便活动评估的内容。
3 掌握便盆、纸尿裤等常用工具的使用方法。

能力目标

1. 能够协助老年人如厕、使用便器、使用开塞露、人工取便、更换尿垫及纸尿裤、更换一次性集尿袋及造口袋。
2. 能够对老年人进行排泄活动的健康指导。

知识导读

思维导图见图 2-7-1。

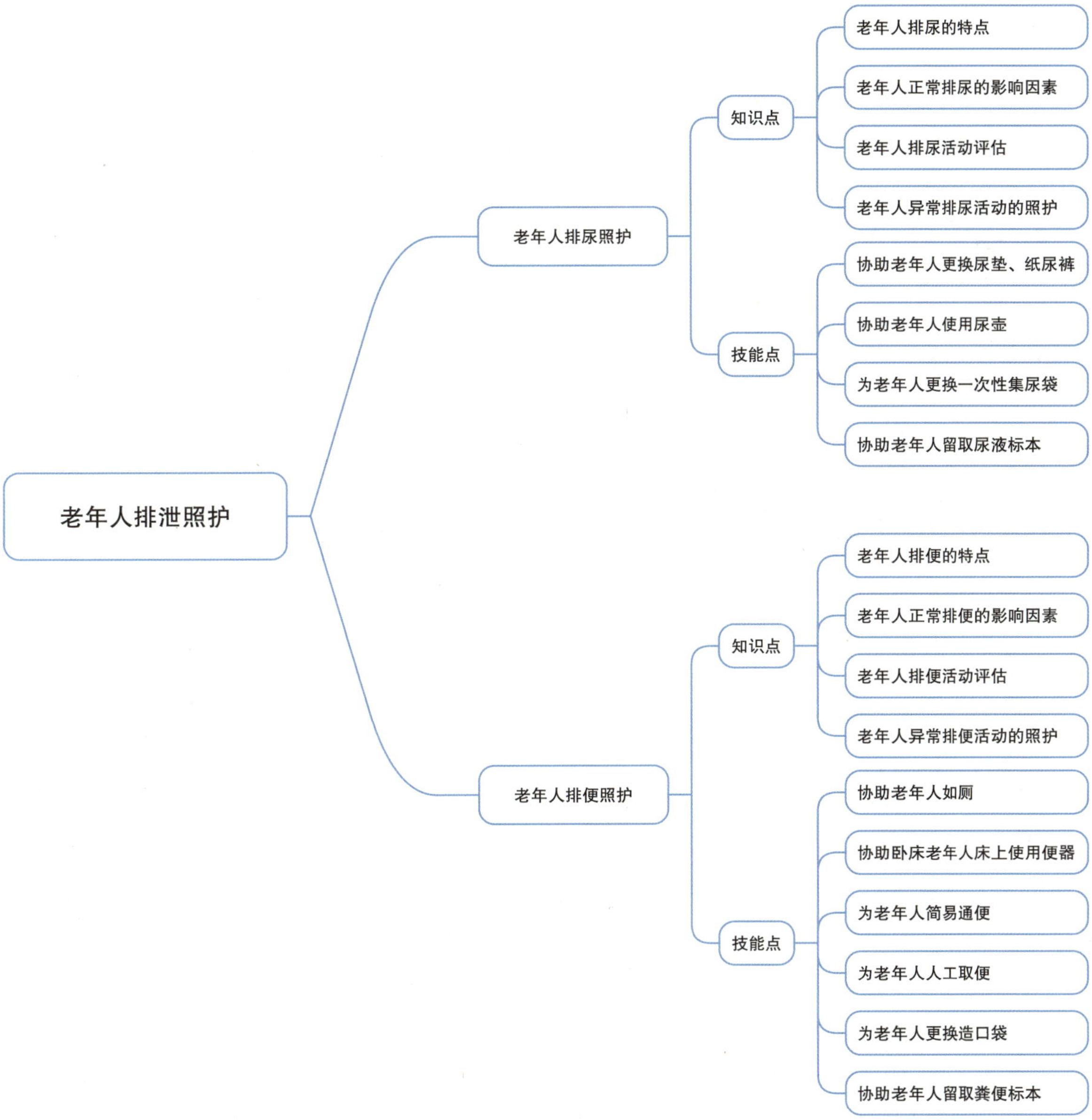

图 2-7-1　老年人排泄照护思维导图

赛证对接

本项目中涵盖的知识和技能在各类竞赛及证书考评中均有所考察，在技能考核方面，主要采用模拟真实情境的方法，以实际照护任务的形式，考察选手或考生的实操能力及应变水平。具体任务包括：根据老年人的具体情况，指导并协助其完成纸尿裤更换、床上便器使用、腹部按摩等操作，同时开展排泄相关的健康教育活动。在知识考核方面，形式多样，包括理论客观题、排泄照护计划制订、健康知识海报设计、反思报告撰写等，全面考察选手或考生对知识的掌握与应用能力。照护员须具备扎实的专业知识，紧密结合老年人的照护需求及排泄特点，提供精准、全面的健康指导，确保理论知识能够有效应用于实际场景，切实满足老年人排泄照护的专业需求。

任务一 老年人排尿照护

课件

案例导入

刘奶奶，65 岁，高血压病 10 年。退休技工，经济状况良好，平时喜欢听戏。老人和老伴居住在长河小区 29-2-6 号，1 女儿居住外地。1 年前因脑出血导致右侧肢体偏瘫，近半年出现大小便失禁。刘奶奶怕麻烦别人，渴了也不敢喝水。近日由于老伴身体欠佳，不能很好照顾刘奶奶，日常生活受到影响。老伴求助社区智慧养老信息化平台，为其提供照护服务。

任务描述

1. 请照护员协助刘奶奶更换纸尿裤。
2. 请照护员指导刘奶奶进行盆底肌功能训练。
3. 请照护员为刘奶奶进行饮食饮水的健康指导。

知识殿堂

排尿活动是受大脑皮质控制的反射活动，通过尿液将人体代谢的终末产物排出体外，同时能够调节水、电解质及酸碱平衡，维持内环境的相对稳定。血液通过肾小球的滤过作用生成原尿，通过肾小管的重吸收和分泌作用生成终尿，经肾盂排向输尿管，输尿管将尿液运送到膀胱储存。尿液的形成是一个连续不断的过程，而排尿则是间歇进行的，只有当膀胱尿量充盈到一定程度时，才会引起反射性排尿，使尿液经尿道排出体外。老年人的排泄机能衰退，随着年龄的增长而加重，容易引起排泄障碍。

一、老年人排尿的特点

老年人肾皮质和肾小球数量不断减少，肾脏重量减轻；肾小球硬化的比例增高，肾小球滤过率、内生肌酐和尿酸的消除率、肾脏的浓缩与稀释功能均下降，容易导致水钠潴留、代谢产物蓄积、药物蓄积中毒甚至肾衰竭。

老年人输尿管平滑肌层变薄，支配肌肉活动的神经细胞减少，输尿管收缩力降低，将尿送入膀胱的速度减慢，而且容易反流，使肾盂肾炎的发生率增高。

老年人膀胱肌肉萎缩、肌层变薄、纤维组织增生，使膀胱缩小、容量减少；括约肌收缩无力，使膀胱既不能充满，也不能排空，故老年人容易出现尿外溢、残余尿增多、尿频、夜尿增多等。

老年人尿道肌肉萎缩、纤维化变硬、括约肌松弛、尿道黏膜出现皱褶导致尿道狭窄等，易出现排尿无力或排尿困难。老年女性因尿道腺体分泌黏液减少，抗菌能力减弱，容易发生泌尿系统感染；老年男性因前列腺增生，容易发生排尿不畅，甚至排尿困难。

二、老年人正常排尿的影响因素

正常情况下，排尿活动受人体中枢神经系统的控制，无痛苦，无障碍。但下列因素可影响老年人的排尿。

（一）生理因素

老年人肾脏浓缩尿液功能降低，膀胱括约肌萎缩，膀胱容积减小，盆底肌肉松弛，较少的尿量即可引起较强的尿意，从而造成排尿次数增多。男性老年人常因前列腺增生出现尿频、排尿困难、尿潴留等，女性老年人常因尿道括约肌松弛出现尿失禁。

（二）心理因素

当老年人处于焦虑或紧张的应激情境中，可出现尿频、尿急，有时也会出现尿潴留。另外，排尿也会受暗示的影响，如听到流水声就想排尿。

（三）个人习惯

老年人习惯性的排尿姿势有助于排尿反射活动的完成，当姿势改变后，排尿有可能受阻。大多数老年人在日常生活中会建立起自己的排尿习惯，如清晨起床后及睡前排尿。排尿时间不够充裕、排尿的环境不适宜，也会影响老年人正常排尿。

（四）环境因素

排尿一般在隐蔽、安全的场所进行。当老年人处于缺乏隐蔽的环境时，就会产生压力，从而影响正常的排尿。

（五）气候变化

夏季炎热，身体大量出汗，体内水分减少，血浆晶体渗透压升高，可引起抗利尿激素分泌增多，促进肾脏的重吸收，导致尿液浓缩和尿量减少；冬季寒冷，身体外周血管收缩，循环血量增加，体内水分相对增多，反射性地抑制抗利尿激素的分泌，而使尿量增加。

（六）液体和饮食的摄入

液体摄入量可以直接影响尿量，液体摄入量多，尿量随之增多。摄入液体的种类也会影响排尿，咖啡、茶、酒类等饮品有利尿作用，可使老年人尿量增加，排尿次数增多。有些食物的摄入也会影响排尿，如进食含水量多的水果、蔬菜等，可增加液体摄入量，使尿量增多；摄入含盐较高的饮料或食物则会造成水钠潴留，使尿量减少。

（七）疾病与治疗

泌尿系统感染常会引起尿频、尿急、尿痛；神经系统的损伤和病变常可引起尿失禁；肾脏病变可引起尿液生成障碍，出现少尿或无尿；泌尿系统的结石、肿瘤或狭窄也可导致排尿障碍，出现尿潴留；膀胱镜检查等侵入性检查有可能会造成老年人尿道损伤、水肿与不适；某些药物可直接影响排尿，如利尿剂可使尿量增加，而止痛剂、镇静剂与麻醉剂等可影响神经传导而干扰排尿。

三、老年人排尿活动评估

（一）尿液的观察

1. 尿量和次数

尿量是反映肾脏功能的重要指标之一。一般成年人白天排尿 3 ~ 5 次，夜间排尿 0 ~ 1 次，每次尿量 200 ~ 400 mL，24 小时尿量为 1 000 ~ 2 000 mL，平均 1 500 mL 左右。

2. 颜色

正常新鲜尿液呈淡黄色或深黄色。当尿液浓缩时，量少则色深。此外，食物和药物也会影响尿液的颜色。病理情况下，尿液的颜色有以下变化。

（1）血尿：血尿颜色的深浅与尿液中所含红细胞量有关。红细胞含量多时，尿液呈洗肉水色或红色，为肉眼血尿；尿色正常，仅显微镜下红细胞增多，为镜下血尿。血尿常见于泌尿系统肿瘤、输尿管结石、急性肾小球肾炎、结核及感染等。

（2）血红蛋白尿：各种原因造成的血管内大量红细胞被破坏，血红蛋白经肾脏排出形成血红蛋白尿，呈浓茶色、酱油色。常见于溶血、恶性疟疾、阵发睡眠性血红蛋白尿。

（3）胆红素尿：尿液含有胆红素，呈深黄色或黄褐色，振荡尿液后泡沫亦呈黄色，常见于阻塞性黄疸和肝细胞性黄疸。

（4）乳糜尿：尿液中含有淋巴液，呈乳白色，常见于丝虫病。

3. 透明度

正常新鲜尿液澄清透明，放置后可出现微量絮状沉淀物。尿液中含蛋白时不影响透明度，但振荡时可产生较多且不易消失的泡沫。泌尿系统感染时尿液中含大量脓细胞、细菌或炎性渗出物，排出的新鲜尿液即呈白色絮状混浊。

4. 气味

正常尿液的气味来自尿液内的挥发性酸，尿液久置后会出现氨臭味。若新鲜尿液有氨臭味，常提示泌尿系统感染；如有机磷中毒时，尿液有蒜臭味；糖尿病酮症酸中毒时，因尿中含有丙酮，故有烂苹果气味；

5. 酸碱度

正常尿液呈弱酸性，pH 为 4.5 ~ 7.5，平均为 6。饮食、疾病、药物等因素均可影响尿液的酸碱度。老年人进食大量肉类时，尿液可呈酸性；进食大量蔬菜、水果时，尿液可呈碱性。有酸中毒、痛风的老年人尿液可呈酸性，出现严重呕吐、碱中毒的老年人尿液可呈碱性。

6. 尿比重

正常情况下尿比重波动于 1.015 ~ 1.025，尿比重的高低主要取决于肾脏的浓缩功能，一般尿比重与尿量成反比。老年人因肾脏浓缩功能减弱，尿量多时尿比重偏低。饮食、出汗和排尿情况均可影响尿比重。若尿比重经常固定于 1.010 左右，提示肾功能严重障碍。

（二）异常排尿活动评估

1. 多尿

24 小时尿量超过 2 500 mL 为多尿。正常情况大量饮水可出现多尿；病理情况常见于肾小管浓缩功能不全或内分泌代谢障碍，如尿崩症、急性肾功能不全、糖尿病的多尿期等。

2. 少尿

24 小时尿量少于 400 mL 或每小时尿量少于 17 mL 为少尿。液体摄入过少、发热、休克等原因引起体内血液循环不足可导致少尿，心脏、肾脏、肝脏功能衰竭等疾病也可出现少尿。

3. 无尿或尿闭

24 小时尿量少于 100 mL 或 12 小时内无尿液产生为无尿。主要由血液循环严重不足、肾小球滤过率明显降低所引起，见于严重休克、急性肾衰及药物中毒等。

4. 膀胱刺激征

主要表现为尿频、尿急、尿痛，时常伴有血尿。常见于膀胱、尿道感染或机械性刺激。

（1）尿频：单位时间内排尿次数增多，严重时几分钟排尿一次，每次尿量仅几毫升。尿频主要由膀胱、尿道炎症或机械性刺激引起。

（2）尿急：突然有强烈尿意，不能控制，须立即排尿，每次尿量很少，常同时发生尿频。尿急主要是由于膀胱三角或后尿道的刺激造成排尿反射活动异常强烈而引起的。

（3）尿痛：排尿时尿道疼痛，可以发生在排尿初、中、末期或排尿后。疼痛呈烧灼感，与膀胱、尿道或前列腺感染有关。女性老年人多发生于整个尿道，男性老年人多发生于尿道远端。

5. 尿潴留

尿液大量存留在膀胱内而不能自主排出为尿潴留。膀胱容积可增至 3 000 ~ 4 000 mL，膀胱高度膨胀，可达脐部。老年人主诉下腹胀痛，排尿困难。体检可见耻骨上膨隆，扪及囊样包块，叩诊呈实音，有压痛。尿潴留的常见原因如下。

（1）机械性梗阻：在膀胱颈部或尿道外口存在梗阻性病变，如前列腺肥大、尿道结石或肿瘤压迫尿道等，造成排尿受阻。

（2）动力性梗阻：由外伤、疾病、使用麻醉剂等各种原因，造成控制排尿的中枢或周围神经受损害，导致膀胱逼尿肌无力或尿道括约肌痉挛而引起排尿困难。

（3）其他因素：环境、心理或排尿姿势的变化等因素使老年人排尿不能及时进行，导致尿液存留过多，膀胱过度充盈，致使膀胱收缩无力，造成尿潴留。

6. 尿失禁

各种原因引起的排尿失去或不受意识控制，尿液不自主地流出。在老年和女性人群发病率较高。根据临床表现，尿失禁分为以下几种类型。

（1）持续性尿失禁：尿液持续地从膀胱或尿道瘘中流出，膀胱始终处于空虚状态。常见于外伤、手术或先天性疾病引起的膀胱颈和尿道括约肌的损伤。

（2）充溢性尿失禁：当膀胱内尿液充盈达到一定压力时，即可有少量尿液不自主地溢出；当膀胱内压力降低时，排尿停止，但膀胱仍呈胀满状态，尿液不能排空。常见于神经系统病变、下尿路梗阻等。

（3）急迫性尿失禁：由于膀胱局部炎症、出口梗阻的刺激，老年人出现反复的低容量不自主排尿，常伴有尿频和尿急；或由于大脑皮质对脊髓排尿中枢抑制减弱，引起膀胱逼尿肌不自主收缩或反射亢进，使膀胱收缩不受控制。常见于下尿路感染、前列腺增生症、脑血管意外、帕金森病等。

（4）压力性尿失禁：膀胱逼尿肌功能正常，但由于尿道括约肌张力减低或骨盆底部尿道周围肌肉和韧带松弛，导致尿道阻力下降。当咳嗽、打喷嚏、大笑或运动时，膀胱内压超过尿道阻力致少量尿液不自主地溢出，多发生于老年人直立体位时。

四、老年人异常排尿活动的照护

（一）尿潴留老年人的照护

1. 心理照护

与老年人加强沟通，及时发现老年人的心理变化并给予安慰，消除其焦虑和紧张情绪，以减轻心理压力。

2. 提供隐蔽的排尿环境

为老年人提供有利于排尿的环境，关闭房间门窗，用围帘或屏风遮挡，请无关人员回避，使其能安心排尿。

3. 调整姿势和体位

在病情允许的情况下协助老年人取适当体位，如帮助卧床的老年人抬高上身或坐起，使其尽量用习惯的姿势排尿。对需要绝对卧床休息或某些需要手术的老年人，照护员应事先有计划地训练老年人床上排尿，以免因排尿姿势的改变而发生尿潴留。

4. 热敷、按摩

对老年人进行腹部热敷、按摩可放松肌肉，促进排尿。如病情允许，可配合用手掌轻轻按压膀胱协助排尿，但不可强力按压，以防膀胱破裂。

5. 诱导排尿

利用条件反射，如听流水声或用温水冲洗会阴部，诱导老年人排尿。也可艾灸关元穴、中极穴刺激排尿。

6. 健康教育

指导老年人养成定时排尿的习惯，学会正确的自我放松方法。

7. 其他

如上述方法仍不能解除尿潴留，可遵医嘱协助护理人员采用适宜的治疗措施，如导尿术等。

（二）尿失禁老年人的照护

1. 心理照护

老年人会因尿失禁出现自卑、焦虑等情绪，同时尿失禁也会给老年人的社交和生活带来许多不便。照护员应尊重和理解老年人，给予安慰和鼓励，使其树立信心，积极配合治疗和护理。

2. 皮肤照护

尿失禁老年人常因尿液的浸渍出现臀部、会阴部皮肤湿疹、压力性损伤等。须经常用温水清洗会阴部、臀部皮肤，可使用一次性尿垫、纸尿裤等，勤换尿垫、衣裤、床单，保持局部皮肤清洁干燥。定时按摩受压部位，防止产生压力性损伤。

3. 外部引流

必要时应用接尿装置引流尿液。女性老年人可使用女式尿壶紧贴外阴部接取尿液，男性老年人可用尿壶接尿，也可用阴茎套连接集尿袋，接取尿液，此方法不宜长时间使用，每天要定时取下阴茎套和尿壶，清洗会阴部和阴茎，并将局部暴露于空气中，避免发生失禁性皮炎和局部压力性损伤。

4. 重建正常的排尿功能

（1）摄入适量液体：如病情允许（除肾衰、心脏疾患禁忌外），指导老年人每日白天摄入 2 000 ~ 3 000 mL 液体，以增加对膀胱的刺激，促进排尿反射的恢复，达到预防泌尿系统感染的目的。注意入睡前应限制老年人饮水，减少夜间尿量，以免影响休息。

（2）膀胱功能训练：定时使用便器，建立起规律的排尿习惯。开始白天每隔 1 ~ 2 小时、夜间每隔 4 小时使用便器一次，以后间隔时间可逐渐延长，促进排尿功能的恢复。使用便器时，照护员可用手轻轻按压老年人膀胱，力度适宜，以促进排尿。

（3）盆底肌锻炼：指导老年人进行盆底肌肉锻炼，以增强控制排尿的能力。老年人取立位、坐位或卧位，试做排尿动作，先慢慢收紧盆底肌肉，再缓缓放松，每次 10 秒左右，连续 10 次为 1 组，每日进行 5 ~ 10 组，以不感觉疲乏为宜。如老年人病情允许，可做抬腿运动或下床活动，以增强腹部肌肉的力量。

5. 留置导尿照护

对长期尿失禁的老年人，可协助护理人员采用留置导尿，避免尿液浸渍皮肤，发生破溃。

6. 健康教育

对老年人及其家属进行尿失禁的健康指导，提高其自我管理能力，减少并发症，最大限度地提高老年人的生存质量。

五、老年人排尿照护技术

（一）协助老年人更换尿垫、纸尿裤

操作目的

协助老年人更换尿垫、纸尿裤，避免因尿失禁引起湿疹、压力性损伤。

操作程序

1. 准备

环境准备：整洁、安静、舒适、安全、温湿度适宜、用屏风遮挡。

老年人准备：能够配合操作，了解尿垫、纸尿裤的更换过程。

照护员准备：着装整洁，修剪指甲，洗手，戴口罩。

用物准备：一次性尿垫、纸尿裤、卫生纸、屏风、水盆、温水（水温 40 ~ 45 ℃）、洗手液、一次性手套、生活垃圾桶、医疗垃圾桶。

2. 实施

协助老年人更换尿垫的操作流程见表 2-7-1，协助老年人更换纸尿裤的操作流程见表 2-7-2。

视频

表 2-7-1　协助老年人更换尿垫的操作流程

操作流程	操作步骤	操作要点
1. 评估沟通	（1）携用物至床旁，核对老年人信息 （2）评估老年人意识状态、情绪、身体状况、肢体活动度、尿失禁情况、会阴部和臀部皮肤情况、自理能力及心理需求 （3）向老年人解释操作目的及方法，取得老年人配合	
2. 清洁皮肤	（1）关闭门窗，遮挡屏风，调高室温 （2）拉下近侧床挡，打开老年人下身盖被，上身盖好保暖 （3）观察会阴部及臀部皮肤有无湿疹、压力性损伤等情况 （4）用卫生纸从前往后擦拭尿便污渍，湿热毛巾擦拭会阴部皮肤，按照从会阴到肛门的顺序擦洗 （5）协助老年人侧卧，用专用毛巾环形擦拭老年人臀部皮肤	★擦拭手法轻柔 ★注意防止老年人坠床
3. 更换尿垫	（1）将污染的尿垫内面对折卷于臀下 （2）将清洁的尿垫一半平铺，一半卷折于臀下 （3）协助老年人平卧，从另一侧撤下污染的尿垫，观察排泄物的性状、量、颜色和气味，放入污物桶 （4）整理拉平清洁的尿垫	★若排泄物异常，及时报告医生
4. 整理用物	（1）为老年人取舒适卧位，盖好盖被，拉上床挡 （2）按要求分类整理用物，开窗通风	
5. 洗手记录	（1）按七步洗手法洗手 （2）记录操作时间，老年人皮肤情况，有无异常反应，排泄物的量、颜色、性状	★预防交叉感染

视频

表 2-7-2　协助老年人更换纸尿裤的操作流程

操作流程	操作步骤	操作要点
1. 评估沟通	（1）携用物至床旁，核对老年人信息 （2）评估老年人意识状态、情绪、身体状况、肢体活动度、尿失禁情况、臀部和会阴部皮肤情况、自理能力及心理需求 （3）向老年人解释操作目的及方法，取得老年人配合	
2. 脱纸尿裤	（1）关闭门窗，遮挡屏风 （2）协助老年人取平卧位，解开纸尿裤粘扣，展开两翼至老年人身体两侧，将前片从两腿间后撤	
3. 清洁皮肤	（1）用卫生纸从前往后擦拭尿便污渍，用温热毛巾擦洗老年人会阴部 （2）协助老年人侧卧，同法擦拭老年人臀部，将污染纸尿裤内面对折卷于臀下	★观察皮肤有无湿疹、压力性损伤等情况 ★穿新纸尿裤前，确保皮肤完全干燥
4. 穿纸尿裤	（1）将清洁的纸尿裤展开，后片平铺于老年人臀下，协助老年人翻身至仰卧位，撤下污染的纸尿裤放入污物桶 拉平老年人身下清洁纸尿裤 从两腿间向前向上兜起纸尿裤前端，整理大腿内、外侧边缘，将两翼粘扣粘好，确保贴合身体，防止侧漏	★观察排泄物的性状、颜色、气味和量，若异常，及时报告医护人员

续表

操作流程	操作步骤	操作要点
5. 检查调整	（1）再次检查纸尿裤是否贴合身体，松紧度是否适宜 （2）适当调整纸尿裤的位置，使老年人更舒适	★询问老年人穿着纸尿裤是否舒适
6. 整理用物	（1）为老年人取舒适卧位，盖好盖被，拉上床挡 （2）按要求分类整理用物，开窗通风	
7. 洗手记录	（1）按七步洗手法洗手 （2）记录操作时间，老年人皮肤情况，有无异常反应，排泄物的量、颜色、性状	★预防交叉感染

注意事项

1. 根据老年人的性别、体重、经济状况等选择合适的纸尿裤。

2. 帮助老年人更换尿垫和纸尿裤时，应注意保暖和保护老年人隐私。

3. 为老年人擦拭前应注意测试水温，防止烫伤，擦洗应由会阴部到肛门，防止造成感染。

4. 观察老年人局部皮肤情况并保持清洁干燥，避免出现湿疹和压力性损伤。

5. 操作过程中应注意保护老年人安全，及时拉起床挡，防止坠床。

6. 操作过程中应动作轻柔，避免拖、拉、拽现象，注意与老年人沟通，如有不适应立刻停止并给予处理。

7. 操作过程中，观察排泄物的性质、量、颜色，如有异常，应及时报告医护人员。

（二）协助老年人使用尿壶

操作目的

协助卧床老年人床上排尿，保持老年人清洁舒适，满足其需要。

操作程序

1. 准备

环境准备：整洁、安静、舒适、安全、温湿度适宜、屏风遮挡。

老年人准备：状态良好，能配合照护员。

照护员准备：着装整洁，洗净并温暖双手，戴好口罩。

用物准备：清洁尿壶（男用、女用）、一次性尿垫、卫生纸、一次性手套、记录单、洗手液、生活垃圾桶、医疗垃圾桶，必要时备温水、水盆、毛巾。

2. 实施

协助老年人使用尿壶的操作流程见表 2-7-3。

表 2-7-3　协助老年人使用尿壶的操作流程

操作流程	操作步骤	操作要点
1. 评估沟通	（1）携用物至床旁，核对老年人信息 （2）评估老年人意识状态、情绪、身体状况、肢体活动度、会阴部、臀部皮肤情况、自理能力及心理需求 （3）向老年人解释操作目的及方法，取得老年人配合	
2. 使用尿壶	（1）关闭门窗，遮挡屏风，放下近侧床挡 （2）照护员戴手套，根据老年人的性别采取合适的方法： 协助女性老年人放置尿壶：①协助老年人取仰卧位，掀开下身盖被折向对侧，将一次性护理垫垫于老年人臀下，褪下裤子至膝部。②嘱老年人屈膝，双腿呈八字分开，手持尿壶，照护员将开口边缘贴紧会阴部固定，盖好盖被 协助男性老年人放置尿壶：①协助老年人取仰卧位，掀开下身盖被折向对侧，解开裤扣，暴露阴茎。将阴茎对准尿壶接尿口，手握尿壶把手固定，接取尿液。②协助老年人取侧卧位，掀开下身盖被折向远侧，解开裤扣，暴露阴茎。嘱老年人双膝并拢，将阴茎对准尿壶接尿口，手握尿壶把手固定，接取尿液 （3）老年人排尿后，撤下尿壶，用卫生纸擦干老年人会阴部，为女性老年人撤下一次性护理垫	★注意保护隐私 ★尿壶在使用前应查是否完好无破损 ★女性老年人使用尿壶时应紧贴会阴部，以免漏尿打湿床单 ★必要时用温热毛巾为老年人擦洗会阴部
3. 整理用物	（1）协助老年人穿好裤子，取舒适卧位，盖好盖被，拉上床挡 （2）按要求分类整理用物，倾倒尿液，冲洗、消毒尿壶，晾干备用，脱手套，开窗通风	★观察尿液有无异常，若异常，及时报告医护人员
4. 洗手记录	（1）按七步洗手法洗手 （2）记录操作时间，老年人皮肤情况，有无异常反应，排泄物的量、颜色、性状	★预防交叉感染

注意事项

1. 协助老年人排尿过程中，注意尊重老年人隐私，并做好保暖，防止着凉。
2. 操作过程中，应动作轻柔，不可硬塞尿壶，以防损伤老年人皮肤。
3. 女性老年人使用尿壶时应贴紧会阴部，防止漏尿打湿床单。
4. 尿壶应及时倾倒并冲洗消毒，以减少异味及尿渍附着。

（三）为老年人更换一次性集尿袋

操作目的

为留置导尿老年人更换一次性集尿袋，预防泌尿系统感染。

操作程序

1. 准备

环境准备：整洁、安静、舒适、安全、温湿度适宜、屏风遮挡。

老年人准备：能够配合操作，了解留置导尿管的照护措施。

照护员准备：着装整洁，修剪指甲，洗手，戴口罩。

用物准备：一次性手套、一次性集尿袋、治疗巾、弯盘、碘伏、无菌棉签、止血钳、别针、污物碗、便盆、洗手液、生活垃圾桶、医疗垃圾桶。

2. 实施

为老年人更换一次性集尿袋的操作流程见表 2-7-4。

视频

表 2-7-4　为老年人更换一次性集尿袋的操作流程

操作流程	操作步骤	操作要点
1. 评估沟通	（1）携用物至床旁，核对老年人信息 （2）评估老年人意识状态、情绪、身体状况、肢体活动度、自理能力及心理需求 （3）向老年人解释操作目的及方法，取得老年人配合	
2. 排空集尿袋	（1）关闭门窗，遮挡屏风，放下近侧床挡 （2）协助老年人取平卧位，打开老年人下身盖被，戴手套。观察尿道口是否发红、有无分泌物；观察导尿管有无滑脱，是否通畅；观察尿液的量、颜色、性状 （3）关闭引流管上的开关，打开集尿袋排尿端口，排空集尿袋内余尿于便盆内，关闭排尿端口	★观察尿量时，照护员视线应与刻度线保持水平；若尿液异常，及时报告医护人员
3. 撤污集尿袋	（1）在尿管和引流管接口处铺治疗巾，置弯盘，检查新集尿袋有效期，打开外包装，平铺于治疗巾上 （2）用止血钳夹住留置导尿管开口上端 3～5 cm 处，分开尿管和引流管接口，尿管末端向上，将集尿袋放到医疗污物桶中	★避免导尿管和引流管扭曲受压
4. 换新集尿袋	（1）用碘伏棉签消毒尿管端口及外周，将新引流管端口盖帽取下，将新引流管与尿管连接，旋紧 （2）松开止血钳，观察尿液引流情况，检查管道是否通畅，确认通畅后夹闭集尿袋引流管开关，将新集尿袋固定于床旁	★注意无菌操作，防止尿路感染 ★引流管的高度要始终低于会阴部，避免尿液逆流
5. 整理用物	（1）协助老年人取舒适卧位，盖好盖被，拉上床挡 （2）按要求分类整理用物，开窗通风	
6. 洗手记录	（1）按七步洗手法洗手 （2）记录操作时间，老年人尿道口情况，有无异常反应，排泄物的量、颜色、性状	★预防交叉感染

注意事项

1. 照护员操作规范，严格遵守无菌操作原则。

2. 断开尿管和引流管前夹紧尿管，防止尿液漏出。

3. 防止泌尿系统感染：①保持尿道口清洁，每日用温水清洁会阴部 1～2 次；②保持引流管通畅，防止管道受压、扭曲、反折；③固定一次性集尿袋时，集尿袋与引流管高度不应超过膀胱高度，避免尿液反流造成感染；④及时排空集尿袋，并记录尿量。一次性集尿袋每日更换 1 次。

4. 在病情允许的情况下，鼓励老年人多饮水，保持每日尿量在 2 000 mL 以上。鼓励老年人勤变换卧位，通过增加尿量，达到自然冲洗尿道的目的，预防尿路感染和结石形成。

5. 观察尿液的量、颜色、性状，如有异常，及时报告医护人员。

6. 妥善固定，防止导尿管脱出。

（四）协助老年人留取尿液标本

操作目的

1. 尿常规标本：检查尿液的颜色、透明度、有无细胞及管型，测定比重，并做尿蛋白及尿糖定性检测等。

2. 尿培养标本：收集未被污染的尿液作细菌学检查。

3.12 小时或 24 小时尿标本：进行尿的各种定量检查，如钠、钾、氯、尿 17– 羟皮质类固醇、肌酐、肌酸及尿糖定量或尿浓缩查结核分枝杆菌等。

操作程序

1. 准备

环境准备：整洁、安静、舒适、安全、温湿度适宜、屏风遮挡。

老年人准备：能够配合操作，了解留取尿液标本的目的及方法。

照护员准备：着装整洁，修剪指甲，洗手，戴口罩。

用物准备：检验单、一次性尿杯、一次性手套、一次性尿液标本容器（根据不同的检验目的）、洗手液、生活垃圾桶、医疗垃圾桶。必要时备尿壶或便盆。

2. 实施

协助老年人留取尿液标本的操作流程见表 2–7–5。

表 2–7–5　协助老年人留取尿液标本的操作流程

操作流程	操作步骤	操作要点
1. 贴条形码	核对医嘱、检验单、条形码及标本容器，无误后贴条形码于标本容器外壁上	
2. 评估沟通	（1）携用物至床旁，核对老年人信息 （2）评估老年人意识状态、情绪、身体状况、肢体活动度、自理能力及心理需求 （3）向老年人解释操作目的及方法，取得老年人配合	
3. 留取尿液标本	尿常规标本 （1）能够自理的老年人：嘱其取晨起第一次尿留于标本容器内；除测定尿比重需留尿 100 mL 外，其余检验留尿 30 mL 即可 （2）不能自理的老年人：应协助床上使用便器，收集尿液于标本容器中 尿培养标本 （1）中段尿留取法：①嘱老年人晨起先用消毒液清洗外阴，男性老年人须将包皮翻开清洗，再用无菌纱布擦干外	★注意无菌操作，防止尿路感染 ★晨尿浓度较高，未受饮食影响，所得检验结果较准确 ★防止外阴部杂菌污染标本 ★尿培养标本应在老年人膀胱充盈时留尿

续表

操作流程	操作步骤	操作要点
3. 留取尿液标本	阴；②戴无菌手套，分开女性老年人阴唇或持住男性老年人阴茎，用消毒棉球消毒尿道口；③用试管夹夹住试管管身；④嘱老年人排尿，弃去前段尿，以试管接取中段尿 5 ~ 10 mL；⑤盖紧试管，贴好检验单标签（或条形码）清洁外阴 （2）留置导尿标本留取法：采集尿标本做细菌培养时，夹闭 10 ~ 20 分钟，在导尿管近端侧壁以 75% 乙醇消毒，无菌注射器抽取 5 ~ 10 mL 尿液（采集其他尿标本时可从尿袋开口采集）；或使用自带尿标本采集口的引流袋，消毒采集口后使用无菌注射器抽取标本 12 小时或 24 小时尿标本 （1）取有盖便器，贴上检验单标签（或条形码），注明起止日期、时间 （2）嘱老年人于晨 7 时或晚 7 时排空膀胱，弃去尿液后开始留尿，至次晨 7 时留完最后一次尿，将 24 小时或 12 小时的全部尿液于容器中送检	★嘱老年人应持续不停顿排尿，前段尿起到冲洗尿道的作用 ★标本不得倒置，以免受污染 ★留 12 小时尿标本，时间为晚上 7 时至次晨 7 时 ★留 24 小时尿标本，时间为早晨 7 时至次晨 7 时 ★不得将粪便混于尿液中，盛尿容器加盖置阴凉处，并根据检验要求加入防腐剂，避免尿液久放变质 ★必须是全部的尿液，检验结果才可靠
4. 整理用物	（1）协助老年人取舒适体位，盖好盖被，拉上床挡 （2）按要求分类整理用物，开窗通风及时送验标本，并记录	
5. 洗手记录	（1）按七步洗手法洗手 （2）记录操作时间，老年人有无异常反应	★预防交叉感染

注意事项

1. 尿液标本应留取中段尿液进行送检，必须确保新鲜。

2. 尿液标本应避免经血、白带、精液、粪便等污染物混入，女性老年人月经期不宜留取尿液标本，以免影响检查结果。

3. 尿液留取后，应在 2 小时内尽快送检，以避免细菌繁殖、细胞溶解等。

4. 若会阴部分泌物过多，应先清洁或冲洗会阴后再留取标本。

任务评价

老年人排尿照护的任务评价方法见表 2–7–6。

表 2-7-6 老年人排尿照护的任务评价

项目	内容	分值	自评	互评	教师评价	企业导师评价
工作准备（10%）	照护员仪表仪容、手卫生等符合规范	5				
	根据工作任务准备相应用物	5				
沟通评估（10%）	采用有效方法核对老年人基本信息	2				
	对老年人进行有效评估	4				
	使用恰当的语言与老年人进行交流，向老人解释操作目的及注意事项，征得老人同意	4				
操作过程（60%）	能够安全、规范地协助老年人更换尿垫、纸尿裤，更换过程顺利，老人无不适	15				
	能够安全、规范地协助老年人使用尿壶，排尿过程顺利，老人无不适	15				
	能够安全、规范地为老年人更换一次性集尿袋，更换过程顺利，老人无不适	15				
	能够安全、规范地协助老年人留取尿液标本，标本留取合格，老人无不适	15				
整理记录（10%）	按要求分类整理用物，七步洗手法洗手，记录全面	10				
整体评价（10%）	操作流畅、安全、规范	5				
	过程中有尊老、敬老、爱老、护老的意识，体现出对老年人的人文关怀	5				

任务二　老年人排便照护

课件

案例导入

沈奶奶，85 岁，身高 165 cm，体重 61 kg，患有高血压 15 年，脑梗死 1 年，认知功能障碍半年。中专文化，性格开朗热情，喜欢饮茶，饮食喜好酱鸭、腌菜、饮酒。现入住泰福医养机构 520 房间 1 床。沈奶奶配偶同时入住疗养院，育有 2 儿 1 女，大儿子去世，2 个孙子。沈奶奶神志清楚，言语不利，近期血压平稳，不思饮食。近两日无排便，感觉腹部憋胀，有气排不出。

任务描述

1. 请照护员为沈奶奶进行饮食、饮水的健康指导。
2. 请照护员协助沈奶奶进行足三里穴位按摩。
3. 请照护员根据沈奶奶情况书写健康指导书。

知识殿堂

一、老年人排便的特点

排便是反射动作，粪便充满直肠时会刺激肠壁感受器，冲动传入初级排便中枢，同时上传至大脑皮质而产生便意。如环境允许，大脑皮质即发出冲动使排便中枢兴奋增强，产生排便反射，使乙状结肠和直肠收缩，肛门括约肌舒张；此外，支配腹肌和膈肌的神经兴奋，使膈肌下降、腹肌收缩，增加腹内压力，共同促使粪便排出体外。

随着年龄增加，老年人食管、胃的蠕动及输送食物的功能均减弱，小肠黏膜和肌层萎缩、肠上皮细胞数目减少，小肠吸收功能减退，易造成老年人营养吸收不良；结肠黏膜萎缩，结肠壁的肌肉或结缔组织变薄而易形成结肠憩室；老年人活动减少，直肠对内容物压力的感觉减退，使肠内容物通过时间延长，水分重吸收增加，易发生或加重便秘。骨盆底部肌肉萎缩、肛提肌肌力降低，易发生直肠脱垂。

二、老年人正常排便的影响因素

生理、心理、饮食、活动、病理、社会文化等因素均可影响排便，照护员须完整地收集资料，做出正确的评估，并提供合理有效的护理措施，满足老年人排便的需要。

（一）生理因素

随着年龄增加，老年人食量和体力活动明显减少，胃肠道分泌消化液减少，腹壁肌肉张力下降，胃肠蠕动减慢，易发生便秘；老年人盆底肌和肛门括约肌松弛，导致肠道排泄控制力减弱，出现排便功能异常。此外，高龄老年人常因认知障碍失去排便反射。

（二）心理因素

老年人精神抑郁可导致身体活动减少，自主神经系统冲动减慢，肠蠕动减少，易造成便秘。老年人情绪紧张、焦虑、恐惧和愤怒时，可导致迷走神经兴奋，肠蠕动增加，从而导致吸收不良、腹泻。

（三）个人习惯

通常老年人都有自己固定的排便时间、习惯的排便姿势，如果这些习惯无法维持，则可能影响正常排便。通常排便的姿势是坐位或蹲位，老年人卧床时，会因不适应使用便盆而排便困难，也可能会因为缺乏隐蔽的环境压抑排便的需求，从而导致排便功能异常。另外，老年人每日定时排便有助于养成规律的排便习惯。

（四）饮食

摄取富含膳食纤维的食物能保证必要的粪便容积，刺激肠蠕动，减少水分的重吸收，使粪便柔软易排出。老年人牙齿脱落，喜食低渣精细的食物，导致粪便体积缩小、黏滞度增加、在肠内运动减慢、过度吸收水分而致便秘。进食量少、液体摄入不足，均会引起排便困难或便秘。

（五）活动

适当的活动能维持肌肉的张力，刺激肠道蠕动，有助于维持正常的排便功能。如果老年人长期卧床，可因缺乏活动导致排便困难。

（六）疾病与药物

消化系统本身的疾病或其他系统疾病均可影响正常排便。例如，腹部和肛门处伤口疼痛可抑制便意，结肠炎可使肠蠕动增加而导致腹泻，神经系统损伤可导致大便失禁。

有些药物如缓泻剂和导泄剂可软化粪便，刺激肠蠕动，促使排便。但过量使用泻药可使肠道水分吸收减少，肠蠕动加剧，导致肠道激惹，引起严重的腹泻。长期服用泻剂，尤其是刺激性泻剂，可降低肠道感受器的敏感性，从而导致严重便秘。麻醉剂、止痛药物可减慢肠蠕动，导致便秘。长期应用抗生素可干扰肠道内正常菌群的功能，导致腹泻。

三、老年人排便活动评估

（一）粪便的观察

通常情况下，老年人粪便的性质与性状可以反映整个消化系统的功能状况。因此，照护员必须观察和记录有关老年人粪便的评估资料，报告和记录任何异常情况（表 2–7–7）。

表 2–7–7　粪便的特性

粪便特性	正常情况	异常情况	原因
次数	1～3 次 / 天	成人：>3 次 / 天或<3 次 / 周	肠道活动性增强或减弱，如消化不良、急性肠炎等
量	排便量的多少与膳食种类、数量，摄入液体量，大便次数及消化器官的功能有关，成人排便量每天 100 ～ 300 g		

续表

粪便特性	正常情况	异常情况	原因
形状	成形	稀便或水样便 粪便常呈扁条形或带状	消化不良或急性肠炎 肠道部分梗阻或直肠狭窄、肛门狭窄
软硬度	软便	粪便坚硬呈栗子样	便秘
颜色	黄褐色或棕黄色	柏油样便 暗红色便 粪便表面有鲜血或排便后有鲜血滴出 果酱样便 陶土色便 白色“米泔水”样便	上消化道出血 下消化道出血 肛裂或痔疮出血 阿米巴痢疾或肠套叠 胆道阻塞 霍乱、副霍乱
气味	与食物种类有关	恶臭 酸臭味 腐败臭 腥臭味	严重腹泻 消化不良 直肠溃疡或肠道恶性肿瘤 上消化道出血
内容物	主要为食物残渣、脱落的肠上皮细胞、细菌、机体代谢后的废物	混有大量的黏液 脓血 可见蛔虫、绦虫节片	肠道炎症 痢疾和直肠癌 肠道寄生虫感染

（二）异常排便活动评估

1. 便秘

便秘指正常的排便形态改变，排便次数减少，排出过干过硬的粪便，且排便困难。

（1）原因：饮食结构不合理、排便习惯的改变、强烈的情绪反应、中枢神经系统功能障碍、各类直肠肛门手术、某些药物的不合理使用等，均可抑制肠道功能而导致便秘的发生。

（2）症状和体征：便秘的症状包括腹胀、腹痛、消化不良、食欲不佳、乏力等。另外，便秘老年人的粪便干硬，触诊腹部较硬实且紧张，有时可触及包块，肛诊可触及粪块。

2. 粪便嵌塞

粪便嵌塞指粪便持久滞留堆积在直肠内，坚硬不能排出，常发生于慢性便秘的老年人。

（1）原因：未能及时解除便秘，粪便长时间滞留在直肠内，水分被持续吸收，粪便变得坚硬，而从乙状结肠推进的粪便又不断加入，最终使粪块变得又大又硬不能排出，发生粪便嵌塞。

（2）症状和体征：老年人有排便的冲动，但不能排出粪便。腹部胀痛，直肠肛门疼痛，肛门处有少量液化的粪便渗出，直肠指检可触及粪块。

3. 腹泻

腹泻指正常排便形态改变，频繁排出松散稀薄的粪便甚至水样便，或含未消化的食物、脓血、黏液等，排便次数明显超过平日习惯的频率。腹泻常伴有排便急迫感、肛门不适、失禁等症状。

（1）原因：感染性因素主要考虑细菌、真菌、病毒感染。非感染性因素主要考虑饮食不当或食物过敏、气候变化、腹部受凉、情绪紧张、焦虑等原因。

（2）症状和体征：腹泻可有腹痛、肠痉挛、肠鸣音亢进、疲乏、恶心、呕吐等症状，有急于排便的需要和难以控制的感觉，粪便不成形或呈水样便。症状重时可伴有脱水、烦躁甚至昏迷、休克等。

4. 排便失禁

排便失禁指肛门括约肌不受意识控制而出现不自主的排便。

（1）原因：神经系统疾患，如脑血管意外损伤、脑外伤、脊髓损伤等；结肠和直肠的疾患，如溃疡性结肠炎、结肠癌、直肠癌、直肠脱肛等；直肠手术损伤，如肛瘘、肛裂、痔疮手术等。

（2）症状和体征：老年人不自主地排出粪便。

5. 肠胀气

肠胀气指胃肠道内有过量气体积聚，不能排出。

（1）原因：食入产气性食物过多、吞入大量空气、肠蠕动减少、肠道梗阻及肠道手术后。

（2）症状和体征：肠胀气表现为腹胀、痉挛性疼痛、呃逆、肛门排气过多，腹部膨隆，叩诊呈鼓音。当肠胀气压迫膈肌和胸腔时，可出现气急和呼吸困难。

四、老年人异常排便活动的照护

（一）便秘老年人的照护措施

1. 心理照护

照护员应做对老年人进行心理护理，缓解因便秘引起的焦虑情绪。

2. 提供适当的排便环境

为老年人提供充裕的排便时间和隐蔽的环境，排便时可拉上围帘或用屏风遮挡，避开查房、护理、治疗和进餐时间，以消除老年人的紧张情绪，保持心情舒畅，利于排便。

3. 选取适宜的排便姿势

床上使用便盆时，尽可能采取坐姿或抬高床头，利用重力作用增加腹内压促进排便。病情允许时让老年人下床排便。对要做手术的老年人，在手术前应有计划地训练其在床上使用便盆。

4. 腹部环形按摩

排便时用手沿结肠解剖位置自右向左进行环形按摩，能促使降结肠的内容物向下移动、增加腹内压，达到促进排便的效果。指端轻压肛门后端也可促进排便。

5. 遵医嘱治疗

照护员遵医嘱给老年人服用缓泻剂、使用简易通便剂或协助护理人员使用灌肠法，必要时采用人工取便法。

6. 健康教育

（1）合理安排膳食：鼓励老年人多摄取膳食纤维丰富的食物，如芹菜、菠菜、香蕉、豆类等；适量摄入油脂类食物；少食辛辣、刺激性食物；多饮水，在老年人病情允许时，每日液体摄入量应不少于 2 000 mL，尤其每日晨起和餐前饮一杯温开水，可促进肠蠕动，刺激排便反射。

（2）适当运动：鼓励老年人参加力所能及的运动，如散步、做操、打太极拳等有氧运动，为老年人制订规律的活动计划并协助老年人进行活动。

（3）帮助老年人重建正常的排便习惯：指导老年人选择适合自身的排便时间，建议老年人在晨起或餐后 2 小时内排便，这个时间段结肠活动最为活跃。每日固定时间排便，即使无便意，也要坐于坐便器上稍等，以形成条件反射；排便时不宜玩手机、看书分散注意力；不随意使用缓泻剂及灌肠等方法。

（二）粪便嵌塞老年人的照护措施

1. 心理照护

粪便嵌塞的老年人会因为排便困难、肛周及小腹疼痛难忍而出现烦躁不安、焦虑和紧张的情绪，照护员应及时安抚老年人，缓解其不良情绪。

2. 润肠

早期可遵医嘱为老年人使用栓剂、口服缓泻剂来润肠通便。

3. 协助护理人员灌肠

必要时先行油类保留灌肠，2 ~ 3 小时后再做清洁灌肠。

4. 人工取便

人工取便通常在清洁灌肠无效后遵医嘱执行。照护员戴上手套，将涂润滑剂的示指慢慢插入老年人直肠内，注意触到硬物的大小、硬度，触到硬物后机械地破碎粪块取出（图 2-7-2）。操作时应注意动作轻柔，避免损伤直肠黏膜。人工取便易刺激迷走神经，故对有心脏病、脊椎受损的老年人须慎重使用。操作中如老年人出现心悸、头晕，须立刻停止。

5. 健康教育

照护员向老年人及其家属讲解有关排便的知识，指导老年人建立合理膳食结构，协助老年人建立并维持正常的排便习惯，防止便秘的发生。

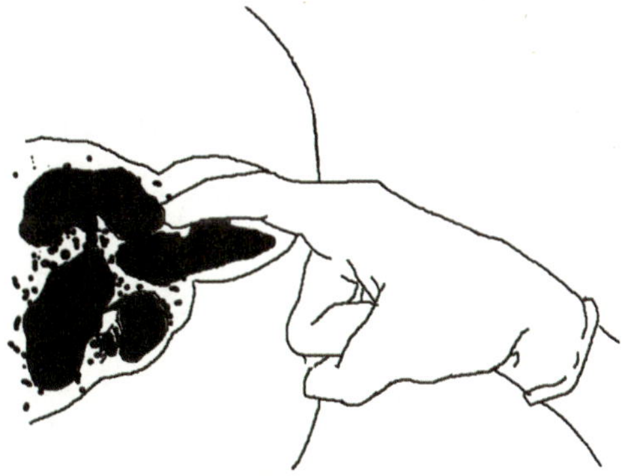

图 2-7-2　人工取便

（三）腹泻老年人的照护措施

1. 心理照护

照护员要注意关心老年人，给予精神安慰。

2. 去除原因

停止进食可能被污染的饮食，如为肠道感染应遵医嘱给予抗生素治疗。

3. 卧床休息

卧床休息可减少肠蠕动，注意腹部保暖，对不能自理的老年人应及时给予便盆。经常开窗通风，保持室内空气清新。

4. 饮食照护

鼓励老年人饮水，可少量多次。根据病情给予流质或半流质饮食，避免油腻、辛辣、高纤维食物。严重腹泻时可遵医嘱暂禁食。

5. 防止水、电解质紊乱

遵医嘱协助护理人员给予止泻药、口服补液盐等照护措施。

6. 皮肤护理

保持肛门周围和臀部皮肤的干燥清洁，减少刺激。每次便后用柔软卫生纸轻擦后再用温水清洗局部皮肤，并在肛门周围使用皮肤保护剂保护皮肤。使用柔软、透气性好的尿垫铺在老年人臀下，一旦污染要立即更换，要随时更换被污染的衣物和被单。

7. 健康教育

向老年人及其家属讲解有关腹泻的知识，指导老年人注意饮食卫生，养成良好的习惯。

（四）排便失禁老年人的照护措施

1. 心理照护

照护员应该理解和尊重老年人，给予心理安慰和支持，消除其紧张、焦虑、自卑的情绪，帮助老年人树立信心，配合治疗和照护。

2. 保持室内空气清新

定时开窗通风，保持室内空气清新。

3. 皮肤护理

保持肛门周围和臀部皮肤清洁、干燥，每次便后用温水清洗，必要时在肛门周围使用皮肤保护剂以保护皮肤。

4. 排便功能训练

了解老年人排便时间，掌握规律，可定时给予便器，帮助其建立排便反射；教会老年人进行肛门括约肌和盆底肌肌肉收缩锻炼；遵医嘱定时应用导泻栓剂或灌肠以刺激定时排便。

（五）肠胀气老年人的照护措施

1. 饮食习惯

指导老年人养成细嚼慢咽的良好饮食习惯。

2. 适当运动

鼓励老年人适当运动，卧床老年人可做床上活动或变换体位，以促进肠蠕动，减轻肠胀气。

3. 腹部按摩

老年人轻微胀气时，照护员可为老年人进行腹部热敷或腹部按摩。

4. 健康教育

嘱老年人勿食产气食物和饮料，解释引起肠胀气的原因及护理措施，缓解其紧张情绪，积极治疗肠道疾患等。

五、老年人排便照护技术

（一）协助老年人如厕

操作目的

协助老年人排便，促进舒适。

操作程序

1. 准备

环境准备：整洁、安静、舒适、安全、温湿度适宜。

老年人准备：状态良好，能配合照护员。

照护员准备：着装整洁，修剪指甲，洗净双手。

物品准备：卫生间有坐便器及扶手设施、卫生纸、洗手液、一次性手套、记录单、生活垃圾桶、医疗垃圾桶，必要时备床边坐便器。

2. 实施

协助老年人如厕的操作流程见表 2-7-8。

视频

表 2-7-8 协助老年人如厕的操作流程

操作流程	操作步骤	操作要点
1. 评估沟通	（1）携用物至床旁，核对老年人信息 （2）评估老年人意识状态、情绪、身体状况、肢体活动度、自理能力及心理需求 （3）向老年人解释操作目的及方法，取得老年人配合	
2. 进卫生间	（1）能行走的老年人自己行走或由照护员搀扶进卫生间 （2）不能行走或行走能力差的老年人，在照护员的协助下，使用床旁坐便椅或使用轮椅推行进卫生间	★门外挂标识牌，不锁门
3. 排便照护	（1）照护员协助老年人转身，背向坐便器，照护员一手扶住老年人上身，另一手协助老年人或老年人自己脱下裤子 （2）照护员双手支撑老年人腋下，协助老年人坐在坐便器上，嘱老年人坐稳，双手扶稳扶手进行排便，关好卫生间的门，注意保护隐私 （3）对上肢功能良好的老年人，鼓励其便后自行擦净肛门。对无法自行完成的老年人，由照护员戴一次性手套，嘱老年人一手扶住扶手、身体前倾，协助其擦净肛门 （4）老年人自己借助扶手支撑身体或照护员协助老年人起身，老年人自己或照护员协助穿好裤子 （5）按压坐便器开关冲水，照护员脱手套，协助老年人洗手	★注意保暖 ★将卫生纸绕在手上，把手绕至臀后，由前至后擦肛门 ★老年人起身速度要慢，以免跌倒，站稳后，询问有无头晕、腿麻等 ★询问老年人排便是否通畅，观察排泄物情况，若异常，及时报告医生
4. 整理用物	（1）搀扶老年人或使用轮椅推行老年人回房间休息 （2）卫生间开窗通风或用排气扇清除异味后关闭 （3）使用坐便椅排便后，及时倾倒污物，清洗消毒便盆，晾干备用 （4）按要求分类整理用物，开窗通风	
5. 洗手记录	（1）按七步洗手法洗手 （2）记录操作时间，老年人有无异常反应，排泄物的量、颜色、性状	★预防交叉感染

注意事项

1. 房间至卫生间通道保持通畅，无杂物；保持卫生间地面整洁、无水渍，以防老年人滑倒。

2. 卫生间设坐便器并安装扶手，卫生用品放在老年人伸手可及的位置。

3. 若老年人能短距离或在他人搀扶下行走，尽量鼓励老年人到卫生间如厕。若老年人能坐稳但行走不便，可在床边使用坐便椅排便。

（二）协助卧床老年人床上使用便器

操作目的

协助不能下床如厕的老年人在床上排便，保持老年人清洁舒适，满足排便的需要。

操作程序

1. 准备

环境准备：整洁、安静、舒适、安全、温湿度适宜、屏风遮挡。

老年人准备：状态良好，能配合照护员。

照护员准备：着装整洁，修剪指甲，洗净并温暖双手，戴口罩。

物品准备：便盆（加温或加垫子，内放卫生纸）、一次性护理垫、卫生纸、尿壶（男性）、洗手液、一次性手套、记录单、生活垃圾桶、医疗垃圾桶，必要时备水盆、毛巾。

2. 实施

协助卧床老年人床上使用便器的操作流程见表 2-7-9。

视频

表 2-7-9 协助卧床老年人床上使用便器的操作流程

操作流程	操作步骤	操作要点
1. 评估沟通	（1）携用物至床旁，核对老年人信息 （2）评估老年人意识状态、情绪、身体状况、皮肤情况、肢体活动度、自理能力及心理需求 （3）向老年人解释操作目的及方法，取得老年人配合	
2. 安置卧位	（1）协助老年人取仰卧位，打开盖被 （2）嘱老年人屈膝、抬臀，照护员一手托起老年人的臀部，一手将一次性护理垫垫于老年人腰及臀下 （3）协助老年人脱裤子至膝部，两腿屈膝（肢体活动不便者用软枕垫于膝下）	
3. 放置便盆	根据老年人的肢体活动能力采取合适的方法 （1）仰卧位放置便盆法（适用于下肢活动能力较好、能配合且腰部力量较好的老年人）：嘱老年人屈膝抬臀，同时一手托起老年人臀部，另一手将便盆放于老年人臀下 （2）侧卧位放置便盆法（适用于下肢活动能力差且不能配合的老年人）：①照护员双手分别扶住老年人对侧的肩部及髋部，协助老年人面向照护员翻身侧卧；②将便盆紧贴老年人臀部竖扣并扶稳，协助老年人及便盆同时恢复为平卧位 （3）询问老年人便盆位置是否合适 （4）为防止尿液飞溅，在女性老年人会阴部覆盖一次性护理垫或卫生纸；男性老年人放上尿壶，盖好盖被	★便盆窄口朝向足部

续表

操作流程	操作步骤	操作要点
4. 便后处理	（1）老年人排便后，照护员戴一次性手套，一手扶稳便盆一侧，另一手协助老年人侧卧，取出便盆 （2）取卫生纸为老年人擦净会阴部、尿道口、肛门，必要时用温热湿毛巾擦洗会阴部及肛门 （3）协助老年人穿上裤子，撤下一次性护理垫，取舒适卧位，盖好盖被，拉上床挡	★从会阴部向肛门的方向擦拭 ★观察排泄物情况，若异常，及时报告医生
5. 整理用物	（1）及时倾倒污物，清洗消毒便盆，晾干备用，脱手套 （2）按要求分类整理用物，开窗通风	
6. 洗手记录	（1）按七步洗手法洗手 （2）记录操作时间，老年人有无异常反应，排泄物的量、颜色、性状	★预防交叉感染

注意事项

1. 使用便盆前应检查便盆是否洁净完好。
2. 冬季可将温水倒入便盆，温暖便盆并倒出水后，再给老年人使用。
3. 放置便盆时不可硬塞，以免损伤老年人皮肤。

（三）为老年人简易通便

操作目的

帮助老年人解除便秘，促进舒适。

操作程序

1. 准备

环境准备：整洁、安静、舒适、安全、温湿度适宜、屏风遮挡。

老年人准备：状态良好，能配合照护员。

照护员准备：着装整洁，修剪指甲，洗净并温暖双手，戴口罩。

物品准备：开塞露、一次性手套、便盆、卫生纸、一次性尿垫、洗手液、记录单、生活垃圾桶、医疗垃圾桶，必要时准备剪刀。

2. 实施

为老年人简易通便的操作流程见表 2-7-10。

表 2-7-10　为老年人简易通便的操作流程

操作流程	操作步骤	操作要点
1. 评估沟通	（1）携用物至床旁，核对老年人信息 （2）评估老年人意识状态、情绪、身体状况、肢体活动度、自理能力及心理需求 （3）向老年人解释操作目的及方法，取得老年人配合	
2. 安置卧位	（1）将一次性护理垫垫于老年人腰及臀下 （2）协助老年人脱裤子至大腿部，呈左侧屈膝卧位，老年人臀部靠近床边	★屏风遮挡 ★注意防止老年人坠床
3. 用开塞露	（1）照护员戴好手套，打开开塞露的盖帽，左手分开老年人臀部，右手持开塞露球部，挤出少量药液润滑开塞露前端及肛门外周 （2）嘱老年人深吸气，将开塞露前端缓缓插入肛门深处，挤压开塞露球部，将药液全部挤入直肠内（图 2-7-3） （3）一手拔出开塞露，另一手用卫生纸按压肛门处 5 分钟 （4）嘱老年人保持左侧卧位 10 分钟左右排便	★使用前，检查开塞露有效期，包装是否完好 ★对患有痔疮的老年人，使用开塞露时应动作轻柔，充分润滑 ★老年人主诉有便意时，照护员指导其深呼吸，收紧肛门
4. 协助排便	老年人排便后，协助老年人穿上裤子，撤下一次性护理垫，取舒适卧位，盖好盖被，拉上床挡	
5. 整理用物	（1）观察并倾倒污物 （2）按要求分类整理用物，开窗通风	
6. 洗手记录	（1）按七步洗手法洗手 （2）记录操作时间，开塞露用量，老年人有无异常反应，排泄物的量、颜色、性状	★预防交叉感染

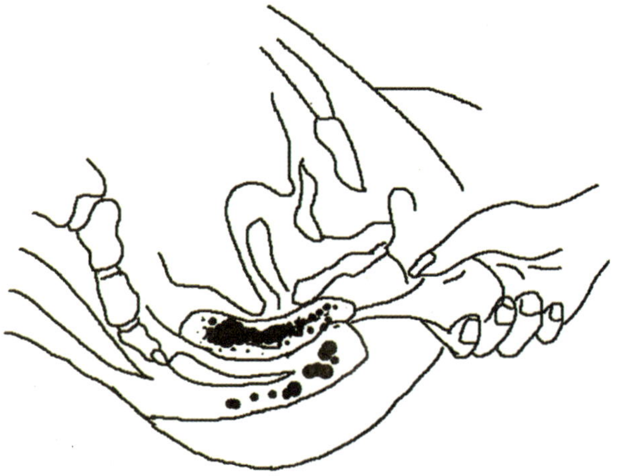

图 2-7-3　开塞露简易通便术

注意事项

1. 对开塞露过敏的老年人禁用，过敏体质的老年人慎用此法。

2. 使用开塞露前，检查开塞露前端是否圆滑，避免插入时损伤直肠黏膜。

3. 为患有痔疮的老年人使用开塞露时，操作应轻缓，并充分润滑。

4. 不可长期使用开塞露，以免引起耐受而失去作用。

（四）为老年人人工取便

操作目的

帮助老年人解除粪便嵌塞，促进舒适。

操作程序

1. 准备

环境准备：整洁、安静、舒适、安全、温湿度适宜、屏风遮挡。

老年人准备：状态良好，能配合照护员。

照护员准备：着装整洁，修剪指甲，洗净并温暖双手，戴口罩。

物品准备：一次性手套、一次性尿垫、润滑液、便盆、卫生纸、水盆（内盛温水）、毛巾、记录单、洗手液、生活垃圾桶、医疗垃圾桶。

2. 实施

为老年人人工取便的操作流程见表 2-7-11。

表 2-7-11　为老年人人工取便的操作流程

操作流程	操作步骤	操作要点
1. 评估沟通	（1）携用物至床旁，核对老年人信息 （2）评估老年人意识状态、情绪、身体状况、肢体活动度、自理能力及心理需求 （3）向老年人解释操作目的及方法，取得老年人配合	
2. 铺单脱裤	（1）将一次性护理垫垫于老年人腰及臀下 （2）协助老年人脱裤子至大腿部，呈左侧屈膝卧位，老年人臀部靠近床边	★注意防止老年人坠床
3. 人工取便	（1）照护员戴好手套，右手示指润滑液润滑后，左手分开老年人臀部，嘱老年人做深呼吸以放松腹肌，右手示指润滑肛周，待肛门松弛时，示指沿直肠一侧轻轻插入直肠内，慢慢由浅入深将粪便掏出，放于便盆内。取便完毕后，用卫生纸擦净肛门 （2）更换手套，湿热敷老年人肛门处，并轻轻按摩，促进肛周血液循环，减轻肛门疼痛和不适感	★取便时应动作轻柔，勿使用器械，避免损伤肠黏膜或造成肛门周围水肿
4. 便后处理	协助老年人穿上裤子，撤下一次性护理垫，取舒适卧位，盖好盖被，拉上床挡	
5. 整理用物	（1）观察并倾倒污物，清洗消毒便盆，脱手套 （2）按要求分类整理用物，开窗通风	
6. 洗手记录	（1）按七步洗手法洗手 （2）记录操作时间，老年人有无异常反应，大便的量、颜色、性状	★预防交叉感染

注意事项

1. 为老年人人工取便时应动作轻柔，勿使用器械，避免损伤直肠黏膜。

2. 取便过程中，注意观察老年人的情况，如出现面色苍白、呼吸急促、全身大汗等症状时，立即暂停操作，必要时及时报告医护人员。

3. 人工取便易刺激迷走神经，故患心脏病、脊椎受损的老年人须慎重使用。

（五）为老年人更换造口袋

操作目的

1. 保持造口皮肤的清洁、干燥，以防造口皮肤感染。

2. 维护老年人的自尊，增强老年人的自信。

操作程序

1. 准备

环境准备：整洁、安静、舒适、安全、温湿度适宜、屏风遮挡。

老年人准备：状态良好，能配合照护员。

照护员准备：着装整洁，修剪指甲，洗净并温暖双手，戴口罩。

物品准备：盆内盛温水（35 ~ 37 ℃）、毛巾、纸巾、造口尺、肠造口底盘、造口袋、剪刀、防漏膏、造口粉、皮肤保护膜、棉签、手套、记录单、洗手液、生活垃圾桶、医疗垃圾桶。

2. 实施

为老年人更换造口袋的操作流程见表 2-7-12。

表 2-7-12　为老年人更换造口袋的操作流程

操作流程	操作步骤	操作要点
1. 评估沟通	（1）携用物至床旁，核对老年人信息 （2）评估老年人意识状态、进餐状况、肢体活动度、自理能力及心理需求 （3）向老年人解释操作目的及方法，取得老年人配合	★餐后 2～3 小时内不要更换造口袋，此时肠蠕动较活跃，有可能会出现排便情况
2. 换造口袋	（1）协助老年人取舒适体位，暴露造口部位，将纸巾垫于老年人肠造口下面 （2）打开造口袋连接处的底盘扣环，取下造口袋：①更换造口袋时，一手轻轻地按压皮肤，一手拿住造口袋由上往下轻轻地撕除，或慢慢揭除旧的造口底盘，同时用手或者棉签对抗皮肤形成对抗的张力，避免牵拉力过大，造成皮肤损伤；②二件式造口袋更换底盘时，应先用造口尺测量造口大小，在底盘标注，用造口剪刀进行裁剪 （3）观察造口及周围的皮肤，如无异常可用柔软的卫生纸擦拭干净，再用温热毛巾清洗造口及局部皮肤并擦干 （4）将清洁的造口袋与腹部造口底盘扣环连接，扣紧扣环后用手向下牵拉造口袋，确认造口袋固定牢固，将造口袋下口封闭	★可在清洁皮肤后涂皮肤保护膜保护皮肤

3. 整理用物	（1）协助老年人取舒适卧位，盖好盖被 （2）观察并倾倒污物，用清水清洗造口袋 （3）按要求分类整理用物，开窗通风	★可反复使用的造口袋，用中性清洁剂清洗或用氯己定浸泡 30 分钟，再用清水清洗后晾干备用
4. 洗手记录	（1）按七步洗手法洗手 （2）记录操作时间，老年人造口皮肤情况，大便的量、颜色、性状	★预防交叉感染

注意事项

1. 嘱老年人避免进食易产生气体和异味、易引起腹泻的食物；谨慎食用含粗纤维的食物，因为粗纤维食物有助于粪便的形成，易导致其造口梗阻。

2. 仔细观察造口的颜色、形状、大小，以及有无出血、肿胀、回缩等异常情况，以便及时发现问题并处理。

3. 裁剪造口底盘开口时，应保证开口与造口黏膜之间有 1 ~ 2 mm 的空隙，若大小完全一致，易损伤造口黏膜；若开口过大，排泄物会附着在造口边缘皮肤上。

4. 当内容物超过 1/3 时应及时更换造口袋。

5. 清洗造口及造口周围皮肤时，用 35 ~ 37 ℃温水清洗，清洗时由外到内环状擦洗，禁止使用刺激性强的液体清洗。

6. 保持造口周围皮肤清洁干燥，酌情使用皮肤保护粉、皮肤保护膜、防漏用品等。

7. 肠造口术后的老年人常有抑郁、自卑等心理问题。照护员应给予支持、关心和安慰，同时鼓励老年人学会自我护理造口的方法。

知识链接

肠造口是通过手术将病变的肠段切除，将一段肠管拉出，翻转缝于腹壁，用于排泄粪便。肠造口是红色的，与口腔黏膜一样，柔软光滑，一般为圆形（图 2-7-4）。实施肠造口术的老年人，术后需要一段时间或终生在腹壁上另造一个人工肛门，将粪便由此排出体外。肠造口的末端常连接于造口袋，用于收集粪便。

造口袋主要用于收集粪便。造口袋根据设计的不同可分为一件式造口袋和两件式造口袋。一件式造口袋通常是一次性的，有剪定的开口，简单易使用。两件式造口袋的袋子与底盘可分开，不用撕开底盘来更换袋子，方便使用，能更好地保护造口周围皮肤，底盘可按造口形状大小剪切。

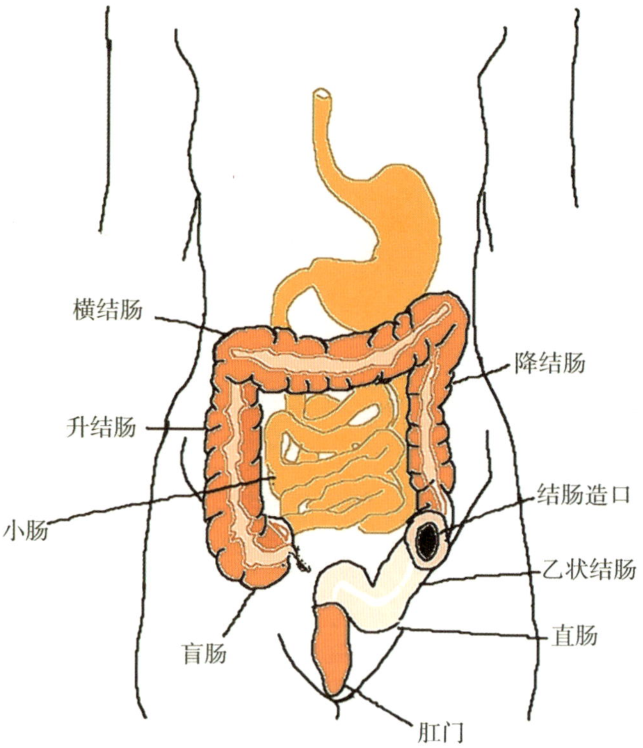

图 2-7-4　肠道造口

（六）协助老年人留取粪便标本

操作目的

1. 常规标本：检查粪便的性状、颜色、细胞等。

2. 培养标本：检查粪便中的致病菌。

3. 隐血标本：检查粪便内肉眼不能察觉的微量血液。

4. 寄生虫标本：检查粪便中的寄生虫、幼虫及虫卵计数。

操作程序

1. 准备

环境准备：整洁、安静、舒适、安全、温湿度适宜、屏风遮挡。

老年人准备：能够配合操作，了解留取粪便标本的目的及方法，并提前排空膀胱。

照护员准备：着装整洁，修剪指甲，洗手，戴口罩。

用物准备：检验单、一次性手套、检验盒（根据不同的检验目的）、洗手液、生活垃圾桶、医疗垃圾桶。必要时备尿壶或便盆。

2. 实施

协助老年人留取粪便标本的操作流程见表 2-7-13。

表 2-7-13　协助老年人留取粪便标本的操作流程

操作流程	操作步骤	操作要点
1. 贴条形码	核对医嘱、检验单、条形码及标本容器，无误后贴条形码于标本容器外壁上	
2. 评估沟通	（1）携用物至床旁，核对老年人信息 （2）评估老年人意识状态、情绪、身体状况、肢体活动度、自理能力及心理需求 （3）向老年人解释操作目的及方法，取得老年人配合	
3. 留取粪便标本	常规标本 嘱老年人排便在清洁便器内，用检便匙取粪便中央部分或黏液脓血部分 5 g，或水样便 15 ~ 30 mL 放入标本容器 培养标本 （1）嘱老年人排便于消毒便器内，用无菌的检便匙取中央部分粪便或脓血部分的粪便 2 ~ 5 g，置于无菌标本容器内 （2）老年人无便意时，用无菌长棉签蘸无菌生理盐水，插入肛门 6 ~ 7 cm，轻轻旋转后退出，将棉签置于无菌培养管内 寄生虫及虫卵标本 （1）检查寄生虫卵：在粪便不同部位取带血或黏液部分 5 ~ 10 g 送检 （2）检查蛲虫：在老年人睡前或清晨刚清醒，排便前，将透明胶带贴在肛门周围处，取下并将粘有虫卵的透明胶带面粘贴在载玻片上，立即送检 （3）检查阿米巴原虫：将便器加温至接近人体温度，排便后，将标本在 30 分钟内连同便器送检	★做血吸虫孵化检查或服用驱虫药后，应留全部粪便 ★蛲虫常在午夜或清晨时爬到肛门处产卵 ★保持阿米巴原虫的活动状态
4. 整理用物	（1）协助老年人取舒适体位，盖好盖被，拉上床挡 （2）按要求分类整理用物，开窗通风	
5. 洗手记录	（1）按七步洗手法洗手 （2）记录操作时间，老年人有无异常反应，排泄物的量、颜色、性状	★预防交叉感染

注意事项

1. 粪便标本内不可混入尿液及其他杂物，不能从卫生纸或纸尿裤上留取标本。

2. 进行大便潜血试验的老年人，嘱检查前 3 天内禁食铁剂及血类、肉类、肝类及绿色蔬菜，第 4 天采集标本。

3. 留取的粪便标本容器应加盖并立即送检。

任务评价

老年人排便照护的任务评价方法见表 2-7-14。

表 2-7-14　老年人排便照护的任务评价

项目	内容	分值	自评	互评	教师评价	企业导师评价
工作准备（10%）	照护员仪表仪容、手卫生等符合规范	5				
	根据工作任务准备相应用物	5				
沟通评估（10%）	采用有效方法核对老年人基本信息	2				
	对老年人进行有效评估	4				
	使用恰当的语言与老年人进行交流，向老人解释操作目的及注意事项，征得老人同意	4				
操作过程（60%）	能够安全、规范地协助老年人如厕，如厕过程顺利，老人无不适	10				
	能够安全、规范地协助卧床老年人床上使用便器，排便过程顺利，老人无不适	10				
	能够安全、规范地为老年人简易通便，通便过程顺利，老人无不适	10				
	能够安全、规范地为老年人人工取便，取便过程顺利，老人无不适	10				
	能够安全、规范地为老年人更换造口袋，更换过程顺利，老人无不适	10				
	能够安全、规范地协助老年人留取粪便标本，标本留取合格，老人无不适	10				
整理记录（10%）	按要求分类整理用物，七步洗手法洗手，记录全面	10				
整体评价（10%）	操作流畅、安全、规范	5				
	过程中有尊老、敬老、爱老、护老的意识，体现出对老年人的人文关怀	5				

【练习题】

一、选择题

1. 使用一次性集尿袋，以下方法中错误的是（　　）。

A. 每周更换 1 次　　B. 观察尿液性质　　C. 正确记录尿量

D. 更换时，橡胶管应低于耻骨联合　　E. 贮尿袋应牢固地固定在床沿

答案：A

解析：一次性集尿袋每日更换 1 次。

2. 下列关于正常尿液的描述，错误的是（　　）。

A. 每次尿量 200 ~ 400 mL　　B. 澄清、透明　　C. 呈弱酸性

D. 新鲜尿液有氨臭味　　E. 尿比重为 1.015 ~ 1.025

答案：D

解析：正常尿液的气味来自尿液内的挥发性酸，尿液久置后会出现氨臭味。如新鲜尿液有氨臭味，常提示泌尿系统感染。

3. 关于尿失禁说法正确的是（　　）。

A. 咳嗽大笑时出现不自觉排尿属于充溢性尿失禁

B. 尿液持续流出，膀胱始终处于空虚状态，称为持续性尿失禁

C. 出现持续滴尿使膀胱完全排空的现象属于急迫性尿失禁

D. 尿失禁的原因是括约肌的控制受干扰

E. 当尿液不断积聚膀胱受到一定压力即排出少量尿液属于压力性尿失禁

答案：B

解析：持续性尿失禁，尿液持续流出，膀胱始终处于空虚状态。

4. 尿失禁老年人的护理，错误的措施是（　　）。

A. 可用接尿器接尿

B. 保持皮肤清洁干燥，预防压力性损伤

C. 必要时留置导尿管

D. 控制老年人饮水，减少尿量

E. 理解、安慰、鼓励老年人

答案：D

解析：如病情允许（除肾衰、心脏疾患禁忌外），指导尿失禁老年人每日白天摄入 2 000 ~ 3 000 mL 液体，以增加对膀胱的刺激，促进排尿反射的恢复，同时还可预防泌尿系统的感染。

5. 如果老年人能在他人帮助下短距离行走，应尽量鼓励老年人在（　　）。如厕。

A. 床边　　B. 居室　　C. 卫生间

D. 床上　　E. 床旁

答案：C

解析：能行走的老年人自己行走或由照护员搀扶进卫生间如厕。

6. 帮助老年人养成（　　）的规律，有利于养成老年人健康的排便习惯。

A. 晨起排便　B. 中午排便　C. 下午排便

D. 晚间排便　E. 任意时间排便

答案：A

解析：无。

7. 为老年人床上使用便盆时，便盆的窄口应朝向（　　）。

A. 左侧　B. 右侧　C. 足跟

D. 头部　E. 都可以

答案：C

解析：便盆窄口朝向足部。

8. 关于便秘老年人合理饮食的指导，以下哪项是错误的（　　）。

A. 增加膳食纤维摄入　B. 适量摄入油脂类食物　C. 少食辛辣、刺激性食物

D. 多吃少渣饮食　E. 多吃芹菜、菠菜等绿叶蔬菜

答案：D

解析：无。

9. 老年人长期卧床导致尿失禁，应优先采取的正确措施是（　　）。

A. 立即使用导尿管　B. 定时提醒排尿并记录排尿时间　C. 减少饮水量以降低尿量

D. 使用成人纸尿裤并频繁更换　E. 要求老年人自行控制排尿

答案：B

解析：无。

10. 老年人大便常规标本采集的正确方法是（　　）。

A. 直接取马桶内的粪便

B. 取纸尿裤上的粪便

C. 用清洁容器接取自然排出的粪便

D. 采集后立即冷冻保存

E. 混合尿液标本一起送检

答案：C

解析：马桶内可能受消毒剂污染，纸尿裤吸水导致结果不准确，尿液会干扰检测结果。

11. 老年人便秘的常见原因不包括（　　）。

A. 膳食纤维摄入不足　B. 长期卧床缺乏运动　C. 肠道肿瘤压迫

D. 饮水量不足　E. 甲状腺功能亢进

答案：E

解析：甲亢常导致腹泻而非便秘。

12. 老年人腹泻时需警惕的并发症是（　　）。

A. 高血糖　B. 脱水及电解质紊乱　C. 高血压危象

D. 骨质疏松　E. 皮肤红斑

答案：B

解析：腹泻易导致体液丢失，老年人代偿能力差，易出现脱水、低钾血症等。

13. 王爷爷，78 岁，因帕金森病长期卧床，近日出现大便失禁，肛周皮肤发红伴破损。此时首要护理措施是（　　）。

A. 立即使用抗生素软膏

B. 温水清洗后涂抹氧化锌软膏

C. 使用碱性肥皂彻底清洁皮肤

D. 约束老年人四肢以防抓挠

E. 停止所有口服药物

答案：B

解析：失禁性皮炎需清洁后使用皮肤保护剂（如氧化锌）；碱性肥皂破坏皮肤屏障，抗生素需医生评估后使用。

14. 李奶奶，85 岁，留置导尿管 3 天后出现尿液浑浊、异味，体温 38.2 ℃。最可能的诊断是（　　）。

A. 急性肾衰竭　　B. 尿路感染　　C. 膀胱结石

D. 糖尿病酮症酸中毒　　E. 前列腺增生

答案：B

解析：导尿管是尿路感染的高危因素，症状符合感染表现。

二、简答题

1. 简述老年人尿失禁的四种类型及特点。

2. 简述老年人正常排便的影响因素。

三、案例题

王奶奶，80 岁，阿尔茨海默病晚期，长期卧床，近期出现大便失禁，每日排便 3 ~ 5 次，大便呈稀糊状，肛周皮肤红肿、破溃。家属诉老年人拒绝进食，情绪烦躁。

问题：

1. 分析王奶奶大便失禁的可能原因。

2. 为王奶奶制订针对性的照护措施（至少 4 项措施）。

拓展阅读

孙阿雄是养老院的一名“90后”护理员。刚到养老院工作时，他利用业余时间学习护理知识，取得养老护理员资格证书。面对生活无法自理的老人，他不歧视、不放弃，坚持用爱心和宽容对待他们。比如张爷爷刚入院时，小便随时尿，床上地上都是尿渍，孙阿雄毫不介意，主动帮老人清理尿渍、处理大便，并教老人使用尿壶。

孙阿雄通过自己的努力和坚持，展现了爱岗敬业的精神，全心全意为老年人服务，体现了养老护理员的职业责任感和奉献精神。

点燃思考

沈萍，女，82岁，现入住泰福医养机构201房间1床。沈奶奶身高160 cm，体重60 kg，患有慢性阻塞性肺疾病10年余，高血压15年，脑梗死1年，认知功能障碍半年。沈奶奶中专文化，小学校长退休。喜欢饮茶，饮食喜好酱鸭、腌菜、饮酒，性格开朗热情，喜欢指挥别人。配偶同时入住疗养院，育有1儿1女，儿子去世，2个孙子。目前沈奶奶神志清楚，言语不利，血压平稳，体力活动明显受限，以卧床为主，近两日无排便，感觉腹部憋胀，有气排不出。

照护任务

1. 请为沈奶奶进行腹部按摩，以缓解腹胀，解除便秘。
2. 请协助沈奶奶床上使用便器。
3. 请绘制关于预防便秘的健康教育海报。

模块三

老年人基础照护

项目一　老年人生命体征的观察与照护

学习目标

素质目标

1. 具有“以老年人为中心”的照护理念，树立尊重生命、关爱老年人的职业素养。
2. 培养严谨细致的工作态度，养成规范操作、及时记录的职业习惯。
3. 培养同理心和人文关怀素养，在照护过程中注意保护老年人隐私和尊严。
4. 树立团队协作意识，能与医护人员、家属建立有效沟通。

知识目标

1. 了解产热与散热过程，体温、呼吸的调节，体温计、血压计种类及工作原理。
2. 熟悉老年人体温、脉搏与心率、呼吸、血压特点。
3. 熟悉止痛效果评价方法。
4. 掌握老年人体温、脉搏与心率、呼吸、血压的正常范围及生理性变化。
5. 掌握发热、心动过速、高血压的表现及照护措施。
6. 掌握疼痛评估工具的使用方法及疼痛老年人的照护措施。

能力目标

1. 能为老年人规范测量体温、脉搏、呼吸、血压。
2. 能正确识别异常生命体征。
3. 能对出现异常生命体征的老年人进行照护。
4. 能利用多维度疼痛评估方法进行疼痛评估。
5. 能利用非药物性疼痛干预措施缓解老年人疼痛。

知识导读

思维导图见图 3–1–1。

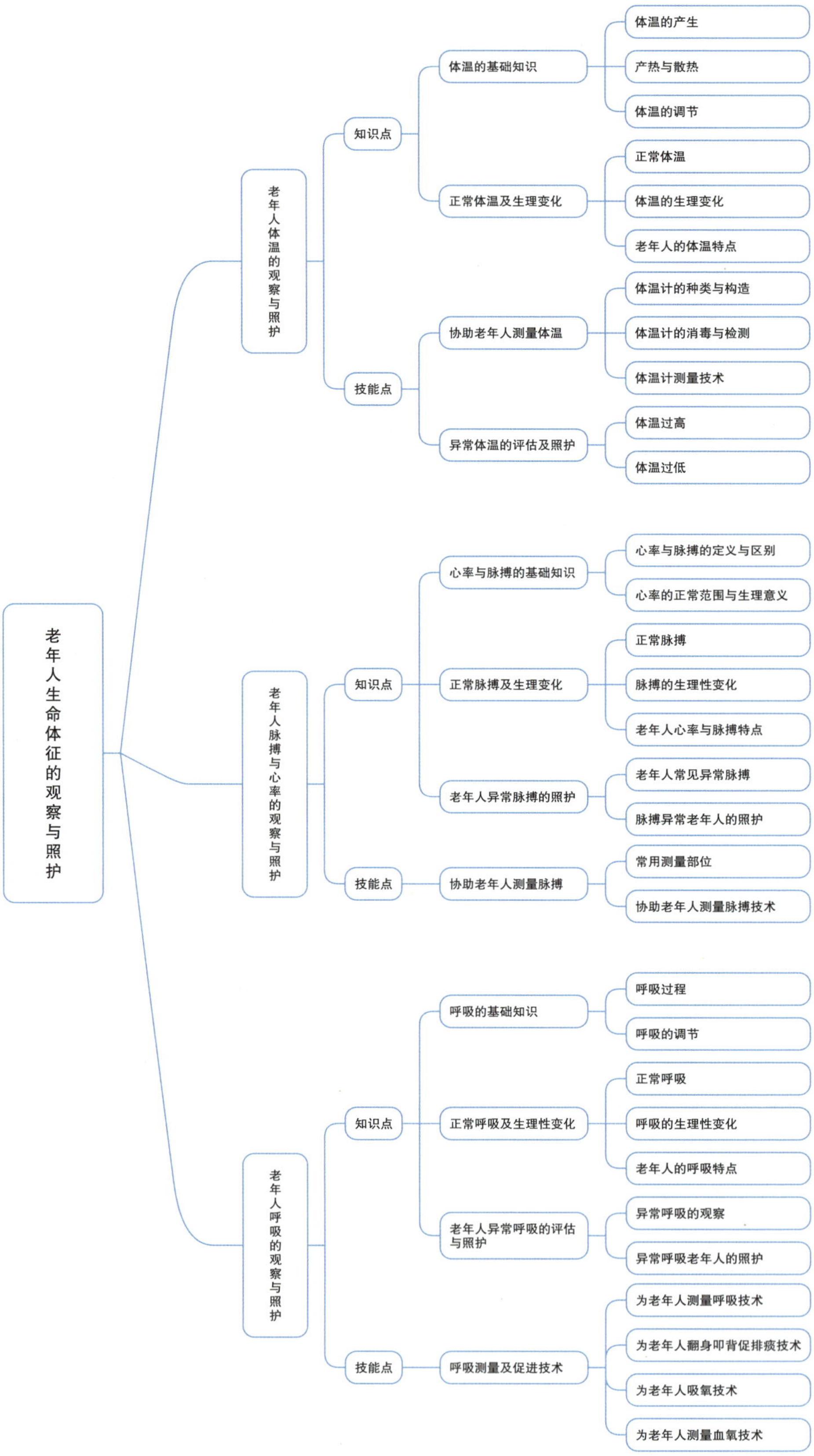
老年人生命体征的观察与照护
老年人体温的观察与照护
知识点
体温的基础知识
体温的产生
产热与散热
体温的调节
正常体温及生理变化
正常体温
体温的生理变化
老年人的体温特点
技能点
协助老年人测量体温
体温计的种类与构造
体温计的消毒与检测
体温计测量技术
异常体温的评估及照护
体温过高
体温过低
老年人脉搏与心率的观察与照护
知识点
心率与脉搏的基础知识
心率与脉搏的定义与区别
心率的正常范围与生理意义
正常脉搏及生理变化
正常脉搏
脉搏的生理性变化
老年人心率与脉搏特点
老年人异常脉搏的照护
老年人常见异常脉搏
脉搏异常老年人的照护
技能点
协助老年人测量脉搏
常用测量部位
协助老年人测量脉搏技术
老年人呼吸的观察与照护
知识点
呼吸的基础知识
呼吸过程
呼吸的调节
正常呼吸及生理性变化
正常呼吸
呼吸的生理性变化
老年人的呼吸特点
老年人异常呼吸的评估与照护
异常呼吸的观察
异常呼吸老年人的照护
技能点
呼吸测量及促进技术
为老年人测量呼吸技术
为老年人翻身叩背促进排痰技术
为老年人吸氧技术
为老年人测量血氧技术

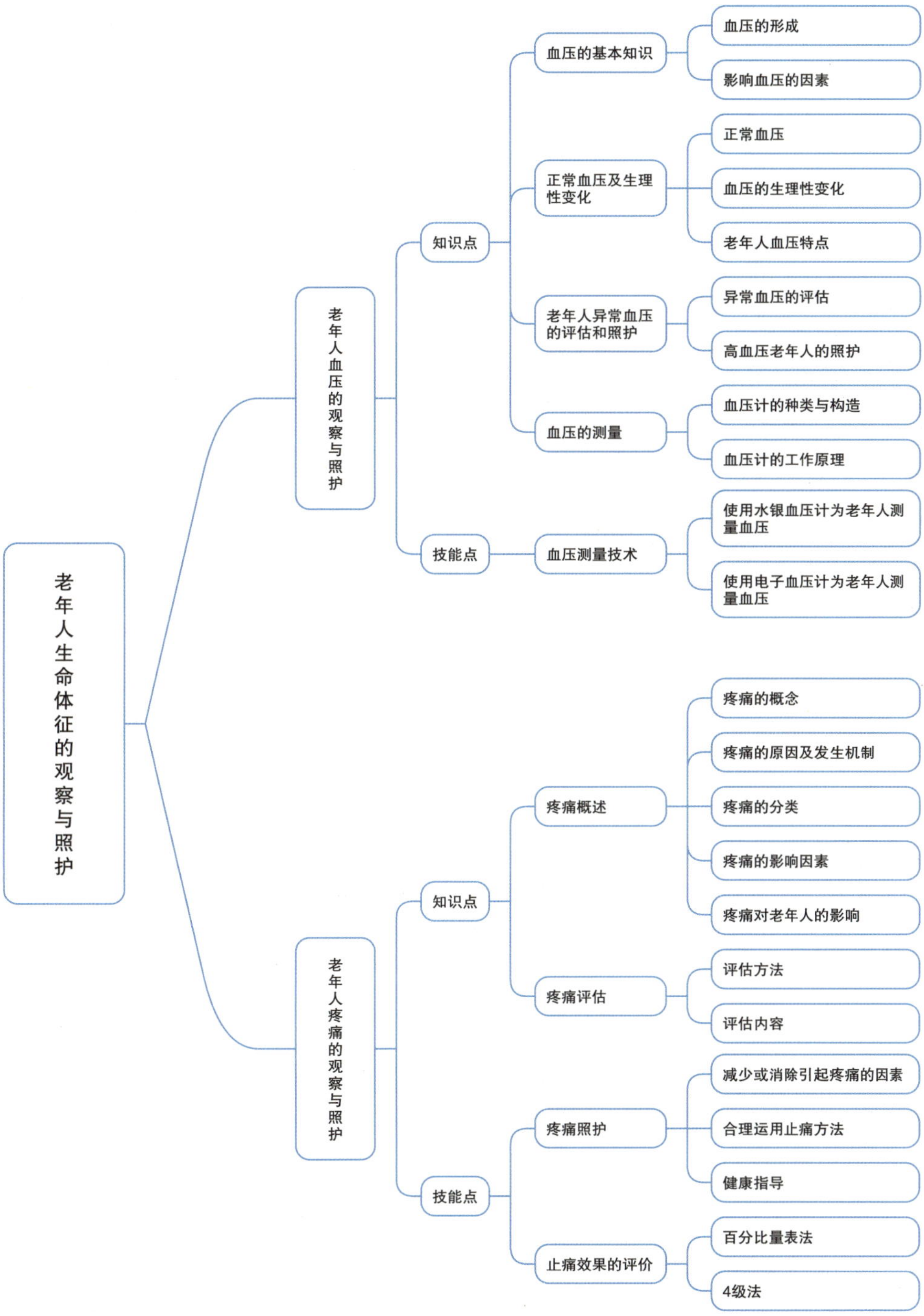

图 3-1-1　老年人生命体征的观察与照护思维导图

赛证对接

本项目中涵盖的知识和技能在各类竞赛及证书考评中均有所考察，在技能考核方面，主要采用模拟真实情境的方法，以实际照护任务的形式，考察选手或考生的实操能力及应变水平。具体任务包括：根据老年人的具体情况，指导并协助其完成体温测量、血压测量、疼痛评估等操作，同时开展促进呼吸、控制血压、缓解疼痛等相关的健康教育活动。在知识考核方面，形式多样，包括理论客观题、相关照护计划制订、健康知识海报设计、反思报告撰写等，全面考察选手或考生对知识的掌握与应用能力。照护员须具备扎实的专业知识，紧密结合老年人的照护需求及生命体征特点，提供精准、全面的健康指导，确保理论知识能够有效应用于实际场景，切实满足老年人生命体征照护的专业需求。

任务一　老年人体温的观察与照护

课件

案例导入

程爷爷，78 岁，高血压史 15 年，慢性心衰两年，与 72 岁的妻子同住。有 3 个孩子，均在外省市工作，时常打电话和回家探望父母。日常程爷爷的妻子负责做饭、购物、照料程爷爷，但上周因为肺炎住院，目前还在住院中，两天前，程爷爷自觉活动后非常疲乏和气促，晚上睡眠不佳，膝盖和脚有点肿，活动不便。今日程爷爷的智能手环显示体温 37.6 ℃，所以打电话给日间照料中心求助。

任务描述

1. 请照护员协助老年人测量体温。
2. 请照护员指导老年人预防感冒。

知识储备

一、体温的基础知识

体温有体核温度和体表温度之分。通常所说的体温是指体核温度，即身体内部胸腔、腹腔和中枢神经的温度，具有相对稳定、不易受环境温度影响的特点。皮肤温度也称体表温度，可受环境温度和衣着情况的影响，且低于体核温度。

（一）体温的产生

相对恒定的体温是维持机体新陈代谢和正常生命活动的必要条件。

体温是机体通过三大营养物质糖、脂肪、蛋白质氧化分解产生的能量维持的。其中，约 50% 的能量直接转化为热能，用于维持体温恒定，剩余能量以化学能形式储存，最终仍通过代谢转化为热能。

（二）产热与散热

1. 产热过程

人体以化学方式产热，主要产热方式包括基础代谢、食物特殊动力作用和肌肉活动，基础代谢是机体产热的基础，主要由三大营养物质代谢产生。其中对体温影响较大的产热器官是肝脏和骨骼肌。机体在安静状态下，主要由内脏产热，肝脏代谢最为旺盛，产热量最多；而人在活动时，肌肉则成为主要的产热器官。人在寒冷环境中可依靠寒战来增加产热量，当机体发生寒战时，代谢量可增加 4 ~ 5 倍，用以维持机体体温在寒冷环境中的稳定。

2. 散热过程

人体主要通过辐射、传导、对流和蒸发四种物理方式散热，以皮肤散热为主，同时经呼吸、排泄也能散发部分热量。

（1）辐射散热：指一个物体的热量通过电磁波的形式传至另一个与之不接触的物体或环境中，辐射散热是人体安静状态下处于气温较低环境中时的主要散热形式，散热效率同皮肤与外界环境的温差及机体有效辐射面积有关。

（2）传导散热：指机体的热量直接传给其所接触的温度较低的物体。传导散热与物体接触面积、温差大小及导热性有关。采用冰袋、温水湿敷为高热老年人物理降温便利用了传导散热原理。

（3）对流散热：指通过气体或液体的流动来带走热量的一种散热方式。对流散热效率受气体或液体流动速度、温差大小影响，如风速越大散热效率越高。

（4）蒸发散热：指水分由液态转变为气态，同时带走大量热量。如对高热老年人采用温水或乙醇拭浴方法降温，通过温水或乙醇蒸发带走热量，从而起到降温作用便应用了蒸发散热原理。当外界温度等于或高于人体皮肤温度时，蒸发就是人体唯一的散热形式。

（三）体温的调节

体温调节分为自主性体温调节和行为性体温调节两种方式。

1. 自主性体温调节

自主性体温调节由下丘脑体温调节中枢控制，通过神经—体液方式调节肝脏、骨骼肌、皮肤血管、汗腺等器官活动，控制产热与散热过程，维持体热平衡。当内、外环境发生变化时，机体温度感受器便会将变化信号反馈至下丘脑体温调节中枢，经过中枢整合再发出信号控制产热和散热器官的活动，如通过增减皮肤的血流量、发汗或者寒战、竖毛肌收缩等生理性反应，维持产热和散热的动态平衡，以保持体温的相对恒定。

2. 行为性体温调节

行为性体温调节是自主性体温调节方式的补充，是有意识的调节行为，即通过在不同的环境下采取不同的姿势和行为来调节体温，如通过增减衣物、开制冷或取暖设备调节室内温度等主动行为维持体温平衡。老年人对冷热感知迟钝，有时需要依赖照护员主动干预，以发挥行为性体温调节作用。

人体在这两种体温调节方式的联合作用下，使产热和散热趋于平衡，维持体温相对恒定，如人在寒冷环境下，会发生肌肉寒战以增加产热，还会采取跺脚、跑步等行为御寒。

二、正常体温及生理变化

（一）正常体温

体温的测量单位有摄氏度（℃）和华氏度（℉），我国惯用摄氏度单位。两者的换算公式为：℃ =（℉ −32）×5/9。

正常体温在一定范围内波动。由于体核温度不易测量，通常用测量口腔、腋下、直肠等部位的温度来表示体温。在三种测量方式中，直肠温度最接近于体核温度，而口腔、腋下则更接近体表温度，故不同部位测量的正常体温的范围也不同（表 3-1-1）。

表 3-1-1　成人体温正常范围

部位	正常范围
口腔	36.3 ~ 37.2 ℃
腋下	36.0 ~ 37.0 ℃
直肠	36.5 ~ 37.7 ℃

（二）体温的生理变化

体温受昼夜节律、性别、环境温度、药物、年龄等因素影响，但波动范围较小，一般波动范围在 0.5 ~ 1 ℃。

1. 昼夜节律

人体体温一般呈现昼夜周期性变化，称为昼夜节律，通常表现为清晨 2：00—6：00 最低，午后 13：00—18：00 最高，但波动不超过 1 ℃，与下丘脑的生物钟功能有关，是由内在的生物节律决定的。长期夜间工作者也可以出现夜间体温升高、白天体温下降的现象。

2. 性别差异

可能因女性皮下脂肪较多致散热较少，女性体温平均比男性高 0.3 ℃。

3. 环境温度

环境温度高低会影响体温，夏季体温水平一般高于冬季。

4. 药物因素

部分药物也能影响体温调节，如麻醉药物可通过抑制温度敏感神经元信号整合或阻断温度信号向中枢传递等，使产热抑制、散热增强，导致体温下降。

5. 其他因素

在测量体温时，还应考虑进食、运动、沐浴、情绪波动等对体温产生的影响。

（三）老年人的体温特点

老年期基础代谢率下降，产热量较青壮年减少 20% ~ 30%。

老年人体温略低于青壮年，部分老年人的体温在 36.0 ~ 36.5 ℃。

老年人体温调节中枢的功能明显减退，体温调节能力降低，24 小时体温波动幅度增大，且老年人耐寒阈值降低，耐热阈值升高，因此老年人应根据环境温度变化及时增减衣物，冬天气温低时，需适当提高室内温度，夏季气温高时，需注意通风、降低室温，避免中暑。

三、协助老年人测量体温

（一）体温计的种类与构造

1. 水银体温计

水银体温计的主要结构包括外标刻度和内部真空的毛细玻璃管。毛细玻璃管头端为金属端，连接着水银槽，里面注有一定量的水银。玻璃棒外标有摄氏度温度值，自 35 ℃至 42 ℃，每摄氏度用短线标出 10 个小格，在 0.5 ℃和 1 ℃的地方用较粗且长的线标记，在 37 ℃处标醒目红色，便于查看。

当水银槽受热后，水银会膨胀并沿着毛细管上升，其上升的高度与受热程度成正比，从而指示出体温的数值。而体温表的毛细管下端和水银槽之间有一凹缩处，可使水银柱在遇冷时不致下降，保证测量的准确性。

水银体温计分口表、肛表、腋表三种（图 3–1–2）。口表和肛表的玻璃管似三棱镜状，腋表的玻璃管呈扁平状。玻璃管末端的球部装有水银，口表和腋表的球部较细长，有助于测温时扩大接触面；肛表的球部较粗短，可防止插入肛门时折断或损伤黏膜。

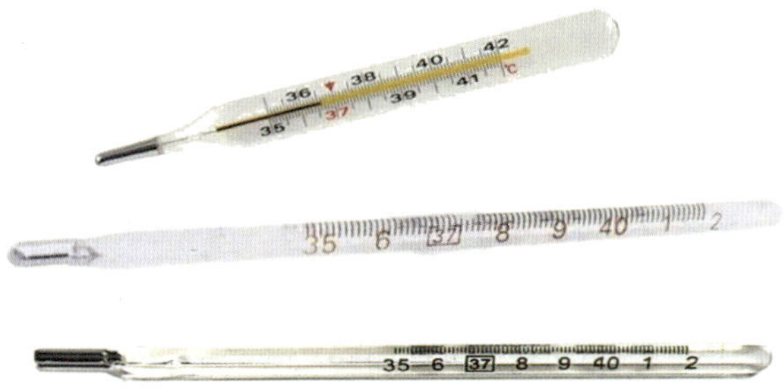

图 3–1–2　腋温表、肛温表、口温表

2. 电子体温计

电子体温计利用热敏电阻等电子元件的物理参数随温度变化的特性测温，当温度传感器与被测部位接触时，它会感知到此部位的温度并发生相应的物理变化，这些变化被转换为电信号，并最终转换为可读的数字温度值显示在液晶屏幕上，如图 3–1–3。

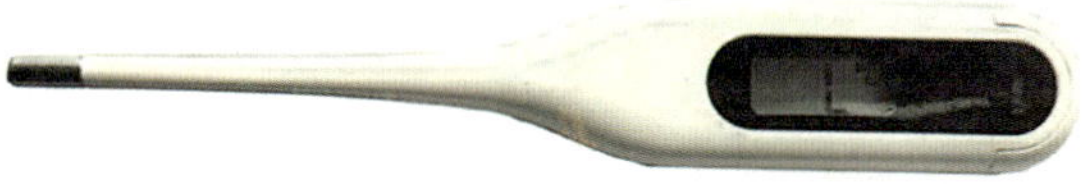

图 3–1–3　电子体温计

3. 红外线体温计

红外线体温计是一种利用辐射原理来测量人体体温的测温计，它采用红外传感器吸收人体辐射的红外线感应人体的体温。分为接触式红外线体温计如耳温计（图 3–1–4）和非接触式红外线体温计如额温枪（图 3–1–5）。人体的红外热辐射聚焦到检测器上，检测器将辐射功率转换为电信号，该电信号在被补偿环境温度之后以摄氏度（或华氏度）为单位在显示屏显示。

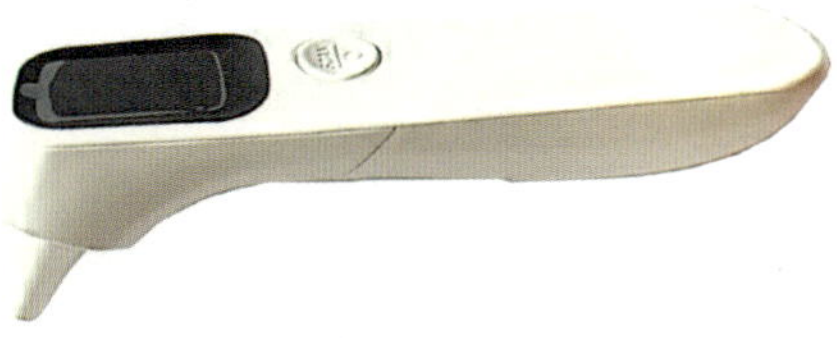

图 3–1–4　耳温计

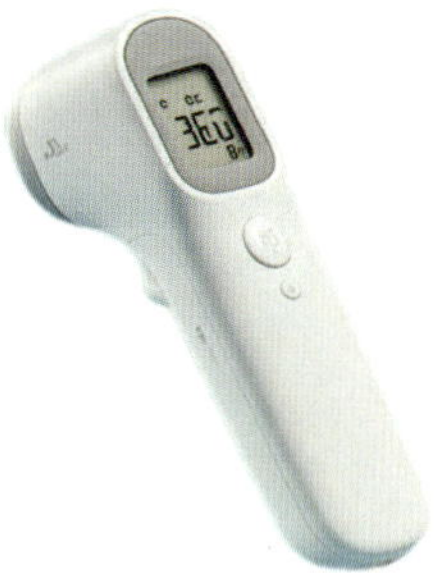

图 3–1–5　额温枪

4. 其他

如一次性体温计，使用后即丢弃，可避免交叉感染，但成本较高，适用于医院等需要高卫生标准的场所。

（二）体温计的消毒与检测

体温计用后要消毒处理，以防止交叉感染。不同种类的体温计使用不同的消毒方法。

1. 水银体温计的消毒与检查

（1）消毒方法：水银体温计消毒常用的消毒液有 75% 乙醇、1% 过氧乙酸、0.5% 碘伏等。方法为测温后将体温计全部放入消毒液中浸泡，5 分钟后取出用清水冲洗，擦干，用离心机或腕部力量将水银柱甩至 35 ℃以下，再放入另一容器中进行第二次浸泡，30 分钟后取出，清水冲净，擦干，放入清洁干燥容器中备用。消毒液应定期更换，盛放消毒液和体温计的容器应定期消毒。注意口表、腋表、肛表应分别清洗和消毒。

（2）检查方法：为确保测量体温的准确性，应定期对体温计进行检查。方法为将全部体温计的水银柱甩至 35 ℃以下，同时放入已测好的 40 ℃温水中，3 分钟后取出检视，凡误差在 0.2 ℃以上、玻璃棒有裂缝、水银自行下降等情况的体温计，则不能使用。

2. 其他体温计消毒与检查

测量体温后，使用 75% 乙醇湿巾或酒精棉片擦拭探头和接触部位，避免交叉感染。定期检查电池状态，必要时进行专业校准以确保精度。

（三）体温计测量技术

1. 协助老年人用水银体温计测量体温

操作目的

判断老年人体温有无异常，监测体温变化，了解老年人疾病发生、发展及转归。

操作程序

（1）准备：

环境准备：整洁、安静、舒适、安全、温湿度适宜。

老年人准备：能够配合操作，了解体温测量过程。

照护员准备：着装整洁，修剪指甲，洗手，戴口罩。

用物准备：水银体温计、盛装消毒液方盒 1 个、干燥方盒 1 个（存放已消毒体温计）、清洁纱布 / 纸巾、秒表、记录夹及记录单、笔、手消液、润滑液（肥皂液或润滑油剂）。

（2）实施：协助老年人用水银体温计测量体温的操作流程见表 3-1-2。

视频

表 3-1-2　协助老年人用水银体温计测量体温的操作流程

操作流程	操作步骤	操作要点
1. 评估沟通	（1）携用物至床旁，核对老年人信息 （2）评估老年人意识状态、情绪、肢体活动、皮肤情况等，有无存在影响体温准确性的因素等 （3）向老年人解释操作目的及方法，取得老年人配合	
2. 安置卧位	（1）协助老年人取舒适体位 （2）腋下及口腔测量仰卧位、坐位、半坐卧位均可，直肠测温采取侧卧位、俯卧位或屈膝仰卧位	★暴露测量部位
3. 测量体温	经腋下测温 用纱布或纸巾擦干老年人腋下汗液，将体温计水银端放于腋窝处，贴紧皮肤，嘱老年人屈臂过胸，夹住体温计 嘱老年人不要随意活动，若体温计掉落，请立即告知 计时测量 10 分钟 经口腔测温 （1）嘱老年人张嘴，将体温计水银端斜放于舌下热窝处 （2）嘱老年人不要说话，勿咬体温计，口唇紧闭，用鼻呼吸 （3）计时测量 3 分钟 经直肠测温 （1）润滑体温计水银端，轻轻插入老年人肛门 3 ～ 4 cm （2）嘱老年人勿动，保持 3 分钟	★舌下热窝位于舌系带两侧，是口腔中温度最高的部位
4. 读取数值	（1）取出体温计，用纱布擦拭，手执体温计至平行视线高度，读取水银柱上升的刻度 （2）将读数后的体温计放于消毒液方盒中浸泡，待返回处置室后做进一步消毒处理	★擦拭方向由玻璃端到水银端 ★若取出肛表，则帮助老年人擦拭肛周润滑剂或污物，再取纱布擦拭体温计
5. 安置体位	（1）安置老年人舒适体位，告知并解释体温数值 （2）询问是否有其他需求	
6. 洗手记录	（1）按七步洗手法洗手 （2）记录操作时间，体温数值，有无异常反应	★预防交叉感染

2. 协助老年人用电子体温计测量体温

操作目的

判断老年人体温有无异常，监测体温变化，了解老年人疾病发生、发展及转归。

操作程序

（1）准备：

环境准备：整洁、安静、舒适、安全、温湿度适宜。

老年人准备：能够配合操作，了解体温测量整个过程。

照护员准备：着装整洁，修剪指甲，洗手，戴口罩。

用物准备：电子体温计、75% 乙醇棉片 /75% 乙醇湿巾、清洁纱布 / 纸巾、记录夹及记录单、笔、手消液、润滑剂。

（2）实施：协助老年人用电子体温计测量体温的操作流程见表 3-1-3。

视频

表 3-1-3　协助老年人用电子体温计测量体温的操作流程

操作流程	操作步骤	操作要点
1. 评估沟通	（1）携用物至床旁，核对老年人信息 （2）评估老年人意识状态、情绪、肢体活动、皮肤情况等，有无存在影响体温准确性的因素 （3）向老年人解释操作目的及方法，取得老年人配合	
2. 安置卧位	（1）协助老年人取舒适体位 （2）腋下及口腔测量取仰卧位、坐位、半坐卧位均可，直肠测温采取侧卧位、俯卧位或屈膝仰卧位	★暴露测量部位
3. 测量体温	经腋下测量 （1）用纱布或纸巾擦干老年人腋下汗液，将体温计金属探头端放于腋窝处，贴紧皮肤，嘱老年人屈臂过胸，夹住体温计 （2）嘱老年人不要随意活动，若体温计掉落，请立即告知 （3）测量 30 ~ 60 秒蜂鸣提示后取出 经口腔及肛门测量 方法同水银体温计，测量 30 ~ 60 秒蜂鸣提示后取出	
4. 读取数值	取出体温计，经电子屏读取数值，用 75% 乙醇湿巾或酒精棉片擦拭消毒	★擦拭方向由手执端到探头端
5. 安置体位	（1）安置老年人舒适体位，告知并解释体温数值 （2）询问是否有其他需求	
6. 洗手记录	（1）按七步洗手法洗手 （2）记录操作时间，体温数值，有无异常反应	★预防交叉感染

注意事项

（1）测量体温前要检查体温计有无破损，性能是否良好。

（2）测量体温前应避免影响体温的各种因素，如运动、进食、冷热饮、洗澡、冷热疗、灌肠等。若发现体温与病情不符时，要查找原因，予以复测。

（3）精神异常、昏迷、口腔疾患、口鼻手术、张口呼吸者禁忌口温测量；腋下有创伤、手术、炎症，腋下出汗较多者，肩关节受伤或消瘦夹不紧体温计者禁忌腋温测量；直肠或肛门手术、腹泻者禁忌肛温测量，心肌梗死老年患者不宜测肛温，以免刺激肛门引起迷走神经兴奋，导致心律不齐。

（4）水银体温计测口温时，若老年人不慎咬破体温计，首先应及时清除玻璃碎屑，以免损伤口腔、食管、胃肠道黏膜，再口服蛋清或牛奶，以延缓汞的吸收。若病情允许，可食用粗纤维食物，加速汞排出。

任务评价

协助老年人测量体温的任务评价方法见表 3-1-4。

表 3-1-4　协助老年人测量体温的任务评价

项目	内容	分值	自评	互评	教师评价	企业导师评价
工作准备（10%）	照护员仪表仪容、手卫生等符合规范	5				
	根据工作任务准备相应用物	5				
沟通评估（10%）	采用有效方法核对老年人基本信息	2				
	对老年人进行有效评估	4				
	使用恰当的语言与老年人进行交流，向老年人解释操作目的及注意事项，征得老年人同意	4				
操作过程（60%）	能够安全、规范地协助老年人使用水银体温计测量体温，老年人无不适	20				
	能够安全、规范地协助老年人使用电子体温计测量体温，老年人无不适	20				
	能够恰当准确地向老年人告知并解释体温测量结果，并能做好相关健康指导。	20				
整理记录（10%）	按要求分类整理用物，七步洗手法洗手，记录全面	10				

续表

项目	内容	分值	自评	互评	教师评价	企业导师评价
整体评价（10%）	操作流畅、安全、规范	5				
	过程中有尊老、敬老、爱老、护老的意识，体现出对老年人的人文关怀	5				

四、异常体温的评估及照护

（一）体温过高

1. 概述

体温过高又称发热，是指机体在致热原作用下，体温调节中枢的调定点上移而引起的体温升高超过正常范围。根据致热原的性质和来源不同，分为感染性发热和非感染性发热两大类。感染性发热较多见，主要由各种病原体感染引起，如细菌、病毒、真菌、支原体感染等；非感染性发热由病原体以外的各种因素引起，主要包括无菌性坏死物质的吸收所引起的吸收热，变态反应性发热，体温调节中枢功能紊乱引起的中枢性发热等。一般而言，当腋下温度超过 37 ℃或口腔温度超过 37.3 ℃，可称为发热。

发热程度划分：以口腔温度为标准，发热程度可划分为低热、中等热、高热和超高热 4 种程度（表 3–1–5）。

表 3-1-5　发热程度划分

发热程度	体温值
低热	37.3 ~ 38.0 ℃ (99.1 ~ 100.4 ℉)
中等热	38.1 ~ 39.0 ℃ (100.6 ~ 102.2 ℉)
高热	39.1 ~ 41.0 ℃ (102.4 ~ 105.8 ℉)
超高热	41 ℃以上（105.8 ℉以上）

人体能耐受的最高体温存在个体差异，但通常认为核心体温超过 42 ℃时，细胞和器官会因蛋白质变性、酶失活等发生不可逆损伤，导致多器官衰竭甚至死亡。

2. 发热的过程及表现

一般发热过程包括三个阶段。

（1）体温上升期：此期产热大于散热。主要表现是疲乏无力，皮肤苍白、畏寒、干燥无汗，严重者可有寒战。体温上升有骤升和渐升两种方式，前者是指体温突然升高，数小时内即升至高峰，多见于肺炎球菌肺炎、疟疾等；后者是指体温逐渐上升，数日内达到高峰，多无明显寒战，常见于伤寒等。

（2）高热持续期：此期产热和散热在较高水平上保持相对平衡。主要表现是皮肤灼热、颜面潮红、呼吸和脉搏加快、口唇干燥、头痛、头晕、食欲缺乏、全身不适、软弱无力，严重者可出现谵妄、昏迷。

（3）退热期：此期散热大于产热，直至体温回归正常，产热与散热再保持正常水平的平衡。主要表现为大量出汗、皮肤潮湿和皮肤温度降低。退热方式有骤退和渐退两种，骤退是指体温在数小时内降至正常，多见于肺炎球菌肺炎、疟疾等。体温骤退的老年患者由于大量出汗，体液丢失过多，易出现血压下降、脉搏细速、四肢冰冷等虚脱现象，照护过程中应加强观察；渐退是指体温在数天内降至正常，多见于伤寒、风湿热等。

3. 发热老年人的照护

发热可增加机体消耗，使心率加快，一般体温每增加 1 ℃，脉搏每分钟增加 10 次。老年人可出现头痛、头晕、烦躁不安，甚至幻觉、谵妄等。因此，老年人高热时，应积极采取各种措施帮助其降低体温，密切观察病情，做好基础照护和生活照护，以促进舒适。

（1）降低体温：可选用物理降温或药物降温。物理降温有局部冷疗和全身冷疗两种方法。局部冷疗可采用冷毛巾、冰袋等通过传导方式散热；全身冷疗可采用温水或者乙醇拭浴方式，达到降温目的。使用药物降温时应注意药物的剂量，尤其对体弱和患有心血管疾病的老年患者应防止出现虚脱或休克现象。实施降温措施 30 分钟后应复测体温，并做好记录和交班。

（2）密切观察病情：①观察生命体征，定时测体温。一般每日测量体温 4 次，高热时应每 4 小时测量一次。②观察身体不适症状有无缓解或加重，高热老年患者可能会出现躁动不安、谵妄、惊厥，应注意防止坠床、舌咬伤等意外，必要时可使用床挡或约束带。③观察出入量，如饮水量、饮食摄取量、尿量等变化。④观察四肢末梢循环情况，高热而四肢末梢厥冷、发绀等提示病情加重。

（3）休息：高热老年患者需卧床休息，减少耗氧量，低热时可酌情减少活动，适当休息。

（4）加强局部照护：①做好口腔清洁，发热时口腔自洁能力下降，易出现口腔感染，鼓励和协助老年人做好晨起、餐后、睡前的漱口刷牙等口腔护理，必要的时候遵医嘱给予特殊口腔护理，以保持口腔清洁舒适。②做好皮肤护理，退热期，往往大量出汗，应及时擦干汗液，更换衣服和床单，保持皮肤的清洁、干燥。

（5）补充营养和水分：给予高热量、高蛋白、高维生素、易消化的流质或半流质食物，以补充高热引起的消耗，增强机体抵抗力。鼓励老年患者多饮水，以每日 3 000 mL 为宜，以补充高热消耗的大量水分，并促进毒素和代谢产物的排出。

（6）心理照护：应向老年患者耐心解释发热过程中出现的各种症状，耐心解答并协助处理老年患者的问题，消除其紧张、焦虑、不安等不良情绪，尽量满足其合理要求，缓解病痛。

（二）体温过低

1. 概述

体温过低是指各种原因引起产热减少或散热增加导致体温低于正常范围，体温低于 35 ℃称为体温不升。体温过低常见于全身衰竭的危重老年患者临终前，或者休克、极度衰弱、重度营养不良老年人。

（1）体温过低程度划分：可划分为轻度、中度、重度、致死低温（表 3-1-6）。

表 3-1-6　体温过低程度划分

分度	体温值
轻度	32.1 ~ 35.0 ℃
中度	30.0 ~ 32.0 ℃
重度	＜ 30.0 ℃
致死低温	23.0 ~ 25.0 ℃

（2）临床表现：体温过低时，老年人可出现皮肤苍白冰冷、呼吸减慢、心律不齐、皮温下降、脉搏细弱、血压下降、感觉和反应迟钝，严重者可出现昏迷甚至死亡。

2. 体温过低老年人的照护

（1）环境：提供温暖的室内环境，维持室温在 22 ~ 24 ℃。

（2）逐步复温：轻度低体温的老年人使用毛毯、保暖衣物覆盖全身，重点保护头部、颈部、胸腹，若身体状况允许可给予不超过 40 ℃的温热甜饮，如蜂蜜水；中重度或持续低体温老年人在胸、腹、背部放置热水袋，热水袋温度不超过 50 ℃，包裹毛巾，避免烫伤，禁止直接加热四肢，可能引发休克。

（3）观察生命体征：持续监测体温的变化，至少每小时测量一次，直至体温恢复至正常且稳定，同时注意呼吸、脉搏、血压的变化。

（4）对因处理：去除引起体温过低的原因，使体温恢复正常。

（5）健康指导：教会老年人认识导致体温过低的因素并尽量避免，如营养不良、衣服穿着过少、供暖设施不足、某些疾病等。

任务二　老年人脉搏与心率的观察与照护

课件

案例导入

杨奶奶，78 岁，高血压 20 年，脑梗死后 1 年，现与配偶同住，主要由配偶照护。育有 2 儿 1 女，均在外地，时常回来探望。杨奶奶爱好喝茶、看电视，性格开朗热情，喜欢与人交流沟通。目前杨奶奶左侧肢体功能尚可，右侧肢体活动不便，可借助步行器活动，但因害怕疾病复发，抗拒活动，经常卧床。今天早上杨奶奶感觉头痛、咳嗽明显，所以打电话给日间照料中心求助。

任务描述

1. 请照护员协助老年人测量体温、脉搏。

2. 请照护员教会杨奶奶自主监测体温和脉搏的方法。

知识储备

一、心率与脉搏的基础知识

（一）心率与脉搏的定义与区别

1. 心率

心率是心脏每分钟搏动的次数（次 / 分钟），即每分钟完成的心动周期数。每个心动周期包含心室收缩期和心室舒张期，同时伴随心房的协同收缩与舒张。心率可借助听诊器听诊心尖搏动区，即左锁骨中线第五肋间直接测量，也可通过心电图仪、智能设备，如智能手环等间接测量。

2. 脉搏

每个心动周期中，随着心室的收缩与舒张，动脉内压力和容积发生周期性变化，导致动脉管壁发生周期性搏动，且体表可触及，称为动脉脉搏，简称脉搏。脉搏可通过手指轻压浅表动脉，如桡动脉、颈动脉等测得，也可间接通过仪器测量。正常情况下，脉率与心率相同，病理状态下，脉率可能少于心率。

（二）心率的正常范围与生理意义

普通成年人在静息状态下，正常心率为 60 ~ 100 次 / 分。长期运动者，如运动员因心脏泵血效率高，静息心率可能低至 40 ~ 60 次 / 分，仍属健康范围。

老年人因心脏传导功能自然衰退，静息心率可能略低于年轻人，但通常不低于 50 次 / 分。老年人静息心率正常范围仍为 60 ~ 100 次 / 分，但因疾病或药物影响，可能出现轻微波动，若持续低于 50 次 / 分，可能提示心动过缓、传导阻滞或药物副作用，若持续高于 100 次 / 分，可能提示感染、心衰、甲亢或慢性缺氧等，应提高警惕。

二、正常脉搏及生理变化

（一）正常脉搏

脉搏情况可通过以下几个指标来描述。

1. 脉率

脉率指每分钟脉搏搏动的次数。正常情况下，脉率和心率是一致的，正常成人在安静状态下脉率为 60 ~ 100 次 / 分。

2. 脉律

脉律指脉搏的节律性，是左心室收缩情况的反映。正常脉律均匀规律，间隔时间相等。

3. 动脉壁的情况

指触诊时主观感觉到的动脉壁情况。正常动脉壁柔软、光滑、有弹性。老年人动脉管壁增厚，弹性有所下降。

4. 脉搏的强弱

脉搏的强弱指触诊时对血流冲击血管壁所产生力量强度的主观感觉。正常情况下脉搏强弱相同。

（二）脉搏的生理性变化

主要是指脉率的生理性波动，受多种因素影响。

性别：成年女性脉率比同龄男性稍快，老年男女脉率差别不大。

年龄：随年龄增长，脉率逐渐减慢，老年人脉率比青壮年慢。

体型：体表面积越大，脉率越慢，身材细高的老年人比矮壮的老年人稍慢。

活动、情绪：运动和情绪激动时脉率稍快，休息和睡眠时稍慢。

药物、食物：进食、使用兴奋剂、饮浓茶或咖啡时可使脉率增快，禁食、使用镇静剂、洋地黄类药物可使脉率减慢。

（三）老年人心率与脉搏特点

1. 老年人心率的特点

（1）静息心率偏低：老年人因心脏传导系统功能自然退化，静息心率可能略低于年轻人，通常在 60 ~ 100 次 / 分之间，但部分健康老年人可能低至 50 ~ 60 次 / 分。

（2）心率变异性降低：心率变异性反映心脏对自主神经调节的敏感性。老年人因神经调节功能减退，心率变异性通常较低，可能增加心血管疾病风险。

（3）对运动的反应减弱：老年人在运动时心率上升幅度较小，恢复至静息心率的时间较长，这与心脏功能减退和血管弹性下降有关。

（4）易受疾病和药物影响：高血压、糖尿病、慢性阻塞性肺疾病等慢性病可能导致心率异常。β 受体阻滞剂、地高辛等药物可能引起心率减慢，需定期监测。

2. 老年人脉搏的特点

老年人静息心率偏低，脉率偏低。老年人因血管弹性下降、动脉硬化，脉搏强度可能减弱，触诊时感觉不如年轻人明显。

三、协助老年人测量脉搏

（一）常用测量部位

凡靠近骨骼的表浅动脉均可作为测量脉搏的部位。常见诊脉部位有桡动脉、颞浅动脉、颈动脉、肱动脉、股动脉、腘动脉、足背动脉，最方便选择的诊脉部位是桡动脉。

（二）协助老年人测量脉搏技术

操作目的

判断脉搏有无异常，间接了解心脏状况，协助诊断，为预防、治疗、康复和照护提供依据。

操作程序

1. 准备

环境准备：整洁、安静、舒适、安全、温湿度适宜。

老年人准备：能够配合操作，了解脉搏测量的过程、配合要点；测量前 30 分钟内无剧烈运动、紧张、恐惧、吸烟、饮酒等影响脉搏测量准确性的因素。

照护员准备：着装整洁，修剪指甲，洗手，戴口罩。

用物准备：秒表、洗手液、记录夹及记录单、必要时备听诊器。

2. 实施

协助老年人测量脉搏的操作流程见表 3-1-7。

视频

表 3-1-7　协助老年人测量脉搏的操作流程

操作流程	操作步骤	操作要点
1. 评估沟通	（1）携用物至床旁，核对老年人信息 （2）评估老年人意识状态、情绪、身体状况、肢体活动，30 分钟内有无剧烈运动、紧张、吸烟、饮酒等因素存在 （3）向老年人解释操作目的及方法，取得老年人配合	
2. 安置体位	安置老年人取卧位或坐位，手心向上，手腕伸展，放松	★老年人体位舒适，便于操作
3. 测量脉搏	（1）照护员以示指、中指、环指指腹轻按桡动脉处 （2）一般情况下测量 30 秒，测得数值乘以 2 即为老年人脉搏；危重老年患者或脉搏异常老年人应测 1 分钟 （3）出现脉搏短绌时由两名照护员同时测量，一人听心率，一人测脉率，由听心率者发出“开始”和“停止”口令，计时 1 分钟	★轻按力量适中，以清楚触及脉搏为度 ★同时注意脉律、脉搏强弱、动脉管壁弹性等情况 ★将听诊器放于左侧第五肋间锁骨中线内侧 0.5 ~ 1.0 cm 处
4. 安置整理	安置老年人舒适体位，整理用物	
5. 洗手记录	（1）按七步洗手法洗手 （2）将数值准确记录在记录单上	★预防交叉感染 ★记录单位：次 / 分 ★脉搏短绌记录单位：心率 / 脉率 / 分

注意事项

1. 若测量前老年人有剧烈活动、情绪激动等情况，等安静休息 30 分钟后再测。
2. 为偏瘫老年人测量脉搏时，应选择健侧肢体测量。
3. 不可用拇指诊脉，因拇指小动脉搏动明显，易与老年人动脉搏动相混淆。
4. 当脉搏细弱无法测量清楚时，可用听诊器听心率 1 分钟。

任务评价

协助老年人测量脉搏的任务评价方法见表 3-1-8。

表 3-1-8　协助老年人测量脉搏的任务评价

项目	内容	分值	自评	互评	教师评价	企业导师评价
工作准备（10%）	照护员仪表仪容、手卫生等符合规范	5				
	根据工作任务准备相应用物	5				

续表

项目	内容	分值	自评	互评	教师评价	企业导师评价
沟通评估（10%）	采用有效方法核对老年人基本信息	2				
	对老年人进行有效评估	4				
	使用恰当的语言与老年人进行交流，向老年人解释操作目的及注意事项，征得老年人同意	4				
操作过程（60%）	能够安全、规范地协助老年人舒适体位	20				
	能够安全、规范地协助老年人测量脉搏，过程顺利，老年人无不适	20				
	能够安全、规范地协助脉搏短绌老年人测量脉搏	20				
整理记录（10%）	按要求分类整理用物、七步洗手法洗手、记录全面	10				
整体评价（10%）	操作流畅、安全、规范	5				
	过程中有尊老、敬老、爱老、护老的意识，体现出对老年人的人文关怀	5				

四、老年人异常脉搏的照护

（一）老年人常见异常脉搏

1. 脉率异常

（1）速脉：成人在安静状态下脉率超过 100 次 / 分，称为速脉。常见于发热、甲状腺功能亢进、心力衰竭、血容量不足、疼痛等。一般体温每升高 1 ℃，脉率增加约 10 次 / 分。

（2）缓脉：成人在安静状态下脉率低于 60 次 / 分，称为缓脉。常见于颅内压增高、房室传导阻滞、甲状腺功能减退等。

2. 节律异常

（1）间歇脉：指在一系列正常均匀的脉搏中，出现一次提前而较弱的脉搏，其后有一较正常延长的间歇（代偿间歇），称间歇脉。每隔一个正常脉搏出现一次期前收缩，称为二联律；如每隔两个正常脉搏出现一次期前收缩，称为三联律。发生机制是心脏异位起搏点过早发出冲动而引起的。常见于各种器质性心脏病，如心肌病、心肌梗死患者等，也可见于洋地黄中毒的老年患者。正常人在过度疲劳、精神兴奋、体位改变时也会偶尔出现间歇脉。

（2）脉搏短绌：指同一单位时间内脉率少于心率，又称绌脉。脉搏表现为细数不规则，听诊心率快慢不一，心律完全不规则，心音强弱不等。脉搏短绌主要是由于心肌收缩力强弱不等，心排量较少的搏动不能引起周围血管的搏动，以致脉率少于心率。常见于心房纤颤的老年患者。

3. 动脉壁异常

正常脉搏用手指按压时，远端动脉管不能触及，若能触及，则提示动脉硬化。早期硬化时可触及动脉壁弹性消失，呈条索状，晚期时动脉迂曲呈结节状。其原因为动脉壁的弹性纤维减少，胶原纤维增多，使动脉管壁变硬。

4. 强弱异常

（1）洪脉：当心排血量增加，周围动脉阻力较小，动脉充盈度高，脉搏变得强大有力，称为洪脉。常见于高热、甲状腺功能亢进、主动脉瓣关闭不全等。

（2）细脉：当心排血量减少，周围动脉阻力较大，动脉充盈度降低，脉搏细弱无力，触之如细丝，称细脉，也可称丝脉。常见于心功能不全、大出血、休克、主动脉瓣狭窄等。

（3）水冲脉：指脉搏骤起骤落，犹如潮水涨落，急促而有力。触诊时，将老年人手臂抬高过头，检查者用手紧握其手腕掌面，可明显感到急促有力的冲击。常见于主动脉瓣关闭不全、甲状腺功能亢进等。

（4）交替脉：指节律正常而强弱交替出现的脉搏。主要由于心室收缩强弱交替出现所致，是心肌受损的一种表现，为左心室衰竭的重要体征。常见于高血压心脏病、冠状动脉粥样硬化性心脏病等。

（5）奇脉：又叫吸停脉，在平静吸气时脉搏明显减弱或消失。主要是由于吸气时左心室的搏出量减少，是心脏压塞的重要体征之一。常见于心包积液和缩窄性心包炎。

（二）脉搏异常老年人的照护

1. 加强观察

观察老年人的脉搏情况及其他生命体征，指导老年人按时服药，并观察药物疗效和不良反应。

2. 充分休息

嘱脉搏异常老年人增加卧床休息的时间，减少心肌耗氧量。

3. 给予氧气

根据病情，必要时可遵医嘱给予氧气吸入。

4. 心理疏导

脉搏异常的老年患者常伴有心脏病变，易出现焦虑和恐惧，照护员要关注老年患者的诉求和心理变化，及时做好疏导。

5. 健康教育

指导老年人要保持情绪稳定，戒烟限酒，饮食宜清淡，勿用力排便；教会老年人及其家属自我监测脉搏的方法，掌握简单的自救技巧等。

任务三　老年人呼吸的观察与照护

课件

案例导入

刘爷爷，68岁，高血压病3年，现血压平稳，慢性支气管炎、肺气肿、慢性阻塞性肺疾病6年。独居。平均吸烟20支/天，偶尔饮酒。10天前以“咳嗽、咳痰、发热”入院，诊断为“肺炎”，经住院治疗1周后出院。今晨起出现咳嗽、气短、咳痰困难，前往照护中心寻求帮助。

任务描述

1. 请照护员协助老年人翻身叩背排痰。
2. 请照护员为老年人监测血氧饱和度。

知识储备

一、呼吸的基础知识

机体需要不断地从外界环境中摄入氧气，排出二氧化碳，以维持新陈代谢，这种机体与外界环境之间进行气体交换的过程，称为呼吸。

（一）呼吸过程

呼吸的全过程由三个相互关联的环节组成。

1. 外呼吸

外呼吸是指外界环境与血液之间在肺部进行的气体交换，包括肺通气和肺换气两个过程。

（1）肺通气：指通过呼吸运动使肺与外界环境之间进行的气体交换。实现肺通气的相关结构包括呼吸道、肺泡和胸廓等。呼吸道是气体进出的通道，肺泡是气体交换的场所，胸廓的节律性运动则是实现肺通气的原动力。

（2）肺换气：指肺泡与肺毛细血管之间的气体交换。其交换方式通过分压差扩散进行，即气体从高分压处向低分压处扩散。如肺泡内氧分压高于静脉血氧分压，而二氧化碳分压则低于静脉血的二氧化碳分压。交换的结果使静脉血变成动脉血，肺循环毛细血管的血液不断地从肺泡中获得氧，释放出二氧化碳。

2. 气体运输

气体运输指机体通过血液循环将氧由肺运送到组织细胞，同时将二氧化碳由组织细胞运送到肺。

3. 内呼吸

内呼吸即组织换气，指血液与组织、细胞之间的气体交换。交换方式同肺换气，交换的结果使动脉血变成静脉血，体循环毛细血管的血液不断地从组织中获得二氧化碳，释放出氧气。

（二）呼吸的调节

呼吸的调节是一个复杂而精细的过程，涉及中枢神经系统、外周感受器、体液等多种因素的共同作用，以确保机体在不同生理状态下都能维持适宜的气体交换。

1. 呼吸中枢调节

呼吸中枢是指中枢神经系统中产生和调节呼吸运动的神经元群，主要分布于延髓、脑桥和大脑皮质。延髓呼吸中枢是产生基本呼吸节律的部位，包括吸气中枢和呼气中枢。吸气中枢兴奋时，引起吸气肌收缩，产生吸气；呼气中枢兴奋时，抑制吸气中枢，引起呼气。脑桥呼吸中枢位于脑桥上部，对延髓呼吸中枢起调节作用，使呼吸运动更加平稳、节律更加均匀，而大脑皮质可以随意控制呼吸运动。

2. 呼吸的化学性调节

呼吸运动可接受各种感受器的反射性调节，以适应机体代谢的需要。中枢化学感受器对脑脊液中氢离子浓度变化敏感。当动脉血二氧化碳分压升高时，二氧化碳透过血脑屏障进入脑脊液，与水结合生成碳酸，进而解离出氢离子，刺激中枢化学感受器，反射性地引起呼吸加深加快，增加二氧化碳排出。外周化学感受器对动脉血氧分压、二氧化碳分压和氢离子浓度变化敏感。当动脉血氧分压降低、二氧化碳分压升高或氢离子浓度升高时，可刺激外周化学感受器，反射性地引起呼吸加深加快，维持机体内环境中动脉血氧分压、二氧化碳分压、氢离子浓度的相对稳定。

3. 呼吸的反射性调节

（1）肺牵张反射：当肺扩张时，牵张感受器兴奋，冲动经迷走神经传入延髓，抑制吸气中枢，促使吸气转为呼气，防止肺过度扩张，当肺缩小时，同样可以抑制呼气动作而产生吸气，这便是肺牵张反射。生理意义在于使吸气不至于过长、过深，促使吸气及时转换为呼气，以维持正常的呼吸节律，是一种负反馈调节机制。

（2）呼吸肌本体感受性反射：指呼吸肌本体感受器在受到牵张刺激时，可以反射性引起受牵张的同一肌肉收缩，增强呼吸运动。生理意义在于当呼吸道阻力增加时，通过加强呼吸肌的收缩力量，使呼吸运动也相应地增强。

（3）防御性呼吸反射：包括咳嗽反射和喷嚏反射。喉、气管和支气管黏膜上皮感受器受到机械或化学刺激时，可以引起咳嗽反射；鼻黏膜感受器受到刺激时，可以引起喷嚏反射。此反射能排除呼吸道内有害刺激物，保证呼吸正常。

二、正常呼吸及生理性变化

（一）正常呼吸

正常成人在安静状态下呼吸频率为 16 ~ 20 次 / 分，节律规则，频率与深度均匀平稳，呼吸运动无声，不费力。

（二）呼吸的生理性变化

性别：女性呼吸频率略快于男性，且男性以腹式呼吸为主，女性以胸式呼吸为主。

年龄：年龄越大，肺部通气效率降低，呼吸频率可能会稍快，可略高于 20 次 / 分，以满足氧气需求。

活动：剧烈活动可以使呼吸运动加快加深；休息、睡眠时呼吸运动减慢。

其他：高温环境或海拔增高等，可以使呼吸加快加深。强烈的情绪波动、剧烈的疼痛等也可以引起呼吸改变。

（三）老年人的呼吸特点

1. 肺通气功能

由于骨质疏松等因素导致胸廓活动度下降，呼吸肌萎缩，肌力下降，气管、支气管黏膜萎缩，纤毛运动减弱，异物清除能力下降，致使肺通气功能下降。

2. 肺换气功能

肺泡壁弹性纤维减少，肺泡腔扩大，导致肺通气 / 血流比例失调，肺换气功能下降。

3. 呼吸调节功能

呼吸中枢对缺氧和二氧化碳的敏感性下降，呼吸调节功能减退。

三、呼吸测量及促进技术

（一）为老年人测量呼吸技术

操作目的

了解老年人呼吸状况，判断呼吸有无异常，为预防、治疗、康复和照护提供依据。

操作程序

1. 准备

环境准备：安静、整洁、温湿度适宜、舒适安全。

老年人准备：体位舒适，呼吸状态保持自然。无影响测量呼吸准确性的因素存在。

照护员准备：着装整洁，洗手，戴口罩。

用物准备：秒表、记录本、笔，必要时备棉花。

2. 实施

为老年人测量呼吸的操作流程见表 3-1-9。

视频

表 3-1-9　为老年人测量呼吸的操作流程

操作流程	操作步骤	操作要点
1. 评估沟通	（1）携用物至床旁，核对老年人信息 （2）评估老年人意识状态、情绪、身体状况、30 分钟内有无影响测量呼吸准确性的因素存在	★因呼吸受自主意识控制，测量前不告知老年人
2. 安置体位	安置老年人取卧位或坐位，手心朝上，手腕伸展，放松	★摆放测量脉搏体位，与脉搏一起测
3. 测量呼吸	（1）照护员测脉搏后仍然保持诊脉姿势 （2）观察胸部或腹部起伏（一起一伏为一次呼吸） （3）一般情况测量 30 秒，测得数值乘以 2；异常呼吸者应测 1 分钟	★注意呼吸节律、深度、声音、形态，以及有无呼吸困难
4. 安置整理	整理床单位，协助老年人取舒适卧位	
5. 洗手记录	（1）按七步洗手法洗手 （2）记录脉搏、呼吸数值，有无异常反应	★预防交叉感染 ★记录单位为次 / 分

注意事项

1. 若测量前老年人有剧烈活动、情绪波动等情况，待安静休息 30 分钟后再测。

2. 由于呼吸受意识控制，故测量时要分散老年人注意力，使其呼吸状态自然，以保证测量的准确性。

3. 危重老年患者呼吸微弱，可将少许棉花放于鼻孔前，观察棉花纤维被吹动的次数，计数 1 分钟。

（二）为老年人翻身叩背促排痰技术

操作目的

促进痰液排出，保持呼吸道通畅，降低呼吸道感染等并发症发生概率。

操作程序

1. 准备

环境准备：安静、整洁、温湿度适宜、舒适安全。

老年人准备：能够配合操作，了解翻身叩背排痰的过程。

照护员准备：着装整洁，洗手，戴口罩。

用物准备：根据评估情况准备物品，一般包括纸巾、温开水、痰盂、记录本、笔等。

2. 实施

为老年人翻身叩背排痰的操作流程见表 3-1-10。

视频

表 3-1-10 为老年人翻身叩背排痰的操作流程

操作流程	操作步骤	操作要点
1. 评估沟通	（1）携用物至床旁，核对老年人信息 （2）评估老年人意识状态、自理能力及身体状况，评估老年人咳嗽、咳痰能力等	★根据评估情况，判断老年人是否适合操作
2. 安置体位	协助老年人取侧卧位，使老年人面向照护员，垫软枕，取舒适稳定体位。	★协助老年人采取正确的叩背体位
3. 叩击背部	（1）照护员将手固定成杯状，即手背隆起，手掌中空，手指弯曲，拇指紧靠示指 （2）自下而上，由外向内有节奏叩击，每分钟叩击 120 ~ 180 次，持续 3 ~ 6 分钟 （3）每次叩击应重叠上一掌 1/3，力量以老年人耐受为准	★注意叩击从背部第十肋向上至肩部进行，避开骨隆突处、脊柱、双肾、心脏等区域
4. 指导排痰	（1）嘱老年人深吸气后再屏气，并用力将痰液咳出至痰盂 （2）观察痰液性状，并向老年人进行说明	★指导老年人有效咳嗽的方法
5. 安置整理	（1）协助擦净口周皮肤，协助老年人取舒适卧位，整理床单位 （2）正确处理痰液	
6. 洗手记录	（1）按七步洗手法洗手 （2）记录排痰时间、老年人有无不良反应、咳痰情况等	★预防交叉感染

注意事项

1. 注意不可在肩胛骨、脊柱、肾区等部位叩击。

2. 应在餐后 2 小时或者餐前 30 分钟进行叩击，以免发生呕吐反应。

3. 注意叩击的手法正确、力度适当，以不使老年人感到疼痛为宜。

（三）为老年人吸氧技术

操作目的

纠正老年人缺氧状态，促进呼吸。

操作程序

1. 准备

环境准备：安静、整洁、温湿度适宜、舒适安全、无明火或高温。

老年人准备：体位舒适，情绪稳定，了解吸氧目的、流程并配合。

照护员准备：着装整洁，洗手，戴口罩。

用物准备：方盘治疗巾内鼻导管、氧气表（湿化瓶内装 1/3 至 1/2 蒸馏水）、氧气装置、棉签、纸巾或纱布、治疗碗（内盛少量冷开水），治疗巾外有扳手、弯盘、记录单及记录夹、笔。

2. 实施

协助老年人吸氧的操作流程见表 3-1-11。

视频

表 3-1-11　协助老年人吸氧的操作流程

操作流程	操作步骤	操作要点
1. 评估沟通	（1）携用物至床旁，核对老年人信息 （2）评估老年人病情、意识状态、呼吸困难程度、肢端皮肤颜色、鼻腔黏膜情况、情绪等	
2. 安置体位	安置老年人舒适仰卧位、侧卧位、半坐卧位或坐位	★老年人体位舒适、稳定、安全、适合吸氧
3. 装氧气表	（1）装氧气表前先打开氧气筒总开关，随后关上总开关 （2）将氧气表接在气门上；用手初步拧紧，使氧气表稍后倾；再用扳手旋紧，使其直立 （3）将湿化瓶接在氧气表上 （4）打开总开关，再打开流量开关，检查是否漏气及通畅，关上流量开关	
4. 清洁鼻腔	用棉签蘸水后清洁鼻腔	
5. 连鼻导管	把鼻导管连接到氧气表上，开流量开关调节氧流量，把鼻导管放入水中，确定氧气流出通畅	
6. 戴鼻导管	（1）将鼻导管轻轻插入老年人鼻孔 1 cm （2）观察无呛咳等不适反应以后，将导管环绕老年人耳部向下放置并调节松紧度	★调节好流量再戴鼻导管

续表

操作流程	操作步骤	操作要点
7. 洗手记录	（1）七步洗手法洗手 （2）记录开始用氧时间和氧流量等	★预防交叉感染 ★老年人用氧期间加强巡视，向老年人及其家属宣传用氧安全知识
8. 停止吸氧	（1）核对，向老年人告知解释停氧指征 （2）先拔出鼻导管，再关闭总开关，余气放完后再关闭流量开关	
9. 安置记录	（1）安置老年人舒适体位，整理床单位 （2）整理用物，用物进行常规消毒处理，七步洗手法洗手 （3）准确记录停止用氧时间、老年人反应	★预防交叉感染

注意事项

1. 严守操作规程，注意用氧安全，做好“四防”，即防火、防震、防油、防热，氧气装置应放在阴凉处。

2. 搬运氧气筒时，避免倾斜、撞击，氧气表及螺旋口上勿涂油，也不用带油的手装卸，避免燃烧。

3. 吸氧时，先调好流量后应用，停用氧气时，先拔出导管，再关闭各个开关，中途改变流量时先分离鼻导管与湿化瓶连接处，调好流量后再接上，以免一旦开关出错，大量氧气进入呼吸道而损伤肺组织。

4. 用氧过程中勤巡视，观察老年人用氧疗效。

5. 氧气筒内氧气不可用空，当压力表指针至 0.5 MPa 时，不可再用，以防灰尘进入，再次充气时引起爆炸。

6. 对未用或已用空的氧气筒，应分别标“满”和“空”标志。

（四）为老年人测量血氧技术

操作目的

1. 监测老年人体内血氧饱和度，评估呼吸循环功能及组织氧合状态。

早期发现低氧血症（血氧饱和度＜ 95%），预防因缺氧引发的器官损伤。

操作程序

1. 准备

环境准备：安静、整洁、温湿度适宜、舒适安全。

老年人准备：至少静休 5 分钟，肢体放松，摘除测量部位饰品（戒指、手镯等）。

照护员准备：着装整洁，洗手，戴口罩。

用物准备：脉搏血氧仪（需经校准且在有效期内）、75% 乙醇棉片、无菌纱布、记录本及笔。

2. 实施

为老年人测量血氧的操作流程见表 3-1-12。

视频

表 3-1-12　为老年人测量血氧的操作流程

操作流程	操作步骤	操作要点
1. 评估沟通	（1）携用物至床旁，核对老年人信息 （2）评估老年人意识状态、自理能力及身体状况，评估老年人测量部位皮肤情况、指甲及末梢循环情况等	★皮肤完好，无水肿无破损，无指甲油或灰指甲，手上无戒指或手镯
2. 安置体位	协助老年人取舒适体位（卧位、半卧位或坐位），肢体放松	★体位舒适、放松
3. 消毒皮肤	使用酒精棉片清洁探头感应区部位，首选示指或中指末节指腹，待干	★末梢循环差者可选足趾或耳垂
4. 规范测量	（1）将探头夹于指腹，确保光源（红光 / 红外）与接收器分居两侧 （2）叮嘱老年人保持静止，避免说话或肢体活动 （3）等待波形稳定（≥ 30 秒），读取血氧饱和度数值及脉率 （4）间隔 1 分钟，重复测量第二次，取平均值 （5）向老年人解释结果	
5. 安置整理	（1）协助老年人取舒适卧位，整理床单位 （2）关闭设备，酒精擦拭探头后归位	
6. 洗手记录	（1）按七步洗手法洗手 （2）记录血氧饱和度、脉率、测量时间及部位	★预防交叉感染

注意事项

1. 寒冷环境需先温暖肢体，碳氧血红蛋白血症（如一氧化碳中毒）可致假性偏高，亚甲蓝染料、深色指甲油可导致读数偏低。

2. 长期监测者建议每日固定时间测量。

任务评价

呼吸测量及促进技术的任务评价方法见表 3-1-13。

表 3-1-13　呼吸测量及促进技术的任务评价

项目	内容	分值	自评	互评	教师评价	企业导师评价
工作准备（10%）	照护员仪表仪容、手卫生等符合规范	5				
	根据工作任务准备相应用物	5				

续表

项目	内容	分值	自评	互评	教师评价	企业导师评价
沟通评估（10%）	采用有效方法核对老年人基本信息	2				
	对老年人进行有效评估	4				
	使用恰当的语言与老年人进行交流，向老年人解释操作目的及注意事项，征得老年人同意	4				
操作过程（60%）	能够安全、规范地协助老年人测量呼吸，过程顺利，老年人无不适	20				
	能够安全、规范地协助老年人翻身叩背排痰促呼吸，过程顺利，老年人无不适	20				
	能够安全、规范地协助老年人测量血氧及吸氧，过程顺利，老年人无不适	20				
整理记录（10%）	按要求分类整理用物，七步洗手法洗手，记录全面	10				
整体评价（10%）	操作流畅、安全、规范	5				
	过程中有尊老、敬老、爱老、护老的意识，体现出对老年人的人文关怀	5				

四、老年人异常呼吸的评估与照护

（一）异常呼吸的观察

1. 频率异常

（1）呼吸过速：老年人在安静状态下呼吸频率超过 25 次 / 分，称为呼吸增快，也称气促。见于发热、疼痛、甲状腺功能亢进等。一般体温每升高 1 ℃，呼吸频率增加 3 ～ 4 次 / 分。

（2）呼吸过缓：呼吸频率低于 12 次 / 分，称为呼吸过缓。见于颅内压增高、麻醉剂或镇静剂过量等。

2. 节律异常

（1）潮式呼吸：呼吸由浅慢逐渐变为深快，然后再由深快逐渐变为浅慢，经过一段时间的呼吸暂停（5 ～ 20 秒）后，又开始重复如上变化的周期性呼吸，其形态就如潮水涨落，称为潮式呼吸，又称陈–施呼吸。潮式呼吸的周期可达30秒~2分钟。产生机制是由于呼吸中枢的兴奋性降低，只有当缺氧严重，二氧化碳积累到一定程度，才能刺激呼吸中枢，使呼吸恢复或加强，当累积的二氧化碳呼出后，呼吸中枢又失去了有效的刺激，呼吸又再一次减弱继而暂停，从而形成周期性变化。多见于中枢神经系统疾病，如颅内压增高、脑炎、脑膜炎及巴比妥类药物中毒。

（2）间断呼吸：特点是有规律的呼吸几次后，突然停止呼吸，间隔一个短时期后又开始呼吸，如此反复交替出现。发生机制同潮式呼吸，但比潮式呼吸更为严重，预后更差，常在呼吸完全停止前发生。

（3）叹气样呼吸：特点是在一段浅快的呼吸节律中插入一次深大的呼吸，并伴有叹息声。偶尔一次叹息属于正常情况，可扩张小肺泡，多见于精神紧张、神经衰弱的老年人，若反复发作则是临终前的表现。

3. 深度异常

（1）深度呼吸：又称库斯莫尔呼吸，表现为呼吸深大而规则。多见于糖尿病、尿毒症等引起的代谢性酸中毒的老年患者，通过深大呼吸以排出体内过多的二氧化碳来调节酸碱平衡。

（2）浅快呼吸：表现为呼吸浅表而不规则，有时呈叹息样。多见于呼吸肌麻痹和某些肺与胸膜疾病，如肺炎、胸膜炎、肋骨骨折等，也可见于濒死的老年人。

4. 声音异常

（1）蝉鸣样呼吸：常发生于上呼吸道阻塞，使空气吸入发生困难，导致吸气时发出一种高音调的似蝉鸣样的声响。常见于喉头水肿、喉头异物等。

（2）鼾声呼吸：由于气管或支气管内有较多的分泌物积蓄，引起呼气时发出粗大的鼾声。多见于昏迷老年患者。

5. 形态异常

（1）胸式呼吸减弱，腹式呼吸增强：正常女性老年人以胸式呼吸为主。当胸部或肺部发生病变时，如肺炎、胸膜炎、胸壁外伤等产生剧烈的疼痛，均可见胸式呼吸减弱，腹式呼吸增强。

（2）腹式呼吸减弱，胸式呼吸增强：正常男性老年人以腹式呼吸为主。当腹腔内压力增高，如腹膜炎、大量腹水、肝脾极度肿大、腹腔内巨大肿瘤等，使膈肌下降受限，会造成腹式呼吸减弱，胸式呼吸增强。

6. 呼吸困难

呼吸困难是指呼吸频率、节律、深浅度均出现异常，老年患者主观上感觉空气不足、胸闷，客观上表现为呼吸费力，烦躁不安，可出现发绀、鼻翼扇动、端坐呼吸。临床上可分为以下三种。

（1）吸气性呼吸困难：特点是吸气费力，吸气时间延长，有显著的三凹征（吸气时胸骨上窝、锁骨上窝、肋间隙出现凹陷）。主要原因是上呼吸道部分梗阻，气流进入肺部不畅，导致肺内负压极度增高所致。常见于气管内异物、喉头水肿等。

（2）呼气性呼吸困难：特点是呼气费力，呼气时间延长。主要原因是呼吸道部分梗阻，气流呼出不畅所致。常见于支气管哮喘、阻塞性肺气肿等。

（3）混合性呼吸困难：特点是吸气、呼气均感费力，呼吸表浅、呼吸频率增加。主要原因是广泛性的肺部病变使呼吸面积减少，影响换气功能所致。常见于肺部感染、广泛性肺纤维化、大面积肺不张、大量胸腔积液、气胸等。

（二）异常呼吸老年人的照护

1. 加强观察

观察老年患者的呼吸状况、伴随症状及其他生命体征，及时发现异常情况。

2. 注意休息

病情严重的老年患者卧床休息，以减少耗氧量，可根据病情取利于呼吸的半坐卧位或端坐位。

3. 畅通气道

及时清除呼吸道内分泌物，保持呼吸道通畅。根据病情遵医嘱给予氧气吸入，体位引流，叩背排痰或吸痰。

4. 心理照护

消除老年患者的紧张情绪，可缓解呼吸困难症状。

5. 饮食照护

提供足够的营养和水分，选择易于咀嚼和吞咽的食物，避免过饱及食用产气食物，以免膈肌上升影响呼吸。

6. 健康教育

指导老年患者戒烟限酒，教会老年患者正确呼吸及有效咳嗽的方法。

任务四　老年人血压的观察与照护

课件

案例导入

李爷爷，70 岁，高血压 15 年，膝骨关节炎 10 年，与老伴一起居住，日常生活由老伴和社区照护员照护，喜欢种植花草，喜食肉类和甜食。女儿住在外地，经济状况良好。平常李爷爷血压控制良好，在他人协助下可借助拐杖缓慢行走，但近期希望尽快恢复到能自己行走，心情焦急，时常发脾气，今天感觉头晕不适。

任务描述

1. 请照护员协助李爷爷测量血压。
2. 请照护员为李爷爷进行血压控制的健康指导。

知识储备

一、血压的基本知识

血压是指血液在血管内流动时作用于单位面积血管壁的侧压力，是推动血液在血管内流动的动力。血压是反映心血管功能状态的重要指标之一，其数值受多种因素影响，如心脏功能、血管阻力、血容量等。

（一）血压的形成

足够的血液充盈是形成血压的前提条件，心脏射血和外周阻力是形成血压的两个基本因素，此外，大动脉的弹性对血压的形成也有重要的作用。在外周阻力存在的情况下，心室收缩所释放的能量约 1/3 以动能的形式推动血液在血管内流动，其余 2/3 暂时以势能的形式贮存在主动脉和大动脉内，形成对血管壁的侧压力，导致血管扩张，形成较高的收缩压。在心脏舒张期，主动脉和大动脉弹性回缩，将一部分贮存的势能转变为动能，推动血液继续流动，同时维持一定高度的舒张压。

（二）影响血压的因素

1. 心脏泵血功能

（1）每搏输出量：心室收缩时射入主动脉的血量直接影响收缩压，在心率和外周阻力不变时，每搏输出量增大，则收缩压明显升高而舒张压升高不明显，故脉压也增大。

（2）心率变化：心率增快（＞100 次 / 分）时，舒张期缩短明显，在心脏舒张期内流向外周的血量减少，而主动脉内存留的血量增多，故舒张压明显升高（如室上性心动过速患者）。收缩压升高的程度相对较小，脉压也就减小。

2. 血管阻力与弹性

（1）外周阻力：在心排血量不变时，如果外周阻力增加，舒张压明显升高，因此舒张压的高低可以反映外周阻力的大小，外周阻力大小主要受阻力血管（小动脉和微动脉）口径影响，阻力血管直径缩小 10%，舒张压可升高 15 ～ 20 mmHg。

（2）大动脉弹性：大动脉管壁弹性扩张可以缓冲血压，老年人由于动脉管壁增厚，管壁的弹性纤维减少而胶原纤维增多，导致血管顺应性降低，大动脉的弹性贮器作用减弱，对血压波动的缓冲作用也就随之减弱，因而收缩压增高而舒张压降低，脉压明显增大。

3. 循环血量

正常情况下，循环血量和血管容积相适应，才能使血管足够充盈，产生一定的体循环充盈压。如果循环血量减少或血管容积增大，则会造成血压下降，如急性失血会导致血压下降，水钠潴留会导致血压升高。

二、正常血压及生理性变化

（一）正常血压

以肱动脉诊室血压为标准。正常成人在安静状态下血压范围比较稳定，其正常范围为收缩压 90 ～ 139 mmHg，舒张压 60 ～ 89 mmHg，脉压 30 ～ 40 mmHg。

按照国际标准计量单位规定，压强的单位是帕（Pa），但帕的单位较小，故血压的单位通常用千帕（kPa），由于人们长期以来使用水银血压计测量血压，因此习惯上用水银柱的高度即毫米汞柱（mmHg）来表示血压数值。其换算公式为：1 kPa=7.5 mmHg。

（二）血压的生理性变化

在生理情况下，很多因素都可以影响血压，使血压在一定范围内波动。其中多以收缩压改变为主。

1. 年龄

血压会随着年龄的增长而增高，其中收缩压的升高比舒张压的升高更为显著（表 3–1–14），如青少年期每年上升 1 ～ 2 mmHg，50 岁后每 10 年上升 5 ～ 7 mmHg。

表 3–1–14　各年龄组的血压平均值

年龄	平均血压 /mmHg
1 个月	84/54
1 岁	95/65
6 岁	105/65
10 ～ 13 岁	110/65
14 ～ 17 岁	120/70
成年人	120/80
老年人	140 ～ 160/80 ～ 90

2. 昼夜节律性波动

血压呈现明显的昼夜周期性波动，一天内表现为“双峰双谷”，上午 6—10 时呈现第一个高峰，下午 4—6 时呈现午后小高峰，之后逐渐下降，凌晨 2—3 时最低。老年人这种血压的昼夜波动现象更为显著，有明显的低谷与高峰。

3. 体位

通常情况下，由仰卧位转变坐位或站立位后，收缩压会轻微下降，整体稳定。对于长期卧床或使用某些降压药物的老年患者，若突然由卧位改为立位时，血压下降明显，可出现眩晕、视物模糊、晕厥等直立性低血压的表现。

4. 身体不同部位

60% ～ 70% 的健康人群，右上肢血压高于左上肢 2 ～ 5 mmHg，其原因是右侧肱动脉来自主动脉弓的第一大分支无名动脉，而左侧肱动脉来自主动脉的第三大分支左锁骨下动脉，右侧血流阻力稍低，血压稍高。下肢血压高于上肢，其原因与股动脉的管径较肱动脉粗，血流量大有关。

5. 其他

运动、情绪、摄盐量等对血压均有影响。

（三）老年人血压特点

1. 收缩压升高与脉压增大

由于动脉的老化性改变，胶原蛋白 / 弹性蛋白比例增加，老年人收缩压升高明显，舒张压变化不大，故脉压增大。有研究表明，65 岁及以上人群收缩压平均每 10 年升高 5 ～ 7 mmHg，脉压差增大，增加了老年人脑卒中的发生风险。

2. 血压调节功能衰退

老年人压力感受器敏感性下降，晨峰血压增幅增大，可达 30 ～ 40 mmHg。

老年人自主神经功能减退，血管顺应性下降，体位性低血压和餐后低血压高发。

三、血压的测量

（一）血压计的种类与构造

常用血压计有水银血压计和电子血压计。

1. 水银血压计

水银血压计主要由输气球、压力活门、袖带、测压计四部分组成。输气球可向袖带气囊充气，压力活门可调节压力大小，袖带由外层布套和内层长方形扁平的橡胶袋组成。选用大小合适的气囊袖带，气囊至少应包裹 80% 上臂。袖带的长度以能完全包绕肢体并固定为度。橡胶袋上有两根橡胶管，一根与输气球相连，另一根与测压计相通。测压计由玻璃管、标尺、水银槽三部分组成。在血压计盒盖内面固定一根玻璃管，管面上标有双刻度标尺 0 ～ 300 mmHg 和 0 ～ 40 kPa，每小格为 2 mmHg 和 0.5 kPa，玻璃管上盖以金属帽和大气相通，下端和水银槽（贮有水银 60 g）相通（图 3–1–6）。水银血压计的优点是测得数值准确可靠，但玻璃管部分易碎裂，且体积较大携带较不方便，另外测量者需经过专业训练方能准确测量。

2. 电子血压计

电子血压计没有输气球和压力活门，有一个按钮来启动加压过程，袖带同水银血压计。袖带中传感器收集血压声音，将信号经数字化处理，在显示屏上直接显示收缩压、舒张压、脉搏数值（图 3–1–7）。此种血压计操作方便，清晰直观，不用听诊器，省略放气系统，排除听觉不灵敏和噪声干扰等造成的误差，《中国高血压防治指南（2024 年修订版）》明确提出，提倡使用通过国际标准方案认证的上臂式电子血压计，不建议使用水银血压计。

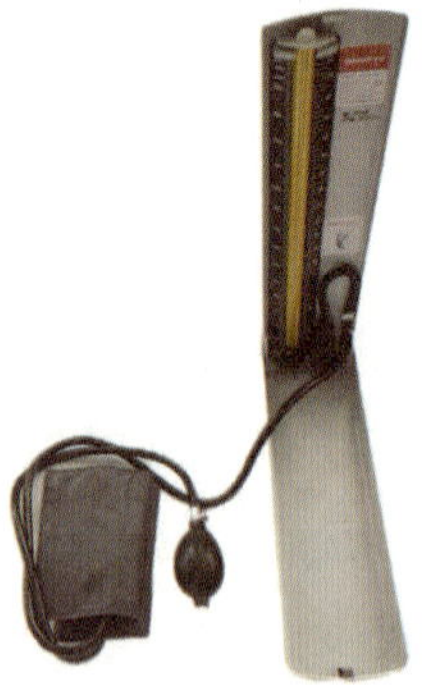

图 3–1–6　水银血压计

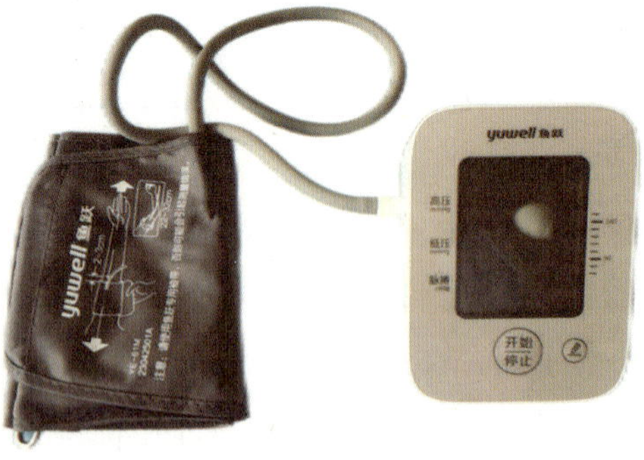

图 3–1–7　电子血压计

（二）血压计的工作原理

血压计是根据血液通过狭窄的血管形成涡流时发出的响声来测量血压的。

1. 收缩压的判断

血压计的工作原理是向缠缚于测量部位的袖带加压，使动脉完全闭塞，然后缓缓放气，当袖带内的压力与心脏收缩压相等时，血液将通过袖带压迫的狭窄血管，便能听到血液流过的声响，此时对应的血压值称之为收缩压。

2. 舒张压的判断

测量得到收缩压后，继续放气，当袖带内压力低于收缩压，但高于舒张压这一段时间内，心脏每收缩一次，均可听到一次声音；当袖带压力降低到等于或稍低于舒张压时，血流恢复通畅，伴随心跳所发出的声音便突然变弱或消失，此时血压计所指的刻度即为舒张压。

（三）血压测量技术

1. 使用水银血压计为老年人测量血压

操作目的

监测血压变化，判断血压有无异常，间接了解循环系统的功能状况，为预防、治疗、康复和照护提供依据。

操作程序

（1）准备：

环境准备：整洁、安静、舒适、安全、温湿度适宜。

老年人准备：能够配合操作，了解血压测量的过程，30 分钟内无影响血压准确性的因素存在，如吸烟、运动、情绪波动等。

照护员准备：着装整洁，修剪指甲，洗手，戴口罩。

用物准备：水银血压计（检查血压计性能是否良好），听诊器、记录单、记录夹、笔。

（2）实施：使用水银血压计为老年人测量血压的操作流程见表 3-1-15。

视频

表 3-1-15　使用水银血压计为老年人测量血压的操作流程

操作流程	操作步骤	操作要点
1. 评估沟通	（1）携用物至床旁，核对老年人信息 （2）评估老年人意识状态、情绪、身体状况、肢体活动度、上臂皮肤情况、自理能力及心理需求 （3）向老年人解释操作目的及方法，取得老年人配合	
2. 安置体位	老年人取坐位或卧位 坐位时，手臂平第四肋，仰卧位时，平腋中线	★使被测肢体的肱动脉与心脏位于同一水平
3. 安置手臂	一般选择血压较高的一侧上臂，多数人为右上臂。卷袖（必要时脱袖），露出上臂，肘部伸直，掌心向上，自然放置	★首次测量时，测量两侧上臂血压，选择读数高的一侧作为血压测量的上臂 ★袖口不宜过紧，以免阻断血流，影响测得的血压值
4. 开血压计	放置好血压计，开启水银槽开关	★血压计“0”点应与肱动脉、心脏位于同一水平
5. 缠好袖带	驱尽袖带内空气，平整地缠于上臂中部，其下缘距肘窝 2 ~ 3 cm，松紧以能伸入一指为宜	★袖带过松、过紧会影响测得的血压值

续表

操作流程	操作步骤	操作要点
6. 置听诊器	将听诊器胸件放于肱动脉搏动最明显处，一手稍加固定，一手握输气球，关闭压力活门	★不可将胸件放于袖带内；听诊器胸件的整个膜部要与皮肤紧密接触，但不可压得太重
7. 输气加压	充气至动脉搏动音消失后再升高 30 mmHg（4.0 kPa）	★动脉搏动音消失说明袖带内压力大于心脏收缩压，血流阻断
8. 仔细视听	（1）缓慢放气，以 2 mmHg/s 的速度为宜，双眼平视汞柱所指刻度并注意动脉搏动音的变化 （2）当听到第一声搏动音，此时水银柱所对应刻度即为收缩压，随后搏动逐渐减弱，当搏动音消失，此时水银柱所对应刻度即为舒张压	★视线与刻度保持水平 ★第一声搏动音出现表示袖带内压力已降至与心脏收缩压相等，血流能通过受阻的肱动脉；舒张压以动脉搏动音的消失作为判断标准 ★读取血压数值时，末位数只能是 0、2、4、6、8
9. 二次测量	读数结束，摘下袖带，驱尽袖带内空气，间隔 30 ~ 60 秒同法再次测量，取两次读数的平均值为血压值	
10. 驱气整理	两次测量结束，驱尽袖带内空气，整理袖带放入盒内，将血压计右倾 45°，关闭水银槽开关，盖盒，妥善放置	★防止玻璃管碎裂；使水银全部流回槽内
11. 安置整理	协助老年人取舒适体位，整理床单位，整理用物	
12. 洗手记录	（1）按七步洗手法洗手 （2）记录操作时间，血压值	★预防交叉感染 ★记录格式为收缩压 / 舒张压 mmHg

2. 使用电子血压计为老年人测量血压

操作目的

监测血压变化，判断血压有无异常，间接了解循环系统的功能状况，为预防、治疗、康复和照护提供依据。

操作程序

（1）准备：

环境准备：整洁、安静、舒适、安全、温湿度适宜。

老年人准备：能够配合操作，了解血压测量的过程，30 分钟内无影响血压准确性的因素存在，如吸烟、运动、情绪波动等。

照护员准备：着装整洁，修剪指甲，洗手，戴口罩。

用物准备：电子血压计，记录单及记录夹，笔。

（2）实施：使用电子血压计为老年人测量血压的操作流程见表 3-1-16。

视频

表 3-1-16　使用电子血压计为老年人测量血压的操作流程

操作流程	操作步骤	操作要点
1. 评估沟通	（1）携用物至床旁，核对老年人信息 （2）评估老年人意识状态、情绪、身体状况、肢体活动度、上臂皮肤情况、自理能力及心理需求 （3）向老年人解释操作目的及方法，取得老年人配合	
2. 安置体位	老年人取坐位或卧位，坐位时手臂平第四肋，仰卧位时平腋中线	★使被测肢体的肱动脉与心脏位于同一水平
3. 安置手臂	一般选择血压较高的一侧上臂，多数人为右上臂。卷袖（必要时脱袖），露出上臂，肘部伸直，掌心向上，自然放置	★首次测量时，测量两侧上臂血压，选择读数高的一侧作为血压测量的上臂。 ★袖口不宜过紧，以免阻断血流，影响测得的血压值
4. 缠好袖带	放置好血压计，驱尽袖带内空气，平整地缠于上臂中部，其下缘距肘窝 2 ~ 3 cm，松紧以能伸入一指为宜	★袖带过松、过紧会影响测得的血压值
5. 开始测量	按开始按钮，测量开始，等待充气放气结束，读取显示屏血压及脉搏结果	★开始前提醒老年人不要说话不要动
6. 二次测量	读数结束，摘下袖带，驱尽袖带内空气，间隔 30 ~ 60 秒同法再次测量，取两次读数的平均值为血压值	
7. 驱气整理	两次测量结束，驱尽袖带内空气，整理袖带，关闭血压计开关	
8. 安置整理	协助老年人取舒适体位，整理床单位，整理用物	
9. 洗手记录	（1）按七步洗手法洗手 （2）记录操作时间，血压值和脉搏值。	★预防交叉感染 ★记录格式为收缩压 / 舒张压 mmHg，脉搏为次 / 分

注意事项

（1）避免影响测量血压的因素，房间需保持安静，温度舒适；测量前 30 分钟避免吸烟、喝咖啡、进食和运动；坐位测量时保持坐姿并放松 5 分钟，倚靠在椅背上，双腿不交叉，双脚平放于地面；测量血压期间，测量者和被测者避免与他人交谈。

（2）需持续监测血压，应做到“四定”：定时间、定部位、定体位、定血压计，有助于测定的准确性和对照的可比性。

（3）正确选择测量部位，偏瘫、肢体有损伤的老年患者测血压时应选择健侧肢体；避免选择静脉输液的一侧肢体，以免影响液体输入。

（4）规范测量减少误差，老年人的肱动脉应与心脏相平，若高于心脏水平，由于重力原因，会使测得血压值偏低；反之则偏高；袖带松紧以伸入一指为宜，袖带过紧会使测得血压值偏低，袖带过松测得血压值偏高。

（5）两次测量取均值，第 2 次测量，待水银柱降至“0”点，应相隔 30 ~ 60 秒重复测量，取平均值记录。如果收缩压或舒张压的 2 次读数相差 10 mmHg 以上，应再次测量，取 3 次读数的平均值记录；必要时，作双侧对照。首诊时要测量两上臂血压，以后通常测量较高读数一侧的上臂血压。

任务评价

为老年人测量血压的任务评价方法见表 3-1-17。

表 3-1-17　为老年人测量血压的任务评价

项目	内容	分值	自评	互评	教师评价	企业导师评价
工作准备（10%）	照护员仪表仪容、手卫生等符合规范	5				
	根据工作任务准备相应用物	5				
沟通评估（10%）	采用有效方法核对老年人基本信息	2				
	对老年人进行有效评估	4				
	使用恰当的语言与老年人进行交流，向老年人解释操作目的及注意事项，征得老年人同意	4				
操作过程（60%）	能够安全、规范地协助老年人用水银血压计测量血压，过程顺利，老年人无不适	20				
	能够安全、规范地协助老年人使用电子血压计测量血压，过程顺利，老年人无不适	20				
	能够准确解释血压值及意义，老年人能理解知晓，无疑问	20				
整理记录（10%）	按要求分类整理用物，七步洗手法洗手，记录全面	10				
整体评价（10%）	操作流畅、安全、规范	5				
	过程中有尊老、敬老、爱老、护老的意识，体现出对老年人的人文关怀	5				

四、老年人异常血压的评估和照护

（一）异常血压的评估

1. 高血压

（1）高血压的定义：在未使用降压药物的情况下，在规范测量的前提下，非同日 3 次测量诊室血压≥ 140/90 mmHg；或连续 5 ～ 7 天测量家庭血压≥ 135/85 mmHg；或 24 小时动态血压≥ 130/80 mmHg，白天血压≥ 135/85 mmHg，夜间血压≥ 120/70 mmHg（表 3–1–18）。

表 3-1-18　基于诊室血压、家庭血压和动态血压的高血压诊断标准

血压类型	测量方式	收缩压 / 舒张压 /mmHg
诊室血压	非同日 3 次规范化测量诊室血压，3 次测量的全部血压值	≥ 140 和（或）≥ 90
家庭血压	连续 5 ～ 7 天规范化测量家庭血压，所有测量血压读数的平均值	≥ 135 和（或）≥ 85
动态血压	24 小时平均值 白天（或清醒状态）的平均值 夜晚（或睡眠状态）的平均值	≥ 130 和（或）≥ 80 ≥ 135 和（或）≥ 85 ≥ 120 和（或）≥ 70

（2）高血压的分级：根据诊室血压升高水平，将高血压分为 1 级、2 级和 3 级（表 3–1–19）。

表 3-1-19　基于诊室血压的血压分类和高血压分级

分类	收缩压		舒张压
正常血压	＜ 120	和	＜ 80
正常高值	120 ～ 139	和（或）	80 ～ 89
高血压	≥ 140	和（或）	≥ 90
1 级高血压（轻度）	140 ～ 159	和（或）	90 ～ 99
2 级高血压（中度）	160 ～ 179	和（或）	100 ～ 109
3 级高血压（重度）	≥ 180	和（或）	≥ 110
单纯收缩期高血压	≥ 140	和	＜ 90
单纯舒张期高血压	＜ 140	和	≥ 90

注：当收缩压和舒张压分属于不同级别时，以较高的分级为准。

2. 低血压

低血压指血压低于 90/60 mmHg。常见于大量失血、休克、急性心力衰竭等疾病。

（二）高血压老年人的照护

1. 加强观察

规律规范监测老年患者血压变化，指导老年人按时服药，并观察药物疗效和不良反应。

2. 合理膳食

高血压老年人应进行膳食管理，应减少摄入盐和饱和脂肪，增加摄入蛋白质、优质碳水化合物、富钾食物（新鲜蔬菜、水果和豆类）及膳食纤维。

高血压老年人应采取各种措施，限制钠盐摄入量：①建议钠的摄入量< 2 g/d（氯化钠 5 g/d），可先减少 30%，再进一步降至 2 g/d（氯化钠 5 g/d）；肾功能良好者推荐选择低钠富钾替代盐。②减少烹调用盐及含钠高的调味品（包括味精、酱油），利用其他调料（辣椒、大蒜、醋、胡椒）增添味道。③避免或减少含钠盐量较高的加工食品，如咸菜、火腿、各类炒货和腌制品。④指导老年人在烹调时尽可能使用定量盐勺，以起到警示的作用。

3. 坚持运动

鼓励老年人积极参加力所能及的体力劳动和适当的运动锻炼，推荐以有氧运动为主，如快走、步行、慢跑、游泳、太极拳等，老年人运动应注意量力而为，循序渐进。

4. 控制情绪

可以考虑通过正念和冥想、深呼吸练习、做感兴趣的活动等多种方法来减轻老年人精神压力，控制情绪，保持心情舒畅。

5. 生活规律

良好的生活习惯是保持健康和维持正常血压的重要条件，如按时作息、保证足够睡眠、注意保暖、养成定时排便的习惯，避免冷热环境刺激等。

6. 戒烟限酒、控制体重

对于超重或肥胖的高血压患者，应通过综合生活方式干预控制体重以降低血压和心血管事件风险。吸烟者戒烟，尽量避免使用电子烟，限制长期饮酒。

7. 健康教育

指导老年人学会自我监测血压及控制血压的治疗性生活干预方法。

任务五　老年人疼痛的观察与照护

课件

案例导入

唐爷爷，81 岁，高血压 20 年，慢性支气管炎 15 年，脑梗死后 2 个月，老伴去世，由儿子及社区照护中心照护员实施居家照护。平素爱下象棋，爱喝小米粥；性格开朗热情、幽默、喜交流；目前唐爷爷右侧肢体活动良好，左侧肢体活动稍差，能在床旁坐起，自行缓慢行走，但左下肢轻度足下垂，影响行走和站立。目前正在康复师指导下以弹力足踝矫形器进行矫正，并以辅具训练下肢肌力。今晨，老年人在训练时不慎摔倒，头面部及右侧肢体着地，唐爷爷感到疼痛酸胀。

任务描述

1. 请照护员为摔倒的唐爷爷进行疼痛的初步评估。

2. 请照护员协助唐爷爷采取合适方法缓解疼痛。

知识储备

一、疼痛概述

（一）疼痛的概念

国际疼痛学会将疼痛定义为“一种与实际或潜在组织损伤相关的不愉快感觉和情感体验”。疼痛有双重含义，痛觉和痛反应。痛觉是主观体验，受老年人的性格、经验、心态、情绪和文化背景的影响。痛反应是老年人对疼痛刺激所产生的一系列生理和心理变化，如血压升高、出汗、气促、痛苦面容，焦虑和抑郁等。疼痛是人体最强烈的应激因素之一，是机体对有害刺激的一种保护性防御反应，具有保护和防御的功能。

（二）疼痛的原因及发生机制

1. 疼痛的原因

（1）温度刺激：过低或过高的温度作用于机体，均会引起组织损伤。受伤的组织释放组胺等化学物质，刺激神经末梢导致疼痛。老年人由于神经细胞缺失，神经传导速度减慢，对温度、疼痛等的感觉减弱，高温更易引起老年人灼伤，低温导致冻伤。

（2）物理损伤：如针刺、刀割、挤压、跌倒、碰撞、肌肉牵拉、受压、挛缩等，均可使局部组织受损，刺激末梢神经而引起疼痛。大部分物理损伤引起组织的缺血、淤血、出血、炎症等都促使组织释放化学物质，而使老年人疼痛加剧、疼痛时间延长。

（3）病理改变：疾病致使体内某些管腔堵塞，组织缺血、缺氧，空腔脏器过度扩张，平滑肌痉挛，局部炎性浸润等均可引起疼痛，老年人感受性低，部分老年人症状不典型。

（4）心理因素：老年人心理状态不佳，如精神紧张、情绪低落、烦躁、悲痛、恐惧等均能引起局部血管收缩或扩张而导致疼痛。如神经性疼痛常因心理因素引起。此外，睡眠不足、失眠、劳累等可导致功能性头痛。

2. 疼痛的发生机制

迄今为止，尚无一种学说能全面合理地解释疼痛发生的机制。有关研究认为当各种伤害性刺激作用于机体并达到一定程度时，可引起受损部位的组织释放某些致痛物质，如组胺、缓激肽、5- 羟色胺、乙酰胆碱、前列腺素等，这些物质作用于痛觉感受器，产生痛觉冲动，并迅速沿传入神经传导至脊髓，再通过脊髓丘脑束和脊髓网状束上行，传至丘脑，投射到大脑皮质的一定部位而引起疼痛。

（三）疼痛的分类

1. 病理分类

（1）躯体性疼痛：可分为身体痛和内脏痛。

身体痛：主要发生于骨、关节、肌肉、皮肤或结缔组织，性质多为剧痛或跳动性疼痛，可清楚定位。

内脏痛：主要发生于内脏器官，如胃肠道和胰腺，其中实质性脏器被膜病变（如肿瘤）所引起的疼痛往往剧烈且定位清楚，而空腔脏器病变（如梗阻）所致疼痛多定位不清楚，且常为间歇性绞痛。老年人因疼痛阈及感受性不同，对疼痛反应程度不一。

（2）神经性疼痛：感觉冲动经异常的外周或中枢神经系统传入，往往需要使用辅助性止痛药物进行治疗，可分为中枢神经性疼痛和周围神经性疼痛。性质为放射样烧灼痛，常伴有局部感觉异常。老年人常见原因为：带状疱疹神经痛、糖尿病周围神经病变、椎管狭窄、三叉神经痛、脑卒中后疼痛等。

2. 临床分类

（1）按疼痛的病程：可分为急性疼痛和慢性疼痛。

急性疼痛：指突然发生，有明确的开始时间，持续时间较短，以数分钟、数小时或数天居多，用镇痛方法可缓解或减轻；有明确原因引起的急性发作，老年人常见于骨折、手术等，持续时间多在 1 个月以内。常伴随自主神经系统症状，如心跳加快、出汗，甚至血压轻度升高等。

慢性疼痛：指疼痛持续 3 个月以上，具有持续性、顽固性和反复性的特点，且疼痛程度不一。常发生在慢性非恶性疾病，老年人常见，如关节炎、风湿、腰背痛、椎管狭窄、骨质疏松症等。一般无自主神经症状，可伴有疲乏、失眠、食欲缺乏、体重下降、焦虑、抑郁、无助和愤怒等症状。

（2）按疼痛的性质：可分为钝痛，如酸痛、胀痛、闷痛等；锐痛，如刺痛、切割痛、灼痛、绞痛、撕裂样痛、爆裂样痛等；其他疼痛，如跳痛、压榨样痛、牵拉样痛等。

（3）按疼痛的部位：可分为头痛、胸痛、腹痛、腰背痛、骨痛、关节痛和肌肉痛等。

（4）按疼痛起始部位及传导途径：可分为皮肤痛、躯体痛、内脏痛、牵涉痛、假性痛和神经痛。

（5）癌性疼痛：在癌症早期往往无特异性，不同部位的癌性疼痛，其性质和程度均可不同。晚期癌症老年患者的疼痛发生率为 60% ~ 80%，其中 1/3 的老年患者为重度疼痛。癌症疼痛的原因有：①肿瘤侵犯所致；②抗肿瘤治疗所致；③与肿瘤相关的疼痛；④非肿瘤或治疗所致。

（四）疼痛的影响因素

老年人对疼痛的感觉和耐受力存在个体差异，老年人所能感觉到的最小疼痛称为疼痛阈。老年人所能忍受的疼痛强度和持续时间称为疼痛耐受力。老年人对疼痛的感受和耐受力受内在因素和外在因素的影响。

1. 内在因素

（1）年龄：个体对疼痛的敏感程度因年龄不同而异。有研究提示老年女性对疼痛的敏感性逐步下降，区别温暖、烫和疼痛的能力比较差，而老年男性和年轻人无明显差别，认为老年男性耐受疼痛并非不能感觉疼痛，而是忍耐力强。

（2）文化背景与信仰：可影响老年人对疼痛的认知评价和对疼痛的反应。不同的人生观和价值观影响对疼痛的反应和表达方式。往往老年男性比老年女性更能忍耐疼痛。

（3）行为作用：不同的行为表现和应对策略会影响老年人疼痛感。参加自己感兴趣的活动，如和朋友、家人及同事聊天，看电视，听音乐，唱戏等方法能分散对疼痛的注意力，从而缓解疼痛感；娱乐也可以提高机体内啡肽的释放，从而缓解疼痛。应对策略可以改变疼痛感觉程度和疼痛耐受力。主动应对可以产生适应性的功能改变，在病情允许时，可进行康复锻炼，培养个人兴趣爱好，练习太极拳、八段锦、五禽戏等中医传统养生功法，使自己不再注意疼痛；相反，被动应对则易导致疼痛加剧甚至抑郁情绪的出现，如过分依赖别人帮助或限制自己活动。

（4）个人经历：包括老年人的疼痛经验及对疼痛的理解与态度。疼痛经验是老年人自身对刺激体验所获得的感觉，老年人对任何单一刺激所产生的疼痛，都会受到以前类似疼痛经验的影响，再从行为中表现出来，而老年人对疼痛的态度则直接影响其行为表现。

（5）注意力：老年人对疼痛的注意力会影响其对疼痛的感觉。当注意力高度集中于其他事物时，疼痛可以减轻或缓解，如松弛疗法、听音乐、看电视、愉快交谈等均可转移注意力，从而减轻疼痛。

（6）情绪：可影响老年人对疼痛的反应，消极的情绪，如沮丧、抑郁、焦虑、愤怒、恐惧等可加剧疼痛，而疼痛又会增加负性情绪，两者相互影响。慢性疼痛老年人的情绪以抑郁和焦虑为主；积极的情绪，如自信、快乐、兴奋可减轻或缓解疼痛。因此情绪管理在老年人疼痛管理中具有重要的作用。

2. 外在因素

照护员掌握的疼痛理论知识和实践经验，可影响其对疼痛的正确判断、处理及照护。

（1）环境变化：环境因素可影响疼痛，如温湿度、光线、噪声等。持续的高强度的噪声，可增加肌肉的张力和应激性，加剧疼痛；舒适的环境可以改善老年人的情绪，从而减轻疼痛。

（2）心理支持：当老年人经历疼痛时，良好的心理支持，如亲人的陪伴，可以减少其孤独和恐惧感，从而减轻疼痛。另外，鼓励和赞扬可增强老年人对疼痛的控制感。

（3）照护因素：很多照护操作都有可能引起或加剧老年患者疼痛的感觉，如翻身、叩背等。照护员在进行可能引起疼痛的操作时，动作熟练、轻柔，并采取安慰、分散注意力等方法减轻痛感，以满足生理和心理需求。

（五）疼痛对老年人的影响

疼痛会影响老年人生理、心理和行为表现等方面，引发的机体反应与疼痛性质有关，快痛反应局限，慢痛反应弥散；较轻的疼痛反应小且局限，剧烈疼痛反应大而广泛。

1. 生理反应

对于急性疼痛，可观察到的生理改变包括心率、呼吸频率、血压、神经内分泌及代谢反应、生化反应。即使生命体征没有明显升高，也不能否认老年人可能存在严重的持续性疼痛。此外，必须考虑到由于其他原因造成的生理反应的改变，例如，在当前疼痛的程度下由于药物治疗所造成的血压改变。

（1）心率增快：反映出老年人的身体通过增加可用的氧气和循环体液来促进损伤组织的修复。这种从周围到重要器官（大脑、心脏、肝、肾）的血液重置是为了保护机体生命支持系统。

（2）呼吸频率增快：是心脏和循环耗氧量增加的结果。老年人疼痛无法缓解时，会导致低氧血症、呼吸浅快，这些情况会随着疼痛的有效缓解而减轻或消失。

（3）血压升高：急性疼痛伴随的血压升高是由于交感神经系统的过度兴奋所致。当身体受到危险时，机体会产生适应性反应，如周围血管收缩作为一种适应性反应会使血液从外周（皮肤末梢）向中心（心脏、肺脏等）转移。

（4）神经内分泌及代谢反应：疼痛使中枢神经系统处于兴奋状态，造成血糖上升，机体呈负氮平衡。另外，体内促肾上腺皮质激素、皮质醇、醛固酮、抗利尿激素血清含量显著升高，甲状腺素的生成加快，机体处于分解代谢状态。

（5）生化反应：慢性疼痛和剧烈疼痛的老年患者机体内源性镇痛物质减少，而抗镇痛物质和致痛物质增加，血管活性物质的释放不仅可以加重原病灶局部缺血、缺氧、炎性渗出、水肿，还可以对组织器官产生影响，导致激素、酶类和代谢系统的生化紊乱，使病理变化向更广泛、复杂、严重方向发展。

2. 心理反应

疼痛对老年人的认知和情绪等心理过程有消极的影响，老年人心理方面的改变差异性比较大。急性剧痛，如外伤性疼痛、腹痛等，引起老年患者精神异常兴奋、烦躁不安；慢性疼痛老年人常伴有认知能力的下降，注意力和记忆力受疼痛的影响较大。还有相当一部分老年人会出现愤怒和恐惧。

（1）注意力和记忆力：慢性疼痛老年人常伴有认知能力的下降，注意力和记忆力两种认知能力受疼痛的影响较大。

（2）焦虑：焦虑和急性损伤疼痛关系密切，慢性疼痛老年人也会发生焦虑，常和抑郁伴随出现。老年人担心疾病无法治愈，表现极度不安，难以自我控制。一般表现为：①精神焦虑症状，如坐立不安、心情紧张、注意力不集中、易激动等；②躯体性焦虑症状，如眩晕、呕吐、心悸、胸痛、呼吸困难、面部潮红、出汗、肢端发麻、尿频、尿急等；③运动性不安，如肌肉紧张、坐立不安、颤抖等。

（3）抑郁：慢性疼痛与抑郁的发生关系复杂，彼此互为因果。在评估老年患者是否发生抑郁时，必须注意原发病本身和治疗可能产生的影响，如癌症老年患者在使用化疗药物治疗中，可能会使老年患者出现抑郁状态，因此要加以鉴别。

（4）愤怒和恐惧：长期的慢性疼痛，会使老年人失去信心和希望，产生难以排解的愤怒情绪，可能因为一些微不足道的事情向照护员发脾气，甚至会损害物品或产生攻击行为。这种表现并非对照护员有敌意，而是其极度痛苦和失望后所爆发出来的强烈的不满情绪。恐惧是身患绝症的老年患者比较常见的心理问题，引起恐惧的原因，除了即将来临的死亡外，还可能来自疾病所导致的各种疼痛。

3. 行为反应

对于急性和慢性疼痛，可观察的行为反应包括语言和躯体反应。与生理反应一样，行为反应通常与时间相适应。

（1）语言反应：语言表述是能用语言交流的老年患者对疼痛最为可靠的反映。因此，照护员不仅要相信老年患者对疼痛的语言表述，而且要依靠这些表述对老年患者的疼痛程度、伴随时间等信息做出适当的判断。

（2）躯体反应：主要表现为老年人在遭受伤害时所做出的躲避、反抗、防御性保护或攻击等整体行为，如老年人可能摩擦局部疼痛部位、皱眉、面部扭曲等。轻度疼痛只引起局部反应，当疼痛加重时老年人可出现肢体僵固、强迫体位等。

二、疼痛评估

疼痛评估是进行有效疼痛管理的首要环节，不仅要判断疼痛是否存在，还要评价镇痛治疗的效果。疼痛评估原则为常规、量化、全面和动态，通常采用多种方法进行。

（一）评估方法

1. 老年人自评工具

（1）视觉模拟疼痛量表：确定一条长度固定的直线，一端标记为“无痛”，另一端标记为“最痛”，老年人在直线上选择一个点，表示其当前的疼痛强度。在为老年人进行评分前，提供清晰的指导语，例如：请在这条线上标记您当前的疼痛程度，无痛端为 0，最痛端为 10。通常老年人标记的位置对应一个数值，从 0 到 10，表示疼痛的强度，评估时，将数值面背对老年人。也可用于评估疼痛的缓解情况，在线的一端标上“疼痛无缓解”，而另一端标上“疼痛完全缓解”。所谓疼痛的缓解是指初次疼痛评分减去治疗后疼痛评分的方法，此方法也称为疼痛缓解的视觉模拟评分法。

（2）疼痛数字分级法：通常表现为一个包含一系列数字的标尺，用于评估个体对某种主观感受（如疼痛、疲劳、焦虑等）的强度（图 3–1–8）。患者通过选择一个数字来表示其当前的感受程度。标尺上均匀分布的整数数字，通常从 0 到 10，代表不同程度的感受。0 为无痛，10 为最痛。为老年人进行评分前，提供清晰的指导语，例如：请在这条线上选择一个数字，表示您当前的疼痛程度，0 表示无痛，10 表示最痛；1 ~ 3 为轻度疼痛（能忍受，睡眠不受影响），4 ~ 6 为中度疼痛（疼痛明显，不能忍受，要求服用镇痛药物，睡眠受影响），7 ~ 10 为重度疼痛（疼痛剧烈，不能忍受，需要镇静药物，严重影响睡眠，可伴有自主神经紊乱或被动体位）。

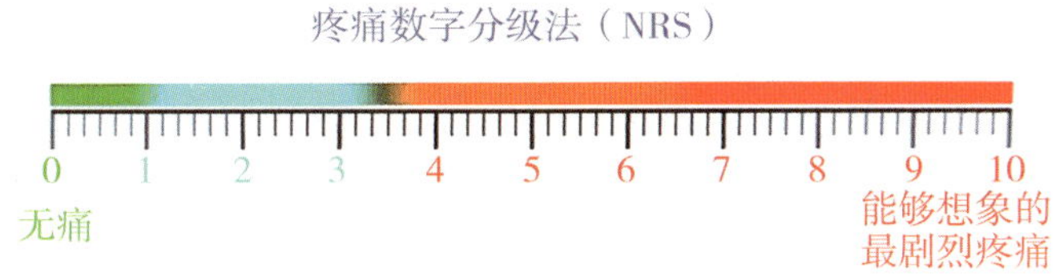

图 3–1–8　疼痛数字分级法

（3）文字描述评定法：把一条直线等分成 5 段，每个点均有相应的描述疼痛的文字，从“没有疼痛”“轻度疼痛”“中度疼痛”“重度疼痛”“非常严重的疼痛”到“无法忍受的疼痛”。

2. 观察性评估工具

（1）疼痛行为量表：一种行为观察性疼痛评估工具，专为无法通过语言表达疼痛的患者，如晚期痴呆症、意识障碍或语言交流障碍者设计。通过观察患者与疼痛相关的非语言行为，量化疼痛强度。量表包含 5 个评估维度，每个维度对应 0 ~ 2 分，总分范围 0 ~ 10 分，分数越高表示疼痛越严重（表 3–1–20）。

表 3–1–20　疼痛行为量表维度及评分

评估维度	0 分	1 分	2 分
呼吸	平稳，无异常	频率加快或偶有喘息	急促、呼吸困难
负面发声	无呻吟 / 尖叫	偶发呻吟或低声抱怨	频繁呻吟或持续尖叫
面部表情	放松，无痛苦	轻微紧张（皱眉等）	痛苦（流泪、牙关紧闭）
肢体语言	活动正常	活动减少或僵硬	剧烈动作或完全不动
可安抚性	可通过安抚缓解	安抚效果有限	完全无法安抚

（2）面部表情疼痛评定法：采用面部表情来表达疼痛的程度，从左到右 6 种面部表情，最左边的表情表示无疼痛，向右依次表示疼痛越来越重，至最右边的表情表示极度疼痛。此法适用于各种情况的老年人，如图 3-1-9。

面部表情疼痛量表：

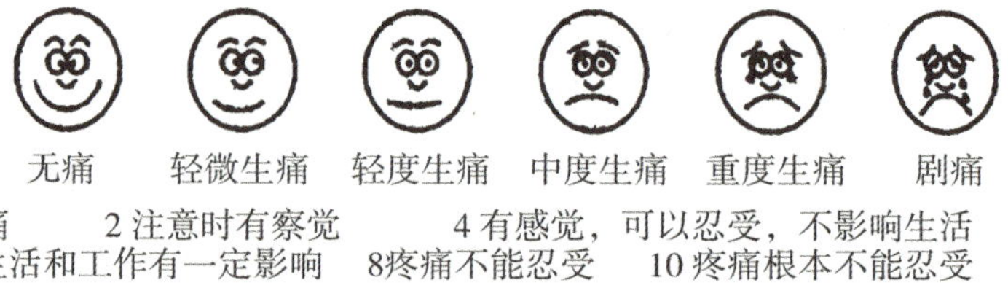

图 3-1-9　面部表情疼痛量表

3.WHO 疼痛分级法

WHO 将疼痛分为 4 级。0 级：无痛。1 级：轻度疼痛，平卧时无疼痛，翻身咳嗽时有轻度疼痛，但可以忍受，睡眠不受影响；2 级：中度疼痛，静卧时痛，翻身咳嗽时加剧，不能忍受，睡眠受干扰，要求用镇痛药；3 级：重度疼痛，静卧时疼痛剧烈，不能忍受，睡眠严重受干扰，需要用镇痛药。

4.Prince-Henry 评分法

该评分法主要适用于胸腹部大手术后或气管切开插管不能说话的老年患者，需要在术前训练老年患者用手势来表达疼痛程度。此法简单、可靠，临床使用方便。可分为 5 个等级，分别赋予 0 ～ 4 分的分值以评估疼痛程度，其评分方法如下。0 分：咳嗽时无疼痛；1 分：咳嗽时有疼痛发生；2 分：安静时无疼痛，但深呼吸时有疼痛发生；3 分：静息状态时即有疼痛，但较轻微，可忍受；4 分：静息状态时有剧烈疼痛，并难以忍受。

（二）评估内容

1. 健康史

（1）一般情况：包括姓名、性别、年龄、职业、诊断、病情等基本资料。

（2）病史：详细询问老年人（代诉人）疼痛的部位、性质、开始时间、持续时间及强度、伴随症状，加重或缓解的因素。疼痛对食欲、睡眠和日常生活的影响。采集既往史资料，包括既往诊断、既往所患慢性疼痛情况、既往镇痛治疗、减轻疼痛的方法及镇痛效果等。

（3）其他：可能因疼痛受影响的体征，如包括生命体征、意识状态、语调与语态、营养状况、面容与表情、体位、姿势等。

2. 心理—社会状况

慢性疼痛常伴随消极的情绪，故要及时评估老年人的心理社会因素，如精神状态有无抑郁、焦虑；是否有社会适应能力下降；老年人个性、注意力等。

三、疼痛照护

疼痛管理和照护的目标：正确评估疼痛；根据评估结果采取适宜的措施缓解老年人疼痛，使老年人生活质量尽可能不下降。疼痛照护可从以下几个方面着手。

（一）减少或消除引起疼痛的因素

首先明确疼痛原因，对因处理，如外伤所致的疼痛，应根据受伤情况给予止血、包扎、固定、处理伤口等措施；骨质疏松引起疼痛的原因主要是与腰背部肌肉紧张及椎体压缩性骨折有关，通过卧硬板床休息，轴线翻身等可减轻疼痛；对于骨折者，可通过牵引、手术等方法缓解疼痛。

（二）合理运用止痛方法

1. 药物止痛

药物治疗是治疗老年患者疼痛最常用、最基本的措施，照护员应遵医嘱正确协助老年人服用镇痛药物。给药后及时评估并记录使用镇痛药的效果及不良反应。出现药物的不良反应，要积极上报并处理，以免降低老年患者的依从性。

（1）镇痛药物分类：镇痛药主要分为 3 类。①非阿片类药物：如非甾体抗炎药、水杨酸类药物、苯胺类药物等；②阿片类药物：如哌替啶、吗啡、美沙酮（美散痛）、芬太尼、阿芬太尼、羟氢可待酮等；③其他辅助类药物：如解痉药、激素、抗焦虑药、抗抑郁药、麻醉性镇痛药、镇静催眠药等。因老年患者多以慢性疼痛多见，止痛时建议选择长效缓释剂。

非甾体抗炎药：适用于短期治疗老年患者炎症关节疾病（痛风）和急性风湿性疾病（风湿性关节炎）的主要药物。对乙酰氨基酚是用于缓解老年患者轻至中度肌肉骨骼疼痛的首选药物。

阿片类药物：适用于急性疼痛和恶性肿瘤引起的疼痛。阿片类药物对老年患者的止痛效果好，但老年患者常因间歇性给药造成疼痛复发。药物副作用主要有恶心、呕吐、便秘、镇静和呼吸抑制等，在用药过程中应密切观察，并及时处理。

抗抑郁类药物：除抗抑郁作用外，还有镇痛作用，可用于治疗各种慢性疼痛综合征。此类药物包括三环类抗抑郁药，如阿米替林和单胺氧化酶抑制剂。三环类、四环类抗抑郁药不能用于严重心脏病、青光眼和前列腺增生的老年患者。

其他药物：曲马多主要用于中等程度的各种急性疼痛和手术后疼痛，由于其对呼吸抑制作用弱，适用于老年患者的镇痛。

（2）镇痛药物的常见给药途径：①口服给药法：口服是阿片类药物的首选给药途径，优点主要为给药方便、疗效肯定、安全性好、价格便宜等；②经皮给药法：芬太尼透皮贴剂是目前唯一通过透皮吸收的强阿片类药物，适用于中度及重度疼痛老年患者；③直肠给药法：适用于频繁恶心呕吐、不能吞咽、禁食等老年患者；④舌下含服给药法：心绞痛老年患者多见；⑤肌内注射法：常用于急性疼痛的临时给药及癌症老年患者剧烈疼痛时给药；⑥静脉给药法：是最迅速、有效和精确的给药方式，用药后即刻产生镇痛作用，但易引起不良反应；⑦皮下注射给药法：主要用于胃肠功能障碍、顽固性恶心、呕吐老年患者和严重衰竭需要迅速控制疼痛的临终老年患者。

（3）三阶梯镇痛疗法：目前临床上普遍采用 WHO 所推荐的三阶梯镇痛疗法。其目的是逐渐升级，合理应用镇痛药物来缓解疼痛。

三阶梯镇痛疗法的内容如下。①第一阶梯：使用非阿片类镇痛药物，酌情加辅助药，主要适用于轻度疼痛的老年患者；②第二阶梯：选用弱阿片类镇痛药物，酌情加用辅助药，主要适用于中度疼痛的老年患者；③第三阶梯：选用强阿片类镇痛药物，酌情加用辅助药，主要用于重度和剧烈癌痛的老年患者三阶梯镇痛疗法的基本原则，包括口服给药、按时给药、按阶梯给药、个体化给药、密切观察药物不良反应及宣教。①口服给药：其特点为方便，适用于老年患者各种多发性疼痛，镇痛效果满意，不良反应小，并将耐受性和依赖性降至最低限度；②按时给药：按医嘱规定的时间给药，根据药物的半衰期，及时给予下一剂量，以维持有效血药浓度，保证药效，保证疼痛连续缓解；③按阶梯给药：选用药物应由弱到强，逐渐升级，最大限度减少药物依赖的发生；④个体化给药：对药物的敏感度存在个体差异，标准的推荐剂量应根据老年患者的疼痛程度，既往用药史、药物药理学特点等来确定和调整；⑤密切观察及宣教：对使用镇痛药的老年患者，密切观察用药后反应，要将药物的正确使用方法及容易出现的不良反应告诉老年患者，对于失能、失智老年患者要喂药到口，并确保咽下。

（4）自控镇痛泵：指老年患者疼痛时，根据疼痛状况自行完成由计算机控制的、预先设定剂量的止痛药物治疗方法。该法符合按需镇痛的原则，可满足不同老年患者、不同时刻、不同疼痛强度下的不同镇痛需要，并可使药物在体内持续保持最小镇痛药物浓度。

2. 非药物止痛

非药物止痛可减少止痛药物的用量，作为药物治疗的辅助措施，可改善老年患者的生活质量。

（1）物理方法：包括冷、热疗法；中医适宜技术应用，如针灸止痛：根据疼痛部位，针刺相应穴位，疏通人体经络、调和气血，以达到止痛目的；如经皮神经电刺激疗法：主要用于治疗各种腰腿痛、肩周炎、神经痛、颈椎病、各种头痛等症。

（2）运动锻炼：对于缓解老年人慢性疼痛有明显效果，在改善全身状况同时，还可以调节情绪，振奋精神，缓解抑郁症状。适宜的运动锻炼，可以增强肌肉力量、柔韧性和减少骨量丢失，减缓骨质疏松进程，减少疼痛症状。

（3）心理支持：对疼痛老年患者，心理支持十分重要，尤其是癌痛老年患者。①减轻心理压力：紧张、焦虑、恐惧、忧郁或对治疗失去信心等，均可加重疼痛的程度，疼痛的加剧又反过来影响情绪，形成恶性循环。老年患者情绪稳定、心情愉悦、精神放松，可以增强对疼痛的耐受性。照护员以安慰及鼓励的态度支持老年患者，表达同理心，与老年患者建立良好的相互信任的关系。鼓励老年患者表达疼痛时的感觉，认可其对适应疼痛做出的努力，尊重老年患者对疼痛的行为反应，帮助老年患者及其家属接受行为反应。②转移注意力和放松练习：转移老年患者对疼痛的注意力和放松练习可减少对疼痛的感受强度，根据老年患者的性格爱好，组织老年患者积极参加感兴趣的小组活动或听自己喜欢的音乐，以有效地转移其对疼痛的注意力。还可以做深呼吸等放松训练，指导有节律的深呼吸，用鼻深吸气，然后慢慢从口中呼气，反复进行。

也可应用专业的心理治疗方法缓解疼痛，包括安慰剂治疗、暗示疗法、催眠疗法、松弛疗法与生物反馈疗法、认知疗法、行为疗法等。

（三）健康指导

1. 用药指导

指导老年人正确使用止痛药物，如用药时间、途径、剂量、不良反应及应对方法的宣教，如何使药物达到理想镇痛效果等。对于长期服用阿片类药物导致的便秘可选用中成药软化粪便。

2. 生活指导

提倡清淡、高蛋白、低脂、无刺激的易消化食物，少量多餐，保持大便通畅，适当运动，保持心情愉悦，以减少诱发疼痛的危险因素。

四、止痛效果的评价

止痛效果的评价是有效缓解疼痛的重要步骤，包括疼痛程度、性质和范围的再评估，对治疗效果及引起的不良反应的评价，动态评价为下一步疼痛管理提供可靠的依据。镇痛效果的评价可采用百分比量表法及 4 级法等进行量化。

（一）百分比量表法

用数字 0 ~ 100 代替文字来表述疼痛缓解的程度，0 为无缓解，100 为完全缓解。

（二）4 级法

0 级：完全缓解，疼痛完全消失。

1 级：部分缓解，疼痛明显减轻，睡眠不受干扰，能正常生活。

2 级：轻度缓解，疼痛有些减轻，但仍感到明显疼痛，睡眠及生活受干扰。

3 级：无效，疼痛没有减轻。

【练习题】

一、单选题

1. 老年人体温 38.7 ℃，属于（　　）。

A. 低热　　B. 中等热　　C. 高热

D. 超高热　　E. 正常

答案：B

解析：无。

2. 下列哪项是老年人使用水银体温计测量腋温的正确操作（　　）。

A. 测量时间 5 分钟　　B. 测量前需用酒精棉片擦拭腋窝

C. 将体温计水银端置于腋窝中央并夹紧　　D. 测量后直接记录数值无须消毒

E. 测量时老年人需保持站立姿势

答案：C

解析：水银体温计腋下测量体温的时间应该是 10 分钟，测量前若腋窝有汗液，可用纱布、纸巾或毛巾擦拭，测量后读数完成应将体温计放入消毒液方盒浸泡消毒，测量体位可以是卧位、半坐卧位或者坐位，不建议站立姿势，故答案选择 C。

3. 对发热老年人的照护措施，以下正确的是（　　）。

A. 采用合适方法降温　　B. 观察生命体征及有无其他不适

C. 根据老年人情况适当安排休息　　D. 做好口腔清洁

E. 以上均正确

答案：E

解析：无。

4. 老年人静息心率的正常范围是（　　）。

A.40 ~ 60 次 / 分　　B.50 ~ 70 次 / 分　　C.60 ~ 100 次 / 分

D.70 ~ 110 次 / 分　　E.80 ~ 120 次 / 分

答案：C

解析：无。

5. 测量老年人桡动脉脉搏时，正确的操作是（　　）。

A. 使用拇指按压动脉　　B. 测量时间为 15 秒并乘以 4

C. 同时听诊心尖搏动以确认心率　　D. 首选健侧肢体测量

E. 测量前需老年人剧烈活动

答案：D

解析：脉搏测量选择健侧肢体桡动脉测量，测量前需要排除影响脉搏准确性的因素，如剧烈活动、情绪波动等，用示指、中指、环指一起触摸桡动脉，不可用拇指，非脉搏短绌者不用同时听诊心率，故答案选 D。

6. 下列哪项属于老年人脉搏异常的表现（　　）。

A. 脉率与心率一致　　B. 脉搏短绌　　C. 动脉壁弹性良好

D. 脉率随呼吸变化　　E. 脉率 60 次 / 分

答案：B

解析：其他选项均为正常表现。

7. 以下关于呼吸的说法错误的是（　　）。

A. 正常成人在安静状态下呼吸频率为 16 ~ 20 次 / 分

B. 老年人因肺通气效率下降，呼吸稍快，可略高于 20 次 / 分

C. 老年人安静状态下呼吸频率超过 25 次 / 分，为呼吸增快

D. 老年人呼吸频率低于 12 次 / 分，为呼吸过缓

E. 年龄越大，呼吸越慢

答案：E

解析：无。

8. 为老年人翻身叩背排痰时，正确的叩击部位是（　　）。

A. 脊柱和肋骨

B. 背部第十肋向上至肩部，避开肩胛骨处、脊柱、双肾、心脏等区域

C. 胸骨和锁骨

D. 腹部和髂骨

E. 心脏和双肾区域

答案：B

解析：无。

9. 慢性阻塞性肺疾病老年人测量血氧饱和度的首选部位是（　　）。

A. 耳垂　　B. 足趾　　C. 示指末节指腹

D. 手腕　　E. 额头

答案：C

解析：无。

10. 老年人高血压的诊断标准（诊室血压）是（　　）。

A. ≥ 130/80 mmHg　　B. ≥ 140/90 mmHg　　C. ≥ 150/95 mmHg

D. ≥ 160/100 mmHg　　E. ≥ 180/110 mmHg

答案：B

解析：高血压诊断标准为：在未经降压药干预前提下，静息状态下，非同日连续三次测量收缩压 ≥ 140 和（或）舒张压 ≥ 90 mmHg。

11. 使用电子血压计测量血压时，错误的操作是（　　）。

A. 袖带下缘距肘窝 2 ～ 3 厘米　　B. 测量前静坐休息 5 分钟

C. 测量时手臂与心脏同一水平　　D. 连续测量两次取平均值

E. 测量过程中随意移动手臂

答案：E

解析：测量前应告知老年人测量过程中不可再活动手臂，不可说话。

12. 老年人单纯收缩期高血压的特点是（　　）。

A. 收缩压≥ 140 mmHg，舒张压正常　　B. 收缩压和舒张压均升高

C. 舒张压≥ 90 mmHg，收缩压正常　　D. 脉压差≤ 20 mmHg

E. 仅夜间血压升高

答案：A

解析：收缩压≥ 140 mmHg 和舒张压＜ 90 称为单纯收缩期高血压。

13. 张爷爷、80 岁，患高血压病 15 年，需每天监测血压，照护员在给张爷爷测量血压时，应尽量做到四定，即（　　）。

A. 定时间，定部位，定体位，定血压计　　B. 定时间，定部位，定血压计，定护士

C. 定时间，定部位，定体位，定记录式　　D. 定时间，定部位，定体位，定听诊器

E. 定时间，定部位，定体位，定袖带

答案：A

解析：无。

14. 为偏瘫老年人测量血压时，以下操作方法错误的是（　　）。

A. 选健侧肢体测量　　B. 坐位时手臂与第四肋骨平

C. 仰卧时手臂平腋中线　　D. 驱尽袖带内空气，平整缠于上臂中等

E. 听诊器塞在袖带内的肱动脉处

答案：E

解析：听诊器不可塞在袖带内，否则影响袖带松紧度，导致血压测量不准确。

15. 为老年人测量血压过程中，若发现血压的搏动音听不清，应重新测量，以下错误的操作方法是（　　）。

A. 将袖带内气体排尽　　B. 使汞柱降至“0”点　　C. 稍等片刻，再测量第二次

D. 一般测量 2 ~ 3 次　　E. 可嘱老年人坐起来测量

答案：E

解析：两次测量应固定同一体位进行测量。

二、简答题

请简述疼痛评估方法有哪些。

三、案例题

患者张先生，65 岁，退休教师，高血压病史 8 年，长期服用氨氯地平片（5 mg/d）控制血压。近 3 个月因子女工作调动，独自居住，饮食不规律。今日因头晕、乏力就诊，测得血压 168/102 mmHg，心率 82 次 / 分。患者自述近期常自行减半药量，且喜食咸菜、腊肉，每日吸烟 5 ~ 6 支。

请结合案例完成：

1. 列出张先生当前高血压控制不佳的 4 项危险因素。

2 请为张先生设计一份“家庭血压管理计划”，需包含饮食、运动及监测要点。

拓展阅读

小林是社区照护中心的照护员，在上门为 82 岁赵爷爷进行常规血压监测时发现，爷爷血压值异常飙升（170/102 mmHg），但老年人自述“没有头晕，感觉正常”。小林没有大意，凭借自己的专业素养，立即协助老年人取半卧位、保持环境安静，同时仔细了解了赵爷爷的用药及生活作息情况，发现老年人因近期感觉良好自行停药了。经医生紧急会诊，给予舌下含服降压药物并密切监测，2 小时后血压稳定至 145/86 mmHg。事后，小林制订了详细的提高老年人服药依从性方案，还制作了高血压控制健康海报，大大减少了此类事件的再发生风险。

小林以专业护卫老年人，以细心守护老年人，用心践行着爱岗敬业的精神和精益求精的职业素养。

点燃思考

沈奶奶，78 岁，现入住丰华养老机构 706 房间 /9 床，身高 163 cm，体重 61 kg，中专文化，已婚，配偶入住疗养院，退休金 5 000 元 / 月，女儿经济状况较好，能给予经济支持。沈奶奶平时喜欢喝茶、看电视，喜欢吃糖包子、红烧鱼、蔬菜，性格开朗热情，喜欢与人交流沟通，以前工作中常主持会议，爱岗敬业。有 2 个儿子，1 个女儿，大儿子去世；2 个孙子。既往病史：高血压 20 年，脑梗死后 1 年。

目前状况：老人左侧肢体功能尚可，右侧肢体活动无力，仅能抬离床面；因卧床时间较长，肺部感染，痰液较多；能认出直系亲属，常常忘记刚刚说过的话，重复要求吃饭。

照护任务

1. 照护员王梅为老年人测量血压。
2. 照护员协助老年人翻身叩背排痰。
3. 根据老年人情况更新健康档案和书写健康保健指导书。

项目二　老年人冷热疗照护

学习目标

素质目标

1. 践行社会主义核心价值观，积极弘扬新时代职业精神，着力培育“尊老敬老、以人为本、爱岗敬业、爱心奉献”的优秀品质。

2. 以高度的社会责任感和职业使命感，全身心投入养老照护事业，严格恪守职业道德，秉持人民至上理念，努力成长为德才兼备、知行合一的新时代养老照护人才。

3. 秉持以人民为中心的发展思想，把对老年人的爱心、细心、耐心和责任心融入日常照护工作的每一处细节，以实际行动诠释对老年人的尊重、理解与关怀，让老年人感受到社会的关爱与尊重。

知识目标

1. 熟练掌握热水袋、烤灯的使用方法，确保在实际应用中能够准确、安全地为老年人提供相关服务。

2. 熟悉老年人冷热疗的目的、禁忌及影响冷热疗效果的因素，为在实践中科学合理地运用冷热疗手段提供坚实的知识支撑。

3. 了解冷热疗的效应；老年人冰袋（囊）、冰帽的使用。在面对各种突发状况或特殊需求时，能够为老年人提供及时、有效的护理服务。

技能目标

1. 能为老年人进行冷湿敷、热湿敷照护。
2. 能协助老年人进行温水拭浴、热水坐浴等。

知识导读

思维导图见图 3-2-1。

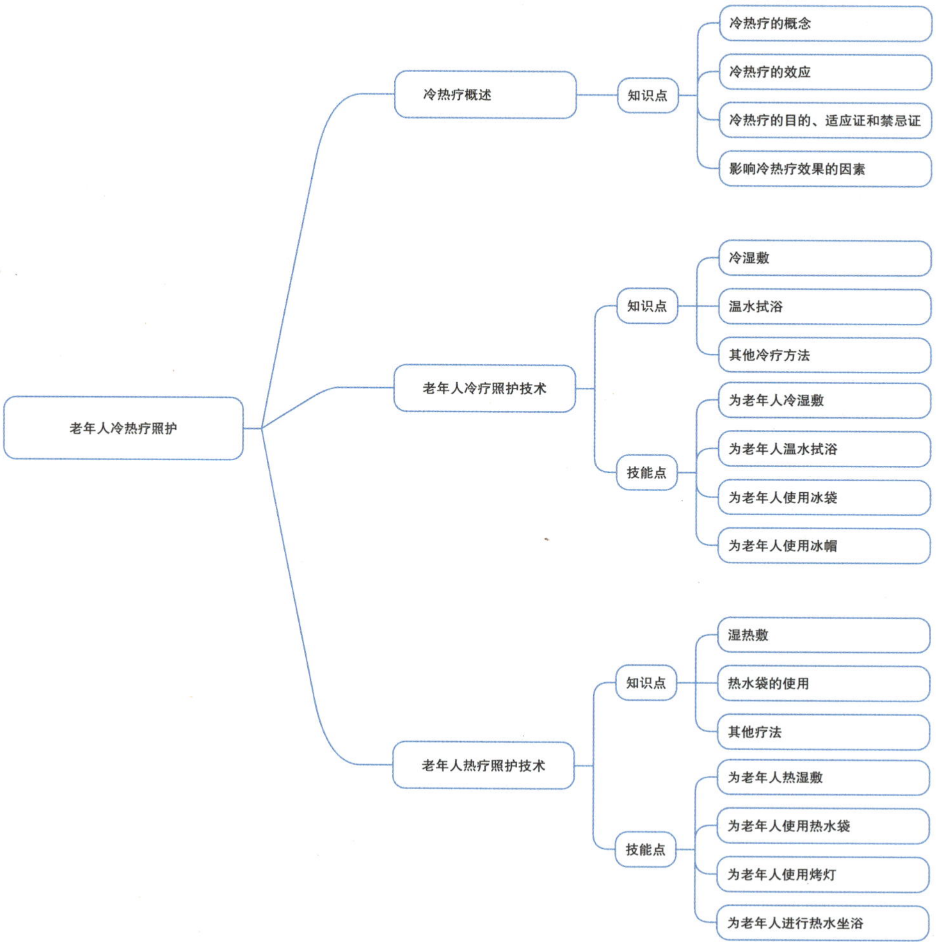

图 3-2-1 老年人冷热疗照护思维导图

赛证对接

本项目中涵盖的知识和技能在各类竞赛及证书考评中均有所考察，在技能考核方面，主要采用模拟真实情境的方法，以实际照护任务的形式，考察选手或考生的实操能力及应变水平。具体任务包括：根据老年人的具体情况，为老年人进行冷湿敷、热湿敷、热水袋的使用等操作，同时开展缓解疼痛、促进舒适等相关的健康教育活动。在知识考核方面，形式多样，包括理论客观题、相关照护计划制订、健康教育海报设计、反思报告撰写等，全面考察选手或考生对知识的掌握与应用能力。照护员须具备扎实的专业知识，紧密结合老年人的实际照护需求，提供精准、全面的照护服务和健康指导，确保理论知识能够有效应用于真实场景，切实满足老年人冷热疗照护的专业需求。

任务一　冷热疗概述

课件

案例导入

赵奶奶，78 岁，身体硬朗，今晨在花园散步时不慎将脚扭伤，脚踝肿胀，疼痛，无法活动，小区保安将其搀扶回家。其老伴见状，着急地说："我记得扭伤要用热毛巾敷一敷，你别动，我给你烧热水敷一敷。"赵奶奶赶紧拦住说："不可以用热毛巾敷，我记得要用冷毛巾敷，或者用冰块，快去拿。"两人意见不统一，于是求助社区养老服务中心。如果你是社区照护员小李，请上门为赵奶奶提供照护服务。

任务描述

1. 请绘制冷热疗基本知识的健康教育海报。
2. 请根据赵奶奶的情况选择合适的冷热疗方法。

知识储备

一、冷热疗的概念

冷热疗是常用的物理治疗方法，是利用低于或高于体温的物质作用于人体皮肤表面，激发机体产生系列效应，从而起到止血、抗炎、消肿、降温、缓解疼痛和疲劳、增进舒适的作用。根据作用面积与方式分为局部冷热疗和全身冷热疗。根据交换介质的不同，可分为干冷热疗和湿冷热疗。冷热疗现已广泛应用于养生保健、慢性病管理和疾病康复等领域。

二、冷热疗的效应

（一）冷热疗的生理效应

冷热疗法的应用可使机体产生一系列生理反应，热疗时，血管扩张、血流速度加快，血液黏稠度下降、毛细血管通透性增加、淋巴细胞能动性增大、白细胞的数量和活动度均增加、局部组织的新陈代谢增加、肌肉组织和结缔组织的伸展性和柔韧性增强、痛阈值提高、神经传导速度加快。冷疗时，机体的生理反应与热疗时大部分相反。人体对冷、热疗法的生理反应见表 3-2-1。

表 3-2-1　冷热疗法的生理效应

生理效应	冷疗	热疗
血管扩张 / 收缩	收缩	扩张
细胞代谢率	减少	增加
耗氧量	减少	增加

续表

生理效应	冷疗	热疗
血液黏稠度	增加	降低
毛细血管通透性	降低	增加
血流速度	减慢	增快
淋巴流动速度	减慢	增快
结缔组织伸展性	减弱	增加
神经传导速度	减慢	增快
体温	下降	上升

（二）冷热疗的继发效应

人体神经系统对外界刺激产生应激反应的同时，为防止刺激持续存在带来的组织损伤，机体会通过反馈调节系统进行防御性矫正。实施冷热疗时，冷热刺激持续作用超过一定时间而产生与生理效应相反的作用，称为继发效应。这是机体为了避免长时间受冷或受热对组织造成损伤产生的一种防御反应。

冷热刺激产生的生理效应与继发效应之间存在时间相关关系。持续受冷超过 30 ~ 60 分钟后，会出现小动脉扩张；持续受热超过 30 ~ 45 分钟后，扩张的小动脉会发生收缩。因此应用冷热疗法以 20 ~ 30 分钟为宜。如需长时间使用冷疗或热疗法时，中间应间隔 1 小时，让局部组织有机会复原，以防继发效应减弱原有的生理效应或造成组织损伤。

三、冷热疗的目的、适应证和禁忌证

（一）冷疗的目的、适应证和禁忌证

1. 目的

（1）控制炎症：冷疗可使毛细血管收缩，血流减慢，细菌的活力和细胞的新陈代谢降低，从而限制炎症的扩散。适用于炎症早期，如鼻部软组织发炎早期，可采用鼻部冰敷以控制炎症扩散。

（2）减轻局部充血或出血：冷疗可使局部血管收缩，毛细血管通透性降低，流入局部组织的血流量减少，血液与组织液交换减少，局部充血水肿减轻；当组织损伤处血管破裂时，血管平滑肌反应性收缩使破裂口缩小，同时冷疗还可使血流减慢，血液黏稠度增加，促进血液凝固而控制出血。

（3）降低体温：冷直接与皮肤接触，通过传导与蒸发的物理作用，使体温降低。同时冷疗作用于体表，皮肤感受器向体温调节中枢传递信号，体温中枢调节效应器减少产热，从而降低体温。

（4）减轻疼痛：冷疗可以抑制实质或潜在组织损伤部位的细胞活动，抑制该区域痛觉感受器的敏感性和兴奋性，减少神经冲动，减轻疼痛感觉；冷疗使局部血管收缩，毛细血管通透性下降，损伤组织周围渗出减少，减轻由于组织肿胀而引起的疼痛。

2. 适应证

高热、中暑、急性扭挫伤、局部急性软组织感染、损伤的早期（48 小时内）、骨关节术后肿痛、关节炎、烧伤、烫伤、鼻出血、偏头痛、神经痛等。

3. 禁忌证

（1）循环障碍：大面积组织受损、休克、全身微循环障碍、周围血管病变、动脉硬化、神经病变、水肿等老年患者，因循环不良、组织营养不足，使用冷疗后可使血管收缩，血液循环障碍加重，导致局部组织缺血、缺氧而变性、坏死。

（2）慢性炎症或深部化脓病灶：冷疗可使局部血管收缩，血流量减少，妨碍炎症吸收。

（3）对冷过敏者：对冷过敏者应用冷疗时可引起红斑、荨麻疹、关节疼痛、肌肉痉挛等过敏症状。

（4）其他情况：使用前必须对老年人精神、感知觉、认知功能、生命体征等情况进行综合评估。对昏迷、糖尿病伴神经病变、皮肤黏膜感觉异常、极度衰弱、严重心脏病、闭塞性脉管炎、红斑狼疮等老年患者应谨慎使用。

（5）冷疗的禁忌部位：①枕后、耳郭、阴囊处：这些部位受冷极易造成严重冻伤；②心前区：心前区受冷会引起反射性心率减慢，甚至诱发心律失常；③腹部：腹腔内脏器官众多，供血丰富，体表温度较高，冷疗的温差会诱发一系列神经体液调节，出现相应症状，如腹痛、腹泻、尿失禁等；④足底：足底有许多重要穴位，且末梢血管和神经丰富，直接受冷可引起反射性末梢血管收缩影响散热，或引起一过性冠状动脉收缩诱发心绞痛。

（二）热疗的目的、适应证和禁忌证

1. 目的

（1）促进炎症的消散或局限：热疗可扩张局部血管，血液循环速度加快，促进组织中毒素、废物的排出；同时血流增多，白细胞数量增多，增强了新陈代谢和白细胞的吞噬功能。炎症早期用热疗，可促进炎性渗出物的吸收与消散。炎症后期用热疗，可促使白细胞释放蛋白溶解酶溶解坏死组织，促进炎症局限。

（2）减轻深部组织充血：热疗可使皮肤血管扩张，血流量增加，使全身循环血量重新分布，深部组织血流量减少，减轻深部组织的充血。

（3）减轻疼痛：热疗可降低痛觉神经的兴奋性，提高疼痛阈值；还可改善血液循环，加速致痛物质排出及炎性渗出物的吸收，解除神经末梢的刺激和压迫，达到减轻疼痛的目的。另外，热疗能使肌肉松弛，结缔组织伸展性增强，关节的活动范围增加，减轻肌肉痉挛和僵硬，减轻关节强直引起的疼痛。

（4）保暖、镇静催眠、缓解疲劳：热疗使局部血管扩张，血液循环加快，将热量带至全身，体感温暖和舒适；中等程度热刺激会降低感觉神经的兴奋性，抑制运动神经的传导，起到镇静催眠的作用；热疗还可增加局部软组织的延展性，降低肌张力，缓解疲劳感。

2. 适应证

①疲乏、肌肉疲劳或痉挛、低体温等亚健康状态；②亚急性、慢性炎症后期及多种疼痛，例如慢性颈肩腰腿痛、慢性退行性骨关节炎、肠胃痉挛等；③亚急性、慢性损伤，例如肌肉损伤、

急性扭挫伤48小时后、挛缩的瘢痕等；④慢性无菌性炎症，例如滑膜炎、肌纤维组织炎、浅静脉炎、慢性淋巴结炎、神经炎、周围神经损伤等；⑤其他适宜进行热疗的情况。

3. 禁忌证

（1）软组织扭伤或挫伤初期：发生扭伤、挫伤后48小时内，局部组织受外力作用，血管内皮细胞受压损伤，甚至血管壁的完整性遭到破坏，血浆或全血流出血管外进入组织间隙，造成局部充血肿胀。此时实施热敷会促进血液循环，增加局部血流量，抑制破损血管周围组织收缩，加重皮下出血、肿胀、疼痛。

（2）危险三角区的急性感染：面部血管丰富，无静脉瓣，经眼静脉与颅内海绵窦相通，当鼻根和两口角构成的三角区域发生急性感染性疖肿时，热疗使血管扩张，血流量增多，可能导致细菌和毒素进入血液循环，炎症扩散至颅内造成颅内感染或败血症，引发严重后果。

（3）未经确诊的急性腹痛：腹腔内脏器众多，急性腹痛的原因多种多样，胆囊炎、胰腺炎、泌尿系统结石、肠套叠、肠胃肠穿孔、血栓性痔等都会有急性腹痛表现。实施热疗虽能缓解部分疼痛感，但也容易掩盖病情真相，发生误诊、漏诊。热疗会加剧急性期炎症进展，引发腹膜炎危及生命。因此，不明原因的急性腹痛切忌盲目实施热疗，待诊断明确后对因对症治疗。

（4）各种脏器出血：热疗使血管扩张，脏器的血流量和血管通透性增加，会加重出血倾向。当老年人有凝血功能障碍时，热疗会加重内出血，导致失血性贫血，甚至发生低血容量性休克危及生命。

（5）其他情况：使用前必须对老年人神经系统、体温感知觉、认知功能、生命体征等情况进行综合评估。对昏迷、糖尿病伴神经病变、皮肤黏膜感觉异常、急性炎症、严重心脏病、认知障碍的老年人应慎用热疗。

（6）热疗的禁忌部位：①有金属移植物的部位：金属是热的良导体，对热量的传导速度快，容易对深部热敏组织造成烫伤，如人工金属关节置换术后关节处、外周血管金属支架术后局部禁用热疗；②恶性肿瘤病变部位：联合应用强热疗、放疗、化疗可借助协同机制发挥抑制、杀灭肿瘤细胞的作用。但当治疗部位有恶性肿瘤时，不可单独实施热疗，因为中低热会加速细胞分裂增殖，诱导恶性肿瘤细胞生长，导致病情恶化。

四、影响冷热疗效果的因素

（一）方法

冷热疗通过不同温度的载热体与机体之间的热交换，发挥冷热效应。常用的载热体有冰、水、蒸气、红外线等，这些载热体可以通过传导、辐射、蒸发等形式作用于人体，其中传导的作用效果最好。老年人冷热疗中最常使用水作为载热体，水比空气传导性好、渗透力强、速度快，还可以缓解老年人皮肤干燥。

（二）作用部位与距离

不同部位的皮肤各层组织厚度不同，对热的传导性不同，而且不同部位血管神经分布不同，对冷热的效应有差异。皮肤薄弱区域，如颈部、前臂内侧、腋下、腹股沟对冷热的敏感性强，冷热疗效果比较好；皮肤角质层较厚的区域，如脚和手对冷热的耐受性强，冷热疗效果相对较差。

（三）作用面积

冷热效应与接触面积有关。作用面积越大，冷热效应越强，反之越弱。但是老年人耐受性下降，使用面积越大，老年人对冷热的耐受性越差，越容易引起全身反应。如对老年人大面积实施热疗，短时间内会导致周围血管扩张，血压急剧下降，老年人容易发生晕厥；若大面积实施冷疗，短时间内会导致广泛性血管收缩，血压升高，血液重新分布，重要脏器功能异常。因此对老年人实施冷热疗时，需要详细评估，确定用冷或热的面积，保证老年人安全。

（四）作用时间

实施冷热疗的时间长短对治疗效果有直接影响。在一定时间内，治疗效应随着时间的增加而增强，从而达到最大治疗效果。如果时间过长，人体将启用反馈防御系统，产生继发效应抵消治疗效应，甚至引发不良反应，如继发疼痛、皮肤苍白或潮红、麻痹、冻伤、烫伤等。

（五）温度差

冷热疗是通过载热体与局部组织之间的热交换进行能量转移从而发挥治疗效应的。载热体与局部组织的温差越大，热交换的速度越快，人体反应越强。但并非温差越大越好，在一定区间内的温差即最适温差将发挥最优的治疗效果，否则剧烈的冷热刺激不但会加重病情，甚至会诱发休克等严重不良反应。环境温度也可以影响冷热疗效，在环境温度高于身体温度时用热，热效应会增强；而在干燥寒冷环境中用冷，冷效应会增强。

（六）个体差异

老年人由于生理功能衰退，各器官系统功能减退，对冷热刺激的敏感性降低，一方面起效缓慢，另一方面容易发生冻伤或烫伤，其安全治疗窗口较窄。通常女性比男性对冷热刺激更为敏感；长期居住在热带地区的人对热的耐受性较高，而长期居住在寒冷地区的人对冷的耐受性较高；皮肤颜色较浅的人对冷热的反应比皮肤颜色较深的人更强烈。

任务二　老年人冷疗照护技术

课件

案例导入

王爷爷，72 岁，家住荷花小区 12-3-5 号，与儿子住在一起，性格开朗，喜好书法。今日在社区活动中心参加活动时不慎摔倒，右腕关节和右膝着地。回家后，家人发现王爷爷右腕关节迅速肿胀，皮肤表面微微泛红，右膝关节虽无破损，但也有明显压痛，活动时疼痛加剧。

照护员前来家访，仔细查看受伤部位并询问情况后，判断王爷爷的右腕关节和右膝关节属于急性损伤初期。根据专业知识，照护员决定立即采取冷疗措施，以减轻局部充血和肿胀，缓解疼痛。

任务描述

1. 请照护员为王爷爷进行冷敷。
2. 请照护员教会王爷爷及其家属冷疗的注意事项。

知识储备

一、冷湿敷

冷湿敷是冷疗法中的一种，是利用比人体温度低的物质，作用于机体的局部，以达到止痛、消炎、消肿、解痉、降温等作用，主要应用于扭伤初期、鼻出血、烫伤、发热等。

操作目的

帮助老年人止痛、消炎、消肿、解痉、降温，控制早期炎症。适用于高热、中暑、局部软组织损伤 48 小时内、鼻衄、烫伤、牙痛等，以减少渗出，缓解局部肿胀、疼痛等不适症状。

操作程序

（一）准备

环境准备：整洁、安静、明亮、舒适、安全、室温 22 ~ 24 ℃。

老年人准备：根据老年人需求协助其排大小便，取合适体位。

照护员准备：着装整洁，修剪指甲，洗手，戴口罩。

用物准备：治疗盘、敷布 2 块、长钳子 2 把、凡士林、纱布、棉签、一次性治疗巾、手套、盛放冰水的容器、速干手消毒液、笔、记录单、表、生活垃圾桶、医疗垃圾桶。必要时备换药用物及屏风。

（二）实施

为老年人冷湿敷的操作流程见表 3–2–2。

表 3–2–2　为老年人冷湿敷的操作流程

操作流程	操作步骤	操作要点
1. 评估沟通	（1）携用物至床旁，核对老年人信息 （2）评估老年人意识状态、情绪、身体状况、皮肤温度觉减退或消失等情况、皮肤有无破损、心理状况及配合度 （3）向老年人解释操作目的、方法、时间及注意事项，取得老年人配合	★态度和蔼、语言得当 ★尊重老年人
2. 实施步骤	（1）安置体位：根据老年人自理程度及具体情况，协助摆放舒适、安全的体位并充分暴露冷湿敷部位 （2）局部冷湿敷：湿敷部位下方铺一次性治疗巾→湿敷部位涂凡士林→涂抹后上盖一层纱布→戴手套→将敷布浸入冰水中→双钳夹起敷布拧至不滴水为宜→抖开敷布平整敷于湿敷部位 （3）效果观察：观察老年人反应、湿敷部位皮肤情况及冷湿敷效果 （4）撤掉敷布：冷湿敷结束撤去敷布及纱布→去除凡士林→擦干局部皮肤→脱手套 （5）安置体位：协助老年人取舒适体位，整理床单位，交代注意事项	★保护局部皮肤及床单位 ★敷布浸透 ★随时询问老年人的感受，防冻伤 ★每 3 ~ 5 分钟更换一次敷布，共 15 ~ 20 分钟 ★轻柔擦拭，避免局部皮肤受损
3. 整理用物	整理用物、钳子等消毒后备用，垃圾分类处理	
4. 洗手记录	（1）七步洗手法洗手 （2）记录：部位、时间、效果、局部皮肤情况、老年人反应	

注意事项

1. 避免继发效应，冷湿敷时间一般 20 ～ 30 分钟，间隔 3 ～ 4 小时。
2. 冷湿敷过程中，随时询问老年人感受并检查局部皮肤的状况，3 ～ 5 分钟更换一次敷布。
3. 对冷刺激敏感的老年人不宜选择冷湿敷以免出现皮疹、肌肉痉挛等情况。
4. 禁忌冷湿敷的部位：心前区、枕后、耳郭、腹部、阴囊、脚底。

二、温水拭浴

温水拭浴是照护员必备的一项核心操作技能，利用传导散发的原理，用低于皮肤温度的温水擦拭体表以实现物理降温的目的。

操作目的

帮助高热老年人降温。

操作程序

（一）准备

环境准备：整洁明亮、安静舒适、安全、温暖、关闭门窗、保护隐私。

老年人准备：根据老年人需求协助其排大小便、取合适体位。

照护员准备：着装整洁，修剪指甲，洗手，戴口罩。

用物准备：脸盆内盛 32 ～ 34 ℃的温水 2/3 满、小毛巾 2 块、浴巾 1 条、冰袋（碎冰块，1/3 ～ 2/3 满）及布套、热水袋（水温 50 ℃，1/3 ～ 2/3 满）及布套、笔、体温计、表、速干手消毒液、生活垃圾桶及医疗垃圾桶。必要时备便器、屏风、清洁衣裤。

（二）实施

为老年人温水拭浴的操作流程见表 3-2-3。

表 3-2-3　为老年人温水拭浴的操作流程

操作流程	操作步骤	操作要点
1. 评估沟通	（1）携用物至床旁，核对老年人信息 （2）评估老年人年龄、意识状态、情绪、身体状况、皮肤温度觉减退或消失等情况、皮肤有无破损、心理状况及配合度。 （3）向老年人解释操作目的、方法、时间及注意事项，取得老年人配合	★态度和蔼、语言得当 ★尊重老年人
2. 实施步骤	（1）安置体位：根据老年人自理程度及具体情况，协助摆放舒适、安全的卧位，松开盖被，脱去上衣，松开腰带 （2）安置“两袋”：将套好布袋的热水袋及冰袋分别置于足底部和头部 （3）协助老年人脱去近侧衣袖，妥善放置，充分暴露擦拭部位，下垫浴巾，将拧至不滴水的小毛巾缠在手上成手套式，以离心方式拍拭	★注意保暖，保护老年人隐私 ★热水袋置足底部，减轻颅内充血，促进老年人舒适 ★冰袋置于头部，减轻因颅内充血引起的头疼，同时辅助降温，保护脑细胞 ★脱衣原则：先近侧后远侧，如有一侧上肢活动障碍，则先健侧后患侧

续表

操作流程	操作步骤	操作要点
2. 实施步骤	①上肢：颈外侧部→上臂外侧→前臂外侧→手背；侧胸→腋窝→上臂内侧→前臂内侧→手心 ②背部：协助老年人侧卧，身下垫大浴巾，按照“左→中→右”三部分，由颈下至臀部分别擦拭，大浴巾及时拭干 ③协助老年人穿好上衣 ④下肢：暴露一侧下肢，垫大浴巾。遵循“髋部→下肢外侧→足背；腹股沟→下肢内侧→足踝；股下→腘窝→足跟”的顺序擦拭，大浴巾及时拭干。同法擦拭、拭干对侧下肢。协助穿好裤子 （4）撤去大浴巾及热水袋	★每换一个部位更换一次小毛巾以维持温度并及时用大浴巾拭干。先近侧后远侧 ★时间：每侧约 3 分钟 ★时间：背部约 3 分钟 ★穿衣原则：先远侧后近侧，如有一侧上肢活动障碍，则先患侧后健侧 ★时间：每侧约 3 分钟 ★腋窝、肘窝、腹股沟、腘窝可适当延长时间，促进散热，轻柔依次擦拭，避免损伤皮肤 ★随时询问老年人的感受，如有异常立刻停止操作，全程时间约 20 分钟
去冰袋测体温	（1）安置体位：协助老年人取舒适体位，整理床单位，交代注意事项 （2）30 分钟后为老年人复测体温，如体温＜ 39 ℃，撤去头部冰袋	★如有异常，及时告知医生
4. 整理用物	整理用物，垃圾分类处理	
5. 洗手记录	（1）七步洗手法洗手 （2）记录：部位、时间、效果、局部皮肤情况、老年人反应、体温变化	

注意事项

1. 禁忌部位：心前区、腹部、后颈、足底。
2. 操作全程不宜超过 20 分钟。
3. 如操作过程中老年人出现面色苍白、寒战、呼吸急促等情况，立即停操作并及时报告医生。

三、其他冷疗方法

（一）冰袋的使用

冰袋是最常用的局部冷疗工具。可起到降温、止血、止痛、消炎等作用，是较为简易、有效、安全的冷疗方法之一。

操作目的

降低体温，局部消肿，减轻充血或出血，限制炎症扩散和化脓，减轻疼痛。

操作程序

1. 准备

环境准备：整洁、安静、明亮、舒适、安全。

老年人准备：根据老年人需求协助其排大小便、取合适体位。

照护员准备：着装整洁，修剪指甲，洗手，戴口罩。

用物准备：医用冰袋（4±1 ℃冷藏）、毛巾或布套、笔、记录单、表、速干手消毒液、生活垃圾桶及医疗垃圾桶。

2. 实施

为老年人使用冰袋的操作流程见表 3-2-4。

表 3-2-4　为老年人使用冰袋的操作流程

操作流程	操作步骤	操作要点
1. 评估沟通	（1）携用物至床旁，核对老年人信息 （2）评估老年人年龄、意识状态、情绪、身体状况、局部皮肤温度觉减退或消失等情况、皮肤有无破损、心理状况及配合度 （3）向老年人解释操作目的、方法、时间及注意事项，取得老年人配合	★态度和蔼、语言得当 ★尊重老年人
2. 实施步骤	（1）安置体位：根据老年人自理程度及具体情况，协助摆放舒适、安全的体位 （2）放置冰袋：再次检查冰袋，套布袋或包裹毛巾，放于需要冰敷的部位 （3）效果观察：观察老年人反应、冰敷部位皮肤情况、全身状况及冰敷效果 （4）撤掉冰袋：冰敷 30 分钟后，撤掉冰袋 （5）安置体位：协助老年人取舒适体位，整理床单位，交代注意事项	★降温：头顶或前额、颈部、腋窝、肘窝、腹股沟、腘窝 ★随时观察老年人局部皮肤状况并及时询问老年人的感受，嘱老年人如有异常及时呼叫 ★避免继发效应 ★如降温，30 分钟后复测体温，观察降温效果
3. 整理用物	整理用物，垃圾分类处理	
4. 洗手记录	（1）七步洗手法洗手 （2）记录：部位、时间、效果、局部皮肤情况、老年人反应、体温变化	

注意事项

1. 冰袋须提前放于 4±1 ℃环境中预冷 12 小时。

2. 冰敷期间如老年人出现寒战、皮肤苍白、麻木等异常情况，应立即停止撤去冰袋并给予正确的处理措施如保暖等，必要时及时通知医生。

3. 禁忌部位：枕后、耳郭、阴囊、心前区、腹部、足底；局部如有组织破损及慢性炎症禁忌冰敷。

4. 对冰冷刺激格外敏感的老年人不能使用。

5. 意识障碍、体质虚弱、高龄或感觉迟钝的老年人，须谨慎使用。

（二）冰帽的使用

冰帽通常由帽体和冷却介质组成，利用传导的原理，以达到降温、减少能量消耗、保护脑组织、减少脑耗氧、保证重要脏器的功能和目的。

操作目的

用于头部降温，防止脑水肿，降低脑细胞代谢，减少耗氧量，提高脑细胞对缺氧的耐受性。

操作程序

1. 准备

环境准备：整洁、安静、明亮、舒适、安全。

老年人准备：根据老年人需求协助其排大小便、取合适体位。

照护员准备：着装整洁，修剪指甲，洗手，戴口罩。

用物准备：医用冰帽（4±1 ℃冷藏）、毛巾、防冻警示牌、笔、记录单、表、速干手消毒液、生活垃圾桶及医疗垃圾桶。

2. 实施

为老年人使用冰帽的操作流程见表 3–2–5。

表 3–2–5　为老年人使用冰帽的操作流程

操作流程	操作步骤	操作要点
1. 评估沟通	（1）携用物至床旁，核对老年人信息 （2）评估老年人年龄、意识状态、情绪、身体状况、局部皮肤温度觉减退或消失等情况、皮肤有无破损、心理状况及配合度 （3）向老年人解释操作目的、方法、时间及注意事项，取得老年人配合	★态度和蔼、语言得当 ★尊重老年人
2. 实施步骤	（1）安置体位：根据老年人自理程度及具体情况，协助摆放舒适、安全的体位（仰卧位或坐位） （2）佩戴冰帽：再次检查，内垫毛巾，调整位置使其覆盖前额、头顶及后枕部，魔术贴或绑带固定，确保贴合不松动，悬挂防冻伤警示牌 （3）效果观察：观察老年人反应、全身状况及冰帽使用后效果 （4）撤掉冰帽：30 分钟后，撤掉冰帽及防冻伤警示牌 （5）安置体位：协助老年人取舒适体位，整理床单位，交代注意事项	★随时观察老年人状况并及时询问老年人的感受，嘱老年人如有异常及时呼叫 ★用冷时间不超过 30 分钟，避免继发效应 ★如降温，30 分钟后复测体温，观察降温效果 ★观察局部皮肤情况如前额、耳郭、枕部有无异常
3. 整理用物	整理用物，垃圾分类处理。	
4. 洗手记录	（1）七步洗手法洗手 （2）记录：部位、时间、效果、局部皮肤情况、老年人反应、体温变化	

注意事项

1. 使用中每 15 分钟观察一次皮肤情况，局部皮肤苍白、青紫或有麻木感，须立即停止使用。

2. 佩戴冰帽期间，维持肛温不能低于 35 ℃，每 15 分钟监测一次肛温，以防发生心室颤动，房室传导阻滞。

3. 若老年人在冰帽使用过程中出现寒战、皮肤苍白、麻木等异常情况，应立即停止使用，给予保暖措施，必要时及时通知医生进行处理。

4. 对于体质虚弱、高龄或感觉迟钝的老年人，更要密切观察反应，谨慎使用冰帽。

任务评价

老年人冷疗照护的任务评价方法见表 3-2-6。

表 3-2-6　老年人冷疗照护的任务评价

项目	内容	分值	自评	互评	教师评价
工作准备（10%）	照护员仪表仪容、手卫生等符合规范	5			
	根据工作任务准备相应的用物	5			
沟通评估（10%）	采用有效方法核对老年人基本信息	2			
	对老年人进行有效评估	4			
	使用恰当的语言与老年人进行交流，向老年人解释操作目的及注意事项，征得老年人同意	4			
操作过程（60%）	能正确使用医用冰袋、冰帽为老年人进行冷疗，能正确为老年人温水拭浴	40			
	能与老年人有效沟通，并注意观察老年人的反应	20			
整理记录（10%）	按要求分类整理用物，七步洗手法洗手，记录全面	10			
整体评价（10%）	操作流畅、安全、规范	5			
	过程中有尊老、敬老、爱老、护老的意识，体现出对老年人的人文关怀	5			

任务三　老年人热疗照护技术

课件

案例导入

杨奶奶，78 岁，身高 163 cm，体重 65 kg，20 年前确诊高血压、椎间盘突出、原发性血小板减少症。现入住爱玺养老机构 801 房间 /31 床。企业退休，爱好打麻将，性格开朗、好强。育一儿一女，子女工作较繁忙。6 个月前突发脑卒中。

目前情况：杨奶奶，脑血栓后遗症，右侧肢体活动障碍，右上肢屈曲于胸前，右下肢无力。能勉强翻身，协助下勉强坐立，但因腰部肌肉无力，腰部酸痛，希望给予热敷；情绪不佳，睡眠障碍。

任务描述

1. 请为杨奶奶选择热疗方法并协助其实施。
2. 请教会杨奶奶进行热疗过程中应该注意什么。
3. 请提供心理支持，帮助老人缓解情绪。

知识储备

老年人热疗照护技术是利用高于人体温度的载热体，作用于机体的局部或全身，从而达到促进血液循环、消除炎症、解除痉挛和缓解疼痛的目的。老年人常用的载热体有热水、红外线、烤灯等。

一、热湿敷

热湿敷多用于老年人局部热疗，是以热水或其他湿热液体为载热体，通过传导作用在局部发挥热疗作用。在老年人基础照护中，热湿敷作为一种常见的热疗照护技术，能够促进局部血液循环，缓解疼痛，促进炎症的消散或局限等。

（一）准备

环境准备：整洁、安静、舒适、安全、温湿度适宜，必要时保护老年人隐私。

老年人准备：根据病情需要和热疗的部位，采取舒适的体位。了解热湿敷的目的、过程、注意事项等，能够配合操作。

照护员准备：着装整齐，洗手，戴口罩。

用物准备：热水（水温 50 ~ 60 ℃）、水盆、水温计、热水瓶（内装热水）、棉质敷巾 2 条（大小视热敷的面积而定）、防水垫或棉纱垫、凡士林、消毒纱布、干毛巾、手消液、换药包（有伤口的情况）等。

（二）实施

为老年人热湿敷的操作流程见表 3-2-7。

表 3-2-7 为老年人热湿敷的操作流程

操作流程	操作步骤	操作要点
1. 沟通评估	（1）核对老年人信息，备齐用物，携至老年人床旁，核对热疗计划 （2）通过与老年人沟通，评估老年人意识状态、认知能力、活动能力、合作程度、心理状态 （3）评估老年人的体温、脉搏、呼吸、血压、既往病史、手术史、用药史、过敏史、康复史等 （4）评估老年人热湿敷部位的皮肤情况，有无伤口，有无感觉障碍，以及对热的敏感度	★核对无误
2. 热湿敷	（1）再次核对老年人信息，与老年人沟通解释热湿敷的目的、部位、预期效果、注意事项等 （2）协助老年人取适宜体位，充分暴露热敷部位，下铺防水垫 （3）再次评估老年人局部皮肤情况，热敷部位涂抹凡士林，上覆消毒纱布以保护皮肤 （4）棉质长方形敷巾一块，手持两端，中间 1/2 部分完全进入水盆中浸透，两手反方向用力拧干，以不滴水为宜，抖开，折叠成适宜大小，手腕掌侧皮肤试温无烫感，湿面在下干面在上置于热敷部位 （5）询问老年人感受并观察老年人面部表情及肢体动作 （6）每隔 3 ~ 5 分钟观察局部皮肤颜色，触摸皮肤，询问老年人感受，同时调整盆中水温，更换另一块敷巾 （7）热湿敷 20 分钟后去除湿敷巾，用干毛巾拭干局部	★动作轻柔，根据老年人病情需要采取合适体位 ★敷巾大小能完全覆盖热敷部位 ★细致观察热敷部位，出现紫色斑纹、水疱或其他不适时应立即停止热敷并及时处理
3. 整理用物	（1）安置老年人舒适体位 （2）敷巾、毛巾清洗消毒后备用	
4. 洗手记录	（1）按七步洗手法洗手 （2）记录热湿敷部位、操作起止时间、老年人热敷后局部及全身情况变化	★预防交叉感染

注意事项

1. 严密观察热湿敷部位皮肤有无发红、起水疱等烫伤状况和老年人一般状况，如有不适应立即停止热湿敷并做好应急处置。

2. 操作过程中注意保护老年人隐私。

3. 热湿敷局部有创面时，操作结束后按无菌技术要求换药，避免创面感染。

二、热水袋的使用

在为老年人提供热疗照护时，热水袋是一种常见的辅助工具。热水袋的种类主要包括橡胶热水袋、电热水袋和暖宝宝等。

（一）准备

环境准备：整洁、安静、舒适、安全、温湿度适宜，必要时保护老年人隐私。

老年人准备：根据病情需要采取舒适的体位。了解热水袋使用的目的、过程、注意事项等，能够配合操作。

照护员准备：着装整齐，洗手，戴口罩。

用物准备：热水袋或电暖宝及布套、水壶（内盛 50 ℃热水）、水温计、手消毒液、毛巾等。灌装橡胶热水袋，水温计测量水壶中的水温为 50 ℃，注入已经准备好的橡胶热水袋内，1/2 ~ 1/3 满，置于平台上排尽袋内空气，旋紧塞子，检查无漏水，擦干外壁水渍装入布套内。电暖宝充电，自动断电后拔除电源线，放入布套中。暖宝宝使用前，去掉外袋，让内袋充分暴露在空气中，贴至所需部位，立刻就能发热，但不要直接贴于老年人皮肤上。

（二）实施

为老年人使用热水袋的操作流程见表 3-2-8。

表 3-2-8　为老年人使用热水袋的操作流程

操作流程	操作步骤	操作要点
1. 核对检查	（1）核对老年人信息，备齐并检查用物，携至老年人床旁，核对热疗计划 （2）通过与老年人沟通，评估老年人意识状态、认知能力、活动能力、合作程度、心理状态。 （3）评估老年人的体温、脉搏、呼吸、血压、既往病史、手术史、用药史、过敏史、康复史等 （4）评估老年人皮肤状况，如完整性、颜色、有无水肿、硬结等，测试皮肤有无感觉障碍及其对热的耐受程度	
2. 热水袋的使用	（1）再次核对老年人信息，与老年人沟通解释使用热水袋的目的、部位、预期效果注意事项等 （2）协助老年人取适宜体位 （3）再次评估老年人局部皮肤情况 （4）用布套或毛巾包裹热水袋置于所需部位距离身体 10 cm 的位置 （5）询问老年人感受并观察老年人面部表情及肢体动作 （6）每隔 10 分钟观察局部皮肤颜色，触摸皮肤，询问老年人感觉 （7）使用热水袋 30 分钟后撤掉热水袋	★动作轻柔，根据老年人病情需要采取合适体位 ★严禁热水袋直接接触皮肤，袋口朝向身体外侧 ★细致观察热敷部位，出现紫色斑纹、水疱或其他不适时应立即撤去热水袋并及时处理
3. 整理用物	（1）安置老年人舒适体位 （2）将橡胶热水袋中的水倒空，倒挂晾干后吹入空气，拧紧袋口塞子，置于通风阴凉处。袋套清洗消毒备用	★防止橡胶粘连
4. 洗手记录	（1）按七步洗手法洗手 （2）记录热水袋的使用时间、温度、老年人的反应及皮肤状况等信息	★预防交叉感染

注意事项

1. 使用过程中避免锐器刺破热水袋，造成烫伤。

2. 操作过程中注意保护老年人隐私。

3. 操作过程中做好巡视观察，如发现皮肤潮红或水疱时，应立即停止使用，进行局部降温并及时报告。

4. 老年人应避免长时间用热，时间以 30 分钟为宜。

5. 热水袋装入布套内或包裹毛巾，避免与皮肤直接接触，防止烫伤。

6. 腹部疼痛未明确诊断、面部危险区感染、软组织损伤或扭伤后 24 ~ 48 小时内禁用热水袋。

三、其他疗法

（一）烤灯的使用

操作目的

改善局部微循环和新陈代谢，局部解痉、镇痛，促进创面干燥结痂、愈合。

操作程序

1. 准备

环境准备：整洁、安静、舒适、安全、温湿度适宜。

老年人准备：了解操作的目的和过程，能够配合操作。

照护员准备：着装整洁，洗手，戴口罩。

用物准备：烤灯、手消液等。

2. 实施

为老年人使用烤灯的操作流程见表 3-2-9。

表 3-2-9　为老年人使用烤灯的操作流程

操作流程	操作步骤	操作要点
1. 评估沟通	（1）友好微笑着向老人问好，称呼恰当，礼貌地进行自我介绍，选择合适话题，自然开启话题，操作行为举止得体 （2）采用有效方法核对老年人基本信息 （3）评估老年人意识状态、自理能力、健康状况、心理状态及合作程度 （4）向老年人解释操作的目的、方法、注意事项，取得老年人配合	★评估老年人局部皮肤状况，测试皮肤有无感觉障碍及对热的耐受程度
2. 烤灯使用	（1）协助老年人取适宜体位，充分暴露作用部位 （2）再次评估老年人局部皮肤情况 （3）移动烤灯灯头至治疗部位上方或侧方，调节灯距为 30 ~ 50 cm，根据烤灯功率大小与治疗部位组织结构特点等具体情况进行适当调整。接通电源，打开开关，照护员将手掌置于照射部位，以手感温热不烫为宜 （4）询问老年人感受并观察老年人面部表情及肢体动作 （5）每隔 10 分钟 观察局部皮肤颜色，触摸皮肤，询问老年人感觉并再次用手试温，必要时调节灯距 （6）使用 20 分钟后移除烤灯	★若出现心慌、头昏、皮肤颜色发紫、水疱等情况，应立即停止烤灯热疗，并进行相应的处理

续表

操作流程	操作步骤	操作要点
3. 整理用物	（1）合理安置老年人体位 （2）烤灯消毒擦拭干净后固定位置存放备用	
4. 洗手记录	（1）按七步洗手法洗手 （2）记录烤灯的使用时间、老年人的反应及皮肤状况等信息	★预防交叉感染

注意事项

1. 密切巡查，观察老年人局部皮肤颜色，询问老年人感受，如遇异常情况，立即移除烤灯，停止照射，并进行相应处置。

2. 操作结束后，协助老年人穿好衣服，室内休息 15 分钟后方可外出，防止受凉。

3. 操作过程中注意保护老年人隐私。

4. 照射前胸、面颈部位时，避免强光对眼睛的损害，用纱布遮盖双眼或佩戴眼罩。

（二）热水坐浴

操作目的

预防肛门及会阴区域伤口感染；促进会阴、肛门、外生殖器炎症消散；促进肛门、会阴区域伤口的愈合；减轻盆腔充血、水肿及疼痛。

操作程序

1. 准备

环境准备：整洁、安静、舒适、安全、温湿度适宜。

老年人准备：了解热水坐浴的目的、方法、注意事项等，积极配合。

照护员准备：着装整洁，洗手，戴口罩。

用物准备：插电式恒温坐浴器或坐浴椅及配套的无菌坐浴盆（浴盆内盛 1/2 满 40 ~ 45 ℃热水或根据医嘱加药）、无菌纱布、水温计、毛巾、手消毒液等。

2. 实施

为老年人进行热水坐浴的操作流程见表 3–2–10。

表 3–2–10　为老年人进行热水坐浴的操作流程

操作流程	操作步骤	操作要点
1. 评估沟通	（1）友好微笑着向老人问好，称呼恰当，礼貌地进行自我介绍，选择合适话题，自然开启话题，操作行为举止得体 （2）采用有效方法核对老年人基本信息 （3）评估老年人意识状态、自理能力、健康状况、心理状态及合作程度 （4）向老年人解释操作的目的、方法、注意事项，取得老年人配合	

续表

操作流程	操作步骤	操作要点
2. 热水坐浴	（1）协助老年人卷起上衣，褪下裤子，充分暴露臀部 （2）评估老年人局部皮肤情况 （3）先协助老年人试水温，适应后方可坐入水中，将全部臀部泡入水中 （4）询问老年人感受并观察老年人面部表情及肢体动作 （5）随时调整水温至老年人感觉舒适，注意观察皮肤变化 （6）坐浴 20 分钟后用毛巾或无菌纱布拭干局部	★动作轻柔 ★密切观察老年人的面色、表情，询问老年人的感受，出现不适，应立即停止坐浴。
3. 整理用物	（1）协助老年人穿好衣裤，合理安置老年人体位 （2）坐浴盆、毛巾等清洗消毒备用	
4. 洗手记录	（1）按七步洗手法洗手 （2）记录坐浴时间，老年人坐浴后局部及全身情况变化	★防止交叉感染

注意事项

1. 仔细观察坐浴部位皮肤黏膜状况和老年人一般状况，若有不适应立即停止坐浴，做好应急处置。

2. 操作过程中注意保护老年人隐私。

3. 坐浴局部皮肤黏膜如有创面，坐浴结束后须按照无菌技术换药

4. 因热水浴有镇静、催眠作用，老年人坐浴时间不要太长，尽量有人陪伴。

5. 坐浴过程注意防风保暖。

任务评价

老年人热疗照护的任务评价方法见表 3-2-11。

表 3-2-11　老年人热疗照护的任务评价

项目	内容	分值	自评	互评	教师评价
工作准备（10%）	照护员仪表仪容、手卫生等符合规范	5			
	根据工作任务准备相应的用物	5			
沟通评估（10%）	采用有效方法核对老年人基本信息	2			
	对老年人进行有效评估	4			
	使用恰当的语言与老年人进行交流，向老年人解释操作目的及注意事项，征得老年人同意	4			

续表

项目	内容	分值	自评	互评	教师评价
操作过程（60%）	能正确使用烤灯、热水袋等为老年人进行热疗，能为老年人进行热湿敷、温水坐浴	40			
	能与老年人进行有效沟通，并注意观察老年人的反应	20			
整理记录（10%）	按要求分类整理用物，七步洗手法洗手，记录全面	10			
整体评价（10%）	操作流畅、安全、规范	5			
	过程中有尊老、敬老、爱老、护老的意识，体现出对老年人的人文关怀	5			

点燃思考

王爷爷，72 岁，退休教师，有糖尿病史 10 年，右侧膝关节骨性关节炎病史 5 年。今日晨练时不慎扭伤左踝关节，伤后立即返回家中，自述左踝肿胀、疼痛剧烈，无法站立，无皮肤破溃。家属呼叫社区照护员上门处置。

照护任务

1. 请书写照护计划。
2. 请使用电子血压计为老人测量血压，若血压异常及时采取措施。
3. 请为老人测量血糖，若血糖异常及时采取措施。
4. 请和老人共同完成记忆相册制作。
5. 请撰写反思报告。

【练习题】

一、单选题

1. 为老年人进行热水坐浴时，水温一般应控制在（　　）。

A. 35 ～ 38 ℃　　B. 38 ～ 40 ℃　　C. 40 ～ 45 ℃

D. 45 ～ 50 ℃　　E. 50 ～ 55 ℃

答案：C

解析：热水坐浴水温一般控制在 40 ～ 45 ℃，该温度范围既能有效促进局部血液循环，缓解疼痛与炎症，又可避免水温过高烫伤老年人较为脆弱的皮肤。

2. 以下哪种情况不适合给老年人进行热疗（　　）。

A. 关节疼痛　　B. 慢性盆腔炎　　C. 急性阑尾炎

D. 肌肉劳损　　E. 冻疮恢复期

答案：C

解析：热疗可使局部血管扩张，对于急性阑尾炎老年人，热疗会加速炎症扩散，加重病情，所以急性阑尾炎急性期严禁热疗。

3. 给老年人使用烤灯热疗时，烤灯与皮肤的距离一般为（　　）。

A. 10 ~ 20 cm　　B. 20 ~ 30 cm　　C. 30 ~ 50 cm

D. 50 ~ 70 cm　　E. 70 ~ 90 cm

答案：C

解析：烤灯与皮肤距离 30 ~ 50 cm，可保证热辐射均匀，既能达到热疗效果，又可防止距离过近烫伤皮肤，距离过远则热疗效果不佳。

4. 老年人进行冷疗时，若使用冰袋，一般放置时间不宜超过（　　）。

A.10 分钟　　B.20 分钟　　C.30 分钟

D.60 分钟　　E.90 分钟

答案：C

解析：冷疗时冰袋放置时间不宜超过 30 分钟，时间过长易导致局部血液循环障碍，引发冻伤等不良反应。

5. 在有创面的部位做热湿敷应特别注意（　　）。

A. 严格执行无菌操作

B. 受敷部位涂凡士林

C. 受敷部位下垫橡胶单和治疗单

D. 保持水温为 50 ~ 60 ℃

E. 防止烫伤

答案：A

解析：有伤口的部位作热湿敷时，应按无菌操作进行，敷后伤口按换药法处理。

6. 老年人使用冷湿敷缓解局部肿胀时，更换湿敷布的频率一般为（　　）。

A.3 ~ 5 分钟　　B.5 ~ 10 分钟　　C.10 ~ 15 分钟

D.15 ~ 20 分钟　　E.20 ~ 30 分钟

答案：A

解析：冷湿敷时，为保持冷敷效果，通常 3 ~ 5 分钟更换一次湿敷布，这样能持续为局部提供冷刺激，有效缓解肿胀。

7. 当老年人因肩周炎进行热疗时，热疗过程中需要灵活调整角度和距离，哪种热疗方式更适合其关节活动特点（　　）。

A. 热水袋热敷　　B. 热湿敷　　C. 烤灯照射

D. 中药熏蒸　　E. 热水浸泡

答案：C

解析：烤灯照射可根据肩周炎老年人关节活动需求，灵活调整角度和距离，能较好地对肩部关节进行全面热疗，促进局部血液循环，缓解疼痛和僵硬。

8. 对于患有末梢神经炎的老年人，进行冷疗可能会（　　）。

A. 加重神经损伤　　B. 缓解疼痛症状　　C. 促进神经功能恢复

D. 无明显影响　　E. 改善局部血液循环

答案：A

解析：末梢神经炎老年人本身神经功能受损，冷疗会使局部血管收缩，进一步减少神经的血液供应，加重神经损伤，导致症状恶化。

9. 老年人在进行热疗后，若局部皮肤出现较大水疱，以下处理方法正确的是（　　）。

A. 立即挑破水疱，涂抹抗生素软膏

B. 用碘伏消毒后，任其自行吸收

C. 用无菌注射器抽吸水疱液，再用无菌纱布包扎

D. 涂抹烫伤膏后，用创可贴覆盖

E. 无须处理，等待水疱自然消退

答案：C

解析：热疗后局部皮肤出现水疱，用无菌注射器抽吸水疱液，可避免水疱破裂后引发感染，同时用无菌纱布包扎能保护创面，促进愈合。

10. 为老年人进行温水拭浴时，水的温度应控制在（　　）。

A.32 ～ 34 ℃　　B.38 ～ 40 ℃　　C.45 ～ 50 ℃

D.25 ～ 30 ℃　　E.20 ～ 25 ℃

答案：A

解析：水温控制在 32 ～ 34 ℃时，既接近人体皮肤温度（约 33 ℃），能减少对皮肤的冷刺激，避免老年人因寒冷引发寒战、血管收缩（反而影响散热）；又能通过轻微的温度差促进热量散发，实现温和降温。

二、多选题

1. 以下属于老年人热疗作用的有（　　）。

A. 促进血液循环　　B. 减轻疼痛　　C. 消除炎症

D. 降低体温　　E. 促进伤口愈合

答案：ABCE

解析：热疗可使局部血管扩张，血流速度加快，促进血液循环，A 选项正确；通过改善血液循环，带走致痛物质，缓解疼痛，B 选项正确；扩张血管利于白细胞等免疫物质到达炎症部位，发挥消炎作用，C 选项正确；热疗使局部温度升高，并非降低体温，D 选项错误；良好的血液循环为伤口愈合提供营养物质等，促进伤口愈合，E 选项正确，故答案为 ABCE。

2. 给老年人进行冷疗时，可能出现的不良反应有（　　）。

A. 冻伤　　B. 皮肤苍白　　C. 血压升高

D. 心律不齐　　E. 局部麻木

答案：ABCDE

解析：冷疗时若时间过长、温度过低，易导致冻伤，A 选项正确；冷刺激使血管收缩，皮肤血液灌注减少，出现皮肤苍白，B 选项正确；寒冷刺激可使机体应激，导致血压升高，C 选项正确；冷刺激可能影响心脏传导系统，引发心律不齐，D 选项正确；局部持续受冷，神经传导功能受影响，出现局部麻木，E 选项正确，故 ABCDE 均为冷疗可能出现的不良反应。

3. 老年人进行热湿敷时，正确的操作有（　　）。

A. 水温一般控制在 50 ~ 60 ℃

B. 热敷布要拧至不滴水

C. 热敷时间一般为 15 ~ 20 分钟

D. 可在热敷前涂抹凡士林保护皮肤

E. 热敷过程中要密切观察皮肤变化

答案：ABCDE

解析：热湿敷水温 50 ~ 60 ℃，既能保证热疗效果，又可避免烫伤，A 选项正确；热敷布拧至不滴水，防止水分过多滴下烫伤或弄湿衣物，B 选项正确；热敷时间 15 ~ 20 分钟，避免时间过长损伤皮肤，C 选项正确；热敷前涂抹凡士林可减少热敷布与皮肤摩擦，保护皮肤，D 选项正确；热敷过程密切观察皮肤，及时发现皮肤发红、水疱等异常，以便调整热敷，E 选项正确，故 ABCDE 操作均正确。

三、简答题

1. 简述老年人热疗照护中，使用热水袋的注意事项。

2. 请说明老年人冷疗的禁忌证有哪些。

四、案例题

案例一：张爷爷，70 岁，患有高血压和糖尿病，近日因痔疮发作，医生建议进行热水坐浴治疗。照护员在为张爷爷进行热水坐浴时，水温调至 45 ℃，坐浴时间为 20 分钟。在坐浴过程中，张爷爷突然感到头晕、心慌。

问题：

1. 分析张爷爷在坐浴过程中出现头晕、心慌的可能原因。

2. 针对张爷爷的情况，照护员应采取哪些措施？

案例二：李奶奶，65岁，因腿部扭伤，局部肿胀疼痛，照护员为其进行冷疗。冷疗过程中，李奶奶诉局部皮肤疼痛，照护员查看发现局部皮肤出现苍白、麻木。

问题：

1. 李奶奶出现的情况是什么原因导致的？

2. 此时照护员应如何处理？

项目三　老年人用药照护

学习目标

素质目标

1. 秉持“尊老敬老、以人为本、爱岗敬业、爱心奉献”的职业精神，将人文关怀融入养老照护服务全过程。

2. 强化老年人安全用药意识，通过专业引导与知识普及，助力老年人提升自我药物管理能力，切实保障用药安全。

知识目标

1. 了解老年人常用药物的种类、保管及给药方式。

2. 掌握老年人安全用药的基本原则。

3. 熟悉老年人常见药物不良反应及预防措施。

能力目标

1. 能够指导老年人正确服用常用药物。

2. 能够协助老年人进行口服给药、吸入给药及局部给药。

3. 能够识别老年人药物不良反应并采取应对措施。

知识导读

思维导图见图 3-3-1。

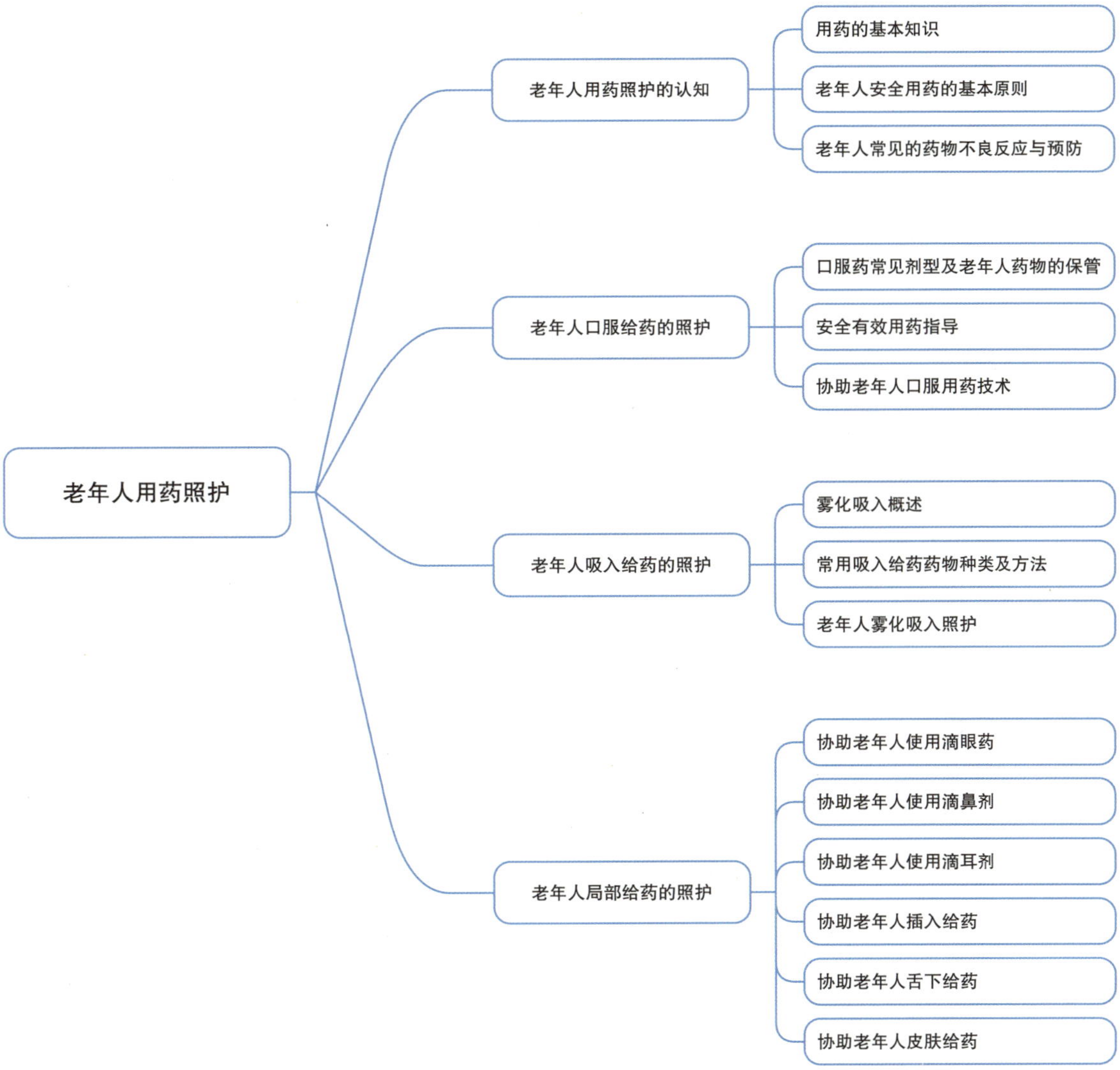

图 3-3-1 老年人用药照护思维导图

赛证对接

本项目中涵盖的知识和技能在各类职业技能竞赛及证书考评中均有所考察。在技能考核方面，主要采用模拟真实情境的方法，以实际照护任务的形式，考察选手或考生的实操能力及应变水平。具体任务包括：根据老年人的具体情况，指导并协助其完成口服给药、吸入给药及局部给药操作，同时开展用药相关的健康教育活动。在知识考核方面，形式多样，包括理论客观题、用药管理计划制订、健康知识海报设计、反思报告撰写等，全面考察选手或考生对知识的掌握与应用能力。

任务一　老年人用药照护的认知

课件

案例导入

白爷爷，67 岁，高血压病史 15 年，退休中学教师。老人和老伴居住在静月小区 13-2-6 号，喜欢养花，经济状况良好。2 年前因骨关节痛，诊断为“骨质疏松症”，门诊治疗。1 年前因突发“脑血栓”住院治疗后出院。目前右侧偏瘫，右肘、腕、手指关节稍有屈曲畸形，但能进行轻微伸屈活动。意识清楚但语言沟通障碍，能领会意思，多用表情、摇头等表达意愿。口服硝苯地平，早晚各 1 次，每次 10 mg。通过智能手机预约照护员为其提供照护服务。

任务描述

请照护员为老年人及其家属进行安全用药的健康指导。

知识储备

一、用药的基本知识

安全用药及用药照护对维护老年人健康至关重要。随着年龄增长，老年人各脏器组织结构和生理功能发生退行性变化，机体对药物的吸收、分布、代谢和排泄过程也随之改变。药物代谢动力学的变化，即机体代谢对靶器官有效药物浓度维持时间的作用，会直接影响药效。同时，老年人常患多种疾病，用药品种较多，发生药物不良反应的概率相对较高。所以，老年人正确、安全用药及给药照护极为关键。

（一）药物的种类

内服药：如片剂、溶液、合剂、散剂、胶囊、丸剂、糖浆剂等。

外用药：如软膏、溶液、粉剂、搽剂、洗剂、滴剂、栓剂、涂膜剂等。

注射药：如溶液、油剂、混悬液、结晶、粉剂等。

新型制剂粘贴：如敷片、胰岛素泵等。

（二）药物的保管

药物一般保存于干燥、避光、阴凉、通风处，且必须按药物性质在规定条件下贮存。使用前检查有效期。有效期是指药物在规定的贮存条件下，能保持质量的期限。药物标签上应注明有效期的年、月、日，即可以使用到所标明日期的最后一天。定期检查药品，凡没有标签或标签模糊，药物已过期，药物有变色、混浊、沉淀、潮解、发霉和异味等现象，均不可使用。

1. 遇光变质和易氧化的药物

遇光变质和易氧化的药物应装在有色密闭瓶中，放于阴凉处，如维生素 C、氨茶碱等。针剂放在用黑纸遮盖的盒内，如氢化可的松、盐酸肾上腺素等。

2. 易挥发、潮解或风化的药物

易挥发、潮解或风化的药物应置于密闭瓶内，用后须盖紧瓶盖，如乙醇、过氧乙酸、酵母片、糖衣片等。

3. 易被热破坏的药物

易被热破坏的药物须置于冰箱，2 ~ 10 ℃冷藏保存，如未开封的胰岛素、未开封的胰岛素笔芯、疫苗、免疫球蛋白等。

4. 易燃的药物

易燃的药物须置于远离明火、阴凉低温处，以防意外，如乙醇、环氧乙烷、乙醚等。

（三）药物作用的影响因素

1. 药物方面

（1）药物剂量：药物必须达到一定的剂量才能产生效应，在一定范围内剂量增加，效应也随之增强，当药物作用达到最大效应后，剂量再增加，其疗效也不会增强，反而会导致药物毒性作用增加。老年人的身体抵抗力差，体内各脏器生理储备能力减弱，肝功能减退，代谢缓慢，容易蓄积中毒。因此，必须精准掌握药物的治疗量和中毒量，确保用药安全。

（2）药物剂型：药物剂型不同，生物利用度不同，药物作用的强度和速度也不同，进而影响药效发挥。一般情况下注射药比口服药吸收快，在注射剂中，水溶液比混悬液、油剂吸收快；在口服制剂中，溶液比片剂、胶吸收快。剂型的选择要考虑到老年人的生理特点，有些老年人吞咽片剂或胶囊比较困难，尤其是大剂量使用时，故老年人口服给药时宜选用颗粒剂、口服液或喷雾剂。另外，老年人由于胃肠功能减弱，会使缓释、控释制剂药物在肠胃内的停留时间变长，药物释放量增加，吸收量也增加，从而产生不良反应。

（3）给药途径：不同的给药途径可影响药效的强弱和起效的快慢，如口服硫酸镁后产生导泻和利胆作用，注射硫酸镁后则产生镇静、解痉和降颅内压的作用。冠心病老年人心绞痛发作时立即应用硝酸酯类药物是最有效、最快速终止心绞痛的方法，如舌下含化硝酸甘油 0.3 ~ 0.6 mg，1 ~ 2 分钟即可起效。此种方法作用快，但是只适用于小剂量给药。

（4）给药时间：给药时间与药物的半衰期有关，抗生素类药物应注意维持药物在血液中的有效浓度。老年人器官功能减弱，对药物的应激反应变弱，从而影响药物的代谢与排出。对有肝肾功能障碍的老年人，可适当调整给药间隔时间，并注意药物的不良反应。

（5）联合用药：指两种或两种以上药物同时或先后应用，其目的是增强疗效，减少不良反应。若联合用药使原有的效应增强，称为协同作用；若联合用药使原有的效应减弱，称为拮抗作用，不利于治疗。患有糖尿病、高血压、哮喘的老年人联合用药较多，应特别注意配伍禁忌。

2. 机体方面

（1）性别：男性和女性对药物的反应一般无明显的差异。老年人中高血压患者比较多，有研究报道高血压、利尿药物在女性体内的清除率较低，持续时间较长，在增强药效的同时也容易发生不良反应。

（2）年龄与体重：一般情况下，药物用量与体重成正比。老年人对药物的反应与成年人不同，除体重因素外，老年人的组织器官及生理功能随年龄增长出现生理性衰退，对药物的代偿和排泄功能减弱，因而对药物的耐受性降低。

（3）疾病因素：疾病可影响药物在体内的代谢过程，进而影响药物的疗效。肾功能异常时，药物代谢减慢，容易导致药物中毒。肾功能受损时，经肾脏排泄的某些药物因半衰期延长，造成蓄积性中毒，应减量或避免使用。

（4）心理因素：老年人的心理因素，如老年人的情绪、治疗的依赖性及配合的程度等会影响药物的疗效，照护员在给药前应了解老年人的情绪状态、对治疗的态度、有无药物依赖等。照护员应与老年人有效沟通，积极引导老年人及其家属建立遵医行为，保持积极乐观的心态以提高药物的治疗效果。

3. 饮食方面

（1）促进吸收和增加疗效：老年人在饮食方面应特别注意，如粗纤维食物可促进肠蠕动，增进驱虫剂的疗效；酸性食物可促进铁的吸收；高脂饮食可促进脂溶性维生素吸收。

（2）影响吸收和降低疗效：老年人中骨质疏松者较多，在服用补钙剂时不宜同吃菠菜，因菠菜中含有大量草酸，草酸与钙结合形成草酸钙而影响钙的吸收；老年贫血患者在服用铁剂时不能与茶水、高脂肪食物同时服用，因为茶叶中的鞣酸与铁形成铁盐而妨碍铁的吸收，脂肪抑制胃酸分泌，也影响铁的吸收，从而降低疗效。

（3）改变尿液 pH 影响疗效：尿液 pH 的改变，会使药效发生变化。例如，氨苄西林、呋妥因在酸性尿液中杀菌力强；氨基糖苷类、头孢菌素类、磺胺类药物在碱性尿液中能增强疗效。

（四）给药途径、次数及时间间隔

药物的给药途径、次数及时间间隔直接影响药物的吸收和疗效。合理的给药方案可以最大限度地发挥药物的治疗作用，减少不良反应。

1. 给药途径

依据药物的性质、剂型、机体对药物的吸收情况和治疗需要等，选择不同的给药途径。常用的给药途径中，除了动、静脉注射药物直接进入血液循环外，其他药物均有一个吸收过程，吸收速度的顺序依次为：吸入给药>舌下含服>直肠给药>肌内注射>皮下注射>口服给药>皮肤给药。

2. 给药的次数和时间间隔

给药次数与时间间隔取决于药物的半衰期，以能维持药物在血液中的有效浓度、发挥最大药效而又不至于引起毒性反应为最佳选择。同时，要考虑到老年人机体耐受力下降对药物的应激反应能力下降，肝肾功能下降等因素，这些都会影响药物的正常转化和排出，因此老年人给药时一定要严格控制给药的次数和时间间隔。照护员要了解医院常用的外文缩写和中文译意（表 3-3-1），以及给药时间（外文缩写）与时间安排（表 3-3-2）。

表 3-3-1　医院常用的外文缩写及中文译意

外文缩写	中文译意	外文缩写	中文译意	外文缩写	中文译意
qd	每日一次	am	上午	q2h	每 2 小时一次
bid	每日二次	pm	下午	q3h	每 3 小时一次
tid	每日三次	12 n	中午 12 时	q4h	每 4 小时一次
qid	每日四次	12 mn	午夜 12 时	q6h	每 6 小时一次
qod	隔日一次	ac	饭前	PO	口服
biw	每周二次	pc	饭后	H	皮下注射
qh	每 1 小时一次	hs	睡前	ID	皮内注射
qm	每晨一次	st	立即	IM 或 im	肌内注射
qn	每晚一次	sos	需要时，限用一次	IV 或 iv	静脉注射
DC	停止	prn	必要时，长期备用医嘱	ivgtt/ivdrip	静脉滴注

表 3-3-2　给药时间（外文缩写）与时间安排

外文缩写	时间安排	外文缩写	时间安排
qm	6：00	q2h	6：00，8：00，10：00，12：00……
qd	8：00	q3h	9：00，12：00，15：00，18：00……
bid	8：00，16：00	q4h	8：00，12：00，16：00，20：00……
tid	8：00，12：00，16：00	q6h	8：00，14：00，20：00，2：00……
qid	8：00，12：00，16：00，20：00	qn	20：00

二、老年人安全用药的基本原则

老年人存在生理功能衰退和多病共存的特点，用药安全尤为重要。为确保老年人用药的有效性和安全性，必须遵循以下基本原则。

（一）准确用药原则

1. 给药时严格执行“三查八对”制度。“三查”即操作前、操作中、操作后查，“八对”即对床号、姓名、药名、剂量、浓度、方法、时间、有效期。

2. 药物剂型应适合老年人服用，如有吞咽困难的老年人不宜选用片剂、胶剂，最好选用冲剂、口服液等液体剂型，遵医嘱选用注射给药。

3. 胃肠功能改变可影响缓释药物的吸收，因此胃肠功能不稳定的老年人不宜服用缓释剂。

4. 选择药物时应综合考虑老年人既往疾病及各器官的功能情况，对部分病症可不用首选药物治疗，如轻度消化不良、入睡困难、便秘的老年人，可通过注意饮食卫生、避免情绪波动、调整日常生活习惯及改变生活方式达到平衡身心、改善症状的作用。

5. 治疗过程中若病情好转、治愈或达到疗程，应及时减量或停药。

6. 不滥用抗生素、滋补类药物，慎用或不使用高危险的药物，以避免产生药物不良反应。

（二）受益原则

当有明确适应证且受益大于风险时，考虑使用药物；当有适应证但受益小于风险时，则应暂不考虑使用药物。如老年人心律失常，经检查发现既无器质性心脏病，又无血流动力学障碍，而长期服用抗心律失常药可使死亡率增加，此时受益小于风险，应尽量不用或少用抗心律失常药物。

（三）小剂量原则

小剂量原则即要求用药要从小剂量开始逐步增加至适宜个体的最佳剂量。按照《中华人民共和国药典》的规定，老年人用药量为成年人剂量的 3/4，一般从成年人剂量的 1/4 ~ 1/3 开始，然后根据临床反应调整剂量。

（四）择时原则

为提高用药疗效与减少药物不良反应的发生，应遵循时间生物学和药理学原理，指导老年人选择最佳的用药时间。例如，口服长效硝酸酯类药物预防心绞痛发作时，患劳力性心绞痛者应在早餐前服药，患变异型心绞痛者则应在临睡前服药；驱虫药和某些泻药等宜空腹或半空腹时服用；健胃药、润肠解痉药、抗酸药、收敛药和利胆药等宜在饭前服用；左旋多巴和阿卡波糖等宜在饭中服用；多数药物可在饭后服用，尤其对消化道有不良反应的药物，如阿司匹林、铁剂和某些抗生素等；助眠药宜在睡前服用。

（五）限制数量原则

老年人常因机体功能衰退，多种急、慢性疾病共存。有资料表明，2 种药物同时使用，药物产生相互作用的概率增加 6%，5 种药物增加 50%，8 种药物增加 100%。对患有多种疾病的老年人，不宜盲目应用多种药物，应按照使用药物的轻重缓急，排列好使用顺序，同时使用时数量最好控制在 5 种以下。

（六）全程评估原则

老年人在用药过程中，应进行全程评估，密切观察老年人身体状况，一旦出现新的症状应考虑是药物的不良反应还是病情变化。前者应暂时停药，后者则应酌情调整药物或剂量。对于需要长期服用的安全范围较窄的药物，如强心苷类药物地高辛、抗癫痫药物苯妥英钠等，要进行血药浓度的监测，根据血药浓度来调整老年人用药。部分药物在使用过程中应定期对老年人的肝肾功能指标进行监测和评估，并根据评估结果调整老年人用药方案，包括治疗时间、用药剂量、用药方式、药物类别等。

三、老年人常见的药物不良反应与预防

老年人由于生理功能的衰退和多病共存的特点，药物不良反应的发生率较高。了解老年人常

见的药物不良反应及其特点，并采取有效的预防措施，是保障老年人用药安全的重要环节。

（一）常见药物不良反应

照护员协助老年人用药前应了解老年人的病情、药物作用及可能出现的不良反应。老年人常见药物不良反应见表 3-3-3。

表 3-3-3　老年人常见药物不良反应

不良反应	具体表现
胃肠道反应	恶心、呕吐、腹痛、腹泻、便秘等
泌尿系统反应	血尿、排尿困难、肾功能下降等
神经系统反应	烦躁不安、头痛、乏力、头晕、失眠、抽搐、大小便失禁等
循环系统反应	心慌、面色苍白、眩晕、血压改变等
呼吸系统反应	胸闷、心悸、喉头堵塞感、呼吸困难、哮喘发作等
皮肤反应	皮炎、麻疹等
全身反应	过敏性休克等

（二）老年人药物不良反应特点

老年人药物不良反应的特点是发生率高、程度重死亡率高、表现特殊。

1. 发生率高

60 岁及以上老年人药物不良反应发生率为 15% ~ 27%，比成年人高 3 倍以上。药物不良反应的发生率与年龄成正比。常见原因包括以下几方面。

（1）生理因素：肝、肾功能衰退，药物代谢灭活和消除延缓，半衰期延长，老年人用药反应、剂量、个体差异大。

（2）病理因素：老年人常患多种疾病，脏器功能衰退，对药物耐受性差，同时对疾病或不适的感受性降低，从而易发生药物不良反应。

（3）药物因素：老年人用药种类越多，产生药物不良反应的发生率越高。药物之间可能会产生协同作用、抑制作用甚至是毒性作用，对增加药物不良反应有一定影响。

（4）服药依从性差：服药依从性是指患者服药行为与医嘱的符合程度。老年人未按医嘱准确服药的比例高达 40%，表现为服用药量过大或过小、不规则服药、擅自停药或停药过快、处方药与非处方药合并使用、服药时未控制饮酒吸烟等。这可能与年龄增大致理解和记忆力减退、对遵医嘱用药的认识不足、需要同时使用多种药物、无力购买药物、缺少家人和照顾者的支持关心等因素有关。

2. 程度重、死亡率高

老年人发生药物不良反应的程度较重，后果也较严重。例如，老年人使用药物后发生体位性低血压，会引起晕、跌倒，甚至死亡。

3. 表现特殊

（1）症状常不典型，与原发病不易鉴别：老年人药物不良反应的表现，如体位性低血压、精神症状、便秘、尿潴留或尿失禁、共济失调致跌倒等，易与老年病症状相混淆。

（2）药物矛盾反应多见：老年人用药后易出现与用药治疗效果相反的特殊不良反应。例如，应用激素类药物治疗过敏症状，反而引起过敏反应等。

（三）药物不良反应的观察与预防

1. 用药从小剂量开始

为了预防药物不良反应的发生，用药一般从成年人剂量的 1/4 开始，逐渐增大至 1/3、1/2、2/3、3/4；同时要注意个体差异，治疗过程中要求持续观察，一旦发现不良反应，及时协助医生处理。

2. 选用适合老年人的药物剂型

口腔黏膜干燥的老年人，服用片剂、胶囊制剂时要给予充足的水送服；吞咽困难的老年人宜选用液体剂型或使用注射给药，老年人由于皮肤弹性组织减少，注射部位皮肤常出血，应延长按压时间；接受静脉治疗的老年人要预防循环超负荷，特别注意观察出现血压升高、呼吸加快、气喘等急性肺水肿的症状和体征。由于体温下降，血液循环减慢，老年人使用栓剂药物需要更长的融化时间。

3. 密切观察药物不良反应

要注意观察老年人用药后可能出现的不良反应，及时处理。例如，对使用降压药的老年人，要注意提醒其站立、起床时动作要缓慢，避免体位性低血压。

4. 注意观察药物矛盾反应

药物矛盾反应是在药物治疗过程中出现的一种特殊现象，即药物产生了与预期治疗效果相反或矛盾的作用，老年人在用药后容易出现药物矛盾反应。如氢氯噻嗪具有利尿和抗利尿双重作用，乙酰唑胺既可降颅内压又可治疗低颅压等，所以用药后需要密切观察。

5. 规定适当的用药时间和用药间隔

根据老年人的用药能力、生活习惯确定给药方式，给药方式应尽可能简单，当口服药物与注射药物疗效相似时，宜采用口服给药。许多食物和药物同时服用会产生相互作用而干扰药物的吸收，如含钠基或碳酸钙的制酸剂不宜与牛奶或其他富含维生素 D 的食物一起服用，以免刺激胃液过度分泌或造成血钙、血磷过高。给药时合理安排用药时间和用药间隔，考虑老年人的作息时间，以保证有效的血药浓度。

6. 其他预防药物不良反应的措施

当药物未达到预期疗效时，要仔细询问老年人是否按医嘱用药，提高用药的依从性。对长期服用某一种药物的老年人，要注意监测血药浓度。对老年人所用的药物剂量要进行认真记录并注意保存。

任务二　老年人口服给药的照护

课件

案例导入

李奶奶，70 岁，居住在世纪小区 3 栋 206 室，老伴去世了，她跟儿子一起生活。近期受凉感冒，咳嗽、咳痰，根据医嘱服用阿莫西林，每次 0.5 g，每日 3 次；右美沙芬每次 15 ~ 30 mg，每日 3 ~ 4 次。老人生活自理，但不识字，由社区照护员上门服务。

任务描述

请协助老人服用口服药。

知识储备

一、口服药常见剂型及老年人药物的保管

（一）口服药常见剂型

口服药是指需经口吞服或舌下含服的药物。老年人常用口服药有溶液、片剂、丸剂、胶囊剂等剂型。

1. 口含片与舌下片

口含片与舌下片又称含片，多用于口腔及咽喉疾病，有局部消炎、杀菌、收敛、止痛作用；如西瓜霜润喉片、草珊瑚含片、西地碘含片等。使用时应在口腔内含化，不可咀嚼、吞咽，含服中和含服后不可饮用液体，以延长疗效。

2. 口服片剂

口服片剂指经口腔服药后，在胃肠道吸收。服药时用温开水送服，但维生素类、助消化药、止咳糖浆类不宜用温水送服。无特殊要求的口服片剂一般采用吞服。吞服是将完整的药物用温开水送服到胃内，使药物在胃内或肠中被吸收。

3. 口服胶囊

口服胶囊是将药物填装在空心、硬质胶囊中，或密闭于弹性、软质胶囊中制成的药剂，该制法可掩盖药物不良气味及提高药物稳定性。服用时，不能破坏胶囊，应当整粒吞服。

4. 口服溶液

多见于糖浆类药物，如急支糖浆、复方甘草合剂、枇杷膏等。指导老年人服用时不宜用温开水送服，因服药后药物可在病变咽喉部黏膜表面形成保护膜。如同时服用多种药物，口服溶剂应在最后服用。

（二）老年人药物的保管

1. 数量合适

个人储存的药物数量不可过多，以免过期失效或变质。

2. 标注清晰

药瓶或药袋上要清楚标明药名、剂量、用法、开药日期、医院等。凡字迹不清或无标签的药都不能使用。

3. 存放环境

药物要存放于避光、干燥、阴凉、清洁处，定点放置、分类存放，内服药与外用药应分开放置，以免急用时拿错、误服而发生危险。

4. 保存方法

根据各类药物的不同性质，妥善保存。①易挥发、溶解或风化的药物，须装瓶、盖紧，密闭保存。如糖衣片、干酵母、复方新诺明、复方甘草片、阿司匹林、含碘片、各种维生素和胶等。②栓剂、水剂药和遇热容易变质的药物，如胰岛素、眼药水等，应低温保存。如提示药物冷藏保管，则温度控制在 2 ~ 10 ℃；在阴凉暗处保管，温度应控制在 20 ℃以下。③易氧化和遇光变质的药物，如维生素 C、氨茶碱、盐酸肾上腺素、可的松等，应装在有色瓶中，或在垫上黑纸的纸盒里保存，放于阴凉处。④易过期的药物，如各种抗生素、胰岛素应定期检查，按有效期时限的先后，有计划地使用。

二、安全有效用药指导

（一）一般用药指导

1. 须吞服的药物用温开水送服，不宜用茶水。

2. 胶囊、缓释片、肠溶片吞服时不可嚼碎。

3. 舌下含片应放在舌下待其溶化。

4. 对于老年慢性病患者和出院后需要继续服药的老年人，应使其了解用药的相关知识和服药中的注意事项，主动配合药疗，减少不良反应。

（二）特殊用药指导

1. 抗生素及磺胺类药物应准时服药，以保持有效的血药浓度。

2. 健胃及刺激食欲的药物宜饭前服用，因其刺激舌味觉感受器，促进胃液分泌，可以增进食欲。助消化药及对胃黏膜有刺激性的药物宜饭后服用，以便使药物和食物均匀混合，有助于消化或减少对胃壁的刺激。

3. 对牙齿有腐蚀作用或会使牙齿染色的药物，如酸剂、铁剂，服用时可使用吸管避免药物与牙齿接触，服药后立即漱口，保护牙齿。

4. 止咳糖浆对呼吸道黏膜有安抚作用，服后不宜立即饮水，以免冲淡药液，降低药效；同时服用多种药物时，止咳糖浆应最后服用。

5. 磺胺类药和退热药服用后宜多饮水，前者由肾脏排出，尿少时易析出结晶，阻塞肾小管；后者起发汗降温作用，多饮水有利于增加疗效。

6. 强心苷类药物服用前需要先测脉率（心率）及脉律（心律），若脉率低于每分钟 60 次或心律异常，应停止服用并报告医生。

三、协助老年人口服用药技术

操作目的

协助老年人用药，用于诊断、预防和治疗疾病。

操作程序

（一）准备

环境准备：整洁、安静、舒适、安全、温度适宜。

老年人准备：能够配合操作，了解所服用药物的性状、作用及不良反应。

照护员准备：着装整洁，修剪指甲，洗手，戴口罩。

用物准备：药盘、药杯、量杯、药匙、滴管、包药纸、研钵、纱布、治疗巾、小药卡、服药本、吸管、水杯、服药单、笔、记录单、洗手液。

（二）实施

协助老年人口服用药的操作流程见表 3–3–4。

视频

表 3–3–4　协助老年人口服用药的操作流程

操作流程	操作步骤	操作要点
1. 评估沟通	（1）核对老年人信息 （2）评估环境和老年人意识状态、情绪、身体状况、肢体活动度、口腔情况、吞咽功能、药物过敏史、自理能力、心理需求 （3）照护员向老年人解释服药的目的及方法，取得老年人配合	★严格遵医嘱给药和执行查对制度，认真检查药物，准确无误后方可备药
2. 备物核对	核对医嘱、服药本和小药卡，按床号顺序将小药卡插入药盘内，放好药杯，备好用物	★严格执行“三查八对”
3. 规范配药	（1）遵医嘱核对服药本、小药卡，无误后配药 （2）根据不同剂型的药物，采用不同的取药方法： ①配固体药：药片、胶囊等固体药用药匙取出所需药量，放入药杯。同一位老年人、同一时间内服用的多种药片放入同一药杯内 ②配液体药：a. 摇匀药液，打开瓶盖；b. 取量杯，一手拇指置于所需刻度，使其与视线平齐；另一手持药瓶，瓶签向上，倒药液至所需刻度处；c. 将药液倒入药杯，用湿纱布擦净瓶口盖好；d. 倒取不同药液须清洗量杯；e. 油剂或不足 1 mL 的药液，用滴管吸取，滴于事先加入少量温开水的药杯内；f. 不宜稀释的药物，可用滴管直接滴入老年人口中	★配好一位老年人的药后，再配另一位老年人的药 ★先备固体药，再备水剂、油剂 ★粉剂、含化及有特殊要求的药物需要用纸包好放在药杯内 ★瓶签向上，以免药液沾污瓶签 ★同时服用几种药液时应倒入不同药杯，注意服药顺序 ★防止药液黏附杯内，影响剂量 ★ 1 mL 按 15 滴计算，滴药时使滴管稍倾斜，使药量准确

续表

操作流程	操作步骤	操作要点
4. 再次核对	（1）配药完毕，重新核对药物、服药卡、医嘱本，盖上治疗巾备用 （2）整理、清洁药柜及用物 （3）按七步洗手法洗手	★确保药物正确无误
5. 口服用药	（1）在规定时间内送药至老年人床前，协助老年人采取合适体位： ①坐位：坐直，上半身稍向前倾，头略低，下颏微向前 ②半坐卧位：抬高床头 30° ～ 50°，头面向照护员或坐起，背后垫软枕 （2）协助老年人服药，检查温开水温度是否合适： ①指导自理老年人准确服药：做好讲解示范，告知服药注意事项，确认吞服成功。可指导老年人借助分药盒、定闹钟等方式按时准确服药 ②协助半自理老年人服药：协助老年人先喝一口温水，将药物放入口中，再喝水约 100 mL，将药物咽下，确认吞服成功 ③帮助失能失智老年人服药：根据老年人病情，可用吸管或汤匙给水，将药置于老年人口中，再给水，指导协助老年人吞药，根据情况教会并指导失智老年人用药，确认吞服成功 （3）协助老年人擦净口周，保持服药体位 5 ～ 10 分钟后，取舒适的体位 （4）服药后再次查对所服药物是否正确 （5）用药后观察药物疗效和副作用，发现异常情况立即报告医生	★如遇老年人不在而暂不能服药，应将药物带回保管，适时再发或交班记录 ★如遇老年人拒绝服药，应做好解释和劝说工作，保证老年人用药的连续性 ★对于鼻饲老年人，须将药物碾碎、用水溶解后，从胃管注入，再用少量温开水冲净胃管 ★保持服药体位，防止造成呛咳或窒息
6. 整理用物	整理用物，将物品放回原处，洗净药杯	
7. 洗手记录	（1）按七步洗手法洗手 （2）记录老年人姓名、药名、剂量、给药时间、途径、副作用，发药者签名 （3）老年人未服药时，应及时报告并记录	★预防交叉感染 ★记录准确、及时、完整

注意事项

1. 备药、发药时严格执行查对制度，防止差错事故发生，确保老年人用药安全。

2. 要遵医嘱用药，不得私自加、减药物或停药。

3. 对拒绝服药的老年人要耐心解释，解除其思想顾虑，督促其服药。

4. 对于吞咽困难的老年人，照护员要咨询医护人员或根据药物说明书，决定是否可以将药物切割成小块或研碎服用。

5. 老年人未服药时应及时报告并做记录。

6. 用药后观察药物疗效和不良反应，发现异常及时报告、就诊。

7. 协助患有精神疾病的老年人服药时，须要求其张口，检查药物是否全部咽下。

任务三　老年人吸入给药的照护

课件

案例导入

李华，女，70 岁，居住在世纪小区 3 栋 206 室，现由爱心居家社区中心实施居家照护。有 12 年吸烟史，1 年前因肺部感染、渐进性呼吸困难，前往医院就诊，并诊断为“慢性支气管炎，慢性阻塞性肺气肿”，进行治疗后病情稳定，但容易复发感染，症状呈逐渐加重趋势。老伴去世了，她跟儿子一起生活。最近，老人又出现了咳嗽，痰液增加，轻微憋喘等，医嘱雾化治疗和呼吸训练。老人儿子每日将老人送到社区的日间照护中心日托，同时进行治疗和康复。老人不喜欢到日间照护中心，因为不能随意吸烟，加上身体咳嗽不适，情绪很烦躁。

任务描述

请为老年人进行雾化吸入治疗。

知识储备

一、雾化吸入概述

（一）概念

雾化吸入法是一种以呼吸道和肺为靶器官，应用雾化吸入装置将药液分散成细小的雾滴，经鼻或口吸入呼吸道，以达到预防和治疗疾病目的的直接给药方法。它具有起效快、用药量少、局部药物浓度高、应用方便及全身不良反应少等优点，已成为呼吸系统相关疾病重要的治疗手段。雾化吸入装置能使药液形成粒径为 0.01 ～ 10 μm 的气溶胶微粒而被吸入并沉积于呼吸道和肺部，发挥治疗作用。

雾化颗粒的粒径对药物沉积位置有直接影响，粒径 5 ～ 10 μm 的雾化颗粒主要沉积于口咽部，粒径 3 ～ 5 μm 的雾化颗粒主要沉积于肺部，粒径＜ 3 μm 的雾化颗粒 50% ～ 60% 沉积于肺泡。常用的雾化吸入装置有超声波雾化器、氧气雾化吸入器和手压式雾化器。

（二）雾化吸入的目的

雾化吸入的目的包括：①治疗呼吸道感染，通过吸入抗感染、祛痰或缓解支气管痉挛的药物，治疗急、慢性呼吸道炎症等疾病；②改善通气功能，缓解支气管痉挛，使气道通畅；③预防呼吸道感染，常用于呼吸道烧伤及胸科手术的后；④湿化呼吸道，配合人工呼吸器使呼吸道湿化。

二、常用吸入给药药物种类及方法

（一）常用药物种类

常用吸入给药药物种类包括：①控制呼吸道感染及消除炎症类，常用抗生素有硫酸庆大霉素、卡那霉素等；②缓解支气管痉挛类，常用药物有氨茶碱或沙丁胺醇等；③减轻呼吸道黏膜水肿，常用药物有地塞米松；④稀释痰液及有助排痰类，常用药物有糜蛋白。

（二）常用吸入方法

1. 超声雾化吸入

超声雾化吸入是利用超声波、声能将药液变成细微的气雾，随吸气进入呼吸道，达到治疗呼吸道的目的的方法。其特点是产生的雾滴小而均匀，药液可以深而慢地经吸气达到终末支气管和肺泡，起到治疗作用。此外，超声雾化器可随时调节雾量的大小，电子部件产热能对药液轻度加热，使老年人吸入温暖、舒适的气雾。超声雾化器外观如图 3–3–2 所示。

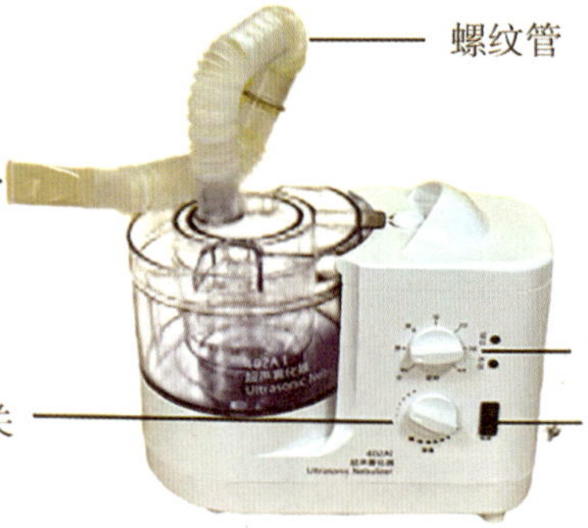

图 3–3–2　超声雾化器

2. 压缩雾化吸入

利用压缩空气将药液雾化，适用于大多数患者，尤其是老年人和儿童。压缩雾化吸入器结构如图 3–3–3 所示。

3. 氧气雾化吸入

氧气雾化吸入是利用高速氧气气流使药液形成雾状，随吸气进入呼吸道，达到消炎、缓解支气管痉挛、稀释痰液、减轻咳嗽的目的。氧气雾化器结构如图 3–3–4 所示。

4. 手压式雾化吸入

通过手动按压装置将药液雾化，适用于便携式治疗。手压式雾化吸入器结构如图 3–3–5 所示。

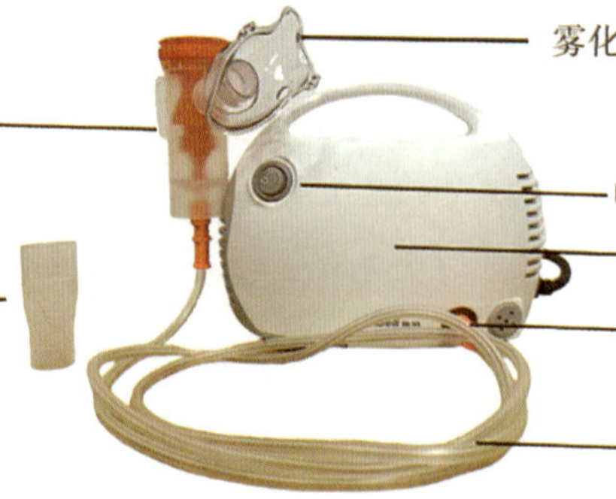

图 3–3–3　压缩雾化吸入器

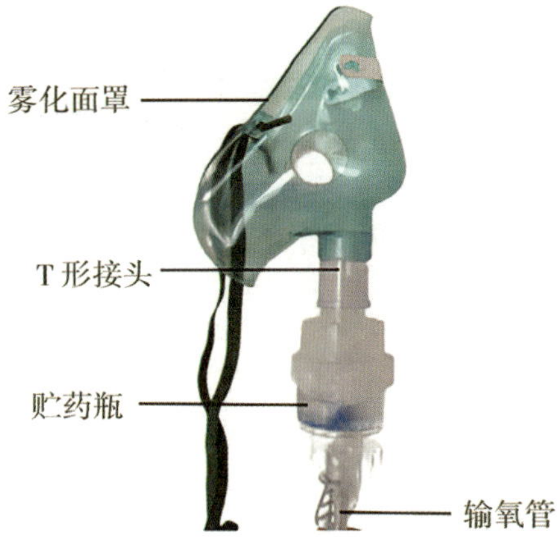

图 3-3-4　氧气雾化器

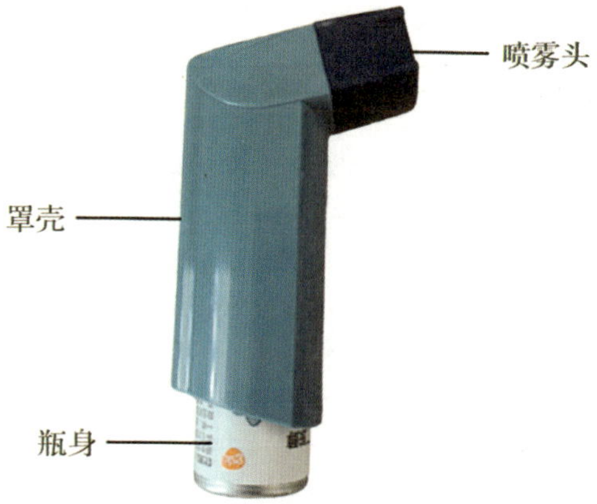

图 3-3-5　手压式雾化吸入器

三、老年人雾化吸入照护

（一）为老年人进行超声雾化吸入技术

操作目的

同“雾化吸入的目的”。

操作程序

1. 准备

环境准备：整洁、安静、舒适、安全、温度适宜。

老年人准备：能够配合操作，了解所服用药物的作用、副作用。

照护员准备：着装整洁，修剪指甲，洗手，戴口罩。

用物准备：毛巾、水杯、吸管、冷蒸馏水、超声雾化器（性能完好）、无菌盘(内放纱布注射器、螺纹管、面罩或口含嘴)、生理盐水、弯盘、治疗单、水温计、笔、记录单、免洗手液。

2. 实施

为老年人进行超声雾化吸入的操作流程见表 3-3-5。

视频

表 3-3-5　为老年人进行超声雾化吸入的操作流程

操作流程	操作步骤	操作要点
1. 评估沟通	（1）携用物至床旁，核对治疗单及老年人信息 （2）评估环境和老年人意识状态、情绪、身体情况、自理能力、心理需求，面部、口腔黏膜情况等 （3）照护员向老年人解释超声雾化吸入的目的及方法，取得老年人配合	★严格遵医嘱给药和执行查对制度，认真检查药物，准确无误后方可备药
2. 连接超声雾化器，核对加药	（1）雾化器水槽注入适量冷蒸馏水，浸没透声膜，水量在最高和最低水位之间 （2）将雾化罐放入水槽中，核对用药后，将稀释药液加入雾化罐内，旋紧罐盖 （3）连接口含嘴（或面罩）	★防止损坏机器 ★药液稀释至 30 ～ 50 mL ★严格执行“三查八对”

续表

操作流程	操作步骤	操作要点
3. 实施雾化	（1）帮助老年人取舒适体位（坐位或半坐卧位），毛巾围于颌下 （2）接通电源，打开电源开关，指示灯亮，预热 3 分钟；调节定时开关，一般雾化时间为 15 ~ 20 分钟；调节雾量大小 （3）再次核对医嘱，将面罩罩住老年人口鼻或是放置好口含嘴，指导老年人紧闭口唇深吸气，用鼻呼气，以利于药液吸入 （4）雾化结束，取下面罩或口含嘴，先关雾化开关，再关电源开关 （5）协助老年人漱口，用毛巾擦干脸部，取舒适卧位，整理床单位	★连续使用超声波雾化器时中间应间歇 30 分钟 ★以免损伤电子元件
4. 整理用物	（1）倒掉水槽的水，擦干、盖好罐盖 （2）将雾化罐、口含嘴、螺纹管和面罩在消毒剂内浸泡 30 分钟，再洗净，晾干备用	★口含嘴、螺纹管每次使用后均要消毒，专人专用
5. 洗手记录	（1）按七步洗手法洗手 （2）记录操作时间、治疗效果及老年人反应，如有异常及时报告医生	★预防交叉感染

注意事项

1. 在操作过程中，随时观察老年人的反应，如老年人感觉不适应及时停止。

2. 水槽及雾化罐内切忌加温水或热水，应保有足够的冷蒸馏水，槽内水温不可超过 60 ℃，以免损坏电子部件。当换冷蒸水时，应先关闭机器。

3. 雾化罐底部的透声胶薄而质脆、易破损，在操作及清洗过程中，不可用力过猛，动作应轻，防止损坏。

4. 若要连续使用，应间隔 30 分钟。

5. 每次使用后，将口含嘴、螺纹管消毒备用。

（二）为老年人进行压缩雾化吸入技术

操作目的

同“雾化吸入的目的”。

操作程序

1. 准备

环境准备：整洁、安静、舒适、安全、温度适宜。

老年人准备：能够配合操作，了解所服用药物的作用、副作用。

照护员准备：着装整洁，修剪指甲，洗手，戴口罩。

用物准备：压缩雾化器（性能完好）、药液、雾化器面罩、毛巾、治疗单、笔、记录本、免洗手液。

2. 实施

为老年人进行压缩雾化吸入的操作流程见表 3-3-6。

表 3-3-6　为老年人进行压缩雾化吸入的操作流程

操作流程	操作步骤	操作要点
1. 评估沟通	（1）携用物至床旁，核对治疗单及老年人信息 （2）评估环境和老年人意识状态、情绪、身体情况、自理能力、心理需求，面部、口腔黏膜情况等 （3）照护员向老年人解释压缩雾化吸入的目的及方法，取得老年人配合	★严格遵医嘱给药和执行查对制度，认真检查药物，准确无误后方可备药
2. 连接雾化器，核对加药	（1）使用前检查压缩雾化吸入器各部件是否完好，有无松动、脱落、漏气等异常情况 （2）连接压缩机和雾化器 （3）核对医嘱，正确配制药液，注入压缩雾化吸入器内	★确保设备清洁，避免交叉感染 ★检查设备功能是否正常
3. 实施雾化	（1）协助老年人取坐位或半坐卧位，毛巾围于颌下 （2）接通电源，打开电源开关，调节雾量大小 （3）再次核对医嘱，将面罩罩住老年人口鼻或是放置好口含嘴，指导老年人紧闭口唇深吸气，用鼻呼气，以利于药液吸入如此反复，直至药液全部喷完 （4）雾化时间结束，取下面罩或口含嘴，关闭开关 （5）协助老年人漱口，用毛巾擦脸，取舒适卧位，整理床单位	
4. 整理用物	将雾化器、口含嘴（或面罩）在消毒剂内浸泡 30 分钟，再洗净，晾干备用	
5. 洗手记录	（1）按七步洗手法洗手 （2）记录操作时间、治疗效果及老年人反应，如有异常及时报告医生	★预防交叉感染

视频

注意事项

1. 操作时严格执行查对制度，确保老年人用药安全。

2. 雾化器专人专用，防止交叉感染。

3. 雾化前不抹油性面膏，并需要清洁面部，以免药物吸附在皮肤上。

（三）为老年人进行氧气雾化吸入技术

操作目的

同“雾化吸入的目的”。

操作程序

1. 准备

环境准备：整洁、安静、舒适、安全、温度适宜，无易燃易爆物品，无明火。

老年人准备：能够配合操作，了解所用药物的作用、副作用。

照护员准备：着装整洁，修剪指甲，洗手，戴口罩。

用物准备：氧气雾化吸入器1套（专人专用）、给氧装置、注射器（已抽吸医嘱用药）、弯盘、水杯、吸管、治疗巾、毛巾、治疗单、笔、记录本、免洗手液。

2. 实施

为老年人进行氧气雾化吸入的操作流程见表3-3-7。

表3-3-7 为老年人进行氧气雾化吸入的操作流程

操作流程	操作步骤	操作要点
1. 评估沟通	（1）携用物至床旁，核对治疗单及老年人信息 （2）评估环境和老年人意识状态、情绪、身体情况、自理能力、心理需求，面部、口腔黏膜情况，有无呼吸困难、咳嗽等情况 （3）照护员向老年人解释氧气雾化吸入的目的及方法，取得老年人配合	★严格遵医嘱给药和执行查对制度，认真检查药物，准确无误后方可备药
2. 连接雾化器，核对加药	（1）使用前检查雾化吸入器各部件是否完好，有无松动、脱落、漏气等异常情况 （2）核对医嘱，正确配制药液，注入氧气雾化吸入器内 （3）连接氧气雾化吸入器和给氧装置 （4）打开氧气开关，调节氧气流量为6～8 L/min	★一般5 mL药液在10～15分钟吸完
3. 实施雾化	（1）协助老年人取坐位或半坐卧位，毛巾围于颌下 （2）指导老年人手持雾化器，带好口含嘴（或面罩），紧闭口唇深吸气用鼻呼气，如此反复，直至药液全部吸完 （3）雾化时间结束，取下面罩或口含嘴，先关闭氧气开关再关流量开关 （4）协助老年人漱口，用毛巾擦脸，取舒适卧位，整理床单位	
4. 整理用物	将雾化器、口含嘴（或面罩）在消毒剂内浸泡30分钟，再洗净，晾干备用	
5. 洗手记录	（1）按七步洗手法洗手 （2）记录操作时间、治疗效果及老年人反应，如有异常及时报告医生	★预防交叉感染

注意事项

1. 操作时严格执行查对制度，确保老年人用药安全。

2. 雾化器专人专用，防止交叉感染。

3. 正确使用供氧装置，操作时严禁接触烟火和易燃品，注意用氧安全。雾化时氧流量不可过大，以免损坏雾化器。

4. 氧气湿化瓶内勿放水，防止液体进入雾化器内稀释药液，降低药物的浓度和疗效。

5. 雾化前不抹油性面膏，并需要清洁面部，以免药物吸附在皮肤上。

（四）协助老年人进行手压式雾化吸入技术

操作目的

肾上腺素类药、氨茶碱或沙丁胺醇等支气管解痉药的吸入给药。

操作程序

1. 准备

环境准备：整洁、安静、舒适、安全、温度适宜。

老年人准备：能够配合操作，了解所服用药物的作用、副作用。

照护员准备：着装整洁，修剪指甲，洗手，口罩。

用物准备：手压式雾化器 1 个、弯盘，遵医嘱备药液、治疗单、笔、记录本、免洗手液。

2. 实施

为老年人进行手压式雾化吸入的操作流程见表 3-3-8。

表 3-3-8　为老年人进行手压式雾化吸入的操作流程

操作流程	操作步骤	操作要点
1. 评估沟通	（1）携用物至床旁，核对治疗单及老年人信息 （2）评估环境和老年人意识状态、情绪、身体情况、自理能力、心理需求，面部、口腔黏膜情况等 （3）照护员向老年人解释手压式雾化吸入的目的及方法，取得老年人配合	★严格遵医嘱给药和执行查对制度，认真检查药物，准确无误后方可备药
2. 实施雾化	（1）再次核对，协助老年人取舒适体位（坐位或半坐卧位）毛巾围于颌下 （2）将雾化器倒置，接口端放入双唇间，平静呼气 （3）吸气开始时按压气雾瓶颈部，使之喷药深吸气、屏气、呼气，反复 1 ~ 2 次 （4）治疗毕，取下雾化器，协助老年人漱口，取舒适卧位，整理床单位	★紧闭嘴唇 ★尽可能延长屏气时间（最好能维持 10 秒左右），然后呼气
3. 整理用物	整理用物，开窗通风	
4. 洗手记录	（1）按七步洗手法洗手 （2）记录操作时间、治疗效果及老年人反应，如有异常及时报告医生	★预防交叉感染

注意事项

1. 使用手压式雾化器之前应检查雾化器各部件是否完好，有无松动、脱落等异常情况。
2. 深吸气时药液经口腔吸入，尽量延长屏气时间，然后再呼气，以提高治疗效果。
3. 每次给药喷 1 ~ 2 次，2 次给药之间的间隔时间不少于 4 小时。
4. 雾化器使用后应放置在阴凉处保存，塑料外壳要定期清洁。

任务四　老年人局部给药的照护

课件

案例导入

徐奶奶，72 岁，冠心病 22 年，5 年前在体检中确诊为脑萎缩。2 年前开始出现记忆力减退、反应迟钝：半年以来计算能力下降明显，行动不便。近几日，患中耳炎，右耳痛、耳鸣，影响睡眠，到社区医院就诊，给予氧氟沙星滴耳剂滴耳，1 天 2 次，1 次 3 滴。育有 1 子，在外地工作。老人与老伴共同居住，日常生活由老伴及照护员照顾，平时喜欢听戏。今日照护员通过社区智慧养老信息化平台获得老人照护需求信息。

任务描述

请为老年人使用滴耳剂滴耳。

知识储备

一、协助老年人使用滴眼药

（一）老年人常用滴眼药

滴眼药是指由药物制成的供滴眼用的溶液，一般也包括眼膏和眼用凝胶。由于滴眼剂属于灭菌制剂，由角膜直接吸收，因此使用滴眼剂时一定要注意手卫生。上错药会带来严重后果，因此要认真核对姓名、药名、用法、给药途径、给药时间、药品质量和有效期等。使用前应先将药瓶摇一摇，如发现药液浑浊或有絮状团块，则说明药液已被污染，不能使用。

常用滴眼剂有眼药水、眼药和眼用凝胶。滴眼剂具有消炎、杀菌、麻醉、散瞳等作用。角膜受损时，用眼药可起到润滑和衬垫作用，缓解眼部的刺激。

（二）协助老年人使用滴眼药技术

操作目的

协助老年人用药，用于诊断、预防、治疗、缓解眼部症状。

操作程序

1. 准备

环境准备：整洁、安静、舒适、安全、温度适宜。

老年人准备：能够配合操作，了解所用药物的作用、副作用。

照护员准备：着装整洁，修剪指甲，洗手，戴口罩。

用物准备：滴眼剂、医用棉签或棉球、治疗单、笔、记录单、免洗手液。

2. 实施

协助老年人使用滴眼药的操作流程见表 3-3-9。

视频

表 3-3-9　协助老年人使用滴眼药的操作流程

操作流程	操作步骤	操作要点
1. 评估沟通	（1）携用物至老人旁，核对治疗单及老年人信息 （2）评估环境及老年人意识状态、情绪、自理能力、心理需求、身体状况、肢体活动度、药物过敏史及既往用药史，用药部位的皮肤黏膜情况、分泌物情况 （3）照护员向老年人解释滴眼剂的目的及方法，取得老年人配合	★确保老年人理解并同意进行滴眼药 ★评估老年人的眼部状况，确保其能够配合完成滴眼过程
2 清洁眼部	（1）先用棉签蘸取温水或生理盐水拭净眼部内外眦分泌物，先擦健侧再擦患侧 （2）协助老年人取坐位或仰卧位，嘱老年人头略向后仰，眼往上看 （3）将药液充分摇匀，检查药液质量，打开瓶盖，瓶盖内面或侧面朝上	★防止交叉感染 ★开盖后眼药水弃去 1 滴，眼药膏弃去一小段，以防污染
3. 协助滴眼	（1）滴眼药水：①照护员一手（或用棉签）向下轻拉下眼睑并固定，一手持药水瓶，摇匀，距眼 2 ～ 3 cm 将眼药水滴入下眼睑结膜内；②指导老年人闭眼保持体位，轻轻转动眼球，并用手指轻轻按压内眼角，防止药物进入鼻腔和口腔 （2）涂眼药膏：①照护员一手（或用棉签）向下轻拉下眼睑并固定，一手挤大约 1 cm 药膏，自内眼角向外眼角方向挤入下穹隆部，最后以旋转方式将药膏膏体离断；②轻提上眼睑，嘱老年人闭上眼睛，轻轻转动眼球，使药膏在结膜囊内充盈；③用干净棉签为老年人擦去眼部外溢药剂；④观察、询问老年人有无不适，协助取舒适卧位，整理床单位	★药液不可直接滴落在角膜上 ★白天易用滴眼剂，临睡前用药膏 ★滴眼后保持体位 1 ～ 2 分钟，有利于药物吸收 ★如角膜有溃疡或眼部有外伤，滴药后不可压迫眼球，也不可拉高上眼睑
4. 整理用物	整理用物，清理污物，滴眼剂注明开瓶日期	
5. 洗手记录	（1）按七步洗手法洗手 （2）记录操作时间、治疗效果及老年人反应，如有异常及时报告医生	★预防交叉感染

注意事项

1. 在进行滴眼药时动作应轻柔，避免损伤角膜。
2. 指导老年人注意用眼卫生，防止交叉感染。
3. 为老年人擦拭前注意测试水温，防止烫伤，擦洗应由内向外，防止引起感染。
4. 白天宜用滴眼剂，临睡前用药膏，不影响生活且药物附着角膜时间长，可维持有效浓度。

二、协助老年人使用滴鼻剂

滴鼻剂是指在鼻腔内使用，经鼻黏膜吸收而发挥局部或全身作用的制剂，常用的有滴鼻液和喷雾剂。

（一）老年人常用滴鼻剂

老年人由于生理功能的退化，更容易患鼻部疾病。老年人常用滴鼻剂包括：①盐酸麻黄素滴鼻剂，用于缓解鼻黏膜充血肿胀引起的鼻塞。不良反应偶见一过性轻微烧灼感、干燥感、头痛、头晕、心率加快，长期使用可致心悸、焦虑不安、失眠等。②麻黄素苯海拉明滴鼻剂，用于过敏性鼻炎、鼻窦炎。不良反应偶见鼻腔干燥症状。③富马酸酮替芬滴鼻剂，用于过敏性鼻炎。不良反应常见有嗜睡、倦怠、口干，以及恶心等胃肠道反应，偶见头痛、头晕、迟钝、体重增加。④色甘酸钠滴鼻剂，用于防治过敏性鼻炎，对于季节性鼻炎者，在易发季节应提前 2 ~ 3 周使用。不良反应可见鼻刺痛、烧灼感、头痛、嗅觉改变，偶见鼻出血、皮疹等过敏反应。⑤麻黄碱新霉素滴鼻液，用于缓解急、慢性鼻炎的鼻塞症状。不良反应偶见一过性轻微烧灼感、干燥感、头痛、头晕、心率加快，长期使用可致心悸、焦虑不安、失眠。

（二）协助老年人使用滴鼻剂技术

操作目的

协助老年人用药，用于诊断、预防、治疗、缓解局部症状。

操作程序

1. 准备

环境准备：整洁、安静、舒适、安全、温度适宜。

老年人准备：能够配合操作，了解所用药物的作用、副作用。

照护员准备：着装整洁，修剪指甲，洗手，戴口罩。

用物准备：滴鼻剂、医用棉签、治疗单、笔、记录单、免洗手液。

2. 实施

协助老年人使用滴鼻剂的操作流程见表 3–3–10。

视频

表 3–3–10　协助老年人使用滴鼻剂的操作流程

操作流程	操作步骤	操作要点
1. 评估沟通	（1）携用物至老人旁，核对治疗单及老年人信息 （2）评估环境及老年人意识状态、情绪、自理能力、心理需求、身体状况、肢体活动度、药物过敏史及既往用药史，用药部位的皮肤黏膜情况、分泌物情况 （3）照护员向老年人解释滴鼻剂的目的及方法，取得老年人配合	★严格遵医嘱给药和执行查对制度，认真检查药物，准确无误后方可备药
2. 清洁鼻腔	（1）协助老年人将鼻涕等分泌物排出，并擦拭干 （2）观察患侧鼻孔有无干痂，用棉签蘸取温水或生理盐水，浸软干痂后再取出 （3）摆放体位。坐位：身体坐直，头向后仰，使鼻孔朝上；仰卧位：平躺，可以在肩下垫软枕头，尽量向后仰，使鼻孔朝上 （4）将药液充分摇匀，检查药液质量，打开瓶盖，瓶盖内面或侧面朝上	

续表

操作流程	操作步骤	操作要点
3. 协助滴鼻	（1）嘱咐老年人先吸气，向患侧鼻腔滴入药液 2 滴（或遵医嘱），瓶口不要碰到鼻黏膜 （2）轻轻地揉按鼻翼两侧，使药液能均匀地渗到鼻黏膜上 （3）协助擦拭鼻部分泌物 （4）观察、询问老年人有无不适，协助取舒适卧位，整理床单位	★滴鼻后保持体位 1 ~ 2 分钟，有利于药物吸收
4. 整理用物	整理用物，清理污物，滴鼻剂注明开瓶日期	
5. 洗手记录	（1）按七步洗手法洗手 （2）记录老年人操作时间、治疗效果及老年人反应，如有异常及时报告医生	★预防交叉感染

注意事项

1. 严格遵医嘱给药和执行查对制度。

2. 如果鼻腔内有干痂，先用温盐水清洗浸泡，待干痂变软取出后再滴药。

3. 照护员滴药动作应轻柔，避免损伤鼻腔黏膜。

4. 向鼻内滴药时，注意瓶口不要碰触鼻部，防止药液污染。

5. 注意观察疗效和不良反应，避免出现反跳性黏膜充血加重。

6. 如药液流入口腔，可将其吐出并漱口。

三、协助老年人使用滴耳剂

滴耳剂是用于耳道内的液体药剂，主要用于治疗耳道感染或局部疾患，常用的有滴耳液。

（一）老年人常用滴耳剂

老年人常用滴耳剂包括：①氧氟沙星滴耳液，用于治疗敏感菌引起的中耳炎、外耳道炎、鼓膜炎，偶有中耳痛及瘙痒感。②氯霉素滴耳液，用于治疗敏感细菌感染引起的外耳炎、急慢性中耳炎，偶见过敏反应。③过氧化氢，具有抗菌、清洗脓液、止痒作用，用于急性化性中耳炎脓液较多时。④碳酸氢钠滴耳液，用于软化耵聍（耳垢）及冲洗耳道，用药后可由于耵聍浸泡后膨胀造成患耳疼痛，应及时就诊，冲洗出耵聍。⑤酚甘油滴耳液，用于外耳道炎、中耳炎及无穿孔性鼓膜炎。鼓膜穿孔者忌用。

（二）协助老年人使用滴耳剂技术

操作目的

协助老年人用药，用于治疗或缓解局部症状。

操作程序

1. 准备

环境准备：整洁、安静、舒适、安全、温度适宜。

老年人准备：能够配合操作，了解所用药物的作用、副作用。

照护员准备：着装整洁，修剪指甲，洗手，戴口罩。

用物准备：滴耳剂、医用棉签、治疗单、笔、记录单、免洗手液。

2. 实施

协助老年人使用滴耳剂的操作流程见表 3-3-11。

视频

表 3-3-11 协助老年人使用滴耳剂的操作流程

操作流程	操作步骤	操作要点
1. 评估沟通	（1）核对老年人信息 （2）评估环境和老年人意识状态、情绪、自理能力、心理需求、身体状况、肢体活动度、药物过敏史及既往用药史，用药部位的皮肤黏膜情况、分泌物情况 （3）照护员向老年人解释滴耳剂的目的及方法，取得老年人配合	★严格遵医嘱给药和执行查对制度，认真检查药物，准确无误后方可备药
2. 清洁耳道	（1）帮助老年人取坐位或半坐卧位；头偏向一侧，患侧耳在上，健侧耳在下 （2）用棉签将耳道分泌物反复清理至干净 （3）将滴耳剂在手中握紧升温，避免过凉 （4）打开瓶盖，瓶盖内面或侧面朝上	★若药液过凉，滴入耳道后可引起眩晕、恶心等不适症状
3. 协助滴耳	（1）照护员一手轻轻牵拉老年人耳郭后上方，使耳道变直，一手持药瓶，将药液沿耳道后壁滴入外耳道 5 ～ 10 滴（或遵医嘱） （2）轻轻压住耳屏，使得药液充分进入中耳，协助老人保持体位 3 ～ 5 分钟（耳浴时需保持体位 10 分钟） （3）观察、询问老年人有无不适，协助取舒适卧位，整理床单位	
4. 整理用物	整理用物，清理污物，滴耳剂注明开瓶日期	
5. 洗手记录	（1）按七步洗手法洗手 （2）记录老年人操作时间、治疗效果及老年人反应，如有异常及时报告医生	★预防交叉感染

注意事项

1. 严格遵医嘱给药和执行查对制度。

2. 注意滴入药液时，瓶口不要碰触耳朵，尤其是病灶部位或渗出液体，以免污染药液。

3. 使用滴耳药前，如果外耳道有分泌物应及时清理，上药时患耳朝上。

4. 使用滴耳药时须将耳郭向后上方轻轻牵拉，使耳道变直，便于药液流入耳内使药液充分吸收。

5. 使用滴耳药后注意观察老年人用药疗效和反应，如有不良反应发生，应立即通知医生。

四、协助老年人插入给药

插入给药法包括直肠给药和阴道给药，常用栓剂进行插入给药。栓剂是药物与相应基质制成的供腔道给药的固体制剂，其熔点为 37 ℃左右，进入体腔后能缓慢融化而产生疗效。

（一）协助老年人直肠给药技术

操作目的

协助老年人进行直肠给药，软化粪便，利于粪便排出（甘油栓）；全身治疗的作用（解热镇痛药）。

操作程序

1. 准备

环境准备：整洁、安静、舒适、安全、温度适宜、屏风遮挡。

老年人准备：能够配合操作，了解所用药物的作用、副作用。

照护员准备：着装整洁，修剪指甲，洗手，戴口罩。

用物准备：直肠用药、卫生纸、一次性护理垫、医用棉签、一次性手套、润滑剂、便盆、屏风、治疗单、笔、记录单、免洗手液。

2. 实施

协助老年人直肠给药的操作流程见表 3-3-12。

表 3-3-12　协助老年人直肠给药的操作流程

操作流程	操作步骤	操作要点
1. 评估沟通	（1）携用物至床旁，核对治疗单及老年人信息 （2）评估环境和老年人意识状态、情绪、自理能力、心理需求、身体状况、肢体活动度、药物过敏史及既往用药史，用药部位的皮肤情况、便秘情况（有无发热） （3）照护员向老年人解释直肠给药的目的及方法，取得老年人配合	★严格遵医嘱给药和执行查对制度，认真检查药物，准确无误后方可备药
2. 摆放体位	（1）协助老年人取左侧卧位，双腿屈曲，脱裤子至膝下，臀部移至床沿，及时盖被，暴露臀部 （2）照护员戴一次性手套，取出一次性治疗巾放于老年人臀下，臀边放置卫生纸	
3. 协助直肠给药	（1）打开盖帽，先挤出少许液体润滑开口处及肛门口 （2）一手垫卫生纸分开老年人臀部，暴露肛门，叮嘱老年人深呼吸，另一手持药物轻轻插入直肠，挤压瓶身，使药液慢慢进入直肠 （3）用卫生纸包裹药物头端轻轻拔出，按压肛门 5 分钟，擦去流出的药液 （4）叮嘱老年人闭目并保持体位 5 ～ 10 分钟，利于药物充分发挥作用 （5）观察、询问老年人有无不适。老人主诉有便意时，指导其深呼吸，收紧肛门 （6）协助老人排便，取舒适卧位，盖好盖被，拉上床挡	★保护老年人隐私，防止着凉 ★叮嘱老年人放松，利于插入
4. 整理用物	整理用物，清理污物，开窗通风	
5. 洗手记录	（1）按七步洗手法洗手 （2）记录老年人操作时间、治疗效果及老年人反应，如有异常及时报告医生	★预防交叉感染

注意事项

1. 操作前应详细检查药物的有效期、剂量和用法。
2. 操作过程中应轻柔、缓慢，避免损伤直肠黏膜。
3. 老年人如有不适，应立即停止操作并报告医生。
4. 操作后应密切观察老年人的反应，如有异常应及时处理。
5. 做好个人防护，防止交叉感染。

（二）协助老年人阴道插入给药技术

操作目的

协助老年人进行阴道给药，确保药物正确、安全地使用，以达到治疗效果，减少不良反应。

操作程序

1. 准备

环境准备：整洁、安静、舒适、安全、温湿度适宜，用屏风遮挡，保护隐私。

老年人准备：能够配合操作，了解阴道给药的过程和目的，放松心情。

照护员准备：着装整洁，修剪指甲，洗手，戴口罩，戴一次性手套。

用物准备：阴道用药、卫生纸、一次性手套、一次性护理垫、屏风、治疗单、笔、记录单、免洗手液。

2. 实施

协助老年人阴道插入给药的操作流程见表 3-3-13。

表 3-3-13　协助老年人阴道插入给药的操作流程

操作流程	操作步骤	操作要点
1. 评估沟通	（1）携用物至老人床旁，核对治疗单及老年人信息 （2）评估环境和老年人意识状态、情绪、自理能力、心理需求、身体状况、肢体活动度、药物过敏史及既往用药史，有无阴道出血 （3）照护员向老年人解释阴道插入给药的目的及方法，取得老年人配合	★严格遵医嘱给药和执行查对制度，认真检查药物，准确无误后方可备药
2. 协助阴道插入给药	（1）协助老年人取仰卧位，双腿分开，屈膝或卧于床上，双腿屈曲，露出会阴部 （2）照护员一手戴指套或手套，以食指或置入器将阴道栓剂以向下向前的方式，置入阴道内 5 cm 以上 （3）老年人尽量至少保持仰卧位 15 分钟，利于药物充分发挥作用 （4）观察、询问老年人有无不适，为老年人取舒适卧位，盖好盖被，拉上床挡	★保护老年人隐私，防止着凉 ★叮嘱老年人放松，利于插入
3. 整理用物	整理用物，清理污物	
4. 洗手记录	（1）按七步洗手法洗手 （2）记录老年人操作时间、治疗效果及老年人反应，如有异常及时报告医生	★预防交叉感染

注意事项

1. 操作前应详细阅读药物说明书，了解药物的使用方法和注意事项。

2. 操作过程中应轻柔、缓慢，避免对老年人造成不适或损伤。

3. 操作后应密切观察老年人的反应，如有异常应及时就医。

4. 阴道给药时应避免性生活、盆浴等可能影响药物效果的行为。

5. 对于有阴道炎症或其他妇科疾病的老年人，应在医生指导下进行阴道给药。

五、协助老年人舌下给药

舌下给药是通过舌下黏膜丰富的毛细血管将药物吸收的一种给药方式。舌下给药可避免胃肠道刺激，同时吸收好、起效快，老年人心绞痛发作时可以采用此方法缓解或消除心前区压迫感、疼痛感。例如，舌下含化硝酸甘油 0.3 ~ 0.6 mg，1 ~ 2 分钟即可起效，作用持续 30 分钟左右；舌下含化硝酸异山梨酯 5 ~ 10 mg，2 ~ 5 分钟起效，作用持续 2 ~ 3 小时。使用时告知老年人将药物放在舌下让其自然溶解吸收，不可咀嚼、不可直接吞下，否则会降低药效。

六、协助老年人皮肤给药

皮肤给药是将药物直接涂于皮肤，皮肤有吸收功能，从而起到局部治疗的作用。常见的皮肤给药的剂型有溶液、软膏、糊剂、粉剂等。

（一）溶液剂

溶液剂一般是非挥发性药物的水溶液，如 3% 硼酸溶液，具有清洁、收敛、消炎等作用。使用时用一次性治疗巾垫于老年人患处下方，用持物钳夹取有药液的棉球，涂抹患处，直至局部皮肤清洁后，再用干棉球擦干。溶液剂主要适用于患急性皮炎且伴有大量渗液或脓液的老年人。

（二）软膏剂

软膏剂是由药物与适宜基质制成的有适当稠度的膏状制剂，如硼酸软膏，具有保护、消炎、润滑、软化痂皮等作用。用棉签将药物直接涂于患处，药物不宜涂得太厚，一般不需要包扎；对于角化过度的受损皮肤，应略加摩擦；局部有溃疡或大片糜烂受损皮肤时，涂药后应予以包扎。软膏剂一般适用于有慢性增厚性皮损的老年人。

（三）糊剂

糊剂是含有大量粉末的半固体制剂，如甲紫糊、氧化锌糊等，具有保护皮肤、吸收渗液和消炎等作用。使用时用棉签将药物直接涂于患处，不宜过厚，或先将药物涂在无菌纱布上，后贴于皮肤患处，并包扎固定。糊剂主要适用于患亚急性皮炎且有少量渗液或轻度糜烂的老年人。

（四）粉剂

粉剂是由一种或数种药物的极细粉末均匀混合制成的干燥粉末样制剂，如滑石粉等具有干燥、保护皮肤的作用。使用时将药粉均匀地扑撒在受损皮肤处。注意粉剂多次应用后如有粉块形成，可用无菌等渗盐水湿润后除去。用药后观察局部皮肤反应，询问老年人主观感受，倾听老年人自觉症状以评价用药效果。粉剂一般适用于患急性或亚急性皮炎而无糜烂渗液的皮损的老年人。

任务评价

老年人用药照护的任务评价方法见表 3-3-14。

表 3-3-14 老年人用药照护的任务评价

项目	内容	分值	自评	互评	教师评价	企业导师评价
工作准备（10%）	照护员仪表仪容、手卫生等符合规范	5				
	根据工作任务准备相应用物	5				
沟通评估（10%）	采用有效方法核对老年人基本信息	2				
	对老年人进行有效评估	4				
	使用恰当的语言与老年人进行交流，向老人解释操作目的及注意事项，征得老人同意	4				
操作过程（60%）	能够安全、规范地协助老年人给药，操作过程顺利，老人无不适	60				
整理记录（10%）	按要求分类整理用物，七步洗手法洗手，记录全面	10				
整体评价（10%）	操作流畅、安全、规范	5				
	过程中有尊老、敬老、爱老、护老的意识，体现出对老年人的人文关怀	5				

【练习题】

一、选择题

1. 老年人用药管理中，下列说法错误的是（　　）。

A. 药物一般保存于避光、阴凉、通风处，且必须按药物性质在规定条件下贮存

B. 遇光变质和易氧化的药物应装在有色密闭瓶中，放于阴凉处

C. 易挥发、潮解或风化的药物应置于冰箱，2 ~ 10 ℃冷藏保存

D. 药物标签上应注明有效期的年、月、日，即可以使用到所标明日期的最后一天

E. 定期检查药品，凡没有标签或标签模糊，药物已过期，药物有变色、混浊、沉淀、潮解、发霉和异味等现象，均不可使用

答案：C

解析：易挥发、潮解或风化的药物应置于密闭瓶内，用后须盖紧瓶盖，如乙醇、过氧乙酸、酵母片、糖衣片等。

2. 联合用药指 2 种或 2 种以上药物同时或先后应用，其目的是增强疗效，减少不良反应。关于联合用药说法错误的是（　　）。

A. 患有糖尿病、高血压、哮喘的老年人联合用药较多，应特别注意配伍禁忌

B. 男性和女性对药物的反应一般无明显的差异

C. 老年人对药物的耐受性增强

D. 肾功能受损时，经肾脏排泄的某些药物因半衰期延长，容易造成蓄积性中毒，应减量或避免使用

E. 老年人的心理因素，如老年人的情绪、治疗的依赖性及配合的程度等也会影响药物的疗效

答案：C

解析：老年人的组织器官及生理功能随年龄增长出现生理性衰退，对药物的代偿和排泄功能减弱，因而对药物的耐受性降低。

3. 常用的给药途径中，除了动、静脉注射药物直接进入血液循环外，其他药物均有一个吸收过程，吸收速度的顺序依次为（　　）。

A. 吸入给药＞舌下含服＞直肠给药＞肌内注射＞皮下注射＞口服给药＞皮肤给药

B. 吸入给药＞肌内注射＞直肠给药＞舌下含服＞皮下注射＞口服给药＞皮肤给药

C. 吸入给药＞舌下含服＞直肠给药＞皮下注射＞肌内注射＞口服给药＞皮肤给药

D. 吸入给药＞舌下含服＞直肠给药＞皮下注射＞口服给药＞肌内注射＞皮肤给药

E. 吸入给药＞舌下含服＞皮下注射＞口服给药＞肌内注射＞皮肤给药＞直肠给药

答案：A

解析：吸收速度的顺序依次为：吸入给药＞舌下含服＞直肠给药＞肌内注射＞皮下注射＞口服给药＞皮肤给药。

4. 老年人给药时一定要严格控制给药的次数和时间间隔。下列关于医院常用的外文缩写及中文译意对应错误的是（　　）。

A.qd：每日一次　　B.bid：每日二次　　C.tid：每日三次

D.qid：每日四次　　E.biw：隔日一次

答案：E

解析：qod 为隔日一次 ,biw 为每周二次。

5. 老年人安全用药的基本原则不包括以下哪项（　　）。

A. 给药时严格执行“三查八对”制度

B. 当有明确适应证且受益大于风险时，考虑使用药物；当有适应证但受益小于风险时，则应暂不考虑使用药物

C. 小剂量原则即要求用药要从小剂量开始逐步增加至适宜个体的最大剂量

D. 对患有多种疾病的老年人，不宜盲目应用多种药物

E. 为提高用药疗效与减少药物不良反应的发生，应遵循时间生物学和药理学原理，指导老年人选择最佳的用药时间

答案：C

解析：小剂量原则即要求用药要从小剂量开始逐步增加至适宜个体的最佳剂量。按照《中华人民共和国药典》的规定，老年人用药量为成年人剂量的 3/4，一般从成年人剂量的 1/4 ~ 1/3 开始，然后根据临床反应调整剂量。

6. 以下不属于老年人常见药物不良反应的是（　　）。

A. 恶心、呕吐　　B. 头痛、乏力　　C. 面色苍白、眩晕

D. 呛咳、噎食　　E. 过敏性休克

答案：D

解析：呛咳、噎食是老年人药物服用时易发生的意外情况。

7. 老年人吸入给药的照护中，以下哪项不是雾化吸入的优点（　　）。

A. 起效快　　B. 药物剂量大　　C. 全身不良反应少

D. 局部药物浓度高　　E. 应用方便

答案：B

解析：雾化吸入具有起效快、用药量少、局部药物浓度高、应用方便及全身不良反应少等优点，已成为呼吸系统相关疾病重要的治疗手段。

8. 在老年人雾化吸入照护中，以下哪项操作是不正确的（　　）。

A. 严格遵医嘱给药和执行查对制度，认真检查药物，准确无误后备药

B. 检查设备功能是否正常

C. 根据医嘱准确添加药物和水

D. 面雾化结束，取下面罩或口含嘴，先关电源开关，再关雾化开关

E. 密切观察老年人反应，如有不适应立即停止

答案：D

解析：雾化结束，取下面罩或口含嘴，先关雾化开关，再关电源开关。

9. 协助老年人使用滴眼药，下列做法错误的是（　　）。

A. 使用滴眼剂时一定要注意手卫生

B. 上错药会带来严重后果，因此要认真核对

C. 使用前应先将药瓶摇一摇，如发现药液浑浊或有絮状团块，则说明药液已被污染，不能使用

D. 药液直接滴落在角膜上

E. 滴眼后保持体位 1 ~ 2 分钟

答案：D

解析：距眼 2 ~ 3 cm 将眼药水滴入下眼睑结膜内。

10. 协助老年人使用滴耳剂，下列做法错误的是（　　）。

A. 严格遵医嘱给药和执行查对制度

B. 如果鼻腔内有干痂，先用温盐水清洗浸泡，待干痂变软取出后再滴药

C. 向鼻内滴药时，注意瓶口不要碰触鼻部，防止药液污染

D. 注意观察疗效和不良反应，避免出现反跳性黏膜充血加重

E. 嘱咐老年人先呼气，向患侧鼻腔滴入药液

答案：E

解析：嘱咐老年人先吸气，向患侧鼻腔滴入药液 2 滴（或遵医嘱），瓶口不要碰到鼻黏膜。

11. 协助老年人皮肤给药，下列说法错误的是（　　）。

A. 溶液剂主要适用于患急性皮炎且伴有大量渗液或脓液的老年人

B. 用棉签将软膏剂直接涂于患处，药物不宜涂得太厚，一般不需要包扎

C. 糊剂主要适用于患亚急性皮炎且有少量渗液或轻度糜烂的老年人

D. 粉剂是由一种或数种药物的极细粉末均匀混合制成的干燥粉末样制剂，如滑石粉等具有干燥、保护皮肤的作用

E. 用药后观察局部皮肤反应，无须询问老年人主观感受

答案：E

解析：用药后观察局部皮肤反应，询问老年人主观感受，倾听老年人自觉症状以评价用药效果。

12. 老年人安全有效用药指导，下列说法错误的是（　　）。

A. 须吞服的药物用温开水送服，不宜用茶水

B. 胶囊、缓释片、肠溶片吞服时不可嚼碎

C. 舌下含片应放在舌下待其溶化

D. 助消化药及对胃黏膜有刺激性的药物宜饭前服用

E. 止咳糖浆对呼吸道黏膜有安抚作用，服后不宜立即饮水

答案：D

解析：助消化药及对胃黏膜有刺激性的药物宜饭后服用，以便使药物和食物均匀混合，有助于消化或减少对胃壁的刺激。

二、简答题

老年人安全用药的基本原则是什么？

拓展阅读

李华是一名“95 后”的养老护理员，她以耐心和细心著称。在养老院工作期间，李华不仅掌握了专业的护理技能，还用她的热情和关怀赢得了老人们的喜爱。她经常利用休息时间与老人们聊天，了解他们的需求和喜好，使他们感到温暖和被尊重。

有一次，王奶奶因为孤独而情绪低落，李华注意到了这一点，便主动陪伴她，听她讲述过去的故事，还教她使用智能手机与家人视频通话。王奶奶的脸上渐渐露出了笑容，她的心情也有了明显的好转。

李华的敬业精神和对老人的深情关怀，展现了新时代护理员的风采。她用自己的行动诠释了尊老敬老的传统美德，为养老护理行业树立了良好的榜样。

点燃思考

王奶奶，80岁，丧偶，银行高管退休，中专文化程度。居住在金融城30栋506室，现由康乐居家社区中心实施居家照护。王奶奶性格内向、有洁癖、喜欢独处，爱好书法、国画和弹钢琴；既往病史：高血压20年，脑出血后半年。育有1女，在本地。

目前状况：王奶奶神志清楚，能交流。近1周，自感头晕及头部胀痛。右侧肢体肌力正常，左上肢能抬起至胸部，左下肢能抬离床面，卧床为主，活动出行依赖轮椅，多数生活活动需要协助。平时遵医嘱口服缬沙坦、氨氯地平片，每次1片，每日1次，早晨服用。今晨测血压160/90 mmHg，家庭医生医嘱加服氨氯地平片，每次1片，每日1次，晚饭后服用，并嘱监测血压。老人近来因头晕不能像往常弹钢琴、画画，非常苦闷。女儿发现母亲近期记忆力下降非常明显，平时很爱干净，现在衣服脏了也不愿意更换。女儿工作繁忙无法照顾母亲，主要由居家护理保健员上门照护。

照护任务

1. 请协助王奶奶服用降压药。
2. 请对王奶奶进行安全用药指导。
3. 请绘制关于用药管理的健康教育海报。

项目四　护理协助

学习目标

素质目标

1. 培育“尊老敬老、以人为本、爱岗敬业、爱心奉献”的职业精神，树立以老年人需求为核心的服务理念。

2. 强化职业道德意识，在工作中切实尊重老年人隐私与尊严，以专业、热忱的态度全心全意为老年人服务，展现养老照护行业的人文关怀。

知识目标

1. 了解老年人的就医陪同需求和血糖特点，识别老年人常见的血糖异常。

2. 熟悉陪同就医、胰岛素注射、心电监护等任务的评估内容。

3. 掌握血糖测量仪、胰岛素笔、心电监护仪等常用工具的使用方法。

能力目标

能够陪同老年人就医；为老年人测量血糖，正确处理血糖异常情况，正确注射胰岛素；使用心电监护仪为老年人测量心率、呼吸、血压、血氧饱和度等。

知识导读

思维导图见图 3-4-1。

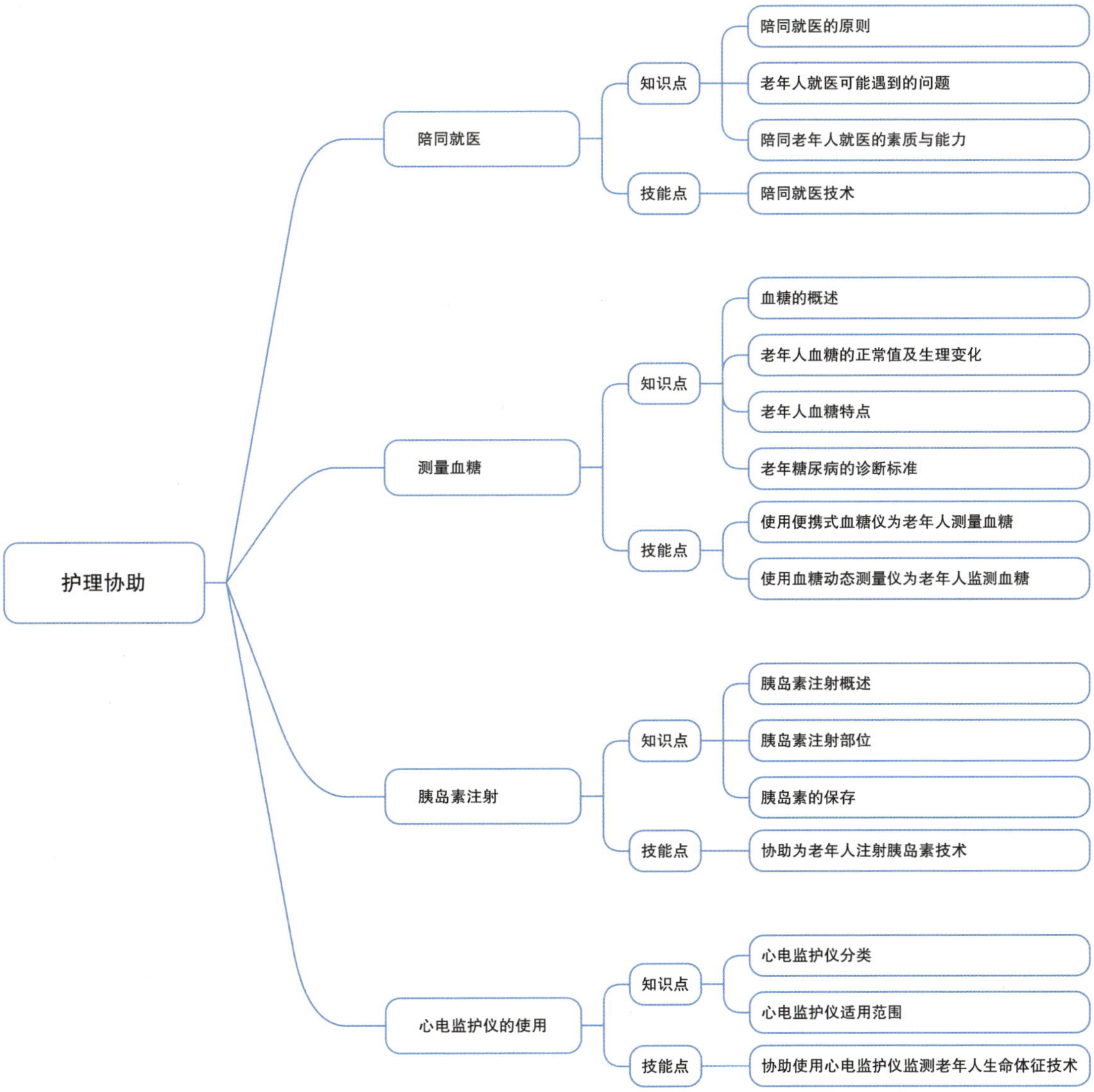

图 3-4-1　护理协助思维导图

赛证对接

本项目中涵盖的知识和技能在各类竞赛及证书考评中均有所考察，在技能考核方面，主要采用模拟真实情境的方法，以实际照护任务的形式，考察选手或考生的实操能力及应变水平。具体任务包括：根据老年人的具体情况，协助并陪同老年人就医、为老年人测量血糖，对血糖异常的老年人进行健康指导，同时开展护理协助相关的健康教育活动。在知识考核方面，形式多样，包括理论客观题、护理协助照护计划制订、健康知识海报设计、反思报告撰写等，全面考察选手或考生对知识的掌握与应用能力。照护员须具备扎实的专业知识，紧密结合老年人的照护需求及生理特点，提供精准、全面的健康指导，确保理论知识能够有效应用于实际场景，切实满足老年人护理协助的专业需求。

任务一　陪同就医

课件

案例导入

徐奶奶，72 岁，冠心病 22 年。5 年前在体检中确诊为脑萎缩，2 年前开始出现记忆力减退、反应迟钝；半年以来计算能力下降明显，行动不便。居住在世纪小区 3 栋 206 室，现由爱心居家社区中心实施居家照护。近几日，患中耳炎，右耳痛、耳鸣，影响睡眠，今日社区中心安排照护员小李，陪同徐奶奶到医院就医。

任务描述

1. 请照护员陪同徐奶奶就医。
2. 请照护员为徐奶奶制订照护计划，进行健康指导。

知识储备

一、陪同就医的原则

（一）安全优先

1. 交通与行走安全

（1）选择合适的交通工具：如果老年人行动不便，优先选择出租车或专车，避免乘坐拥挤的公共交通工具。若需乘坐公共交通工具，应选择有无障碍设施的车辆（如低地板公交车、无障碍地铁）。对于卧床或严重行动不便的老年人，可联系专业的医疗转运服务（如救护车）。

（2）行走辅助：根据老年人的身体状况，准备合适的辅助工具，如轮椅、拐杖或助行器。在行走过程中，始终陪伴在老年人身边，必要时提供手臂支撑，防止跌倒。避免在不平整或湿滑的地面上行走，注意台阶和障碍物。

（3）医院内安全：提前了解医院的布局，规划好最短的行走路线，减少老年人的体力消耗。在医院内，注意地面是否有积水或杂物，提醒老年人注意脚下安全。若需上下楼梯或乘坐电梯，确保老年人的平衡和安全，必要时使用轮椅。

2. 防范意外

（1）携带急救物品：随身携带急救药品和急救设备，如硝酸甘油、速效救心丸、抗过敏药、便携式氧气袋等。准备急救卡片，记录老年人的姓名、联系方式、病史、过敏史等信息，以便在紧急情况下快速提供信息。

（2）观察与应对：在就医过程中，随时观察老年人的面色、呼吸、脉搏等生命体征，注意是否有异常。若老年人出现突发不适，如头晕、胸闷、呼吸困难等，立即采取急救措施，并通知医护人员。

（二）尊重与隐私保护

1. 尊重老年人意愿

（1）提前沟通：在就医前，与老年人充分沟通，了解其对医院、科室或医生的偏好。尊重老年人的决定，避免强迫其接受不情愿的治疗。

（2）提供选择：在就医过程中，尽量为老年人提供多种选择，例如选择就诊时间、检查项目等。用简单易懂的语言解释各种选择的利弊，帮助老年人做出决定。

2. 保护隐私

（1）候诊时：在候诊区，避免在公共场合讨论老年人的病情，尤其是涉及隐私的内容。选择相对安静的候诊位置，避免老年人感到不安。

（2）就诊时：在诊室或检查室，协助老年人保持适当遮挡，避免暴露身体。若需进行隐私检查，如妇科、泌尿科等，提前告知老年人检查流程，缓解其紧张情绪。

（三）全程陪伴

1. 不离身原则

（1）出发前：提前准备好所有需要的物品，如病历、药品、水杯、食物等，确保行程顺利。与老年人一起确认就医计划，避免中途出现意外。

（2）就医过程中：在医院内，始终陪伴在老年人身边，协助其完成挂号、就诊、检查、取药等流程。若需排队或等待，陪伴老年人坐下休息，避免其长时间站立。

（3）返回后：确保老年人安全返回家中或养老机构，帮助其调整好休息环境。观察老年人的反应，询问其是否感到不适，必要时提供进一步的护理。

2. 心理支持

（1）缓解紧张情绪：在就医过程中，通过聊天、播放音乐等方式分散老年人的注意力，缓解其紧张情绪。用温和的语气安慰老年人，避免使用过于严肃或专业的语言。

（2）提供信息支持：在就诊前，向老年人解释就医流程和可能的检查项目，让其有心理准备。在就诊后，详细解释医生的诊断和医嘱，帮助老年人理解后续的护理要求。

（四）信息准确

1. 病史与病情

（1）提前整理信息：提前整理老年人的病史、过敏史、用药情况等信息，制作成卡片或清单，方便随时提供给医生。卡片或清单信息包括以下内容：姓名，性别，年龄，联系方式，主诉症状，发病时间，既往治疗情况，过敏史，慢性病史，手术史及当前服用的药物名称、剂量、服用时间。

（2）与医生沟通：在就诊时，详细地向医生如实描述老年人的症状、发作时间、既往治疗效果等。若老年人有认知障碍或无法清晰表达，提前准备相关记录，帮助医生全面了解病情。

2. 记录医嘱

（1）认真记录：在医生开具医嘱时，用笔记本或手机记录诊断结果，检查项目，注意事项，药物的名称、用法、用量、服用时间，以及后续复诊时间。

（2）确认信息：若对医嘱有疑问，及时向医生或护士确认，避免误解。将医嘱记录在病历本上，方便老年人及其家属查阅。

（五）人文关怀

1. 耐心与细心

（1）倾听与回应：在就医过程中，耐心倾听老年人的需求和感受，即使他们反复提问，也要给予充分的回应。用温和的语气和表情，让老年人感受到关心和尊重。

（2）注意细节：在候诊时，注意老年人的舒适度，如调整座位、提供水或食物。在检查后，帮助老年人整理衣物，避免其感到不适。

2. 尊重老年人习惯

（1）安排就医时间：尽量根据老年人的生活习惯安排就医时间，避免过度打扰其作息。例如，避开老年人的午休时间或饭点。

（2）提供熟悉物品：允许老年人携带熟悉的物品，如拐杖、毛毯、老花镜等，增加安全感。在就医过程中，尽量保持环境的舒适和安静，减少老年人的焦虑感。

二、老年人就医可能遇到的问题

照护员要顺利完成陪同老年人就医的任务，首先要了解老年人就医过程中可能会遇到的问题。

（一）就医流程方面的问题

1. 挂号难

不少老年人不会网络挂号、不会扫码缴费，面对医院的自助挂号机等智能设备也常常感到无所适从。

2. 流程复杂

医院规模大、建筑结构复杂，如果对科室分布不熟悉，容易迷路，找不到就诊科室或检查地点。而且就医环节多，如挂号、就诊、检查、缴费、取药等环节需要来回奔波，对于行动不便的老年人来说十分困难。

3. 排队时间长

老年人退休后时间比较充裕，但医院就诊老年人多，排队等候时间长，对于身体虚弱、耐受性差的老年人来说是个挑战。

（二）身体状况方面的问题

1. 行动不便

部分老年人因身体机能下降，行动迟缓，上下楼梯、行走等活动受限，在就医过程中需要他人协助。

2. 基础疾病多

老年人常同时患有多种慢性疾病，如高血压、糖尿病、心脏病等，病情复杂，需要多个科室就诊和多种药物治疗。

3. 突发疾病风险

就医过程中，老年人可能会因疲劳、紧张等原因诱发或加重疾病。

（三）心理方面的问题

1. 焦虑和紧张

就医时，老年人可能会对病情、检查结果、治疗方案等感到担忧，产生焦虑和紧张情绪。

2. 无助和失落感

在陌生的医院环境中，面对复杂的就医流程和各种检查治疗，老年人可能会感到无助和失落。

3. 认知障碍

部分老年人可能存在认知功能下降，如记忆力减退、定向力障碍等，影响其对就医流程的理解和配合。

（四）沟通方面的问题

1. 与医生沟通困难

老年人可能因听力、视力下降或普通话不标准等原因，与医生沟通病情时存在障碍。

2. 对医疗术语理解困难

医生在讲解病情和治疗方案时会使用一些专业术语，老年人可能难以理解。

3. 表达能力下降

老年人可能会因年龄增长导致表达能力下降，在向医生叙述病情时不够清晰、准确。

三、陪同老年人就医的素质与能力

照护员要顺利完成陪同老年人就医的任务，需要具备足够的耐心、细心和专业技能等专业素质和能力。

（一）专业素质与能力

1. 医疗知识

（1）老年人患病特点：

多病共存：老年人往往同时患有多种慢性疾病，如高血压、糖尿病、冠心病、慢性阻塞性肺疾病等，这些疾病相互影响，增加了治疗的复杂性。陪同就医时要向医生全面介绍老年人的所有疾病史和正在服用的药物，以便医生综合考虑，制订治疗方案，避免药物相互作用和治疗冲突。

症状不典型：老年人对疾病的反应可能不敏感，症状表现不典型。例如，患肺炎时可能没有明显的发热、咳嗽，仅表现为精神萎靡、食欲减退；心肌梗死时可能没有典型的胸痛，而是出现呼吸困难、晕厥等症状。因此，要密切观察老年人的身体变化，不能忽视细微变化，向医生详细描述异常情况，协助医生准确判断病情。

易发生并发症：由于生理功能减退，老年人患病后容易出现各种并发症，如长期卧床易导致压力性损伤、深静脉血栓；糖尿病患者易出现足部溃疡、感染等并发症。应了解常见并发症的预防和护理知识，在就医过程中配合医护人员做好相关工作，如帮助老年人定期翻身、保持皮肤清洁干燥，督促或协助做好足部护理等。

（2）常见疾病知识：熟悉老年人常见疾病的症状、体征，能够初步判断病情的严重程度。了解常见疾病的常规治疗方法，能够做好用药指导。

心血管系统疾病：了解高血压、冠心病、心力衰竭等疾病的症状，如高血压可能出现头痛、头晕；冠心病可能引发胸痛、胸闷，疼痛可向左肩、左臂内侧等部位放射；心力衰竭会导致呼吸困难、乏力、水肿等。了解这些疾病的常规治疗方法，如高血压需长期服用降压药，冠心病可能需要使用抗心绞痛药物、抗血小板药物等。

呼吸系统疾病：熟悉慢性阻塞性肺疾病、肺炎、哮喘等疾病。患有慢性阻塞性肺疾病的老年人常伴有慢性咳嗽、咳痰、气短或呼吸困难；肺炎可出现发热、咳嗽、咳痰，严重时伴有呼吸困难；哮喘发作时会有喘息、气急、胸闷或咳嗽等症状。了解其治疗原则，如慢性阻塞性肺疾病主要是使用支气管扩张剂、糖皮质激素等药物治疗，肺炎需根据病原体选择合适的抗生素治疗。

内分泌系统疾病：以糖尿病为例，要知道糖尿病的典型症状“三多一少”，即多饮、多食、多尿和体重减轻，还可能出现皮肤瘙痒、视物模糊等并发症症状。治疗方面，包括饮食控制、运动治疗、药物治疗等，以及如何监测血糖、预防低血糖等。

神经系统疾病：关注脑卒中和帕金森病等。脑卒中分为缺血性脑卒中和出血性脑卒中，前者症状常为突然出现的一侧肢体无力、麻木、言语不利、口角歪斜等，后者可能伴有剧烈头痛、呕吐、意识障碍等。帕金森病主要表现为静止性震颤、肌强直、运动迟缓、姿势平衡障碍等。了解脑卒中的急救措施，如及时拨打120，保持老年人呼吸道通畅等；帕金森病的治疗主要是药物治疗，以改善症状、提高生活质量。

（3）常见疾病的检查项目：

冠心病：心电图，可发现心肌缺血、心律失常等表现；心脏超声，评估心脏结构和功能；冠状动脉计算机体层成像血管造影（computed tomography angiography，CTA）或冠状动脉造影，明确冠状动脉病变情况；血脂检查，包括总胆固醇、甘油三酯、低密度脂蛋白胆固醇等；心肌损伤标志物检测，如肌钙蛋白、肌酸激酶同工酶等。

高血压：血压测量，包括诊室血压、家庭自测血压、动态血压监测；心电图，了解有无左心室肥厚等心脏受累情况；血生化检查包括肾功能、血脂、血糖等；心脏超声，评估靶器官损害及心血管危险因素；尿常规，查看有无蛋白尿等肾脏损伤表现。

慢性阻塞性肺疾病：肺功能检查是诊断慢性阻塞性肺疾病的金标准，主要指标有第一秒用力呼气容积占用力肺活量的百分比、第一秒用力呼气容积占预计值百分比等；胸部X线或计算机体层扫描（computed tomography，CT），可显示肺部病变情况，排除其他肺部疾病；血常规，了解有无感染等；血气分析，评估老年人是否存在呼吸衰竭及酸碱平衡紊乱。

肺炎：血常规，白细胞计数及分类可提示感染类型；C 反应蛋白和降钙素原等炎症指标，有助于判断感染的严重程度；痰涂片和痰培养，明确病原体；胸部 X 线或 CT，可发现肺部炎症病灶。

糖尿病：血糖监测，包括空腹血糖、餐后 2 小时血糖、随机血糖、糖化血红蛋白等；口服葡萄糖耐量试验、胰岛素和 C 肽释放试验，了解胰岛 β 细胞功能；尿糖和尿酮体检测、血脂、肝肾功能检查，评估糖尿病并发症风险；眼底检查，筛查糖尿病视网膜病变；足部检查，评估有无糖尿病足。

甲状腺功能亢进：甲状腺功能测定，包括血清甲状腺激素，三碘甲状腺原氨酸、甲状腺素、游离三碘甲状腺原氨酸、游离甲状腺素及促甲状腺激素；甲状腺自身抗体检测，如促甲状腺激素受体抗体、甲状腺过氧化物酶抗体、甲状腺球蛋白抗体；甲状腺超声，了解甲状腺的形态、大小及血流情况。

（4）用药知识：

老年人用药特点：老年人肝肾功能减退，对药物的代谢和排泄能力下降，药物在体内的半衰期延长，容易发生药物蓄积中毒。而且多种疾病同时用药，容易出现药物相互作用。所以要了解老年人常用药物的剂量调整原则，以及哪些药物之间可能存在相互作用，提醒医生关注老人的用药安全。

服药注意事项：告知老年人按时按量服药的重要性，帮助老年人建立规律的服药习惯。了解药物的服用方法，如有些药物需要饭前服用，有些需要饭后服用，有些药物不能与某些食物同时服用等。同时，注意观察老年人服药后的反应，如是否出现恶心、呕吐、皮疹、头晕等不良反应，及时向医生反馈。

（5）急救技能：

掌握急救知识：学会心肺复苏、止血包扎、海姆立克急救法等基本急救技能。

应对突发情况：能够识别并处理老年人可能出现的突发状况，如晕厥、呼吸困难、心绞痛等。

携带急救物品：随身携带急救药品和急救设备，如硝酸甘油、速效救心丸和便携式氧气袋等。

（6）掌握陪同就医的流程：陪同流程包括提前预约挂号，选择合适的科室和医生；就医时向医生详细介绍老年人的病情、病史、用药情况等；根据医生建议进行相关检查，检查前需了解注意事项，如是否空腹等；拿到检查结果后返回医生处，由医生根据检查结果做出诊断，并制订相应的治疗方案；了解治疗方案的具体内容，包括药物的用法用量、注意事项，以及是否需要进行康复训练等；按照医生的要求定期带老年人复查，以便及时调整治疗方案。

（7）熟悉医院科室设置：清楚医院的科室分布和功能，能够快速引导老年人到达相应科室。不同医院的科室设置和分布可能会有所不同。在陪同老年人就医时，可先在医院的导医台咨询，获取详细的科室分布信息，也可以查看医院的指示牌、电子地图等，以便快速准确地引导老年人到达相应科室。不同科室的功能如下。

内科：主要诊治各种内科系统疾病，如心血管系统疾病（高血压、冠心病等）、呼吸系统疾病（肺炎、慢性阻塞性肺疾病等）、消化系统疾病（胃炎、胃溃疡等）、内分泌系统疾病（糖尿病、甲状腺疾病等）、神经系统疾病（脑梗死、帕金森病等）等。

外科：以手术治疗为主要手段，治疗各种外科疾病，如创伤、感染、肿瘤、畸形等。包括普通外科（如阑尾炎、疝气等）、心胸外科（心脏手术、肺部手术等）、神经外科（脑部和脊髓手术等）、泌尿外科（泌尿系统疾病手术等）、骨科（骨骼和关节疾病手术等）等。

康复科：针对各种原因导致的功能障碍老年人，如中风后遗症、脊髓损伤、骨折术后、关节置换术后等，通过物理治疗、作业治疗、言语治疗、康复工程等手段，帮助老年人恢复身体功能，提高生活质量。

其他辅助科室：检验科、放射科、超声科等，为疾病的诊断提供依据。

2. 沟通能力

（1）与老年人沟通：

耐心倾听：用简单易懂的语言与老年人交流，避免使用专业术语。耐心倾听他们的需求和感受，给予充分的回应。

情感支持：在就医过程中，给予老年人心理安慰和鼓励，缓解其紧张或焦虑情绪。通过聊天、播放音乐等方式分散其注意力。

尊重意愿：尊重老年人的决定和选择，避免强迫其接受不情愿的治疗。

（2）与医护人员沟通：

准确传达信息：在就诊时，详细、准确地向医生介绍老年人的病情、病史和用药情况，确保医生全面了解病情。

理解医嘱：认真记录医生的诊断、医嘱和后续注意事项。若对医嘱有疑问，及时向医生或护士确认，避免误解。

积极配合：在检查和治疗过程中，积极配合医护人员的工作，确保就医流程顺利进行。

（3）与家属沟通：

及时反馈：就医结束后，及时向家属反馈就医情况，提供必要的护理建议。

协助决策：若需家属协助决策，提前通知并做好沟通准备，确保家属了解情况并参与决策过程。

3. 观察与判断能力

（1）观察病情变化：

注意细节：在就医过程中，随时观察老年人的面色、呼吸、情绪等变化，及时发现异常情况。

识别风险：观察老年人的行走姿态，判断是否存在跌倒风险。注意其是否有头晕、胸闷、呼吸困难等不适症状。

记录信息：将观察到的情况及时记录下来，以便在需要时向医护人员提供详细信息。

（2）判断紧急情况：

快速决策：能够快速判断是否需要立即就医或采取急救措施。例如，若老年人出现突发胸痛，应立即拨打急救电话并采取相应措施。

调整计划：根据老年人的症状和病情变化，灵活调整就医计划。例如，若病情加重，需提前就诊或增加检查项目。

4. 心理素质

（1）耐心与细心：

保持冷静：在就医过程中，面对老年人的反复提问或情绪波动，保持耐心，避免急躁。

关注细节：注意老年人的舒适度和需求，如调整座位、提供水或食物等，避免因疏忽导致意外。

（2）冷静应对：

处理突发情况：在紧急情况下，保持冷静，迅速采取有效措施。避免因自身紧张情绪影响老年人，增加其心理负担。

心理支持：在就医过程中，给予老年人情感支持，缓解其紧张情绪，增强其安全感。

5. 身体素质

（1）体力要求：

协助行动：陪同就医可能需要长时间行走、站立或协助老年人上下楼梯，需具备一定的体力。能够协助老年人进出轮椅、上下担架车等。

应对突发情况：在紧急情况下，能够快速行动，如抱起或搀扶老年人，避免其跌倒或受伤。

（2）耐力要求：

长时间陪伴：能够应对长时间的就医流程，保持精力充沛。在候诊或检查时，能够陪伴老年人，避免其感到孤独或焦虑。

保持积极态度：在长时间的陪伴过程中，保持积极乐观的态度，给予老年人正面的心理支持。

（二）专业素质与能力提升方法

1. 专业素质的提升

（1）学习与培训：

参加专业培训课程：通过参加养老护理、急救技能等相关培训课程，系统学习医疗知识和急救技能。

阅读专业书籍：学习专业书籍，了解老年人常见疾病的护理方法。

在线学习：利用在线课程平台，如智慧树网、学银在线等，学习急救技能、医疗知识和护理技巧。

（2）实践经验积累：

实习与见习：在医院或养老机构实习，积累实际工作经验，熟悉就医流程和护理方法。

与医护人员交流：向医护人员请教，学习常见疾病的处理方法和急救技能，提升专业水平。

2. 沟通能力的提升

（1）与老年人沟通：

倾听与回应：在就医过程中，耐心倾听老年人的需求和感受，给予充分的回应和安慰。

使用简单语言：用简单易懂的语言解释就医流程和检查项目，避免使用专业术语。

情感支持：通过聊天、播放音乐等方式缓解老年人的紧张情绪，增强其安全感。

（2）与医护人员沟通：

准确传达信息：在就诊时，详细、准确地向医生介绍老年人的病情、病史和用药情况。

理解医嘱：认真记录医生的诊断、医嘱和后续注意事项，若对医嘱有疑问，及时向医生或护士确认。

积极配合：在检查和治疗过程中，积极配合医护人员的工作，确保就医流程顺利进行。

（3）与家属沟通：

及时反馈：就医结束后，及时向家属反馈就医情况，提供必要的护理建议。

协助决策：若需家属协助决策，提前通知并做好沟通准备，确保家属了解情况并参与决策过程。

3. 观察与判断能力的提升

（1）观察病情变化：

注意细节：在就医过程中，随时观察老年人的面色、呼吸、情绪等变化，及时发现异常情况。

记录信息：将观察到的情况及时记录下来，以便在需要时向医护人员提供详细信息。

（2）判断紧急情况：

快速决策：能够快速判断是否需要立即就医或采取急救措施。例如，若老年人出现突发胸痛，应立即拨打急救电话并采取相应措施。

调整计划：根据老年人的症状和病情变化，灵活调整就医计划。例如，若病情加重，需提前就诊或增加检查项目。

4. 心理素质的提升

（1）保持冷静：

处理突发情况：在紧急情况下，保持冷静，迅速采取有效措施。避免因自身紧张情绪影响老年人，增加其心理负担。

心理支持：在就医过程中，给予老年人情感支持，缓解其紧张情绪，增强其安全感。

（2）耐心与细心：

关注细节：注意老年人的舒适度和需求，如调整座位、提供水或食物等，避免因疏忽导致意外。

保持积极态度：在长时间的陪伴过程中，保持积极乐观的态度，给予老年人正面的心理支持。

5. 身体素质的提升

（1）体力训练：

定期锻炼：通过散步、慢跑、瑜伽等运动，增强体力和耐力。

力量训练：进行适当的力量训练，如俯卧撑、深蹲等，提升协助老年人行动的能力。

（2）耐力训练：

模拟场景：通过模拟长时间陪伴的场景，提升耐力和精力。

保持健康：注意饮食和休息，保持良好的身体状态，以应对长时间的陪伴需求。

四、陪同就医技术

陪同老年人就医需要掌握一系列专业技能，以确保老年人就医过程安全、舒适、顺利，并能够应对突发状况。

操作目的

陪同老年人安全舒适顺利就医。

操作程序

（一）准备

健康状况评估：照护员要对老年人进行基本健康评估，包括测量生命体征如体温、脉搏、呼吸、血压等，询问既往病史，观察其精神状态、饮食睡眠情况等，以确定就医的紧迫性和所需医疗资源。

提前规划行程：提前了解医院的地址、科室分布和就医流程。根据老年人的身体状况选择合适的交通工具，如轮椅、担架车或出租车。

准备必要物品：携带老年人的身份证、医保卡、病历、过往检查报告。准备急救药品（如硝酸甘油、速效救心丸）、水杯、食物、保暖用品等。

确认辅助设备：询问老年人是否需要轮椅、拐杖等辅助设备。

医疗预约与信息准备：帮助老年人进行医院预约挂号，记录病历信息，包括既往病史、过敏史、目前用药情况等，以便在就医时能准确提供给医生。

照护员准备：着装整洁，修剪指甲，洗手，戴口罩。

（二）实施

陪同就医的操作流程见表 3-4-1。

表 3-4-1　陪同就医的操作流程

操作流程	操作步骤	操作要点
1. 评估沟通	（1）老年人基本健康状况：生命体征、意识状态、饮食睡眠、既往病史、合作意愿及肢体活动能力 （2）环境：确定就医的医院或诊所、出行的路线、医院环境、布局 （3）提前与老年人及其家属沟通，做好用物准备，取得配合	
2. 就医流程	（1）人工挂号或自助挂号、取号 （2）陪同老年人候诊区等候，按序就诊。密切观察老年人的病情变化，如意识、面色、呼吸、疼痛等，及时发现异常情况并报告医生。 （3）陪同诊室就诊 （4）陪同到相关科室检查、化验等 （5）自助或人工窗口缴费结算 （6）取药，或陪同老年人到相关科室接受治疗 （7）详细记录老年人的就医情况，包括诊断结果、治疗方案、医生的建议等，以便后续照护参考	★合理设计就诊路线 ★陪同老年人检查、取药、治疗 ★准确记录医嘱

续表

操作流程	操作步骤	操作要点
3. 离院返回	（1）确保老年人安全返回家中或养老机构 （2）注意途中休息 （3）注意老年人的情绪变化，给予心理支持 （4）评估老年人的基本健康状况和需求，妥善安置好老年人 （5）若需复诊，提醒老年人按时复诊	★妥善安置老年人
4. 后续跟进	（1）根据医生的建议，为老年人制订个性化的康复计划。协助老年人进行康复训练，如肢体运动、平衡训练等，并观察训练效果和反应 （2）观察老年人的病情变化，按照医嘱协助老年人进行药物治疗，向老年人及其家属讲解药物相关知识 （3）关注老年人的情绪变化、就医感受，给予心理安慰和支持，帮助其调整心态，积极面对疾病。鼓励老年人表达自己的情感和需求，增强其自我价值感 （4）将老年人的就医情况进行总结和反馈，与家属共同商讨后续照护计划的调整	★健康管理
5. 整理用物	妥善安置用物	
6. 洗手记录	（1）按七步洗手法洗手 （2）记录就医过程中的经验和问题，以便不断改进照护服务。	

注意事项

1. 准确评估老年人基本健康状况，充分准备陪同就医的物品和设备。
2. 提前计划好就医流程。
3. 陪同就医过程中，注意观察老年人的病情变化，发现异常及时报告医生处理。
4. 准确记录治疗用药、健康管理等医嘱。
5. 关注老年人情绪与心理变化，适时给予心理安慰与支持。
6. 做好后续跟进照护工作。

任务评价

陪同就医的任务评价方法见表 3-4-2。

表 3-4-2　陪同就医的任务评价

项目	内容	分值	自评	互评	教师评价	企业导师评价
工作准备（10%）	照护员仪表仪容、手卫生等符合规范	5				
	根据工作任务准备相应用物	5				

续表

项目	内容	分值	自评	互评	教师评价	企业导师评价
沟通评估（10%）	采用有效方法评估老年人基本健康状况	2				
	有效评估环境	4				
	使用恰当的语言进行交流，向老年人及其家属解释操作目的及注意事项，取得配合	4				
操作过程（60%）	能够安全、舒适地协助老年人到达医院或诊所	20				
	能够安全、顺利地协助老年人就医，老人无不适，或出现不适时给予妥善处理	20				
	能够安全、舒适地协助老年人离院返回，老年人就医体验良好	20				
整理记录（10%）	妥善安置用物，七步洗手法洗手，记录全面	10				
整体评价（10%）	操作流畅、安全、规范	5				
	过程中有尊老、敬老、爱老、护老的意识，体现出对老年人的人文关怀	5				

拓展阅读

芜湖市弋江区养老照护员吴先生陪同郃爷爷就医：白马街道的养老照护员吴师傅接到腹痛难耐的独居老人郃爷爷的求助电话，由于老人不清楚就医流程，吴先生打电话向援通平台报备后，带老人到海螺医院。在治疗过程中，吴师傅一直陪伴在身边，向医生反映老人身体状况，记录病情分析和注意事项，还向老人解释专业词汇，送老人回家后详细交代用药方法。

吴先生通过自己的努力，展现了爱岗敬业的精神，全心全意为老年人服务，体现了养老护理员的职业责任感和奉献精神。

任务二　测量血糖

课件

案例导入

李爷爷，75 岁，丧偶，居住在龙田新村 10 幢 1302 室，现由寸草心居家社区中心实施居家照护。李爷爷身高 170 cm，体重 54 kg；退休火车司机，中专文化；喜欢看电视，打麻将，性格开朗，喜欢交流；育有一儿一女，均在本地；饮食喜好：酱鸭、腌菜、饮酒；既往病史：高血压 15 年，2 型糖尿病 8 年，脑出血后半年。目前李爷爷神志清楚，交流正常，消瘦，卧床为主，可坐轮椅活动。左侧肢体功能尚可，右侧肢体活动不灵，右手常有抖动。吞咽功能正常，自主进食。血压控制良好，血糖控制不佳，拜糖平每日 3 次，每次 1 片。子女工作忙，主要由保姆和照护员上门照护。

任务描述

1. 请照护员为李爷爷测量空腹血糖，血糖异常时进行处理。
2. 请照护员为李爷爷进行用药指导。
3. 请照护员为李爷爷进行饮食与活动指导。

知识储备

一、血糖的概述

血糖，即血液中的葡萄糖，是人体主要的能量来源之一，它在维持身体正常生理功能中发挥着重要作用。

（一）血糖的生理意义

1. 能量供应

葡萄糖是人体细胞的主要能量来源，尤其是大脑和神经系统几乎完全依赖葡萄糖供能。正常情况下，大脑消耗的葡萄糖占全身葡萄糖消耗的约 60%。红细胞和视网膜细胞也主要依赖葡萄糖供能。

2. 维持代谢平衡

血糖水平的稳定，对于维持全身代谢平衡至关重要。血糖过高或过低都会对身体造成损害。

3. 调节生理功能

血糖水平的变化，可以调节胰岛素和胰高血糖素的分泌，进而影响糖代谢、脂肪代谢和蛋白质代谢。

（二）血糖的调节机制

血糖水平的稳定主要通过以下机制实现。

1. 胰岛素作用

分泌部位：胰岛素由胰腺的 β 细胞分泌。

生理作用：胰岛素促进细胞摄取葡萄糖，加速糖原合成，抑制糖原分解和糖异生，从而降低血糖。

分泌调节：血糖升高时，胰岛素分泌增加；血糖降低时，胰岛素分泌减少。

2. 胰高血糖素作用

分泌部位：胰高血糖素由胰腺的 α 细胞分泌。

生理作用：胰高血糖素促进糖原分解和糖异生，升高血糖。

分泌调节：血糖降低时，胰高血糖素分泌增加；血糖升高时，胰高血糖素分泌减少。

3. 其他激素的调节

在应激状态下，如运动、情绪激动时，肾上腺素分泌增加，促进糖原分解，升高血糖。皮质醇长期分泌增加会导致血糖升高，常见于长期应激或使用糖皮质激素药物。生长激素在夜间分泌增加，对血糖有调节作用。

4. 神经调节

下丘脑通过自主神经系统调节血糖水平，如在低血糖时通过交感神经兴奋引起肾上腺素分泌增加，升高血糖。

5. 肝脏作用

肝脏是调节血糖的重要器官，通过糖原合成、糖原分解和糖异生维持血糖稳定。

（三）影响老年人血糖的因素

1. 饮食

摄入过多高糖、高脂食物会导致血糖升高，而饮食不规律或过度节食则可能导致低血糖。

2. 运动

适量运动有助于降低血糖，但过度运动或运动时间不当可能引起血糖波动。

3. 药物

降糖药物的使用和剂量调整对血糖控制至关重要，老年人对药物的代谢能力减弱，需特别注意药物的副作用和低血糖风险。

4. 疾病

慢性疾病如高血压、冠心病、肾功能不全等会影响血糖控制，同时，感染等急性疾病也会导致血糖升高。

5. 心理因素

情绪波动如焦虑、紧张等会影响血糖水平，老年人应保持乐观、平和的心态。

（四）老年人血糖的管理策略

1. 血糖监测

定期监测血糖，包括空腹血糖、餐后 2 小时血糖和糖化血红蛋白，以了解血糖波动情况，及时调整治疗方案。

2. 饮食控制

保持均衡饮食，减少高糖、高脂食物的摄入，增加蔬菜、粗粮等富含纤维的食物。控制总热量摄入，根据体重和活动水平调整饮食计划。

（1）控制总热量：根据个人活动量、体重、性别和年龄，科学计算每日所需热量，适量控制主食量，选择糙米、全麦制品等代替精制白米和面食，避免热量过剩，预防体重增加和血糖升高。

（2）选择低血糖指数食物：低血糖指数（glycemic index，GI）食物，如全谷物、豆类、蔬菜等，能减缓食物在肠道中的吸收速度，降低餐后血糖升高幅度。选择低糖水果，如柚子、猕猴桃、草莓等，这些水果糖分含量相对较低，还富含维生素和微量元素。避免高糖食品，如甜点、糖果、含糖饮料和加工食品，这些食物会导致血糖水平迅速上升。

（3）补充膳食纤维：增加富含纤维的食物，如豆类、绿叶蔬菜、水果和全谷物等，每天摄入 25 ~ 30 g 膳食纤维，有助于控制血糖和保持血糖稳定。

（4）选择优质蛋白质：适量摄入鱼、禽、豆制品和乳制品等优质蛋白质，有助于肌肉维持和提供必需氨基酸。

（5）摄入健康脂肪：选择富含单不饱和脂肪酸和多不饱和脂肪酸的食物，如橄榄油、坚果、鱼类等，避免过多饱和脂肪和反式脂肪。

（6）定时定量进餐：合理安排三餐，确保每餐间隔 4 ~ 6 小时，将每日热量摄入均匀分配至三餐中，比例大致为早餐 30%、午餐 40%、晚餐 30%，有助于维持血糖稳定。

（7）其他：阅读食品标签，了解隐藏的糖分来源，选择低糖或无糖的替代品。科学加餐，在两餐之间，可以适量摄入一些低 GI 的健康零食，如一小把坚果或一个中等大小的水果，以避免血糖剧烈波动。个性化调整饮食计划，应根据个人的健康状况、活动量、口味偏好等进行个性化调整。专业指导，在制订饮食计划时，应咨询糖尿病专科医生或营养师意见，确保饮食计划的安全性。

3. 运动锻炼

每天进行适量的有氧运动，如散步、慢跑、太极拳等，有助于提高胰岛素敏感性，降低血糖。

4. 药物治疗

根据医生的建议合理使用降糖药物，注意药物的副作用和低血糖风险。对于身体状况较差或有严重并发症的老年人，血糖控制目标可以适当放宽。

5. 心理调适

保持良好的心态，避免情绪波动对血糖的影响。家人和朋友的支持也对老年人的血糖管理起积极作用。

6. 定期体检

每年进行一次全面体检，及时发现并治疗糖尿病并发症。

二、老年人血糖的正常值及生理变化

（一）老年人血糖的正常值

建议老年人定期监测血糖水平，并在医生的指导下进行血糖管理。

1. 一般人群血糖正常值

空腹血糖：3.9 ~ 6.1 mmol/L；餐后 1 小时血糖：6.7 ~ 9.4 mmol/L；餐后 2 小时血糖：≤ 7.8 mmol/L；糖化血红蛋白：4% ~ 6%。

2. 老年人血糖的正常值

老年人血糖的正常值根据个体差异和合并疾病的情况有所不同。因此，血糖控制目标通常会根据其健康状况、预期寿命、低血糖风险等因素进行个体化设定。但并没有一个明确的“正常值”范围。对于健康状况良好、预期寿命较长的老年人，血糖控制目标可相对严格一些，糖化血红蛋白可控制在＜ 7.5%。对于体弱、合并多种慢性疾病或预期寿命较短的老年人，血糖控制目标可适当放宽。

（二）老年人血糖的生理变化

1. 肝脏代谢功能变化

肝脏对葡萄糖的代谢能力减弱，肝脏释放葡萄糖的速度可能稍快于身体利用葡萄糖的速度，导致空腹血糖升高。

2. 肾脏功能下降

肾脏对葡萄糖的重吸收能力减弱，可能会影响血糖的水平，并且老年人肾脏对药物的代谢能力也逐渐减弱，在调整血糖值时，需要特别谨慎。

3. 神经调节功能异常

自主神经调节功能异常，影响胰岛素的分泌和血糖的调节，导致血糖波动。

4. 肌肉量减少

老年人肌肉量逐渐减少，而肌肉是利用葡萄糖的主要组织之一，肌肉量的减少会导致身体对葡萄糖的利用减少，从而影响血糖控制。

5. 脂肪和肌肉比例改变

老年人一般都面临着肌肉萎缩的情况，加之运动量减少、脂肪含量增多，身材往往更容易“发福”，这样的情况也更容易得糖尿病。

6. 体力活动减少

上了年纪后，每天的体力活动自然不如年轻时期，体力活动的减少导致身体消耗的葡萄糖减少，也会影响血糖控制。

7. 对低血糖的感知明显减弱

老年糖尿病患者极易发生低血糖，其原因包括自主神经系统功能受损；升糖的神经、激素代偿机制缺陷；营养不良或进食不规则；认知功能障碍性疾病；肝糖原储备不足；服用多种药物（其中有降糖作用的药物），如普萘洛尔（心得安）、水杨酸类（阿司匹林）等；肾或肝功能衰退；饮酒。

三、老年人血糖特点

老年人的血糖特点与年轻人存在显著差异，这些差异主要源于生理功能的衰退、代谢能力的变化和对药物的耐受性降低。

（一）血糖调节能力下降

1. 胰岛功能减退

随着年龄增长，胰岛 β 细胞功能逐渐衰退，胰岛素分泌减少。这导致老年人在进食后血糖上升时，胰岛素分泌不足，血糖难以迅速降低。另外，胰岛素分泌的峰值延迟，进一步加重了餐后血糖的升高。

2. 胰岛素抵抗增加

老年人的肌肉和脂肪组织对胰岛素的敏感性降低，导致胰岛素抵抗增加。因此，即使分泌了足够的胰岛素，身体组织也无法有效利用葡萄糖。

3. 升糖激素反应减弱

在低血糖状态下，老年人的肾上腺素、胰高血糖素等升糖激素的分泌反应减弱，难以迅速升高血糖。因此，老年人更容易发生低血糖，且低血糖症状可能不典型。

4. 肾糖阈升高

肾糖阈，即当一部分肾小管对滤液中葡萄糖的重吸收达到极限值时血液中葡萄糖的浓度。老年人的肾糖阈升高，导致肾脏对高血糖的调节能力下降，进一步加重血糖升高。

（二）血糖波动大

1. 饮食和运动的影响

老年人的饮食不规律，或运动量不足，可能导致血糖波动较大。例如，进食过多高糖食物或缺乏运动会使血糖快速升高，而过度运动则可能引发低血糖。

2. 药物代谢能力差

老年人的肝脏和肾脏功能减退，药物代谢和排泄能力下降。使用降糖药物时，药物在体内蓄积的风险增加，容易导致低血糖。

3. 应激反应

老年人在感染、情绪激动等应激状态下，血糖更容易升高，且恢复较慢。

（三）血糖异常的症状不典型

1. 缺乏典型症状

老年糖尿病患者常缺乏典型的“三多一少”，即多饮、多尿、多食、体重下降等症状，可能仅表现为乏力、视力模糊、外阴瘙痒等非特异性症状。

2. 低血糖症状不明显

老年人对低血糖的反应不敏感，可能在血糖已经很低时仍无明显症状。低血糖可能导致头晕、乏力、心慌，甚至昏迷。

（四）高血糖并发症

1. 慢性并发症

老年糖尿病患者常合并多种慢性疾病，如心血管疾病、肾病、视网膜病变等。这些并发症可能加重血糖控制的难度。

2. 急性并发症

老年糖尿病患者更容易发生急性并发症，如糖尿病酮症酸中毒和高渗高血糖综合征。这些急性并发症病情严重，死亡率较高。

（五）药物耐受性差

1. 药物不良反应多

老年人对药物的耐受性较差，容易出现药物不良反应，如胃肠道不适、头晕、低血糖等。

2. 药物相互作用

老年人常同时服用多种药物，药物之间可能相互作用，影响降糖药物的效果或增加不良反应。

（六）个体差异大

1. 健康状况差异

不同老年人的健康状况差异较大，血糖控制目标需要个体化。例如，身体虚弱或合并严重慢性疾病的老年人，血糖控制目标可适当放宽。

2. 预期寿命差异

对于预期寿命较短的老年人，过于严格的血糖控制可能弊大于利，因此血糖控制目标相对宽松。

（七）容易受到其他因素的影响

老年人往往患有多种慢性疾病，如高血压、冠心病、肾功能不全等，这些疾病会影响血糖控制，同时，一些药物也可能对血糖产生影响。老年人的饮食、运动、睡眠等生活方式因素也会对血糖产生影响，需要综合考虑血糖控制目标和治疗方案。

四、老年糖尿病的诊断标准

老年糖尿病的诊断标准为：典型糖尿病症状（烦渴多饮、多尿、多食、不明原因体质量下降）加上随机静脉血浆葡萄糖≥ 11.1 mmol/L；或空腹静脉血浆葡萄糖≥ 7.0 mmol/L；或葡萄糖负荷后 2 小时静脉血浆葡萄糖≥ 11.1 mmol/L；无糖尿病典型症状者，需改日复查确认（表 3–4–3）。

表 3–4–3　老年糖尿病的诊断标准

诊断标准	静脉血浆葡萄糖或糖化血红蛋白
典型糖尿病症状（烦渴多饮、多尿、多食、不明原因体质量下降）加上随机血糖	≥ 11.1 mmol/L
或空腹血糖	≥ 7.0 mmol/L
或葡萄糖负荷后 2 小时血糖	≥ 11.1 mmol/L
或糖化血红蛋白	≥ 6.5%
无糖尿病典型症状者，需另一次检测结果进行确认	
随机血糖指不考虑上次用餐时间，一天中任意时间的血糖，随机血糖不能用于诊断空腹血糖受损或糖耐量减低；空腹状态指至少 8 小时没有摄入能量；糖化血红蛋白需在符合标准化测定要求的实验室进行检测	

五、为老年人测量血糖技术

（一）使用便携式血糖仪为老年人测量血糖

操作目的

使用便携式血糖仪为老年人测量血糖。

操作程序

1. 准备

环境准备：选择安静、温暖、光线充足的地方，避免寒冷或潮湿环境。

物品准备：血糖仪、血糖试纸、一次性末梢采血针、消毒治疗盘（内置 75% 乙醇、棉签、弯盘）、记录笔、记录单。

老年人准备：协助老年人洗手并擦干，保持安静，避免情绪紧张。

照护员准备：着装整洁，修剪指甲，洗手，戴口罩。

2. 实施

使用便携式血糖仪为老年人测量血糖的操作流程见表 3-4-4。

视频

表 3-4-4　使用便携式血糖仪为老年人测量血糖的操作流程

操作流程	操作步骤	操作要点
1. 评估沟通	（1）评估老年人穿刺部位皮肤状况 （2）做好用物准备 （3）与老年人沟通，告知老年人监测血糖的目的，取得配合 （4）确认监测血糖的时间，如空腹、餐后 2 小时等	
2. 测量血糖	（1）携用物至床旁，核对、解释，取得合作。协助老年人取适宜体位 （2）检查血糖仪，确保血糖仪电量充足。校准血糖仪，如果血糖仪需要校准码，核对试纸包装上的校准码与血糖仪一致。将试纸条插入血糖仪的试纸插孔上，血糖仪屏幕血滴闪烁，取出采血针，备用 （3）采血前先让老年人甩动待测的手部，轻轻按摩采血部位使血量充足，应使测试区皮肤完全变成红色。选择手指两侧任一部位采血，75% 乙醇消毒采血部位，消毒液待干后再采血，采血针紧紧压住采血部位，按下弹簧，采血 （4）第一滴血弃去不用，将血样滴入试纸测试孔（血量充足，形成一滴圆而有光泽的血滴，完全覆盖测试孔，勿涂抹或复滴，勿移动试纸），无菌棉签按压采血部位 1 ~ 2 分钟，准确读取血糖结果（5 秒后显示测试值） （5）观察老年人反应及穿刺情况，将结果告知老年人 / 家属，通知医师 （6）对需要长期监测血糖的老年人，穿刺部位应轮换，并指导老年人血糖监测的方法	★正确选择穿刺部位 ★准确测量血糖
3. 整理用物	整理用物，垃圾分类处理，开窗通风	
4. 洗手记录	（1）按七步洗手法洗手 （2）记录操作时间，血糖数值，老年人有无异常反应	

注意事项

1. 采血部位选择：优先选择手指指尖或指腹，避免选择手指关节或伤口附近。

2. 避免交叉感染：每次采血使用新的采血针和试纸，避免重复使用。

3. 注意监测血糖仪性能，检查血糖试纸有效期。

4. 准确测量、记录血糖数值，血糖异常时给予妥善处理。低血糖处理：如果血糖值低于 3.9 mmol/L，立即给予含糖食物或饮料，并再次测量血糖；高血糖处理：如果血糖值超过 13.9 mmol/L，建议多喝水，避免剧烈运动，并及时就医。

任务评价

使用便携式血糖仪为老年人测量血糖的任务评价方法见表 3–4–5。

表 3–4–5　使用便携式血糖仪为老年人测量血糖的任务评价

项目	内容	分值	自评	互评	教师评价	企业导师评价
工作准备（10%）	照护员仪表仪容、手卫生等符合规范	5				
	根据工作任务准备相应用物	5				
沟通评估（10%）	正确评估，选择恰当的穿刺部位	2				
	评估测量血糖的时间	4				
	使用恰当的语言进行交流，向老年人及其家属解释操作目的及注意事项，取得配合	4				
操作过程（60%）	能够正确检测血糖仪性能	20				
	能够正确测量血糖	20				
	能够识别异常的血糖值，并妥善处理	20				
整理记录（10%）	整理用物，七步洗手法洗手，记录全面	10				
整体评价（10%）	操作流畅、安全、规范	5				
	过程中有尊老、敬老、爱老、护老的意识，体现出对老年人的人文关怀	5				

（二）使用血糖动态测量仪为老年人监测血糖

操作目的

使用血糖动态测量仪为老年人测量血糖。

操作程序

1. 准备

设备准备：血糖动态测量仪、传感器、接收器或手机应用程序。

老年人准备：协助老年人洗手并擦干，保持安静，避免情绪紧张。

照护员准备：着装整洁，修剪指甲，洗手，戴口罩。

安装位置选择：选择腹部、臀部或上臂外侧等部位安装传感器，避免选择皮肤敏感或有损伤的部位。

2. 实施

使用血糖动态测量仪为老年人测量血糖的操作流程见表 3-4-6。

表 3-4-6　使用血糖动态测量仪为老年人测量血糖的操作流程

操作流程	操作步骤	操作要点
1. 评估沟通	（1）评估安装位置 （2）做好用物准备 （3）与老年人沟通，告知老年人监测血糖的目的，取得配合 （4）确认进食时间	
2. 清洁皮肤	用酒精棉签清洁安装部位，待酒精完全挥发。确保皮肤干燥，避免影响传感器粘附	
3. 安装传感器	（1）打开传感器包装，将传感器安装在选择的部位 （2）按压传感器，确保其牢固粘附在皮肤上 （3）连接设备：将传感器与接收器或手机应用程序配对。确保设备连接成功，能够实时显示血糖数据。	★正确选择安装部位 ★准确测量血糖
4. 测量血糖	（1）设备校准：根据设备说明书，定期使用指尖血糖值进行校准，通常每 12 小时一次。确保校准值与血糖动态测量仪显示值一致，避免误差 （2）数据查看与解读：定期查看血糖动态测量仪设备或手机应用程序中的血糖数据。关注血糖趋势图，了解血糖的波动情况。注意低血糖和高血糖的预警提示，及时采取措施 （3）数据记录：定期记录血糖数据，包括平均血糖值、低血糖和高血糖的频率。将数据与医生分享，以便调整治疗方案 （4）传感器更换：按照设备说明，定期更换传感器，通常每 7 天或 14 天更换一次。检查皮肤状况，避免长期佩戴导致皮肤感染	
5. 整理用物	整理用物，垃圾分类处理，开窗通风	
6. 洗手记录	（1）按七步洗手法洗手 （2）记录进食时间、血糖数值，老年人有无异常反应	

注意事项

1. 皮肤护理：安装和更换传感器时，注意皮肤清洁和护理，避免皮肤过敏或感染。

2. 防水处理：部分血糖动态测量仪设备防水，但需注意避免长时间浸泡在水中。

3. 数据准确性：虽然血糖动态测量仪设备提供连续监测，但仍需定期使用指尖血糖仪进行校准。

4. 低血糖预警：血糖动态测量仪设备通常会提前预警低血糖，但老年人可能对低血糖症状不敏感，需特别关注。

任务评价

使用血糖动态测量仪为老年人测量血糖的任务评价方法见表 3-4-7。

表 3-4-7　使用血糖动态测量仪为老年人测量血糖的任务评价

项目	内容	分值	自评	互评	教师评价	企业导师评价
工作准备（10%）	照护员仪表仪容、手卫生等符合规范	5				
	根据工作任务准备相应用物	5				
沟通评估（10%）	正确评估，选择恰当的测量部位进行	2				
	评估进食时间与测量血糖的时间	4				
	使用恰当的语言进行交流，向老年人及其家属解释操作目的及注意事项，取得配合	4				
操作过程（60%）	能够正确安装传感器	20				
	能够正确校准仪器性能	20				
	能够识别异常的血糖值，并妥善处理	20				
整理记录（10%）	整理用物，七步洗手法洗手，记录全面	10				
整体评价（10%）	操作流畅、安全、规范	5				
	过程中有尊老、敬老、爱老、护老的意识，体现出对老年人的人文关怀	5				

任务三 腆岛素注射

课件

案例导入

李奶奶，66 岁，入住夕阳红医养结合养护院 301 房间 6 床，退休金 5 000 元 / 月。糖尿病史 8 年，三餐前注射胰岛素，血糖控制效果好。1 个月前多饮、多尿、乏力等症状加重。最近李奶奶老伴行心脏搭桥术后出院回家，李奶奶因担心老伴及自身健康状况而伴有焦虑情绪。她平常喜欢看电视剧，经常熬到半夜。国企退休，育有 1 子 1 女，均在外地，工作较忙。

任务描述

1. 请照护员遵医嘱为李奶奶测量血糖，注射胰岛素。
2. 请照护员为李奶奶进行心理疏导。
3. 请照护员对李奶奶的糖尿病情况进行具体指导。

知识储备

一、胰岛素注射概述

胰岛素注射是治疗糖尿病的重要手段之一，尤其适用于 1 型糖尿病患者和部分 2 型糖尿病患者。胰岛素注射是通过皮下注射的方式将胰岛素注入人体，以调节血糖水平，帮助糖尿病患者控制血糖，减少并发症的发生。胰岛素注射需要在特定的部位进行，这些部位包括腹部、上臂外侧、大腿外侧和臀部外上侧。注射胰岛素时，应使用专用的注射器或胰岛素笔，并严格按照操作流程进行，以确保药物正确吸收并减少疼痛。

（一）胰岛素的作用

胰岛素是由胰岛 β 细胞分泌的一种激素，主要作用是促进细胞摄取和利用葡萄糖，从而降低血糖水平。胰岛素在人体内有以下重要作用。

1. 促进葡萄糖进入细胞

胰岛素与细胞表面的受体结合，激活细胞内的信号通路，使葡萄糖进入细胞内。

2. 促进糖原合成

胰岛素促进肝脏和肌肉细胞将葡萄糖合成糖原储存。

3. 抑制糖异生

减少肝脏将非糖物质（如氨基酸和脂肪酸）转化为葡萄糖。

4. 促进脂肪合成

胰岛素促进脂肪细胞合成脂肪，减少脂肪分解。

（二）胰岛素的类型

胰岛素根据其作用时间的分类见表 3-4-8。

表 3-4-8　胰岛素的类型

类型	特点	作用时间
速效胰岛素	起效快，作用时间短，通常在餐前或餐时使用	起效时间：15 分钟内，峰值：1 ~ 2 小时，作用持续时间：3 ~ 5 小时
短效胰岛素	起效较快，作用时间较短，通常用于餐前注射	起效时间：30 分钟内，峰值：2 ~ 3 小时，作用持续时间：5 ~ 8 小时
中效胰岛素	起效较慢，作用时间较长，通常用于基础胰岛素补充	起效时间：24 小时，峰值：4 ~ 12 小时，作用持续时间：12 ~ 18 小时
长效胰岛素	起效缓慢，作用时间长，通常用于基础胰岛素补充，每天注射 1 次	起效时间：24 小时，作用持续时间：24 小时以上
预混胰岛素	同时含有速效或短效胰岛素和中效胰岛素，适用于餐前注射	起效时间：15 ~ 30 分钟，峰值：1 ~ 4 小时，作用持续时间：12 ~ 24 小时

二、胰岛素注射部位

胰岛素注射部位的选择至关重要，因为不同部位的皮下脂肪厚度和血液供应不同，会影响胰岛素的吸收速度和效果。选择合适的注射部位可以确保胰岛素被有效吸收，同时减少疼痛和并发症的风险。

（一）常见的胰岛素注射部位

胰岛素注射通常选择皮下脂肪丰富的部位，见图 3-4-2。

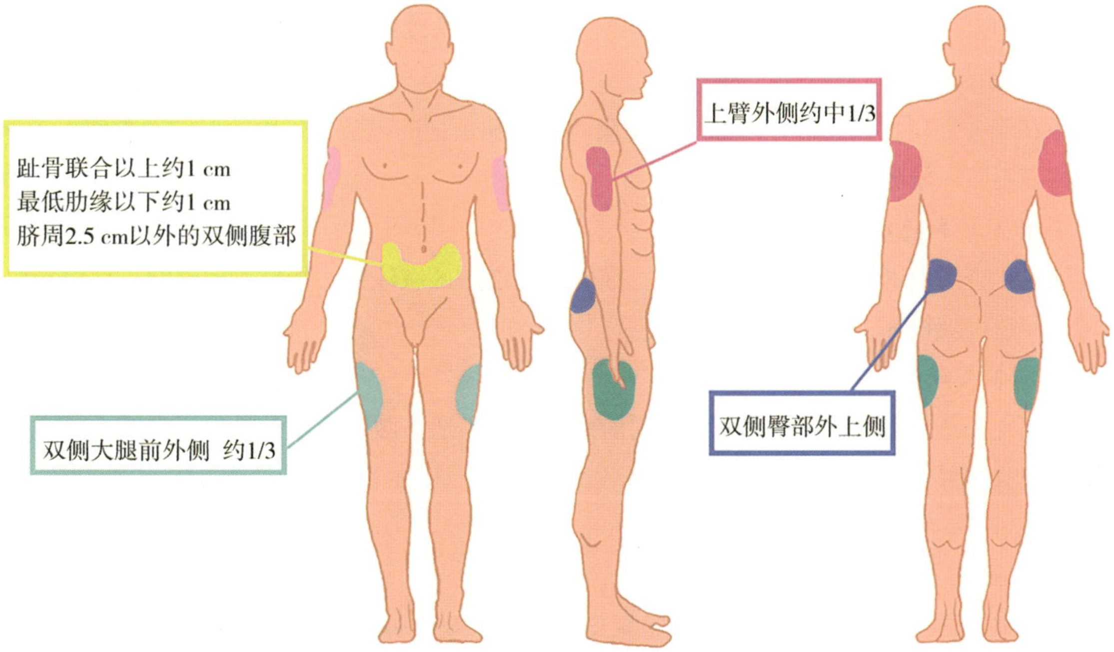

图 3-4-2　常见的胰岛素注射部位

1. 腹部

位置：肚脐周围 2.5 cm 以外的区域。

特点：腹部皮下脂肪丰富，吸收速度快，吸收率约为 100%，适合短效和速效胰岛素。

优点：操作方便，适合自我注射。

2. 上臂外侧

位置：上臂三角肌下缘外侧。

特点：皮下组织较厚，吸收速度适中，吸收率约为 85%，适合中效胰岛素。

优点：适合他人协助注射。

3. 大腿外侧

位置：大腿中段外侧。

特点：皮下组织较薄，吸收速度较慢，吸收率约为 70%，适合基础胰岛素。

优点：适合他人协助注射。

4. 臀部外上侧

位置：臀部外上侧 1/4 区域。

特点：皮下组织最厚，吸收速度最慢，适合基础胰岛素。

优点：无须捏起皮肤，适合他人协助注射。

（二）注射部位的选择原则

不同部位吸收速度不同。

1. 根据胰岛素类型选择部位

速效和短效胰岛素：优先选择腹部，因为其吸收速度快，能快速降低餐后血糖。

中效胰岛素：可以选择上臂外侧，吸收速度适中。

长效胰岛素：可以选择大腿外侧或臀部外上侧，吸收速度较慢，作用时间长。

2. 轮换注射部位

避免在同一部位反复注射，以减少皮下脂肪增生和硬结的风险。每次注射应至少间隔 1 cm，确保药物在不同区域吸收。

3. 避开硬结和疤痕

注射前检查注射部位，避免在有硬结、疤痕或感染的区域注射。如果发现硬结，可轻轻按摩该区域，促进血液循环，或更换注射部位。

4. 考虑个人舒适度

选择老年人感觉舒适的部位，减少注射时的疼痛和不适。腹部通常是最方便和舒适的注射部位，适合自我注射。

（三）注射部位的注意事项

1. 腹部注射

避开肚脐周围 2.5 cm 范围，因为该区域皮肤较薄，吸收速度可能不稳定。注射时无须捏起皮肤，但需确保注射角度正确（垂直于皮肤）。

2. 上臂外侧注射

需要捏起皮肤，以避免肌内注射。适合他人协助注射，但老年人自我注射时可能较困难。

3. 大腿外侧注射

需要捏起皮肤，以避免肌内注射。注射时应保持腿部放松，避免肌肉紧张影响吸收。

4. 臀部外上侧注射

无须捏起皮肤，适合他人协助注射。注射时应确保针头垂直于皮肤，避免角度偏差。

（四）注射部位的轮换方法

1. 同一部位内的轮换

在同一部位内，每次注射应至少间隔 1 cm，避免在同一小区域内反复注射。可以采用“网格法”，将注射部位划分为多个小区域，每次在不同的小区域注射。

2. 不同部位之间的轮换

每次注射可以选择不同的部位，例如第一天选择腹部，第二天选择大腿外侧，第三天选择臀部外上侧等。轮换部位可以减少局部脂肪增生和硬结的风险。

三、胰岛素的保存

胰岛素的保存对保持其稳定性和有效性至关重要。在保存和携带胰岛素时，应注意避免阳光直射、剧烈温度变化和剧烈摇晃。定期检查胰岛素的外观和有效期，确保其在使用时能够发挥最佳效果。正确的保存方法不仅可以延长胰岛素的使用寿命，还能确保其在使用时的安全性和有效性。

未开封的胰岛素应储存在 2 ~ 8 ℃的冰箱中，避免冷冻，避免阳光直射和反复震荡。已开封的胰岛素可在室温下（不超过 30 ℃）保存，避免高温和阳光直射，使用期限一般为 28 天。在旅行中，胰岛素应避免高温和冷冻，可使用保温包。

四、为老年人注射胰岛素技术

（一）胰岛素笔注射

操作目的

使用胰岛素笔为老年人注射胰岛素。

操作程序

1. 准备

洗手：协助老年人洗手，保持手部清洁。

检查胰岛素：核对胰岛素的名称、类型和有效期。

准备物品：准备好胰岛素笔、针头、酒精棉球等。

2. 实施

使用胰岛素笔为老年人注射胰岛素的操作流程见表 3-4-9。

表 3-4-9　使用胰岛素笔为老年人注射胰岛素的操作流程

操作流程	操作步骤	操作要点
1. 评估沟通	（1）评估注射部位和测量的血糖值 （2）做好用物准备 （3）与老年人沟通，告知注射胰岛素的目的，取得配合 （4）确认已经备好餐食	
2. 注射操作	（1）选择注射部位：根据胰岛素类型选择合适的注射部位，避开红肿、硬结部位 （2）消毒皮肤：用酒精棉球以注射点为中心，由内向外螺旋式擦拭，消毒范围直径约 5 cm （3）安装针头：将针头安装到胰岛素笔上，调节剂量 （4）注射：用一只手轻轻捏起注射部位的皮肤，另一只手持胰岛素笔，以 90° 角快速刺入皮下 （5）推注胰岛素：缓慢推注胰岛素，注射完毕后停留至少 10 ~ 15 秒，确保药物完全吸收 （6）拔针：拔针后用棉球轻压注射部位，避免按压过重	★正确选择注射部位 ★准确注射胰岛素剂量
3. 整理用物	整理用物，垃圾分类处理	
4. 洗手记录	（1）按七步洗手法洗手 （2）记录注射时间、剂量和部位，老年人有无异常反应	

注意事项

1. 轮换注射部位：避免在同一个部位反复注射，防止皮下脂肪增生。
2. 避免低血糖：注射后注意观察老年人是否有低血糖症状，如头晕、心慌等。
3. 避免误入肌肉层：注射时需捏起皮肤，确保胰岛素注入皮下组织。

任务评价

使用胰岛素笔为老年人注射胰岛素的任务评价方法见表 3-4-10。

表 3-4-10　使用胰岛素笔为老年人注射胰岛素的任务评价

项目	内容	分值	自评	互评	教师评价	企业导师评价
工作准备（10%）	照护员仪表仪容、手卫生等符合规范	5				
	根据工作任务准备相应用物	5				

续表

项目	内容	分值	自评	互评	教师评价	企业导师评价
沟通评估（10%）	正确评估，选择恰当的注射部位	2				
	评估测量的血糖值	4				
	使用恰当的语言进行交流，向老年人及其家属解释操作目的及注意事项，取得配合	4				
操作过程（60%）	能够正确消毒皮肤	20				
	能够正确使用胰岛素笔	20				
	能够掌握注射技巧	20				
整理记录（10%）	整理用物，七步洗手法洗手，记录全面	10				
整体评价（10%）	操作流畅、安全、规范	5				
	过程中有尊老、敬老、爱老、护老的意识，体现出对老年人的人文关怀	5				

（二）胰岛素皮下泵注射

操作目的

使用胰岛素皮下泵为老年人注射胰岛素。

操作程序

1. 准备

（1）着装整洁，洗手、戴口罩。

（2）物品准备：胰岛素泵、储药器、泵管、电池、硬币、胰岛素、助针器、消毒治疗盘（内置 75% 乙醇、棉签、弯盘）、透明敷贴、治疗单及告知单、记录单、记录笔。

2. 实施

使用胰岛素皮下泵为老年人注射胰岛素的操作流程见表 3-4-11、图 3-4-3。

表 3-4-11　使用胰岛素皮下泵为老年人注射胰岛素的操作流程

操作流程	操作步骤	操作要点
1. 评估沟通	（1）评估胰岛素皮下泵安装位置 （2）做好用物准备 （3）与老年人沟通，告知老年人监测血糖的目的，取得配合	

续表

操作流程	操作步骤	操作要点
2. 清洁皮肤	用酒精棉签清洁安装部位，待酒精完全挥发	
3. 胰岛素泵安装及使用	（1）安装电池：将电池按照正负极正确放入电池槽，用 5 角硬币拧紧，检查仪器性能 （2）设置时间：进入主菜单→选择到设置→进入次级菜单→选择时间 / 日期→按上、下箭头设置正确时间、日期→按确认键 （3）根据医嘱设置基础率：进入主菜单→按向下箭头→选择到基础率→进入次级菜单→按向下箭头选择到设定 / 编辑基础率→设定各段基础率，设置完毕→按确认键 （4）马达复位：进入主菜单→按向下的箭头→选择充盈或者马达复位→按确认键 （5）抽药排气：将药液抽吸到储药器内，安装在泵上，连接泵管。按确认键→进入主菜单→按向下箭头→选择充盈→按确认键→进入次级菜单→按确认键直到针头出现一滴药液 （6）备齐用物、携物至床旁，查对床号、姓名 （7）向老年人解释带泵的目的、方法及好处，取得老年人的合作 （8）舒适与安全：环境清洁、舒适，光线明亮；老年人舒适 （9）选择穿刺部位：肚脐周围 5 ~ 10 cm，避开腹中线及腰带及皮肤瘢痕硬结位置 （10）消毒穿刺部位：75% 乙醇消毒 2 遍，范围 8 ~ 10 cm，待干，同时消毒安泵人员的手 （11）穿刺与固定：左手绷紧皮肤，右手持针将针头快速刺入皮下（或使用助针器将针头刺入皮下撤除针芯），透明敷贴固定，记录穿刺日期及操作者，将泵装于老年人口袋或置于腰间 （12）整理床单位，协助老年人取舒适卧位，交代注意事项	★ 准确设置基础率 ★ 正确安装胰岛素泵
4. 整理用物	整理用物，垃圾分类处理	
5. 洗手记录	（1）按七步洗手法洗手 （2）记录胰岛素注射时间、剂量，老年人有无异常反应	

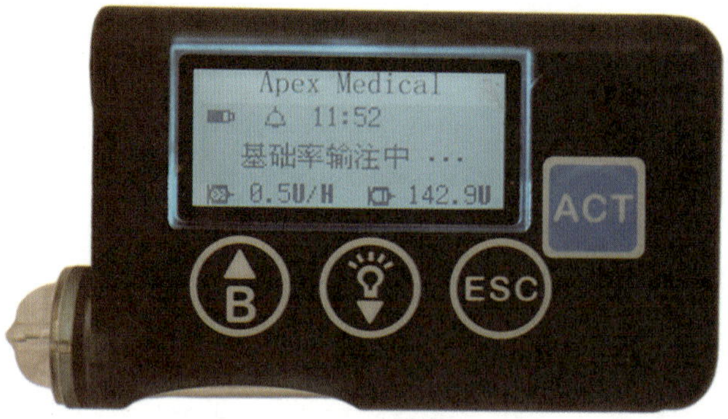

图 3-4-3　胰岛素皮下泵

任务评价

使用胰岛素皮下泵为老年人注射胰岛素的任务评价方法见表 3-4-12。

表 3-4-12　使用胰岛素皮下泵为老年人注射胰岛素的任务评价

项目	内容	分值	自评	互评	教师评价	企业导师评价
工作准备（10%）	照护员仪表仪容、手卫生等符合规范	5				
	根据工作任务准备相应用物	5				
沟通评估（10%）	正确评估，选择恰当的部位进行胰岛素泵安装	2				
	评估进食时间与测量血糖的时间	4				
	使用恰当的语言进行交流，向老年人及其家属解释操作目的及注意事项，取得配合	4				
操作过程（60%）	能够正确检测胰岛素泵	20				
	能够正确设置胰岛素基础率	20				
	能够正确安装胰岛素泵	20				
整理记录（10%）	整理用物，七步洗手法洗手，记录全面	10				
整体评价（10%）	操作流畅、安全、规范	5				
	过程中有尊老、敬老、爱老、护老的意识，体现出对老年人的人文关怀	5				

任务四　心电监护仪的使用

课件

案例导入

刘爷爷，68 岁，独居。现入住白山小区日间照料中心。慢性支气管炎、肺气肿、慢性阻塞性肺疾病 6 年，高血压病 3 年。平均吸烟 20 支 / 天，偶尔饮酒。10 天前以“咳嗽、咳痰、发热”入院，诊断为肺炎，经住院治疗 1 周后出院。今晨起出现咳嗽、气短、咳白色黏痰，家中通过智能手环自测体温 37.9 ℃，前往照护中心寻求帮助。

任务描述

1. 请照护员为刘爷爷测量血压、心率、血氧饱和度。
2. 请照护员指导刘爷爷进行呼吸功能训练。
3. 请照护员为刘爷爷制订照护计划，进行健康指导。

知识储备

一、心电监护仪分类

（一）按功能分类

1. 单参数监护仪

单参数监护仪只能监测心电图这一种参数，适用于对心电图监测有特定需求的场景。

2. 多参数监护仪

除了心电图外，多参数监护仪还可以同时监测其他生命体征参数，如血氧饱和度、血压、呼吸频率、体温等，提供更全面的老年人信息（图 3–4–4）。

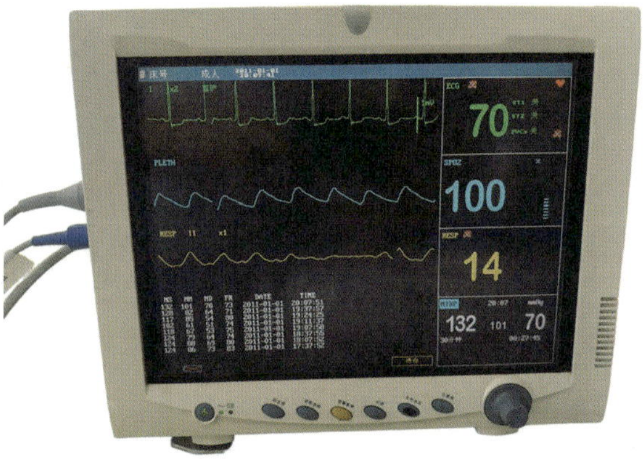

图 3–4–4　多参数监护仪

（二）按监测对象分类

1. 成人监护仪

成人监护仪专为成人设计，适用于老年人的心电监测。

2. 儿童监护仪

儿童监护仪针对儿童的生理特点设计，适用于儿童的心电监测。

3. 新生儿监护仪

新生儿监护仪适用于新生儿的心电监测，具有更高的灵敏度和安全性。

（三）按信号传输方式分类

1. 有线监护仪

通过导线连接电极和监护仪，信号传输稳定，适用于需要高精度监测的场合。

2. 无线监护仪

通过无线技术（如蓝牙、WiFi）传输数据，使用更加灵活方便，适用于远程监测和移动医疗。

二、心电监护仪适用范围

心电监护仪是一种用于实时监测心脏电活动的医疗设备，广泛应用于医疗和健康监测领域。

（一）医院及专业医疗机构

在医院及康复中心，心电监护仪适用于监测病情危重、术中及术后、有高血压、心脏病风险的老年人的心率、心律、呼吸、血压、血氧饱和度等生命体征，以便及时发现病情变化，及时处理，确保老年人治疗安全。

（二）家庭及个人健康监测

1. 家庭护理

家庭成员可以使用心电监护仪监测家中老年人或慢性病老年人的心电图，及时发现异常情况，便于及时就医。

2. 自我监测

个人可以使用便携式心电监护仪进行自我监测，了解自己的心脏健康状况，特别适用于有心脏疾病家族史者或高危人群。

3. 运动监测

运动员和健身爱好者可以使用心电监护仪监测运动过程中的心率变化，优化运动方案，避免过度训练导致的心脏问题。

（三）特殊场所及人群

1. 养老院

用于监测老年人的心电图，及时发现心脏异常，提供更好的医疗保健服务。

2. 社区医疗中心

为社区居民提供心电图监测服务，早期发现心脏疾病，提高居民的健康水平。

3. 远程医疗

通过远程心电监护系统，医生可以远程监测老年人的心电图，实现远程诊断和治疗指导。

三、协助使用心电监护仪监测老年人生命体征技术

操作目的

使用心电监护仪为老年人测量生命体征。

操作程序

（一）准备

环境准备：选择安静、舒适、光线适宜的环境，避免强光直射和电磁干扰，确保监测结果的准确性。

照护员准备：着装整洁，洗手、戴口罩。

设备检查：检查心电监护仪的电源、导联线、电极片、血压袖带、血氧探头等是否完好，电量是否充足，确保设备正常运行。

物品准备：75% 乙醇、治疗碗、纱布两块、弯盘、TPR 记录单、笔。

老年人准备：向老年人或其家属解释心电监护的目的和过程，取得老年人的配合。帮助老年人取舒适体位，如平卧位或半卧位，暴露胸部和四肢，便于电极片和血压袖带的安置。

2. 实施

使用心电监护仪为老年人测量生命体征的操作流程见表 3-4-13。

表 3-4-13　使用心电监护仪为老年人测量生命体征的操作流程

操作流程	操作步骤	操作要点
1. 评估沟通	（1）老年人周围环境光照情况及有无电磁波干扰 （2）局部皮肤或者指（趾）甲情况 （3）老年人意识状态、皮肤情况、肢体情况及吸氧流量 （4）对于清醒老年人告知其操作目的、注意事项	
2. 监护仪使用	（1）备齐用物，携物至床旁，核对，对于清醒老年人向其解释 （2）打开电源开关，机器自检，显示主屏 （3）老年人取平卧位，暴露操作区域，酒精纱布清洁皮肤，电极片正确连接导联线。 （4）血氧探头的安置：将血氧探头夹在老年人的指尖或耳垂上，确保探头与皮肤接触良好，避免松动或过紧 （5）电极片的粘贴： ①清洁皮肤：用酒精棉球或生理盐水清洁胸部皮肤，去除油脂和污垢，确保电极片粘贴牢固 ②选择合适位置：根据导联要求，选择合适的电极片粘贴位置，一般为胸部的特定部位，如右锁骨中线第一肋间、左锁骨中线第一肋间、左锁骨中线第 5 肋间等，见图 3-4-5 ③粘贴电极片：将电极片的导电胶面贴于清洁的皮肤上，轻轻按压，确保电极片与皮肤紧密接触，避免空气进入影响信号传输 （6）血压袖带的安置：选择合适尺寸的血压袖带，将其缠绕在老年人的上臂，袖带下缘距肘窝 2 ~ 3 cm，松紧度以能插入一指为宜 （7）分别调节心电图、血氧饱和度、血压等参数及相关信息，设置相应合理报警范围，返回主屏面。观察并记录监护参数，注意询问老年人感受，交代注意事项 （8）停止心电监护：根据医嘱停止监护，关闭开关，取下心电导联及电极片、血氧探头、血压计袖带。仪器清洁消毒充电备用	★正确粘贴电极片位置 ★准确测量生命体征 ★正确设置仪器报警范围
3. 整理用物	整理用物，垃圾分类处理，清洁老年人皮肤	
4. 洗手记录	（1）按七步洗手法洗手 （2）记录生命体征数值、开始和停止心电监护时间	

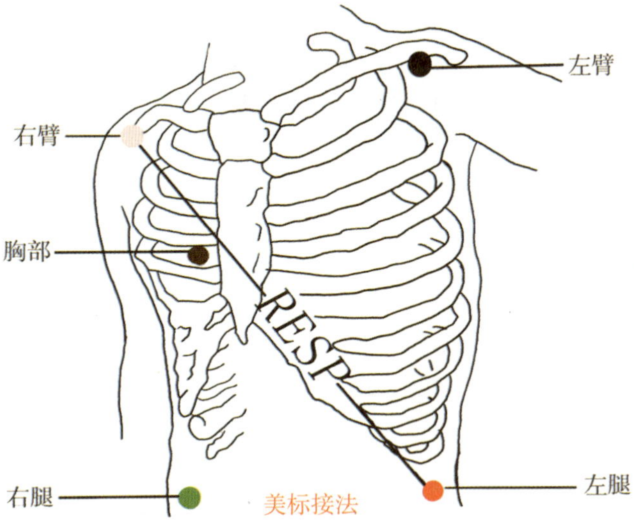

图 3-4-5　电极片粘贴位置

注意事项

1. 密切观察：在监测过程中，密切观察老年人的反应，如有不适或异常情况，及时调整设备或停止监测。

2. 数据记录：记录心电监护仪显示的心率、心律、血压、血氧饱和度等数据，确保数据的准确性和完整性。

3. 及时处理异常：如发现心电图异常或生命体征异常，及时通知医护人员进行处理。

任务评价

使用心电监护仪为老年人测量生命体征的任务评价方法见表 3-4-14。

表 3-4-14　使用心电监护仪为老年人测量生命体征的任务评价

项目	内容	分值	自评	互评	教师评价	企业导师评价
工作准备（10%）	照护员仪表仪容、手卫生等符合规范	5				
	根据工作任务准备相应用物	5				
沟通评估（10%）	评估周围环境，确保仪器使用安全	2				
	全面评估老年人皮肤、指甲、意识状态	4				
	使用恰当的语言进行交流，向老年人及其家属解释操作目的及注意事项，取得配合	4				

续表

项目	内容	分值	自评	互评	教师评价	企业导师评价
操作过程（60%）	能够正确粘贴电极片测量心率	20				
	能够正确使用袖带测量血压	20				
	能够正确使用指脉氧仪测量血氧饱和度	20				
整理记录（10%）	整理用物，七步洗手法洗手，记录全面	10				
整体评价（10%）	操作流畅、安全、规范	5				
	过程中有尊老、敬老、爱老、护老的意识，体现出对老年人的人文关怀	5				

【练习题】

一、单选题

1. 陪同老年人就医时，照护员应提前了解老年人的（　　）。

A. 兴趣爱好　　B. 既往病史

C. 家庭住址　　D. 经济状况

答案：B

解析：了解老年人既往病史对于医生准确判断病情、制订合适的治疗方案至关重要，也有助于照护员在就医过程中更好地协助老年人，应对可能出现的情况。而兴趣爱好、家庭住址和经济状况虽然也是老年人的相关信息，但在就医场景中，对医疗过程的直接帮助相对较小。

2. 照护员陪同老年人就医，在医院内行走时，应（　　）。

A. 走在老年人前面，快速带领老年人前往科室

B. 走在老年人后面，催促老年人加快脚步

C. 与老年人并排行走，随时关注老年人情况

D. 让老年人独自行走，照护员在后面跟随

答案：C

解析：与老年人并排行走可以随时关注老年人的身体状况和情绪变化，及时提供帮助和支持。走在前面快速带领或在后面催促都会给老年人带来压力，不利于其就医过程中的身心状态。让老年人独自行走则无法及时照顾到老年人，可能存在安全隐患。

3. 陪同老年人就医结束后，照护员不应（ ）。

A. 协助老年人整理衣物和物品

B. 询问老年人是否有不适

C. 直接将老年人送回家，不交代任何事项

D. 向老年人或其家属交代医生的嘱咐

答案：C

解析：就医结束后，照护员应协助老年人整理衣物和物品，询问其身体是否有不适，并向老年人或其家属详细交代医生的嘱咐，包括用药方法、饮食注意事项、复诊时间等，以确保老年人能够正确进行后续的康复和治疗。直接将老年人送回家而不交代任何事项是不负责任的行为，可能会影响老年人的康复。

4. 老年人体检测定血糖时，以下说法正确的是（ ）。

A. 只需检测空腹血糖　　B. 只需检测餐后血糖

C. 应同时检测空腹血糖和餐后血糖　　D. 随机血糖即可

答案：C

解析：老年人糖尿病常以餐后高血糖为主，且糖耐量随年龄增加而下降，只检测空腹血糖易漏诊，所以应同时检测空腹血糖和餐后血糖，全面评估血糖情况。

5. 为老年人测量血糖，采血部位通常选择（ ）。

A. 指尖　　B. 耳垂

C. 前臂　　D. 足尖

答案：A

解析：指尖是最常用的采血部位，因为此处操作方便，且血液循环较好，能快速获得足量血液。耳垂、前臂、足尖等部位也可采血，但不是常规首选。足尖采血一般适用于特殊情况，如指尖采血困难等；耳垂采血痛感相对较轻，但血液循环不如指尖；前臂采血通常用于一些特殊的血糖监测设备或特定要求下。

6. 为老年人注射胰岛素，应选择的合适注射部位不包括（ ）。

A. 腹部　　B. 大腿内侧

C. 上臂外侧　　D. 臀部外上侧

答案：B

解析：胰岛素注射常选择的部位有腹部、大腿外侧、上臂外侧、臀部外上侧等。大腿内侧一般不选择，因为此处神经血管丰富，且皮肤较敏感，注射时容易引起疼痛和不适，还可能损伤血管和神经。

7. 老年人使用胰岛素笔注射胰岛素前，需先确认笔芯内的胰岛素（ ）。

A. 类型　　B. 颜色

C. 形状　　D. 气味

答案：A

解析：注射胰岛素前需仔细核对胰岛素的类型、剂量，确认胰岛素笔芯是否在保质期内，以

确保使用正确的药物和剂量进行治疗，防止因用错药而导致血糖控制不佳或出现其他不良反应。胰岛素的颜色、形状、气味一般不作为主要的确认指标，且正常情况下胰岛素的颜色、形状相对固定，气味也不明显。

8. 照护员为老年人注射胰岛素，注射后应停留针头在体内的时间为（ ）。

A.10 秒　　B.10 ~ 15 秒

C.15 ~ 20 秒　　D.20 ~ 30 秒

答案：B

解析：注射胰岛素后，应停留针头在体内 10 秒以上，以确保胰岛素完全注入体内，避免因注射时间过短，胰岛素未全部进入体内而影响药效，B 选项最接近。

9. 照护员在使用心电监护仪前，首要工作是（ ）。

A. 直接打开监护仪　　B. 检查监护仪性能及各部件完整性

C. 帮老年人摆好体位　　D. 准备电极片

答案：B

解析：确保心电监护仪性能良好、各部件齐全且无损坏，可正常开机运行，是保障测量结果准确与使用过程安全的基础。若仪器本身存在故障，后续操作都将失去意义。而帮老年人摆好体位、准备电极片等操作，都应在确认仪器正常后进行。

10. 为老年人测量血压时，血压袖带应绑扎在（ ）。

A. 距离肘窝 1 ~ 2 cm 处　　B. 距离肘窝 2 ~ 3 cm 处

C. 肘窝处　　D. 距离肘窝 7 ~ 8 cm 处

答案：B

解析：将血压袖带绑扎在距离肘窝 2 ~ 3 cm 处，能保证测量的准确性。绑扎过近或过远，都可能影响血压测量结果，导致数值偏差。

二、多选题

1. 对于行动不便的老年人，照护员可以采取的措施有（ ）。

A. 推轮椅护送老年人就医

B. 搀扶老年人行走

C. 为老年人提供拐杖等辅助器具

D. 让老年人乘坐电梯，避免走楼梯

E. 请医院工作人员帮忙搬运老年人

答案：ABCD

解析：对于行动不便的老年人，推轮椅护送是一种常见且方便的方式，可以减少老年人的体力消耗，确保其安全。搀扶老年人行走时要注意力度和步伐，给予其足够的支撑。提供拐杖等辅助器具可以帮助老年人保持平衡，增加行走的稳定性。让老年人乘坐电梯避免走楼梯，能防止其摔倒或因体力不支而受伤。一般情况下，不需要请医院工作人员帮忙搬运老年人，照护员可以通过上述方式较好地协助行动不便的老年人就医，且搬运可能会给老年人带来不适或安全风险，除非老年人有特殊情况需要专业人员搬运。

2. 照护员在陪同老年人就医时，应向医生了解的信息有（　　）。

A. 老年人的病情诊断　　B. 治疗方案和用药方法　　C. 饮食和生活注意事项

D. 康复训练计划　　E. 下次复诊时间

答案：ABCDE

解析：了解老年人的病情诊断可以让照护员更好地理解老年人的健康状况和需要关注的问题。明确治疗方案和用药方法，照护员才能准确地协助老年人按时服药、接受治疗。饮食和生活注意事项对于老年人的康复至关重要，照护员可以根据这些信息为老年人提供相应的生活照料。康复训练计划如果有，照护员可以帮助老年人进行康复训练，促进其身体恢复。了解下次复诊时间，照护员可以提前做好安排，确保老年人按时复诊。

3. 以下关于为老年人测量血糖的说法，正确的有（　　）。

A. 测量前需确认血糖仪是否校准

B. 应使用 75% 乙醇消毒采血部位

C. 采血时可过度挤压手指以获取足量血液

D. 测量后需记录血糖值及测量时间

答案：ABD

解析：测量血糖前需确认血糖仪已校准，以保证结果准确；使用 75% 乙醇消毒采血部位可有效杀菌且挥发快，不影响血糖结果。采血时不可过度挤压手指，否则会使组织液混入血液，导致血糖值不准确。测量后应记录血糖值及测量时间，以便观察血糖变化趋势，为后续治疗和护理提供依据。

4. 以下关于为老年人注射胰岛素的说法，正确的有（　　）。

A. 注射前需洗手　　B. 可在炎症部位注射　　C. 注射后无须按压

D. 需定期轮换注射部位

答案：AD

解析：注射前用流动清水洗手，可减少感染风险。不可在皮下脂肪增生、炎症、水肿、溃疡或感染的部位注射，以免影响药物吸收和加重局部病情。注射后需用干棉签轻轻按压注射部位，防止出血和药液渗出。为防止局部皮肤和皮下组织因长期注射受到损伤，需定期轮换注射部位。

5. 以下属于心电监护仪可监测的生命体征有（　　）。

A. 心率　　B. 呼吸　　C. 血压

D. 血氧饱和度

答案：ABCD

解析：心电监护仪能够实时监测老年人的心电活动，以及心率、呼吸、血压、血氧饱和度等多项生命体征，为医生及时了解老年人病情变化、做出准确诊断和治疗决策提供有力依据。

三、判断题

1. 照护员陪同老年人就医时，不需要了解医院的科室分布和功能（　　）。

答案：错误。

解析：了解医院的科室分布和功能是照护员陪同老年人就医的重要准备工作之一。只有熟悉这些信息，照护员才能快速、准确地引导老年人到达相应科室，节省就医时间，提高就医效率，避免因找不到科室而耽误病情或增加老年人的体力消耗和心理负担。

2. 老年人在就医过程中如果感到疲劳，照护员应立即找地方让老年人休息（　　）。

答案：正确。

解析：老年人身体机能相对较弱，就医过程中可能会因排队、行走等感到疲劳。此时，照护员应立即找地方让老年人休息，如医院的候诊椅、休息区等，以避免老年人过度劳累，影响身体健康和就医状态。及时让老年人休息也是照护员关心和照顾老年人的重要体现。

3. 老年人在进行血糖监测前，照护员应提醒老年人不要空腹（　　）。

答案：错误。

解析：血糖监测分为空腹血糖和餐后血糖等不同类型。如果是监测空腹血糖，老年人需要空腹；如果是监测餐后血糖，则需要在进食后特定时间进行。所以照护员应根据具体的监测要求来提醒老年人，而不是一概而论地提醒不要空腹。

4. 照护员应协助老年人准确按照医生的嘱咐服药、治疗和进行康复训练（　　）。

答案：正确。

解析：这是照护员的重要职责之一。协助老年人准确按照医生的嘱咐服药、治疗和进行康复训练，有助于老年人的病情恢复和身体健康。照护员要确保老年人按时、按量服药，了解治疗的注意事项并监督执行，同时帮助老年人进行康复训练，提高其生活自理能力和身体功能。通过认真履行这些职责，照护员能够在老年人的康复过程中发挥积极作用。

5. 为老年人注射胰岛素，可在同一部位反复注射（　　）。

答案：错误。

解析：在同一部位反复注射胰岛素，容易导致局部皮下脂肪增生、萎缩，影响胰岛素的吸收，降低药物疗效，所以应定期轮换注射部位。

点燃思考

王奶奶，女，76 岁，现入住泰福医养机构 101 房间 1 床。王奶奶身高 163 cm，体重 62 kg；小学文化，工人退休；性格内向，饮食喜好甜腻；配偶同时入住疗养院，育有 2 女，大女儿工作忙碌，小女儿身患重病，最近住院治疗。既往病史：王奶奶患有高血压 15 年，糖尿病 10 年余，心脏病 5 年余，平时口服降压药物，血压控制好，注射胰岛素，血糖控制不理想。

目前状况：王奶奶神志清楚，头晕，乏力，食欲不振，卧床休息，近两日因担心女儿，睡眠质量差。

照护任务

1. 请为王奶奶进行血糖测量，并注射胰岛素。

2. 请为王奶奶进行心电监测，测量生命体征。

3. 请为王奶奶制订照护计划。

项目五　老年人常见意外防范与应急处理

学习目标

素质目标

1. 践行社会主义核心价值观，弘扬新时代职业精神，培养“尊老敬老、以人为本、爱岗敬业、爱心奉献”的优秀品质。

2. 面对老年人意外事件，学习者要在处理过程中展现出高度的责任心，能够保持冷静，以稳定的情绪安抚老年人和周围人员，为妥善处理意外事件营造良好氛围。

知识目标

1. 了解老年人生理机能衰退表现及心理变化特征，以便理解这些因素如何引发意外。

2. 熟悉老年人可能遭遇的各类意外，如跌倒、烫伤、噎食、走失、突发疾病（如心脏病骤停）等，了解每种意外发生的常见场景和原因。

3. 掌握不同意外事件发生后的应急处理流程和先后顺序。

能力目标

1. 在日常生活和工作环境中，能够敏锐识别可能导致老年人发生意外的潜在风险因素，并对风险程度进行准确评估，提前采取防范措施。

2. 掌握针对不同意外的应急处理技能，能够在意外发生的第一时间迅速、准确地做出反应，正确实施急救操作，为挽救老年人生命和减轻伤害争取宝贵时间。

3. 能够向老年人及其家属开展健康教育活动，传授常见意外防范知识和自我护理技能，提高老年人的自我保护意识和家属的照护能力，从源头上减少意外事件的发生。

知识导读

思维导图见图 3-5-1。

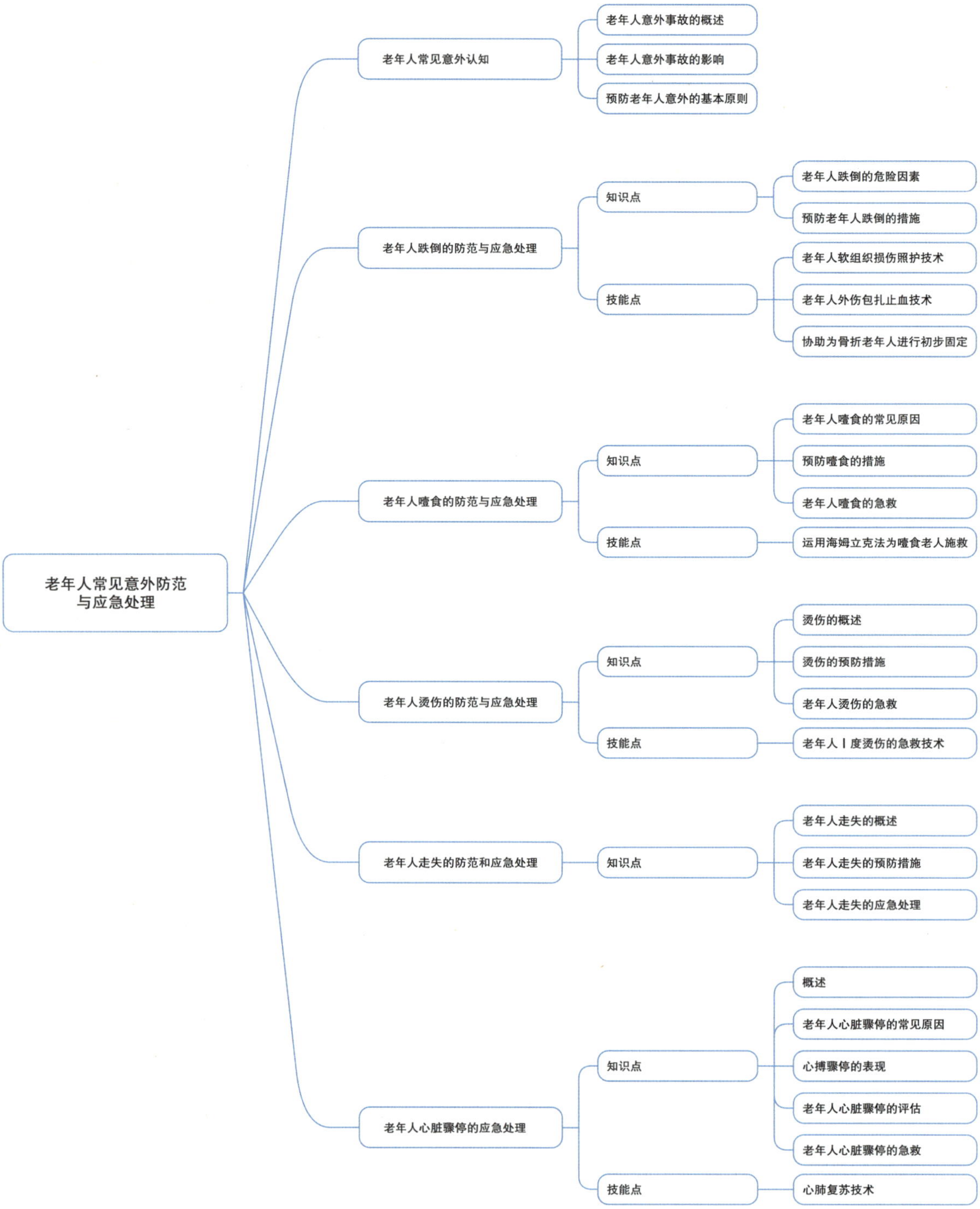

图 3-5-1　老年人常见意外防范与应急处理

赛证对接

本项目中涵盖的知识和技能在各类竞赛及证书考评中均有所考察，在技能考核方面，主要采用模拟真实情境的方法，以实际照护任务的形式，考察选手或考生的实操能力及应变水平。具体任务包括：根据老年人发生意外事故的具体情况，掌握老年人意外事故的急救处理方法，能对老年人外伤进行初步应急止血包扎、协助为骨折老年人进行初步固定等操作，同时开展老年人常见意外防范与应急处理相关的健康教育活动。在知识考核方面，形式多样，包括理论客观题、老年人常见意外照护计划制订、健康知识海报设计、反思报告撰写等，全面考察选手或考生对知识的掌握与应用能力。照护员须具备扎实的专业知识，紧密结合老年人常见意外事故，提供精准、全面的健康指导，确保理论知识能够有效应用于实际场景，减少意外事故的发生。

任务一　老年人常见意外认知

课件

案例导入

李爷爷，今年 80 岁，身高 175 cm，体重 80 kg，和子女一起居住在和平社区一套老式住宅里。住宅的卫生间地面铺的是光滑的瓷砖，没有安装防滑垫和扶手。客厅的家具摆放杂乱，过道狭窄，而且灯光昏暗。一天晚上，李爷爷起夜去卫生间，由于地面湿滑，在走出卫生间时突然滑倒，头部撞到了旁边的洗手台上，顿时鲜血直流，家人听到声响后急忙赶来。

任务描述

1. 从这个案例来看，该家庭环境存在哪些容易导致老年人意外的隐患？

2. 针对这些隐患，应如何进行家庭环境改造以防范老年人意外？

3. 如果李爷爷滑倒后出现意识不清的情况，家人在等待急救人员到来前可以采取哪些应急措施？

知识储备

一、老年人意外事故的概述

（一）意外事故的定义

意外事故是指突然发生的各种事件或事故对人体所造成的损伤，包括各种物理、化学和生物因素。

（二）老年人易发生意外的生理和心理影响因素

1. 生理因素

随着年龄的增加，老年人各种生理功能退化，老年性疾病、各种慢性病发病率增加，视力、听力、嗅觉、记忆力的减退，肌肉、关节等功能退化，活动能力受限，反应迟钝，身体协调能力下降，肌力减退，自身控制环境能力下降，应对环境突发变化的能力也随之下降等等，都构成了老年人意外伤害发生的危险因素。

2. 心理因素

生理功能的减退、社会地位和角色的变化、人际关系的变化、某些疾病的发生（如脑梗死后的卧床不起等），使得老年人的自我效能感和生活幸福感下降，尤其是独居的老年人，更容易出现孤独、抑郁等心理问题，甚至会出现自杀行为。而一些老年人不愿意麻烦别人，不服老，不愿意听取他人意见，不能正确评价自己，这也是造成老年人发生意外伤害的重要原因。

（三）常见意外事故的类型

国际疾病分类（International Classification of Diseases, ICD）将意外伤害分为交通伤害、跌倒、烧烫伤、触电、中毒、中暑、溺水、锐器伤、挤压碰撞伤、硬物击伤、殴打伤、动物伤害、异物哽噎或卡喉、其他，共 14 类。

二、老年人意外事故的影响

（一）身体健康影响

老年人身体机能下降，意外事故可能导致骨折、颅脑损伤、软组织损伤等，恢复时间可能更长，甚至可能引发并发症。比如髋部骨折在老年人中很常见，可能导致长期卧床，进而引发肺部感染、压力性损伤、深静脉血栓等并发症。另外，原有高血压、心脏病等慢性疾病的老年人，意外事故会使身体应激，导致血压波动、心脏负担加重，使病情恶化。老年人身体机能差，组织修复和再生能力弱，意外受伤后康复时间长，还可能留下运动障碍、肢体残疾等后遗症，降低生活自理能力。药物使用方面，可能需要更多止痛药或抗生素，但老年人代谢慢，容易有副作用。

（二）心理与情绪影响

意外事故可能让老年人产生恐惧和焦虑，担心再次受伤，导致活动减少，进一步影响身体机能。创伤后应激障碍（post traumatic 秒 tress disorder, PTSD) 也可能出现，比如反复回忆事故场景，失眠或易怒。自尊心受挫也是一个方面，原本独立的老年人可能需要他人帮助，感觉自己成为负担，导致抑郁情绪。社会参与减少可能引发孤独感，比如因为行动不便无法参加社交活动，与朋友联系减少，感觉被孤立。

（三）社会适应能力影响

社交活动减少，身体伤痛和心理负担使老年人不愿或无法参与社交，逐渐与社会脱节，导致社交圈子缩小。家庭角色变化，比如从照顾者变成被照顾者，可能影响家庭关系，子女需要调整生活来照顾老年人，可能引发矛盾。若意外导致严重残疾或功能障碍，老年人难以回归原有社会角色和生活，适应新的社会生活模式存在困难，可能引发自卑心理，进一步阻碍融入社会。

三、预防老年人意外的基本原则

（一）环境安全改造

1. 室内环境

（1）地面处理：室内各空间的地板最好在同一平面，避免有高低落差，选择防滑性能好的地砖或地板，特别是卫生间、厨房、浴室等容易积水的区域。对于已铺设普通地砖的家庭，可加铺防滑垫。要确保地面平整，及时修复裂缝和坑洼，避免杂物堆积，减少绊倒风险。

（2）空间布局：合理规划室内空间，确保通道宽敞、无障碍物，家具摆放整齐有序，位置固定，不经常变动，在边角坚硬的家具棱角处贴上防撞保护贴，便于老年人行走和转身。卧室到卫生间之间的通道要保持畅通，房间及走廊的光线应充足，夜间保留地灯，床头灯为触摸式，方便老年人夜间起夜。床头柜摆放在床的一个手臂范围之内，上面常备水、药物和手机，方便随时取用。

（3）设施安装：厨房水池与操作台的高度应适合老年人的身高，煤气开关应尽可能便于操作，厨房可设置燃气报警器等安全装置，防止意外泄露造成火灾；在卫生间、走廊等地方安装扶手，高度以老年人站立时手臂自然下垂能握住为宜；卫生间门应能从外部开启，采用可外开的门或推拉门，坐便器的高度不高于 40 cm，最好能配合轮椅的高度，以方便轮椅者使用；淋浴区可设置座椅，方便老年人洗澡时休息，降低滑倒风险，沐浴时浴室温度应保持在 24 ~ 26 ℃，并设有排风扇以便将蒸汽排出，以免湿度过高影响老年人呼吸。

2. 室外环境

（1）道路规划：社区道路应平坦、无破损，尽量减少台阶，如需设置台阶，应保证台阶高度和宽度符合标准，且有明显的颜色对比和警示标识。道路两侧可设置扶手，方便老年人行走和抓扶。

（2）照明设置：在社区的道路、楼梯间、停车场等区域安装足够的照明设施，保证光线充足均匀，消除照明死角，使老年人在夜间能看清道路。

（3）公共设施：公园、广场等公共活动场所的健身器材要定期检查和维护，确保安全可靠。座椅设置要合理，方便老年人随时休息，且座椅材质要舒适、防滑。

（4）绿化管理：社区绿化植物的种植不应妨碍老年人行走，避免在道路两旁种植带刺或易倒伏的植物。及时清理落叶和枯枝，防止老年人滑倒或被砸伤。

（二）健康监测与管理

1. 定期体检

建议老年人每半年或一年进行全面体检，包括身体机能、慢性病指标等检查，以便早期发现高血压、糖尿病、骨质疏松等疾病，及时干预治疗，降低因疾病导致意外的风险。

2. 疾病管理

对于已患慢性病的老年人，要遵医嘱规范用药，做好疾病管理。如患有心血管疾病的老年人，应按时服药，控制病情，防止因头晕、晕厥等导致摔倒。

3. 功能评估

定期对老年人的视力、听力、平衡能力、肌力等进行评估。若发现视力、听力下降，应及时佩戴合适的眼镜、助听器；平衡能力差的老年人，可进行针对性康复训练。

4. 认知与心理关注

关注老年人的认知和心理健康，及时发现如老年痴呆、抑郁等问题。对认知障碍的老年人，可使用定位设备等防止走失；对有抑郁倾向的老年人，给予心理疏导和干预。

5. 生活方式指导

鼓励老年人保持适度运动，如散步、太极拳等，增强身体素质。同时，指导其合理饮食，保证营养均衡，多摄入富含钙、维生素 D 的食物，预防骨质疏松。

（三）家庭与社会支持

1. 家庭关怀

家人要关心老年人的生活，定期陪伴老年人，了解其需求。与老年人沟通时，要耐心倾听，给予情感支持，让老年人感受到家庭温暖，增强其生活安全感。

2. 安全教育

家人要对老年人进行安全教育，如告知其交通安全规则，讲解防止烫伤、触电等知识，提高老年人安全意识和自我保护能力。

3. 社区支持

社区可建立老年人健康管理档案，组织志愿者定期上门看望老年人，为行动不便的老年人提供生活帮助，如代购生活用品、陪同就医等。

4. 社会设施与服务

公共场所应设置无障碍设施，如无障碍通道、扶手电梯等，方便老人出行。公交、地铁等公共交通工具要为老年人提供便利和照顾，如设置爱心专座、提供上下车协助等。

拓展阅读

惊心时刻：一颗小番茄引发的生死救援

16：23，和家养护院的患者家属群里弹出一条长消息。梁玉贞女士用颤抖的文字记录下当天的惊险一幕：老伴张群光因一颗小番茄卡喉窒息，瞬间面色青紫、失去意识，血压心跳骤降。生死一线间，养护院的医护团队闪电般展开救援，护士诗诗冲上前实施海姆立克急救法，护理员小刘默契配合拍背疏通，其他人员同步监测生命体征、准备急救设备……黄金四分钟里，十余双手托起生的希望。

专业守护：每一秒都是与生命的赛跑

“当时他连血氧都测不到了，是医护团队教科书级的应急响应创造了奇迹。”梁女士回忆道。和家养护院日常的急救演练在此刻化为实战：医护人员精准分工，急救设备 3 秒到位，从发现异常到解除气道梗阻仅用 120 秒。更令人动容的是后续关怀，诗诗主动随急救车全程陪护，瘦小的身影在医院 CT 室咬牙抱扶老人检查，彻夜观察生命体征，用专业与温情织就双重守护网。

点燃思考

某社区 68 岁独居老人张爷爷，有高血压病史，行动不便，日常需借助拐杖行走。一天清晨，邻居发现其家门反锁，敲门无应答，联系社区后破门而入，发现老人摔倒在卫生间门口，右腿红肿无法动弹，周围地面有水渍。

照护任务

1. 结合预防老年人意外的基本原则，分析张爷爷家中存在哪些安全隐患。
2. 从环境改造、健康管理、社会支持三个维度，提出针对性预防措施。
3. 如何构建适合独居老人的应急响应体系？

任务二　老年人跌倒的防范与应急处理

课件

案例导入

李奶奶，83 岁，现入住寸草心养老机构 801 房间 8 床，身高 161 cm，体重 71 kg，爱好看电视，喜甜食，性格孤僻，脾气不好。老人是家庭妇女，小学文化程度，3 年前丈夫去世。有 2 个儿子，1 个女儿。既往病史：帕金森病史 10 年，口服抗帕金森药物治疗；高血压病史 15 年，口服降压药物治疗。半年前脑出血，右侧肢体瘫痪。

目前情况：李奶奶入住机构 2 个月，经康复评估能正常活动，但反应迟钝，害怕跌倒，不敢自行活动，导致行走、穿衣、上下床、如厕等仍需要协助，交流基本正常，血压控制良好。因老人不敢自行行走，不愿活动，连翻身都自诉困难，卧床不动，照护员在进行心理疏导的同时，指导并协助老人进行上肢肌力训练。老人今晨下床时不慎摔倒，摔倒时右侧手掌着地，右侧腕部剧疼难忍。

照护员沈文立即给李奶奶进行骨折初步固定并呼叫医生，医嘱进行血氧测量及吸氧。下午 15：00 对老年人进行上肢肌力评估及训练

任务描述

1. 请照护员协助老年人实施骨折初步固定。
2. 请根据老人情况更新健康档案和书写健康保健指导书。

知识储备

一、老年人跌倒的危险因素

（一）身体因素

老年人各器官和组织细胞逐渐发生形态、功能和代谢的退行性改变或趋于衰退，易患脑血管疾病（脑梗死、脑出血等）、骨关节疾病（骨质增生、关节疼痛畸形等）、神经系统疾病（帕金森、癫痫等）、精神障碍（幻觉、思维情感障碍等）、眼部疾病（白内障、糖尿病性视网膜病变）等，影响机体的平衡功能、稳定性、协调性，都可增加跌倒风险。

（二）环境因素

老年人发生跌倒的地点多数在家中，室内环境杂乱存，不合适的家具高度和摆放位置，照明

不足，楼道有障碍物，楼梯、卫生间没有扶栏、把手，浴室、厨房缺少防滑垫等环境危险因素，都能增加居家老年人的跌倒风险。公共区域台阶和人行道缺乏修缮，雨雪天气，地面有反光，楼梯无色差，电梯内呼叫按钮不易识别或未告知，电梯内无扶手和防滑垫等，都是室外易致跌倒的因素。对有跌倒史的老年人，应由专业人员为其进行家庭危险评估和环境改装。

（三）药物影响

长期服药的老年人比成年人更容易发生不良反应，可能引起跌倒的常见药物如镇静药、精神科用药、降压药、血管扩张药、降糖药等，易导致意识、神志、精神、视觉、步态、平衡、血压的改变，从而影响老年人平衡及认知功能，增加跌倒的风险。

二、预防老年人跌倒的措施

（一）适老化环境改造

1. 适宜的温度和湿度

老年人居住的室内温度以 22 ～ 24 ℃为宜，湿度维持在 50% ～ 60% 比较合适。一般人在 29.4 ～ 32.2 ℃时，机体处于最机警的状态，温度太低，肢体活动度降低，容易发生活动障碍。老年人因为体温较低，身体活动度降低，容易产生跌倒危险。

2. 空间无障碍

地面高低无落差、无门槛、无障碍物，室内地板不反光且防滑；室内家具的摆设位置固定，不经常变动；电线固定于墙面，减少隐患；楼梯设计双向扶手、能够抓牢，台阶面宽度合适、踩得稳，阶梯高度一致、适宜，边缘标志醒目、防滑，楼梯口不紧邻房门，不放杂物。

3. 照明设施适当

老年人的视力退化，对于光线的调节适应能力差。活动范围内保持光线自然、强度适中，太强或太弱都会使老年人感到眩晕或者看不清物品。保持适当的夜间照明，可在走廊和厕所装声控灯或地灯，床头灯为触摸式，墙壁开关有荧光显示。

4. 家具物品使用方便，高度适宜

座椅、沙发、床软硬适宜，有扶手，高度适中，最好与膝盖平齐；衣柜用物放置易取，无须上梯、垫高等，家具的锐角处加上防撞条；床头柜摆放在床的一个手臂范围之内，上面常备水、药物和手机，方便随时取用。

5. 卫生间、浴室增添设备

卫生间门应能从外部开启，采用可外开的门或推拉门；使用坐式马桶，两旁安装适当高度的扶手；地面铺防滑砖或具有吸水性强的防滑垫，避免地垫滑动；浴室不用浴缸，使用淋浴、防滑座椅，宽大浴盆能容纳 2 人扶助；浴室设有排风扇以便将蒸汽排出，以免湿度过高影响老年人呼吸；浴室内部安装电铃按钮，以备老年人发病或发生紧急事件时紧急呼救。

6. 厨房操作便利、安全

降低操作台面高度，按照老年人的身高，将厨房操作台面高度降低至 80 ～ 85 cm，减少老年人弯腰、抬手的幅度，降低疲劳感；厨房地面采用防滑性能好的地砖，如表面有凹凸纹理的地砖，摩擦系数高，能有效防止老年人滑倒；墙面使用易清洁且防滑的瓷砖，减少因水渍导致的滑倒风险；安全使用电器设备，安装漏电保护装置；使用燃气的用户，燃气开关应尽可能便于操作，

用按钮即可点燃者较好，安装燃气泄漏自动报警和安全保护装置

（二）选择适当辅助工具

指导老年人使用长度合适、顶部面积较大的拐杖，并将拐杖、助行器及经常使用的物件等放在老年人触手可及的位置。有视、听及其他感知障碍的老年人应佩戴视力补偿设备、助听器或其他补偿设备。

（三）调整生活方式

①穿脱衣时取安全坐位；②变换体位时，放慢速度，起床时做到“三个半分钟”（醒来后继续平卧半分钟，再在床上坐半分钟，然后双腿垂于床沿半分钟）；③避免走过陡的楼梯或台阶斜坡，上下楼梯、入厕时尽可能使用扶手；④根据需求恰当使用腋杖、手杖、轮椅、助行器等，雨雪等特殊天气避免外出；⑤避免睡前过多饮水，减少夜间起床如厕次数，可采用床旁坐便器；⑥对肢体功能障碍的老年人，原则上在床上协助大小便，必要时由照护员专人陪同如厕；⑦对跌倒风险高的老年人，室内外活动时安排专人陪护。

（四）衣着合身、鞋子合适

太长或者太宽的衣服裤子、鞋子老旧或者磨损严重、鞋子不防滑等都会增加老年人跌倒的风险。衣服要舒适，尽量穿合身、宽松的衣服，衣裤不可过长或者过宽，裤管的长度应以至脚踝为宜。尽量避免高跟鞋、拖鞋、鞋底过于柔软的鞋子，购买合脚的鞋子，鞋底要粗糙、防滑，且鞋内不要垫太厚的鞋垫，以免影响脚底的感觉。

（五）合理用药

指导老年人按医嘱正确服药，不要随意加药或减药，更要避免自行同时服用多种药物，并且尽可能减少用药的剂量，了解药物的副作用，注意用药后的反应。用药后动作宜缓慢，以防跌倒。

（六）合理运动

指导老年人坚持参加适宜的、规律的体育锻炼，以增强其肌肉力量、柔韧性、协调性、平衡能力、步态稳定性和灵活性，从而减少跌倒的发生。适合老年人的运动包括太极拳、散步、慢跑、游泳、平衡操等。

（七）对症治疗

治疗骨质疏松、心血管疾病、低血压、贫血等。

三、老年人跌倒的照护

（一）老年人软组织损伤照护技术

操作目的

止痛和消肿。

操作程序

1. 准备

环境准备：安静、安全，光线适中，温湿度适宜。

老年人准备：理解、配合。

照护员准备：着装整洁，修剪指甲，洗手，戴口罩。

用物准备：治疗车、治疗盘、一次性医用冰袋、冷敷标签、一次性垫巾、毛巾、记录单、笔、垃圾桶。

2. 实施

老年人软组织损伤后冷敷的操作流程见表 3-5-1。

表 3-5-1　老年人软组织损伤后冷敷的操作流程

操作流程	操作步骤	操作要点
1. 评估沟通	（1）正确问候和自我介绍，核对身份 （2）讲解冷敷目的及意义，取得配合 （3）评估全身及局部情况	
2. 实施	（1）携用物至老年人房间，取舒适体位，左脚踝部制动抬高 （2）在冷敷部位左脚踝下面垫一次性垫巾 （3）找到冰袋里面的液体包，用力捏破内袋，3 秒内即可制冷，并上下抖动使内容物充分混合，冰袋会在 2 分钟内降至 0 ~ 5 ℃ （4）将降温后的冰袋用毛巾包好冷敷患处 （5）在冷敷标签上注明老年人姓名、冷敷部位和时间，班班交接 （6）随时巡视老年人情况，了解老年人患处皮肤反应，并观察老年人有无其他不适	★老年人左脚踝抬高高于心脏 ★冰袋冰点降至 5 ℃以下
3. 整理用物	（1）20 分钟后取下冰袋和毛巾，撤去垫巾 （2）协助老年人取舒适体位 （3）洗手	
4. 记录	在记录单上记录老年人姓名、冷敷部位、时间、局部皮肤情况	

注意事项

1. 应仔细询问老年人有无冷敷禁忌证。
2. 检查冰袋有无破损。
3. 冷敷局部应抬高制动。
4. 冷敷过程中密切观察老年人的反应和冰袋有无破损渗漏。
5. 冷敷时间不超过 20 分钟。

（二）老年人外伤包扎止血技术

操作目的

避免伤口感染；起到局部止血的效果；促进血液回流，减轻肿胀疼痛。

操作程序

1. 准备

环境准备：安静、安全，光线适中，温湿度适宜。

老年人准备：初步评估照护对象的身体状况及局部受伤情况，协助照护对象离开危险环境。

照护员准备：着装整洁，修剪指甲，洗手，戴口罩。

用物准备：治疗车、治疗盘、无菌纱布、无菌手套、绷带、三角巾、标识卡、止血带、治疗盘、棉垫、秒表、记录单、笔、垃圾桶、盛消毒液的小桶。

2. 实施

老年人外伤包扎止血的操作流程见表 3-5-2。

视频

表 3-5-2　老年人外伤包扎止血的操作流程

操作流程	操作步骤	操作要点
1. 评估沟通	（1）正确问候和自我介绍，核对身份 （2）初步评估照护对象的身体状况及局部受伤情况 （3）协助照护对象离开危险现场 （4）安慰照护对象	
2. 再次评估	评估照护对象出血属于何种类型；评估照护对象情绪状态，安慰照护对象	★评估出血情况
3. 报告	报告医生和老年人家属	
4. 止血覆盖	自伤口边缘向外消毒皮肤，用干净的纱布覆盖伤口，胶布固定	★消毒 ★纱布完全覆盖伤口
5. 加压包扎	环形加压包扎，由离心端向向心端包扎，每一圈与前一圈重叠 2/3	★扎绷带方法正确
6. 观察固定	包扎过程中，询问照护对象感受，观察肢端血液循环情况。必要时，用三角巾进行固定	★观察血晕 ★三角巾悬吊正确
7. 安置整理	撤除用物，安置好照护对象	
8 洗手记录	记录出血原因、出血类型、伤口的情况及包扎日期和时间	

注意事项

1. 操作过程中动作规范、有序、关注照护对象的感受。
2. 恰当的健康教育：告知预防跌倒的相关知识，讲解止血包扎的方法。
3. 正确处理照护对象及其家属提出的问题。
4. 遵守无菌技术操作原则、节力原则。
5. 给予恰当的鼓励。

（三）协助为骨折老年人进行初步固定

操作目的

防止骨折部位移动损伤血管、神经，减轻痛苦，有利于防止进一步损伤及方便搬运。

操作程序

1. 准备

环境准备：安静、安全，光线适中，温湿度适宜。

老年人准备：老年人理解、配合，上肢制动。

照护员准备：着装整洁，修剪指甲，洗手，戴口罩。

用物准备：绷带数卷、三角巾、剪刀、胶布、内衬有棉垫的夹板数个、记录单、笔。

2. 实施

协助为骨折老年人进行初步固定的操作流程（以左侧前臂骨折为例）见表 3–5–3。

视频

表 3-5-3 协助为骨折老年人进行初步固定的操作流程（以左侧前臂骨折为例）

操作流程	操作步骤	操作要点
1. 评估沟通	（1）和老年人沟通、安慰老年人，评估老年人年龄、意识状态、摔伤经过、左侧前臂情况 （2）告知骨折包扎目的 （3）协助原地坐好，嘱勿随意活动 （4）取得老年人理解和配合	★评估全面
2. 实施固定	（1）立即报告医务人员或家属，或拨打急救电话 （2）照护员进行初步处理，医务人员到场后，协助医护人员将老年人移至床上或座椅上，取舒适体位 （3）将两块夹板分别置于前臂掌侧和背侧，其长度超过肘关节和腕关节 （4）配合医务人员采用绷带对老年人前臂夹板进行绷带固定，先固定肘关节，再用绷带固定腕关节 （5）将左侧肢体肘部屈曲 90° 放在三角巾上，然后将两个底角分别绕过颈左右两侧，在颈后打结 （6）随时观察并询问老年人有何不适	★固定方法准确 ★老年人肘部屈曲 90° 呈功能位
3. 整理	整理用物，协助老年人取舒适体位	
5. 洗手记录	（1）按七步洗手法洗手 （2）在记录单上记录老年人姓名、固定部位、方法、时间、局部情况	

注意事项

1. 怀疑老年人骨折后，不可强制老年人进行各种活动，应立即拨打就医电话并报告，待医护人员到场后再配合行下一步处理。

2. 固定夹板的长度与宽度要与骨折的肢体相适应，其长度必须超过骨折的上、下两个关节。固定时除骨折部位上、下两端外，还要固定上、下两个关节。

3. 固定应松紧适度，以免影响血液循环。

4. 如果夹板内侧没有内衬棉垫，则不可与皮肤直接接触，其间应垫棉花或其他物品，尤其在夹板两端、骨突出部位和悬空部位应加厚衬垫，防止受压或固定不妥。

5. 在处理开放性骨折时，不可把刺出的骨端送回伤口，以免造成感染。

6. 肢体骨折固定时，一定要将指（趾）端露出，以便随时观察末梢血液循环情况，如发现指（趾）端苍白、发冷、麻木、疼痛、浮肿或青紫，说明血运不良，应松开重新固定。

任务评价

协助为骨折老年人进行初步固定的任务评价方法见表 3-5-4。

表 3-5-4　协助为骨折老年人进行初步固定的任务评价

项目	内容	分值	自评	互评	教师评价	企业导师评价
工作准备（10%）	照护员仪表仪容、手卫生等符合规范	5				
	根据工作任务准备相应用物	5				
沟通评估（10%）	采用有效方法核对老年人基本信息	2				
	对老年人进行有效评估	4				
	使用恰当的语言与老年人进行交流，向老人解释操作目的及注意事项，征得老人同意	4				
操作过程（60%）	能够初步评估照护对象的身体状况及局部受伤情况	20				
	能够根据软组织损伤情况，合理选择冷敷的方法；能够根据出血情况，合理选择止血的方法，根据受伤部位的不同，采用正确包扎的方法；能够根据骨折部位的不同，合理选用正确的固定方法	20				
	能够安全、规范地协助老年人完成冷敷过程；能够安全、规范地协助老年人完成止血包扎；能够安全、规范地协助老年人完成骨折后的初步固定	20				

续表

项目	内容	分值	自评	互评	教师评价	企业导师评价
整理记录（10%）	按要求分类整理用物，七步洗手法洗手，记录全面	10				
整体评价（10%）	操作流畅、安全、规范	5				
	过程中有尊老、敬老、爱老、护老的意识，体现出对老年人的人文关怀	5				

拓展阅读

家中跌倒自救：万一在家中跌倒，不要急于起身。若损伤严重，保持原有体位，向周边人求助或拨打急救电话。如果背部先着地，应弯曲双腿挪动臀部，到放有毯子等的椅子或床铺旁躺好，保持体温，休息片刻后尽力翻转身体成俯卧位，双手支撑地面抬起臀部，弯曲膝关节，面向椅子跪立扶住椅面，以椅子为支撑站起来，休息后打电话寻求帮助。

点燃思考

李奶奶，69 岁，不慎跌倒，照护员及时赶到李奶奶身边，李奶奶诉右侧腕部剧痛难忍，无其他不适主诉，观察其右侧腕部呈“餐叉”样，且肿胀。

照护任务

1. 判断李奶奶出现了什么问题。
2. 根据李奶奶的情况，照护员在现场应如何处理？
3. 请绘制关于预防跌倒的健康教育海报。

任务三　老年人噎食的防范与应急处理

课件

案例导入

任奶奶，70 岁，居住在凤湖苑小区 4 栋 103 室，生病后由保姆和幸福颐养院居家护理员共同照护。身高 163 cm；体重 58 kg。老人在政府机关工作直至退休；外向乐观、完美主义者；退休工资 8 000 元 / 月；兴趣爱好：广场舞；既往病史：2 年前患脑梗死，3 个月前再次发生脑梗死。任奶奶神志清楚，言语不利，右侧肢体活动不灵，右上肢轻度屈曲畸形，左侧能自由活动，帮助下可坐在床边，大部分时间卧床可坐轮椅出行，正在做行走训练。目前老人生活不能自理，咀嚼吞咽功能受损，由保姆喂饭，照护员指导并协助生活照料。上午 11：00 保姆喂食中老人立即出现剧烈呛咳、呼吸困难，发绀，一手捂住颈前喉部，不能说话。

任务描述

1. 请问老人可能出现了什么情况？
2. 照护员应立即采取什么抢救措施？

知识储备

一、老年人噎食的常见原因

（一）吞咽功能退化

1. 咽喉黏膜衰退

随着年龄的增长，老年人的咽喉黏膜会出现衰退现象，导致唾液腺分泌减少，咽喉部神经感觉反应变得不灵敏，这使得老年人在吞咽时容易出现困难，因为唾液的减少会影响食物的润滑，而神经感觉反应的迟钝则可能导致吞咽动作的不协调。

2. 咀嚼能力下降

老年人的牙齿可能会出现松动、缺失等问题，或者佩戴的假牙不合适，这些都会导致咀嚼能力下降。食物得不到充分咀嚼，会增加吞咽的难度，进而引发噎食的风险。

3. 食道输送动力减弱

老年人的食道肌肉功能可能会减弱，导致食道输送食物的动力不足。食物在食道中的移动速度变慢，容易滞留，从而增加吞咽困难和噎食的风险。

（二）进食速度过快

老年人如果进食速度过快，可能会导致食物没有充分咀嚼并与唾液混合，增加吞咽的难度，从而引发噎食。

（三）食物不易吞咽

坚硬、干燥或厚重的食物（如坚果、粗粮等）会导致老年人吞咽困难，尤其是在吞咽功能较差的情况下，更容易发生噎食。

二、预防噎食的措施

（一）调整饮食结构

1. 提供软食和流质食物

为老年人提供易于咀嚼和吞咽的食物，如米粥、面条、蒸蛋、豆腐、泥状食物等。避免硬、干、大小不规则的食物，如坚果、干果、粗粮等。

2. 控制食物温度和质地

食物温度应适中，避免过热或过冷的食物刺激咽喉部。食物质地应均匀，避免食物块过大或过硬。

3. 切割食物

将食物切成小块，便于咀嚼和吞咽。对于肉类，可以切成薄片或撕成小条。

4. 使用增稠剂

对于流质食物，可以使用增稠剂调整食物的黏度，使其更易于吞咽。

5. 避免高风险食物

避免食用容易引起噎食的食物，如年糕、汤圆、果冻等。

（二）正确的进食姿势与进食方式

1. 保持正确的进食姿势

（1）自主进食者：坐位，双脚平放地面，身体前倾 15°，下巴内收（类似“低头看盘子”姿势）；使用防滑垫固定餐具，避免头部过度转动。

（2）卧床老人：床头抬高 ≥ 60°，颈部垫枕保持前屈；侧卧位进食时，健侧在下（如偏瘫患者），利用重力使食物偏向健侧咽部。

2. 进食方式优化

（1）喂食技巧：勺子容量控制在 5 mL（约 1/3 茶匙），喂食前提示“准备吞咽”；可通过观察喉结运动，确保前一口完全咽下再喂下一口；避免用吸管饮水（易导致液体流速失控），改用宽口杯小口啜饮。

（2）环境管理：保持安静，避免电视、交谈等干扰，减少分心导致的误吸；进食后维持体位 30 分钟，防止食物反流。

（3）慢速、少量进食：鼓励老年人细嚼慢咽，每口食物充分咀嚼后再吞咽。每口食物量不宜过多，避免一次性吞咽大量食物。

（4）避免分心：进食时应集中注意力，避免边吃边说、边吃边看等行为。避免在进食时使用手机、看电视等，以免分散注意力。

（5）适当休息：进食过程中适当休息，避免连续进食时间过长，导致疲劳。

（6）家人陪伴：家人或护理人员应陪伴在旁，随时观察老年人的进食情况，及时提供帮助。

（三）吞咽训练与辅助工具的使用

1. 吞咽训练

冰刺激法：用冰块或冰棒轻轻刺激软腭和咽部，增强吞咽反射。

门德尔松吞咽法：通过特定的吞咽动作训练，增强吞咽肌肉的力量和协调性。老年人取坐位或半坐位，放松身体，调整呼吸；吸气，用手指轻轻按压环状软骨（喉结下方），使呼吸道关闭；保持呼吸道关闭的状态，慢慢将气呼出；在吸气的同时，将食物送至口腔后部；用手指轻轻按压环状软骨，使呼吸道关闭；在保持呼吸道关闭的状态下，用舌头顶住上颚，进行吞咽动作；在吞咽后，继续保持呼吸道关闭的状态，进行几次咳嗽，促使食物进入食管；慢慢将气呼出，放松身体。

2. 辅助工具的使用

增稠剂：用于调整流质食物的黏度，使其更易于吞咽。

吸管杯：使用专门设计的吸管杯，帮助老年人更安全地饮用液体。

食物切割器：使用食物切割器将食物切成小块，便于咀嚼和吞咽。

假牙调整：确保假牙合适，避免因假牙不合适导致的吞咽困难。

3. 指导与支持

专业指导：定期请专业的康复治疗师或护士进行吞咽功能评估和训练指导。根据老年人的具体情况，制订个性化的吞咽训练计划。

家庭支持：家人应积极参与老年人的吞咽训练，提供必要的支持和鼓励。

三、老年人噎食的急救

（一）噎食的表现

老年人在噎食时可能会表现出呼吸困难、吞咽困难、咳嗽、喘息等生理反应，以及用手抓脖子、表情痛苦、无法说话等行为表现。严重时，还可能出现意识模糊、昏迷等意识状态的变化。了解这些表现有助于及时采取急救措施，避免严重后果。

（二）噎食的急救技术

操作目的

老年人发生噎食时，急救的主要目的是缓解噎食，防止窒息。通过及时、正确的急救措施，可以有效减轻老年人的痛苦，促进呼吸畅通。

操作程序

1. 准备

环境准备：安全、宽敞、光线充足。

老年人准备：清醒者双腿分开，站在照护员身前，身体前倾，低头、弯腰、张嘴；昏迷者取仰卧位，头偏向一侧。

照护员准备：着装整洁，洗净双手。

用物准备：洗手液、记录单、笔、纱布、弯盘。

2. 实施

运用海姆立克法为噎食老人施救的操作流程见表 3-5-5。

视频

表 3-5-5　运用海姆立克法为噎食老人施救的操作流程

操作流程	操作步骤	操作要点
1. 沟通与评估	（1）立刻询问老年人“您卡东西了吗？”如果老年人点头表示“是的”，立刻施行海姆立克法抢救。如老年人无法回应，则应观察是否有以下征象：①不能说话或者呼吸困难；②表情痛苦；③面唇青紫；④失语，不能咳嗽，双手护喉 （2）向老人解释该操作的目的和方法，取得老年人的配合 （3）大声呼救，让身旁的人拨打 120	★评估迅速且正确
2. 操作实施	（1）站立位腹部冲击法：协助老年人站立，身体前倾，低头、弯腰、张嘴；照护员站在老年人身后，呈弓字步，双臂从腋下前伸环抱老年人，一手握拳（石头），拳眼向内，置于脐上两横指处（剪刀），另一手抓住拳头（布），双手快速向内、向上，挤压冲击老年人的腹部 6 ~ 10 次。重复以上动作，直至异物排出。若异物排出，用纱布清理老年人口腔内的异物或残渣 （2）仰卧位腹部冲击法：将老年人安置于平卧位，头偏向一侧，照护员双腿分开骑跨在老年人的髋部，双手叠放，用手掌根顶住腹部，有节律性、快速地向后上方压迫，直至异物排出。打开下颌，检查口腔，如异物被冲出，迅速掏出清理	★手法正确，注意力度
3. 效果评价	密切观察操作前后老年人的病情变化，测量生命体征，询问老年人有无不适，检查有无并发症	
4. 整理用物	整理用物，开窗通风	
5. 洗手记录	（1）按七步洗手法洗手 （2）记录操作时间、老年人噎食情况、有无并发症	

注意事项

1. 每次冲击应是独立的有力的动作，施力方向是向内向上，防止胸部和腹部内脏受损。
2. 评估时，注意使老人处于安全舒适的体位，从而选择不同的手法。

任务评价

运用海姆立克法为噎食老人施救的任务评价方法见表 3-5-6。

表 3-5-6　运用海姆立克法为噎食老人施救的任务评价

项目	内容	分值	自评	互评	教师评价	企业导师评价
工作准备（10%）	照护员仪表仪容、手卫生等符合规范	5				
	根据工作任务准备相应用物	5				

续表

项目	内容	分值	自评	互评	教师评价	企业导师评价
沟通评估（10%）	采用有效方法核对老年人基本信息	2				
	对老年人进行有效评估	4				
	使用恰当的语言与老年人进行交流，向老年人解释操作目的及注意事项，征得老年人同意	4				
操作过程（60%）	异物卡喉得到及时处理，避免发生窒息危险	30				
	操作熟练、迅速，手法正确，程序规范，避免发生并发症	30				
整理记录（10%）	按要求分类整理用物，七步洗手法洗手，记录全面	10				
整体评价（10%）	操作流畅、安全、规范	5				
	过程中有尊老、敬老、爱老、护老的意识，体现出对老年人的人文关怀	5				

任务四　老年人烫伤的防范与应急处理

课件

案例导入

孟奶奶，83 岁，身高 160 cm，体重 65 kg；初中文凭，纺织厂工人退休，爱唱歌，爱吃蔬菜、火腿肠；性格孤僻、不亲近人；既往病史：高血压 20 余年，脑梗死 1 年，糖尿病 15 年。孟奶奶目前右侧肢体偏瘫，左侧肢体活动正常，现由照护员居家实施照护。老人进食时常有呛咳，今天早餐时，因剧烈呛咳打翻热粥，导致左手背 I 度烫伤。

任务描述

1. 请照护员为孟奶奶手部的烫伤进行初步处理。

2. 请照护员为孟奶奶进行预防烫伤的健康指导。

知识储备

一、烫伤的概述

（一）烫伤

烫伤是指由高温液体（如热水、热油）、蒸汽、火焰、炽热固体（如热金属）或化学物质（如酸、碱）等引起的皮肤和（或）黏膜组织损伤。烫伤的严重程度取决于温度的高低、接触时间的长短和受损组织的深度。

（二）低温烫伤

1. 定义

低温烫伤是指皮肤长时间接触中等温度（44 ~ 50 ℃）的热源，导致皮肤及其深层组织受损的现象。它也被称为低热烧伤或慢性烫伤，常见于老年人。

2. 原因

（1）长时间接触热源：如热水袋、电热毯、暖宝宝等取暖设备，如果使用不当，直接接触皮肤或接触时间过长，就容易引发低温烫伤。

（2）感觉迟钝或反应较慢：老年人、糖尿病患者、中风后遗症患者等人群，由于皮肤感觉功能减退或神经功能受损，对热刺激的反应不敏感，容易在不知不觉中受到低温烫伤。

3. 特点

（1）创面小但深度深：低温烫伤的面积通常较小，但损伤深度可能达到真皮深层甚至皮下组织。

（2）疼痛感不明显：与高温烫伤相比，低温烫伤的疼痛感较弱，容易被忽视。

（3）愈合缓慢：由于损伤深度较大，低温烫伤的愈合时间较长，容易留下疤痕。

（4）症状发展缓慢：低温烫伤初期可能仅表现为皮肤发红、轻微疼痛，随后逐渐出现水疱、皮肤变硬等症状。

（5）易被忽视：由于低温烫伤的热源温度不高，且症状发展缓慢，人们往往容易忽视其潜在的危害。

二、烫伤的预防措施

（一）确定高危人群

患有糖尿病、下肢动脉闭塞、肢体感觉障碍、视力障碍，以及卧床、发生过烫伤的老年人应视为高危人群，具体原因如下。

1. 糖尿病

长期高血糖会导致血管和神经病变，使得下肢血液循环不畅，感觉减退。一旦发生烫伤，伤口愈合能力较差，容易引发感染，形成经久不愈的溃疡，甚至可能导致截肢等严重后果。

2. 下肢动脉闭塞

该病症本身就会导致下肢供血不足，组织缺血缺氧，皮肤营养状况差，对外界温度变化和损伤的耐受性降低。轻微的烫伤就可能引发组织坏死，使病情恶化。

3. 肢体感觉障碍

感觉神经受损，对热、痛等刺激的感知能力下降，无法及时察觉外界温度过高，容易在不知不觉中发生烫伤，且在烫伤初期不能及时察觉和躲避，延误治疗时机。

4. 视力障碍

看不清周围环境和物体，无法准确判断温度和危险，容易在使用热水、热汤等时发生意外烫伤，且在发生烫伤后，可能因视力问题无法及时发现和处理伤口，增加感染风险。

5. 卧床

活动受限，身体局部长时间受压，血液循环不畅，皮肤抵抗力下降。同时，由于不能自主活动，在使用热水袋、电热毯等取暖设备时，容易因温度过高而发生烫伤，且一旦发生烫伤，处理和恢复都更为困难。

6. 曾发生过烫伤

既往的烫伤经历可能导致局部皮肤瘢痕形成，瘢痕组织的耐热性和感觉功能更差，再次发生烫伤的风险更高，且新的烫伤会加重局部组织的损伤，治疗难度更大。

（二）消除或降低危险因素

烫伤可以发生在任何季节，对于视力障碍的老年人，倒热水应由照顾者来做，或应用压力水瓶倒水。处理滚油、热水和热汤最好由照顾者操作。

做饭打开锅盖时，注意避免被蒸汽烫伤。

沐浴时要先注入冷水，再注入热水，试过水温后再洗澡。泡脚、坐浴、大便后洗涤肛周的温水，也要先用手试过再用。

尽量不用热水袋、电热毯、电护手宝等物品，如必须用，应注意温度低于 50 ℃，外表用布包裹。

临床应用红外线烤灯、家庭应用电暖气时，应注意与老人皮肤的距离应大于 30 cm。

应用药物热疗时，应了解药物的作用和注意事项，注意观察皮肤的颜色和反应状况，如有明显红肿应停止应用，及时就医。

（三）加强热应用的管理

提高防范烫伤的意识，对易发生烫伤的老年人加强热应用的管理，加强临床巡视和观察，确保防护措施到位，加强交接班管理。对已发生烫伤的老年人，执行上报制度。

（四）加强相关知识健康教育

烫伤是突发事件，应普及烫伤预防、急救知识，提高应急能力。注意与老年人和照顾者的沟通，确保安全措施落实到位。

三、老年人烫伤的急救

（一）烫伤的评估与分级

1. 烫伤的初步评估

（1）现场快速判断：

脱离热源：立即终止烫伤过程（如移开热水壶、关闭热源）。

询问病史：烫伤原因（热水、热油、蒸汽等）；接触时间（如皮肤接触高温液体的持续时长）；是否合并其他损伤（如跌倒后烫伤）。

观察症状：皮肤颜色（发红、苍白、焦黑）；水疱形成（大小、数量、是否破溃）；疼痛程度（老年人可能因痛觉迟钝而表现不典型）。

（2）烫伤面积估算：

手掌法：患者单侧手掌（含手指）面积约为体表面积的 1%，适用于小范围烫伤。

九分法（粗略估算大面积烫伤）：头颈部 9%，单侧上肢 9%，躯干前后各 18%，单侧下肢 18%。

2. 烫伤深度分级

采用国际通用的三度四分法，结合老年人特点调整评估标准（表 3–5–7）。

表 3-5-7　烫伤深度分级

分级	损伤深度	临床表现	老年人特殊表现
Ⅰ度烫伤	表皮层	皮肤发红、干燥、轻度肿胀；疼痛明显，无水疱	可能因皮肤薄而红肿更显著，痛觉反应延迟
浅Ⅱ度烫伤	真皮浅层（乳头层）	水疱饱满、壁薄，基底潮红；剧痛，渗出多	水疱易破溃，需警惕感染风险
深Ⅱ度烫伤	真皮深层（网状层）	水疱较小、壁厚，基底红白相间；痛觉迟钝，拔毛试验微痛	易误判为浅Ⅱ度，需结合温度觉测试
Ⅲ度烫伤	全层皮肤，可累及皮下组织	创面苍白、焦黄或炭化，质地坚韧如皮革；无痛觉，拔毛试验无痛	可能因血管硬化导致创面缺血加重

注：拔毛试验：轻拔伤处毛发，疼痛明显为深Ⅱ度，无痛为Ⅲ度。温度觉测试：用无菌棉签蘸温水轻触创面，若无法感知温度变化，提示深度损伤。

（二）老年人Ⅰ度烫伤的急救技术

操作目的

老年人发生Ⅰ度烫伤时，急救的主要目的是缓解疼痛，防止烫伤部位感染及伤口扩大。通过及时、正确的急救措施，可以有效减轻老年人的痛苦，促进伤口愈合。

操作程序

1. 准备

环境准备：确保环境整洁，空气清新，温湿度适宜，光线明亮。

照护员准备：着装整齐，修剪指甲，用七步法洗净擦干并温暖双手，必要时戴口罩。

老年人准备：评估老年人身体情况，离开危险现场，取舒适体位。

物品准备：防水垫、水盆（内盛冷水）、毛巾、烫伤膏、棉签、治疗车等。

2. 实施

为老年人处理Ⅰ度烫伤的操作流程见表 3–5–8。

表 3-5-8　为老年人处理Ⅰ度烫伤的操作流程

操作流程	操作步骤	操作要点
1. 迅速脱离热源	立即将老年人从热源处移开，避免继续受热。如果衣物着火，应迅速扑灭火焰，并脱去着火衣物	★迅速判断
2. 冷水冲洗	用流动的冷水冲洗烫伤部位 15 ～ 30 分钟，以降低局部温度，减轻疼痛和损伤程度。水流不宜过大，避免冲破水疱。如果烫伤面积较大，无法冲洗，可将受伤部位浸泡在冷水中	★注意水流速度
3. 去除衣物	小心脱去烫伤部位的衣物，避免撕扯皮肤。如果衣物与皮肤粘连，可用剪刀剪开	
4. 清洁伤口	用干净的湿纱布轻轻擦拭伤口，去除表面的污物和异物。避免使用棉签等易掉屑的物品，以免加重伤口	★动作轻柔
5. 涂抹烫伤膏	在清洁后的伤口处涂抹适量的烫伤膏，如万花油等，以防感染	
6. 覆盖伤口	用干净的纱布或毛巾轻轻覆盖伤口，避免污染和摩擦	
7. 观察和评估	密切关注老年人的病情变化，包括疼痛程度、红肿情况、是否有水疱形成等。如出现红肿加重、疼痛难忍、化脓等症状，应及时就医	★观察到位
8. 安抚老人	安慰老年人，缓解其紧张和焦虑情绪，加强护理巡查，分析和去除发生烫伤的相关因素	
9. 记录和报告	详细记录烫伤情况及处置办法，做好交接班。向老人家属告知老人烫伤情况及处理经过，及时报告主管领导	

视频

注意事项

1. 避免使用刺激性物质：烫伤后不要在创面上涂抹牙膏、酱油、紫药水等刺激性物质，以免增加创面感染的机会和就医时处理的难度。

2. 保护水疱：如果出现水疱，尽量不要把水疱挤破，已破的水疱切忌剪除表皮。

3. 避免冻伤：在进行冷水冲洗或浸泡时，水温不宜过低，以免冻伤。

4. 保暖：在进行冷水冲洗或浸泡时，要注意为老年人保暖，避免着凉。

5. 及时就医：如果烫伤情况严重或无法自行处理，应及时送医院就诊。

任务评价

为老年人处理 I 度烫伤的任务评价方法见表 3-5-9。

表 3-5-9　为老年人处理 I 度烫伤的任务评价

项目	内容	分值	自评	互评	教师评价	企业导师评价
工作准备（10%）	照护员仪表仪容、手卫生等符合规范	5				
	根据工作任务准备相应用物	5				
沟通评估（10%）	采用有效方法核对老年人基本信息	2				
	对老年人进行有效评估	4				
	使用恰当的语言与老年人进行交流，向老年人解释操作目的及注意事项，征得老年人同意	4				
操作过程（60%）	烫伤得到及时处理，缓解疼痛，防止烫伤部位感染及伤口扩大	30				
	操作熟练、迅速，手法正确，程序规范，避免发生并发症	30				
整理记录（10%）	按要求分类整理用物，七步洗手法洗手，记录全面	10				
整体评价（10%）	操作流畅、安全、规范	5				
	过程中有尊老、敬老、爱老、护老的意识，体现出对老年人的人文关怀	5				

任务五 老年人走失的防范和应急处理

课件

案例导入

王大爷，75 岁，退休技工，患有轻度阿尔茨海默病，与家人一起居住在市区。某天下午，家人在厨房忙碌，王大爷独自在客厅看电视。当家人忙完去客厅找王大爷时，发现他不见了，家里门窗都是开着的，四处寻找无果后，家人意识到王大爷可能走失了。家人立刻拨打了 110 报警电话，并联系了小区物业帮忙查看监控。物业工作人员发现王大爷在半小时前走出了小区大门，朝着附近的公园方向走去。家人沿着公园周边寻找，同时在小区业主群、朋友圈发布了王大爷的照片和走失信息。经过两个多小时的寻找，一位热心路人在公园的长椅上发现了王大爷，并根据照片信息联系上了王大爷的家人，王大爷最终平安回家。

任务描述

1. 在这个案例中，家人哪些做法是正确的？哪些还可以改进？
2. 对于患有阿尔茨海默病的老年人，在日常生活中应该如何加强防范，避免走失？
3. 当发现老年人走失后，除了案例中提到的方法，还有哪些有效的应急处理措施？

知识储备

一、老年人走失的概述

老年人走失是指由老年痴呆等疾病、记忆力减退、认知障碍、环境不熟悉或其他原因，导致老年人在无家人或监护人陪同的情况下，离开熟悉的环境后无法找到回家的路，从而与家人失去联系的现象。《中国老年人走失状况白皮书》显示，中国每年走失老人约为 50 万人，平均每天约有 1 370 个走失老人案例发生，走失死亡率为 9.78%。走失原因难以准确归类，但主要是迷路、阿尔茨海默综合征和精神疾病。在患阿尔茨海默病等认知障碍的老年人中，约有 50% 在病程中会出现走失情况，且每年因走失导致的意外伤亡事件时有发生。

二、老年人走失的预防措施

（一）全面评估

全面评估老年人年龄、疾病、生活习惯等，对危险因素较多、走失风险较大的老年人，照护者需重点监护，及时发现其思想变化和思想动态。

（二）陪护老年人

家属外出时一定要在家里留好陪护老人的人员，不能让老人独自留在家中，家人多关怀多陪伴。对有走失风险的老年人，外出一定要有人陪伴，外出时要时刻关注老年人的动向，最好牵着老年人的手，告诉老年人走丢后应该原地等待，告诉老年人家人电话号码和居住地址并加强记忆，防止老年人走失后有人帮助寻找到家里。

（三）携带身份卡片和定位器

对于经评估有走失风险的老年人，让其外出时携带特殊标志或者定位器：制作身份卡片佩戴在老年人身上，例如一些可存放卡片的手环、项链、钥匙链等，里面写上家人的联系方式、老年人的住址、老年人的健康状况等信息，方便路人联系监护人或者帮忙送老年人回家。让老年人携带具有定位功能的手表或其他物件，一定要让老年人携带能通话的手机，可在手机中下载定位软件，利用定位器或定位软件实时监控老年人的活动情况，把老年人经常活动的范围设置成围栏，老年人只要走出这个范围，监护人的电话就会收到报警短信，防止老年人走失。

三、老年人走失的应急处理

（一）发现走失后立即行动

第一时间拨打 110 报警，向警方提供老年人的详细信息，如体貌特征、衣着打扮、走失时间和地点等。同时发动亲朋好友在老年人常去的地方、家附近及周边社区进行寻找。

（二）利用社交媒体和公共资源

通过微信朋友圈、微博等社交媒体发布老年人走失信息，附上老年人照片，扩大寻找范围。联系当地电视台、广播电台等媒体，请求协助发布寻人启事。

（三）与警方协作及后续工作

配合警方工作，查看监控视频，确定老年人走失方向和轨迹。在老年人走失期间，保持手机畅通，以便警方或提供线索的人能及时联系到家属。若老年人找回，要关注其身体和心理状况，给予安慰和照顾，分析走失原因，加强预防措施。

拓展阅读

民政部组织起草的《养老机构基本服务安全规范（征求意见稿）》要求养老机构对失智老年人居住活动区域配有防走失措施，如密码门锁、GPS 随身定位装置等，有走失风险的老年人外出应办理手续并有相关第三方或工作人员陪同。

专项行动方面：2025 年 1 月 3 日，国家卫生健康委等 15 个部门联合印发《应对老年期痴呆国家行动计划（2024—2030 年）》，鼓励开展“黄手环”痴呆老年人关爱行动，向有需求的老年人免费发放定位黄手环、防走失定位贴等防走失用品。

社会宣传与救助方面：《110 接处警工作规则》明确老人走失属于 110 报警服务台受理求助范围，鼓励民众发现疑似走失老人及时报警求助。

点燃思考

72 岁的王奶奶患有轻度阿尔茨海默病，平日由女儿照顾。某天傍晚，女儿出门倒垃圾时忘记反锁房门，王奶奶独自走出单元楼后迷路。监控显示，老人穿着深色外套、戴红色围巾，在小区附近十字路口徘徊，最终消失在监控盲区。家属报警后，社区、警方、志愿者联合展开搜寻。

照护任务

1. 结合王奶奶的情况，分析其走失的主要诱因及潜在风险。
2. 从家庭照护、科技手段、社区支持三方面，提出可落地的预防方案。
3. 若你是社区工作人员，接到走失报警后，应如何启动分级搜救机制？

任务六　老年人心搏骤停的应急处理

课件

案例导入

王奶奶，72 岁，丧偶，银行高管退休，中专文化程度。居住在金融城 30 栋 506 室，现由康乐居家社区中心实施居家照护。王奶奶性格开朗，爱好书法、国画和弹钢琴；既往病史：高血压 20 年，有冠心病病史。在社区活动中心参与棋牌活动时突然倒地，意识丧失，无自主呼吸。

任务描述

1. 请问王奶奶可能出现了什么情况？
2. 照护员应立即给予什么抢救措施？

知识储备

一、概述

心搏骤停是指心脏有效射血功能的突然终止，是心脏性猝死的最主要原因。心脏性猝死是指急性症状发作后 1 小时内发生的以意识突然丧失为特征、由心脏原因引起的死亡。我国心脏性猝死发生率为 41.84/10 万，男性高于女性。

二、老年人心搏骤停的常见原因

老年人心搏骤停的常见原因可分为心源性和非心源性两大类。

（一）心源性原因

1. 冠状动脉疾病

急性心肌梗死：动脉粥样硬化斑块破裂导致冠脉急性闭塞，心肌缺血引发室颤。

慢性缺血性心肌病：长期缺血导致心肌纤维化，心脏电活动不稳定。约 65% 的老年心搏骤停由冠心病直接引发。

2. 恶性心律失常

室颤：心电活动紊乱，心脏无法有效泵血，是心搏骤停最常见直接原因。

无脉性室速：多见于心肌病或电解质紊乱患者。

缓慢性心律失常：如三度房室传导阻滞，常见于退行性传导系统病变。

3. 心力衰竭

射血分数降低型：左室射血分数＜40%，心肌重构增加室颤风险。

急性失代偿性心衰：容量超负荷导致心肌缺血或电解质紊乱。

4. 心脏结构异常

心肌肥厚：高血压性心脏病或肥厚型心肌病，易诱发室速。

心脏瓣膜病：严重主动脉瓣狭窄导致心肌缺血或室颤。

（二）非心源性原因

1. 呼吸系统疾病

肺栓塞：深静脉血栓脱落引发右心衰竭及低氧血症。

慢性阻塞性肺病急性加重：严重低氧血症或高碳酸血症抑制心脏功能。

2. 代谢与电解质紊乱

高钾血症（＞6.5 mmol/L）：抑制心肌电传导，导致心脏停搏（常见于肾衰竭患者）。

低钾血症（＜3.5 mmol/L）：诱发尖端扭转型室速。

严重酸中毒（pH＜7.2）：抑制心肌收缩力及电活动。

3. 药物与中毒

抗心律失常药物：如胺碘酮过量致 QT 间期延长。

洋地黄中毒：诱发室性心律失常或房室传导阻滞。

三环类抗抑郁药：钠通道阻滞导致心脏传导障碍。

4. 神经系统事件

脑卒中：大面积脑梗死或出血导致中枢性呼吸循环抑制。

癫痫持续状态：缺氧及交感神经过度激活诱发心律失常。

5. 感染与休克

脓毒性休克：炎症因子风暴导致心肌抑制及微循环障碍。

低血容量性休克：如消化道大出血，冠状动脉灌注不足。

6. 创伤与意外

胸部钝挫伤：心脏挫伤致室颤风险增加。

溺水或窒息：缺氧导致心肌细胞坏死。

三、心搏骤停的表现

心搏骤停的典型“三联征”包括：突发意识丧失、呼吸停止和大动脉搏动消失。临床上具体可表现为：①意识突然丧失，可伴有全身短暂性抽搐和大小便失禁，随即全身松软；②大动脉搏动消失，触摸不到颈动脉搏动；③呼吸停止或先呈叹息样呼吸，继而停止；④面色苍白或青紫；⑤双侧瞳孔散大。

如果呼吸先停止或严重缺氧，则表现为进行性发绀、意识丧失、心率逐渐减慢，随后心跳停止。

四、老年人心搏骤停的评估

老年人心搏骤停的评估需快速、精准、分秒必争，核心目标是10秒内确认心搏骤停并启动急救。

（一）快速识别与初步评估

1. 环境安全评估

确保现场无触电、中毒、火灾等二次伤害风险（如关闭电源、转移危险物品）。

2. 意识判断

轻拍双肩＋大声呼唤："老先生/老太太，您怎么了？能听到我说话吗？"

禁忌：摇晃患者头部或拍打面部，以避免颈椎损伤。

3. 呼吸与脉搏评估

呼吸与脉搏评估同步进行。

呼吸检查：观察胸廓起伏，时间≤10秒；识别异常呼吸（濒死叹息样呼吸或无呼吸）。

脉搏检查：首选颈动脉，定位甲状软骨旁开2 cm，用食指、中指触诊（时间≤10秒）；肥胖/颈短者，可触诊股动脉（腹股沟韧带中点下方）。注意：老年人因动脉硬化可能脉搏微弱，避免误判为无脉。

（二）心搏骤停的判定标准

主要指标（需同时满足）：①无意识（对刺激无反应）；②无自主呼吸或仅有濒死喘息；③大动脉搏动消失（颈动脉/股动脉）。

支持性体征：①面色苍白或发绀；②瞳孔散大（脑缺氧后4～6分钟出现）；③心电图示室颤、无脉性电活动或心脏停搏。

五、心肺复苏技术

（一）高质量心肺复苏要点

1. 保证按压频率和按压深度

按压的频率为100～120次/分，按压深度至少为5 cm，但不超过6 cm，应避免过度按压和按压深度不足够。当按压频率大于120次/分时，按压深度会随着频率增加而减少。

2. 按压期间，保证胸廓完全回弹

按压放松时，手掌根部既不要离开胸壁，也不要倚靠在患者胸壁上施加任何压力。因为在心肺复苏的按压过程中，只有当按压放松使胸骨恢复到自然位置时，胸廓才可以完全回弹。胸壁回弹产生胸内负压，静脉血回流到心脏，增加心脏的血流。按压间期倚靠在胸壁上会导致胸壁无法完全回弹，使胸膜腔内压增加，导致回心血量和心肌血流减少，冠脉灌注压降低，影响复苏效果。

3. 尽量减少胸外按压中断

应尽量减少胸外按压中断的次数，缩短每次中断的时间，或尽可能将中断控制在10秒以内，以增加胸外按压时间比，使其至少能达到60%。胸外按压时间比是指实施胸外按压的时间占总体复苏时间的比率。设置胸外按压时间比的目标是为了能尽可能减少胸外按压的中断，从而增加心肺复苏过程中冠脉灌注与血流。可以通过减少胸外按压的停顿而增加胸外按压时间比。

4. 不要过度通气

在心肺复苏过程中，人工通气的目的是维持足够的氧合和充分清除二氧化碳，但不应给予过频过多的通气。其理由是胸外按压期间，肺血流量大幅度减少，为维持正常的通气血流比例，通气量不宜过大。另外，过频过多的通气将增加胸腔内压力，减少静脉回心血量，降低心排血量。过多通气亦可导致胃胀气，胃内容物反流，误吸性肺炎的风险加大。此外，胃胀气使膈肌抬高，限制肺的活动，降低呼吸系统的顺应性。

（二）心肺复苏效果的判断

1. 颈动脉搏动

停止按压后，触摸颈动脉有搏动，说明患者自主循环已恢复。如停止按压，搏动亦消失，则应继续进行胸外按压。按压期间，每一次按压可以摸到一次大动脉搏动，说明按压有效。

2. 自主呼吸出现

如果复苏有效，自主呼吸亦可能恢复。

3. 瞳孔

复苏有效时，瞳孔由散大开始回缩，如瞳孔由小变大、固定，则说明复苏无效。

4. 面色及口唇

复苏有效时，可见面色逐渐红润。如若变为灰白，则说明复苏无效。

5. 神志

复苏有效，可见患者有眼球活动，睫毛反射与对光反射出现，甚至手脚开始抽动，肌张力增加。

六、老年人心搏骤停的急救

操作目的

对发生心搏骤停的老年人实施心肺复苏，减少心搏骤停的死亡。

操作程序

（一）准备

环境准备：安全、宽敞、光线充足。

老年人准备：仰卧于硬板床或坚硬平坦的地面上，去枕，头后仰，解开老年人的衣领及腰带等束缚物。

照护员准备：着装整齐，态度严肃，反应敏捷。

用物准备：洗手液、记录单、笔、硬板床或硬板、纱布 1 块、弯盘、手电筒、血压计、听诊器等。

（二）实施

对发生心搏骤停的老年人实施心肺复苏的操作流程见表 3-5-10。

视频

表 3-5-10　对发生心搏骤停的老年人实施心肺复苏的操作流程

操作流程	操作步骤	操作要点
1. 评估	（1）轻拍老年人双肩，俯身分别对左、右耳高声呼叫："喂，您怎么啦？"口述"意识丧失" （2）判断脉搏和呼吸：右手示指、中指并拢，先触及气管正中，男性触及喉结，再滑向颈外侧气管与肌群之间的沟内，触摸颈动脉是否有搏动，同时眼睛观察胸廓有无起伏 5 ~ 10 秒，口述"自主呼吸消失，大动脉搏动消失"	★轻拍重唤 ★快速准确判断
2. 呼救	口述："某床需要抢救，快来人。"看开始复苏时间，环境安全，使用隔帘，清理无关人员。解开衣领	
3. 安置体位	去枕平卧，确认硬板床或置按压板，解开上衣、松解裤带	
4. 胸外按压	（1）照护员体位：位于老年人一侧，根据个人身高及患者位置高低选用脚踏凳或跪式体位 （2）按压部位：两乳头连线中点或胸骨中下段 1/3 （3）按压姿势：双手按压并掌跟重叠，手指扣手交叉，手指不触及胸壁，双臂肘关节绷直，垂直向下用力 （4）按压深度：成人为胸骨下陷 5 ~ 6 cm （5）按压频率：100 ~ 120 次 / 分	★按压部位正确，避免肋骨骨折、大血管损伤或胃内容物反流 ★按压力度适度，姿势正确，强调"用力按、快速按、不间断"
5. 开放气道	（1）检查口腔，将头偏向一侧，清除口鼻分泌物或异物，取下活动义齿 （2）开放气道： ①仰头抬颏法：一手小鱼际置于老年人前额，用力向后压，使其头部后仰，另一手示指、中指置于老年人下颌骨下方，将颏部向前上抬起。此法一般用于颈部无损伤者 ②仰头抬颈法：一手小鱼际置于老年人前额用力向后压，使其头部后仰，另一手拖住老年人颈部向上抬颈。此法一般用于颈部无损伤者 ③双下颏上提法：双肘置于老年人头部两侧，双手示指、中指、无名指放在老年人下颌角后方，向上或向后抬起老年人下颏。此法适用于怀疑有颈部损伤者	★使舌根上提，解除舌后坠，保持呼吸道通畅 ★注意手指不要压向颏下软组织，以免阻塞气道 ★头保持正中位，不可左右扭动
6. 人工呼吸	（1）口对口或口对鼻进行人工呼吸 （2）在老年人口鼻部盖单层纱布 （3）吹气时捏住患者鼻孔或抬起下颌，确保气道通畅 （4）深吸一口气，双唇包住老年人口部，缓慢吹气，持续 1 秒，使胸廓扩张。吹气量为每次 500 ~ 600 mL，避免通气量不足或过度通气 （5）吹气后应松开捏鼻的手，头稍抬起，侧转换气并观察胸部复原情况，人工呼吸 2 次	★预防交叉感染 ★防止吹气时气体从鼻孔逸出 ★通气有效的指标是看到胸部起伏，且呼气时听到或感到有气体逸出
7. 持续心肺复苏	（1）按照 30 ∶ 2 的比例进行胸外按压和人工呼吸，直到专业急救人员到达或患者恢复自主呼吸和心跳 （2）5 个循环为 1 个周期，约 2 分钟	★单人法或双人法胸外按压和人工呼吸的比例均为 30 ∶ 2

续表

操作流程	操作步骤	操作要点
8. 使用自动体外除颤器	尽早取得自动体外除颤器（automated external defibrillator, AED）并使用，将 AED 拿到患者身边后迅速开机，按照 AED 的语音指令进行操作。AED 会自动判断是否需电击，若需电击，在电击结束后，继续重复胸外按压、开放气道、人工呼吸、除颤步骤，AED 每 2 分钟会自动判断是否要继续电击，如此重复，直到患者恢复心跳或医务人员接手	
9. 评价复苏效果	复苏有效判断：颈动脉搏动恢复；自主呼吸恢复；血压维持在 60 mmHg 以上；面色、口唇、皮肤、甲床等颜色转为红润；瞳孔由大变小，对光反射恢复；昏迷由深变浅，出现反射或挣扎	
10. 整理用物	整理用物，开窗通风	
11. 洗手记录	（1）按七步洗手法洗手 （2）记录操作时间、老年人心搏骤停情况、有无并发症	

注意事项

1. 胸外按压注意事项

骨质疏松风险：按压时避免冲击性用力，均匀施压，防止肋骨骨折。

驼背体位调整：若胸廓畸形，按压点可略向下移，但需确保在胸骨范围内。

2. 人工呼吸技巧

假牙处理：若假牙固定良好无须取出，松动者立即移除。

通气量控制：老年人肺顺应性下降，避免过度通气。

3.AED 使用要点

电极片位置：右锁骨下（胸骨右缘）+ 左乳头外侧（腋中线）。

胸毛处理：快速剃除贴片区域毛发，避免阻抗过高。

除颤能量：单相波 360 J，双相波 120 ～ 200 J（遵循设备提示）。

任务评价

对发生心搏骤停的老年人实施心肺复苏的任务评价方法见表 3-5-11。

表 3-5-11　对发生心搏骤停的老年人实施心肺复苏的任务评价

项目	内容	分值	自评	互评	教师评价	企业导师评价
工作准备（10%）	照护员仪表仪容、手卫生等符合规范	5				
	根据工作任务准备相应用物	5				

续表

项目	内容	分值	自评	互评	教师评价	企业导师评价
沟通评估（10%）	采用有效方法核对老年人基本信息	2				
	对老年人进行有效评估	4				
	使用恰当的语言与老年人进行交流，向老年人解释操作目的及注意事项，征得老年人同意	4				
操作过程（60%）	老年人出现有效的心肺复苏指征，无并发症发生	30				
	操作熟练、迅速，手法正确，程序规范	30				
整理记录（10%）	按要求分类整理用物，七步洗手法洗手，记录全面	10				
整体评价（10%）	操作流畅、安全、规范	5				
	过程中有尊老、敬老、爱老、护老的意识，体现出对老年人的人文关怀	5				

【练习题】

1. 以下哪种生理变化不是导致老年人容易跌倒的原因（　　）。

A. 肌肉萎缩，力量下降　　B. 视力减退，视觉敏感度降低

C. 头发变白　　D. 平衡感变差，本体感觉减退

答案：C

解析：肌肉萎缩使老人腿部力量不足，视力减退影响对周围环境判断，平衡感和本体感觉减退都易致跌倒。而头发变白是衰老的正常外观变化，与跌倒无直接关联。

2. 老年人因认知障碍导致意外频发，主要影响了以下哪方面（　　）。

A. 对危险的感知和判断能力　　B. 身体的柔韧性

C. 皮肤的弹性　　D. 呼吸功能

答案：A

解析：认知障碍会让老人难以识别环境中的危险因素，无法正确判断行为是否安全，从而导致意外。身体柔韧性、皮肤弹性和呼吸功能与认知障碍引发意外关系不大。

3. 老年人意外骨折后，可能出现的心理反应是（　　）。

A. 兴奋　　B. 焦虑、恐惧

C. 无所谓　　D. 欣喜

答案：B

解析：骨折带来疼痛、生活不便及对康复的担忧，老人通常会产生焦虑、恐惧情绪，兴奋、无所谓和欣喜不符合常理。

4. 老年人发生意外后，社会适应能力受到影响，主要表现为（　　）。

A. 更容易交到新朋友　　B. 参与社交活动的意愿降低

C. 能更好地适应新环境　　D. 经济收入增加

答案：B

解析：意外可能导致身体功能受限、心理创伤，使老人自信心受挫，参与社交活动的意愿降低。而 A、C、D 选项与实际情况不符。

5. 为预防老年人意外，家庭地面应选择（　　）。

A. 光滑的大理石地面　　B. 不防滑的木地板

C. 防滑地砖　　D. 昂贵的地毯

答案：C

解析：防滑地砖能有效增加摩擦力，降低老人滑倒风险，光滑大理石和不防滑木地板易致滑倒，昂贵地毯可能存在绊倒隐患且不易清洁，不是最佳选择。

6. 老年人居住的房间灯光设计，以下正确的是（　　）。

A. 光线昏暗，营造安静氛围

B. 采用强烈的射灯

C. 选择柔和、无频闪的灯具，保证充足照明

D. 只在房间角落安装小灯

答案：C

解析：柔和、无频闪且充足照明的灯具，既能满足老人视觉需求，又不会刺激眼睛，昏暗光线影响视线，强烈射灯刺眼，角落小灯照明不足。

7. 老年人卫生间的改造中，最不需要考虑的是（　　）。

A. 安装扶手　　B. 增加浴缸

C. 铺设防滑垫　　D. 降低马桶高度

答案：B

解析：安装扶手方便老人起身、借力，防滑垫防止滑倒，降低马桶高度符合老人身体机能。而增加浴缸可能增加老人进出滑倒风险，不是必须考虑的。

8. 老年人意外烫伤后，心理上可能会对以下哪种活动产生恐惧（　　）。

A. 看电视　　B. 做饭

C. 散步　　D. 下棋

答案：B

解析：做饭涉及用火、接触热水热油等，烫伤经历易让老人对做饭产生恐惧，看电视、散步、下棋与烫伤关联小。

9. 从生理因素分析，老年人骨骼钙质流失，导致（　　）。

A. 骨骼更坚固　　B. 更容易骨折

C. 关节更灵活　　D. 肌肉力量增强

答案：B

解析：钙质流失使骨骼密度降低、变脆弱，轻微外力就可能引发骨折，不会使骨骼坚固、关节灵活或肌肉力量增强。

10. 预防老年人意外，社区环境改造应注意（　　）。

A. 修建陡峭的台阶　　B. 减少公共休息座椅

C. 保持人行道平坦无障碍物　　D. 降低路灯高度

答案：C

解析：平坦无障碍物的人行道方便老人行走，减少绊倒风险。陡峭台阶、减少休息座椅、降低路灯高度都不利于老人出行，增加意外隐患。

11. 预防老年人跌倒，以下室内环境改造措施错误的是（　　）。

A. 保持地面干燥，避免有积水　　B. 移除室内的障碍物

C. 家具摆放尽量紧凑，节省空间　　D. 在卫生间安装扶手

答案：C

解析：家具摆放应保持一定的空间，便于老年人通行，防止磕碰，C 选项错误。A、B、D 都是正确的预防老年人跌倒的室内环境改造措施。

12. 老年人运动时为了防止跌倒，以下做法正确的是（　　）。

A. 选择在清晨人少的马路上快走　　B. 运动前不做热身，直接开始运动

C. 穿着鞋底柔软、合脚的运动鞋　　D. 运动强度越大越好，增强体质

答案：C

解析：穿着合适的鞋子可提供良好的支撑和稳定性，减少跌倒风险，C 正确。清晨马路上可能有车辆且空气不一定好，不宜在马路上快走；运动前需热身；运动强度应适中，A、B、D 错误。

13. 以下哪种疾病不是导致老年人跌倒的常见原因（　　）。

A. 高血压　　B. 白内障

C. 帕金森病　　D. 流感

答案：D

解析：高血压可能导致头晕，白内障影响视力，帕金森病影响平衡，都易致老年人跌倒。流感一般不会直接导致跌倒，D 选项符合题意。

14. 发现老年人跌倒后，首先应该做的是（　　）。

A. 立即将老人扶起　　B. 大声呼喊老人，看其是否有反应

C. 检查老人有无外伤　　D. 打电话叫救护车

答案：B

解析：先呼喊老人判断意识，再根据情况采取进一步措施，B 正确。不能盲目扶起，可能加重损伤；检查外伤和叫救护车应在判断意识后进行，A、C、D 错误。

15. 老年人夜间起床容易跌倒，主要原因不包括（　　）。

A. 夜间光线暗　　B. 起夜时意识不清醒

C. 穿着拖鞋太滑　　D. 白天活动量过大

答案：D

解析：夜间光线暗、意识不清醒、拖鞋滑都可能导致老年人夜间起床跌倒，白天活动量过大一般不是主要原因，D 选项符合。

16. 对于有跌倒风险的老年人，以下药物中最需要关注的是（　　）。

A. 抗生素　　B. 降糖药

C. 抗心律失常药　　D. 以上都是

答案：D

解析：降糖药可能导致低血糖引起头晕跌倒，抗心律失常药可能有头晕等不良反应，抗生素如果引起不良反应也可能影响身体状态导致跌倒，所以都需关注，D 正确。

17. 为预防老年人跌倒，以下护理措施不正确的是（　　）。

A. 鼓励老年人尽量卧床，减少活动　　B. 定期检查老年人的视力和听力

C. 为老年人选择合适的助行器具　　D. 指导老年人正确的起床、行走姿势

答案：A

解析：鼓励老年人适当活动可增强体质，减少跌倒风险，长期卧床会导致身体机能下降，更易跌倒，A 错误。B、C、D 是正确的护理措施。

18. 老年人跌倒后，如果怀疑有骨折，以下做法错误的是（　　）。

A. 用夹板固定骨折部位　　B. 尽量让老人保持舒适体位

C. 立即搬动老人去医院　　D. 不要随意移动骨折部位

答案：C

解析：怀疑骨折时不能立即搬动，以免加重损伤，C 错误。A、B、D 是正确的处理方法。

19. 以下哪项不是老年人跌倒后的心理反应（　　）。

A. 恐惧　　B. 焦虑

C. 无所谓　　D. 自信心下降

答案：C

解析：老年人跌倒后一般会有恐惧、焦虑心理，也可能自信心下降，“无所谓”不是常见心理反应，C 选项符合。

20. 预防老年人跌倒的健康教育内容不包括（　　）。

A. 定期进行身体锻炼　　B. 多吃保健品增强体质

C. 了解自身疾病与跌倒风险　　D. 保持良好的生活习惯

答案：B

解析：预防老年人跌倒的健康教育包括定期锻炼、了解疾病风险、保持良好生活习惯等，多吃保健品不一定能有效预防跌倒，B 选项符合。

21. 下列哪项是导致老年人走失的最常见原因（　　）。

A. 想独自旅行　　B. 患有认知障碍疾病，如阿尔茨海默病

C. 与家人发生矛盾　　D. 出门购物迷路

答案：B

解析：认知障碍疾病会损害老人的记忆力、方向感和判断力，是导致老年人走失的主要因素，而其他选项相对较少见。

22. 为预防老年人走失，以下做法错误的是（　　）。

A. 给老人配备带有定位功能的设备　　B. 在家中显眼位置张贴家庭住址和联系方式

C. 禁止老人出门　　D. 制作身份信息卡片让老人随身携带

答案：C

解析：禁止老人出门会严重影响老人生活质量，不利于老人身心健康。而 A、B、D 选项的措施都有助于预防老人走失。

23. 当发现老人走失后，首先应该做的是（　　）。

A. 发动亲朋好友在周边寻找　　B. 查看小区及周边监控

C. 报警　　D. 去老人常去的地方寻找

答案：C

解析：报警可以借助警方专业力量和资源，警方能迅速开展搜索工作，协调各方资源，这是发现老人走失后的首要举措。

24. 对于容易走失的老人，哪种助行设备可以更好地起到定位和追踪作用（　　）。

A. 普通拐杖　　B. 带 GPS 定位功能的智能拐杖

C. 轮椅　　D. 助行器

答案：B

解析：带 GPS 定位功能的智能拐杖具备定位和追踪功能，方便家人随时了解老人位置，其他选项无此功能。

25. 以下哪种方法不能帮助家人快速识别走失老人（　　）。

A. 给老人穿着颜色鲜艳独特的衣服　　B. 让老人佩戴有个人信息的胸牌

C. 在家中安装摄像头　　D. 留存老人近期清晰照片

答案：C

解析：家中安装摄像头只能监控家中情况，无法在老人走失后帮助识别，而 A、B、D 选项都能在寻找老人时发挥作用。

26. 社区在防范老年人走失工作中，最有效的措施是（　　）。

A. 定期举办关爱老人活动　　B. 为老人发放生活用品

C. 建立老人信息档案并组织志愿者巡逻　　D. 组织老人跳广场舞

答案：C

解析：建立老人信息档案方便在老人走失时提供详细资料，组织志愿者巡逻能及时发现异常情况并协助寻找，A、B、D 选项与防范走失关联性较小。

27. 老人走失后，在社交媒体发布寻人启事时，不应该包含以下哪项内容（　　）。

A. 老人的详细家庭住址　　B. 老人的体貌特征

C. 联系电话　　D. 走失时间和地点

答案：A

解析：在社交媒体发布详细家庭住址可能带来隐私泄露风险，B、C、D 选项是寻人启事必备内容。

28. 为防止老人走失，日常护理中应注意（　　）。

A. 严格限制老人的行动自由　　B. 经常与老人交流，强化其记忆和认知

C. 给老人吃安眠药让其多休息　　D. 不允许老人与外界接触

答案：B

解析：经常与老人交流有助于强化其记忆和认知，降低走失风险。A、C、D 选项做法不仅不合理，还可能对老人造成伤害。

29. 若在寻找走失老人过程中，有陌生人称看到过老人，应该（　　）。

A. 立刻给对方钱财表示感谢

B. 详细询问老人的具体位置和状态，并核实对方身份

C. 不相信对方，继续自行寻找

D. 要求对方带自己去寻找，无须核实身份

答案：B

解析：详细询问情况并核实身份能确保信息真实可靠，避免上当受骗或错过有效线索。A、C、D 做法均不恰当。

30. 对于有走失风险的老人，以下哪种活动安排最不合适（　　）。

A 家人陪同下在附近公园散步　　B 参加社区组织的有专人看管的活动

C 让老人独自在家看电视　　D 与家人一起逛超市

答案：C

解析：让老人独自在家看电视，家人无法随时关注老人动态，增加了走失风险。A、B、D 选项都有家人或专人陪伴，相对安全。

31. 老年人进食时最安全的体位是（　　）。

A. 平躺　　B. 坐位且头部前倾 15°　　C. 侧卧

D. 站立进食　　E. 半坐位（床头抬高 30°）

答案：B

解析：坐位头部前倾（下巴内收）可缩小气道开放角度，降低误吸风险。平躺（A）易导致反流，半坐位（E）适用于卧床但非最佳。

32. 下列哪种食物最适合吞咽障碍老人（　　）。

A. 汤圆　　B. 坚果碎　　C. 细蓉状南瓜泥

D. 整颗葡萄　　E. 干面包

答案：C

解析：食物（细蓉状）符合吞咽安全标准，汤圆（A）、坚果（B）、葡萄（D）和干面包（E）均为高风险食物。

33. 发现老人噎食且无法发声时，第一步应（　　）。

A. 立即喂水　　B. 拍打背部　　C. 实施海姆立克急救法

D. 用手指抠挖口腔　　E. 呼叫 120

答案：C

解析：完全气道梗阻需优先解除阻塞，海姆立克法是最有效手段。喂水（A）和抠挖（D）可能加重阻塞，拍背（B）仅用于婴幼儿。

34. 卧床老人噎食时，正确的急救体位是（　　）。

A. 保持半坐位　　B. 去枕平卧，暴露腹部　　C. 头高脚低位

D. 俯卧位　　E. 侧卧位固定

答案：B

解析：平卧位便于实施腹部冲击，侧卧位（E）用于联合拍背法，但第一步需平卧定位。

35. 使用海姆立克法时，冲击部位应定位在（　　）。

A. 胸骨下端　　B. 肚脐正上方　　C. 肚脐与剑突连线中点

D. 左侧肋弓下　　E. 右侧肋弓下

答案：C

解析：正确手位为肚脐与剑突（胸骨下端）连线中点，冲击方向为内上方。胸骨下端（A）用于胸部冲击法（孕妇 / 肥胖者）。

36. 下列哪项是吞咽障碍的典型表现（　　）。

A. 进食后立即入睡　　B. 餐后声音嘶哑　　C. 食欲亢进

D. 频繁打嗝　　E. 手足麻木

答案：B

解析：声音嘶哑提示食物残留咽喉，其他选项与吞咽无关。

37. 老人噎食昏迷后，应立即进行（　　）。

A. 喂服硝酸甘油　　B. 海姆立克法　　C. 心肺复苏

D. 针刺人中　　E. 吸氧

答案：C

解析：意识丧失需按 C–A–B 流程实施心肺复苏，海姆立克（B）仅用于清醒者。

38. 预防噎食的饮食调整不包括（　　）。

A. 避免糯米类食物　　B. 将肉类切成碎末　　C. 使用增稠剂调整液体

D. 鼓励快速进食　　E. 分次少量喂食

答案：D

解析：快速进食（D）增加误吸风险，应细嚼慢咽。

39. 处理假牙脱落卡喉的错误做法是（　　）。

A. 侧卧位勾取假牙　B. 强行拉扯假牙　C. 使用纱布包裹手指

D. 保持患者镇静　E. 呼叫急救人员

答案：B

解析：强行拉扯（B）可能划伤黏膜或使假牙更深，正确方法为轻柔勾取（A/C）。

40. 实施卧位腹部冲击法时，操作者应（　　）。

A. 跨跪于患者大腿两侧　B. 站于患者左侧　C. 按压胸骨下半段

D. 冲击方向为垂直向下　E. 仅用单手掌根发力

答案：A

解析：跨跪体位（A）便于利用自身体重加压，冲击方向为前上方（非垂直，D 错误）。

41. 吞咽训练中“冷刺激疗法”的目的是（　　）。

A. 降低口腔温度　B. 减少唾液分泌　C. 增强吞咽反射灵敏度

D. 缓解牙痛　E. 清洁口腔

答案：C

解析：冰棉签刺激软腭可激活吞咽反射弧，提高神经敏感性。

42. 老人误吸后出现发热和咳嗽，应首先怀疑（　　）。

A. 感冒　B. 吸入性肺炎　C. 胃食管反流

D. 心绞痛　E. 脑卒中

答案：B

解析：误吸后 24 ~ 48 小时发热、咳嗽为吸入性肺炎典型表现。

43. 下列哪项属于噎食高风险人群（　　）。

A. 长期服用降压药者　B. 脑梗死后吞咽困难者　C. 骨质疏松患者

D. 过敏性鼻炎患者　E. 高血压患者

答案：B

解析：脑卒中后吞咽障碍患者误吸风险增加 5 ~ 8 倍（其他选项无关）。

44. 喂食老人时，单次喂入量应控制在（　　）。

A.1 ~ 2 mL　B.5 ~ 10 mL　C.15 ~ 20 mL

D.30 ~ 50 mL　E. 随意量

答案：B

解析：每勺 5 ~ 10 mL（约 1/3 茶匙）可减少咽部残留，过量（C/D）易导致误吸。

45. 噎食的急救原则是什么（　　）。

A. 尽快清除异物　B. 保持呼吸道通畅　C. 及时就医

D. 以上都是　E. 以上都不是

答案：D

解析：噎食的急救原则包括尽快清除异物、保持呼吸道通畅、及时就医等。

46. 发现老年人突然倒地，第一步应（　　）。

A. 立即进行胸外按压

B. 轻拍双肩并大声呼喊判断意识

C. 检查颈动脉搏动

D. 呼叫家属

E. 喂服硝酸甘油

答案：B

解析：急救第一步是判断意识和反应（轻拍呼喊），确认无反应后再评估呼吸和脉搏（A 错误）。硝酸甘油（E）仅用于心绞痛，且需患者清醒时使用。

47. 判断老年人心搏骤停的关键体征是（　　）。

A. 瞳孔散大

B. 无自主呼吸且颈动脉搏动消失

C. 面色苍白

D. 肢体抽搐

E. 血压下降

答案：B

解析：心搏骤停的核心标准为无意识、无呼吸、无脉搏（B）。瞳孔散大（A）在缺氧后数分钟出现，非即时判断依据。

48. 胸外按压的正确位置是（　　）。

A. 胸骨中段　　B. 两乳头连线中点　　C. 左侧第五肋间

D. 剑突下方　　E. 心尖搏动处

答案：B

解析：按压点为胸骨下半段（两乳头连线中点），其他位置（C/D/E）可能导致肋骨骨折或按压无效。

49. 成人胸外按压的深度应为（　　）。

A.2 ~ 3 cm　　B.4 ~ 5 cm　　C.5 ~ 6 cm

D.7 ~ 8 cm　　E. 根据体型随意调整

答案：C

解析：2020 年美国心脏病学会指南要求按压深度 5 ~ 6 cm，过浅（B）无法有效供血，过深（D）增加损伤风险。

50.AED 电极片粘贴的正确位置是（　　）。

A. 胸骨右缘 + 左腋前线　　B. 胸骨左缘 + 右锁骨下　　C. 右锁骨下 + 左乳头外侧

D. 心尖部 + 心底部　　E. 腹部 + 背部

答案：C

解析：右锁骨下（胸骨右缘）和左腋中线第五肋间（左乳头外侧）为最佳位置，确保电流贯穿心脏。

51. 人工呼吸时，每次吹气时间应控制在（　　）。

A.0.5 秒　　B.1 秒　　C.2 秒

D.3 秒　　E. 随意

答案：B

解析：1 秒吹气可使胸廓隆起，避免过度通气（C/D）导致胃胀气或气压伤。

52. 双人心肺复苏时，按压与通气的比例是（　　）。

A.5 ∶ 1　　B.15 ∶ 2　　C.30 ∶ 2

D.50 ∶ 5　　E. 持续按压不中断

答案：C

解析：成人心肺复苏统一采用 30 ∶ 2 比例，无论单人还是双人操作（B 为儿童比例，E 仅适用于高级气道建立后）。

53. 老年人胸外按压时最需警惕的并发症是（　　）。

A. 胃穿孔　　B. 肋骨骨折　　C. 气胸

D. 肝脾破裂　　E. 脑出血

答案：B

解析：老年人骨质疏松，肋骨骨折发生率高达 30%，但不可因担心骨折而减少按压深度。

54. 高质量心肺复苏要点不包括（　　）。

A. 保证按压频率和按压深度

B. 按压期间，保证胸廓完全回弹

C. 尽量减少胸外按压中断

D. 不要过度通气

E. 时刻观察患者瞳孔变化

答案：E

解析：高质量心肺复苏要点包括：保证按压频率和按压深度；按压期间，保证胸廓完全回弹；尽量减少胸外按压中断；不要过度通气。

55. 心肺复苏指南中胸外按压的频率为（　　）。

A. 至少 80 ~ 100 次 / 分　　B. 至少 100 次 / 分　　C. 至少 120 次 / 分

D.100 ~ 120 次 / 分　　E. 以上都不是

答案：D

解析：心肺复苏指南推荐的胸外按压频率为每分钟 100 ~ 120 次。

56. 成人心肺复苏时打开气道的最常用方式为（　　）。

A. 仰头抬颏法　　B. 双手推举下颌法　　C. 托颏法

D. 环状软骨压迫法　　E. 以上都不是

答案：A

解析：成人心肺复苏时打开气道的最常用方式为仰头抬颏法。

57. 现场进行徒手心肺复苏时，伤病员的正确体位是（　　）。

A. 侧卧位

B. 仰卧在比较舒适的软床上

C. 仰卧在坚硬的平面上

D. 俯卧位

E. 以上都不是

答案：C

解析：现场进行徒手心肺复苏时，伤病员应仰卧在坚硬的平面上。

58. 心搏骤停的典型“三联征”不包括（　　）。

A. 突发意识丧失　　B. 呼吸停止　　C. 大动脉搏动消失

D. 瞳孔散大　　E. 以上全选

答案：D

解析：心搏骤停的典型“三联征”包括：突发意识丧失、呼吸停止和大动脉搏动消失。

59. 心肺复苏时，判断患者有无意识的方法是（　　）。

A. 摇晃患者　　B. 大声呼叫　　C. 拍打患者

D. 以上都是　　E. 以上都不是

答案：D

解析：判断患者有无意识的方法包括摇晃患者、大声呼叫和拍打患者。

60. 心肺复苏时，判断患者有无呼吸的方法是（　　）。

A. 观察胸廓起伏　　B. 听呼吸声　　C. 感觉气流

D. 以上都是　　E. 以上都不是

答案：D

解析：判断患者有无呼吸的方法包括观察胸廓起伏、听呼吸声和感觉气流。

项目六　安宁疗护

学习目标

素质目标

1. 具备“尊重生命、关爱临终、同理心、耐心细致”的职业精神。

2. 热爱安宁疗护工作，尊重临终照护对象的意愿和尊严，全心全意为其提供舒适和关怀。

知识目标

1. 掌握临终老年人生理、心理的变化及照护内容。

2. 熟悉安宁疗护、濒死、死亡的概念和内容。

3. 了解安宁疗护的意义。

能力目标

能够为老年人及其家属实施安宁疗护。

知识导读

思维导图见图 3-6-1。

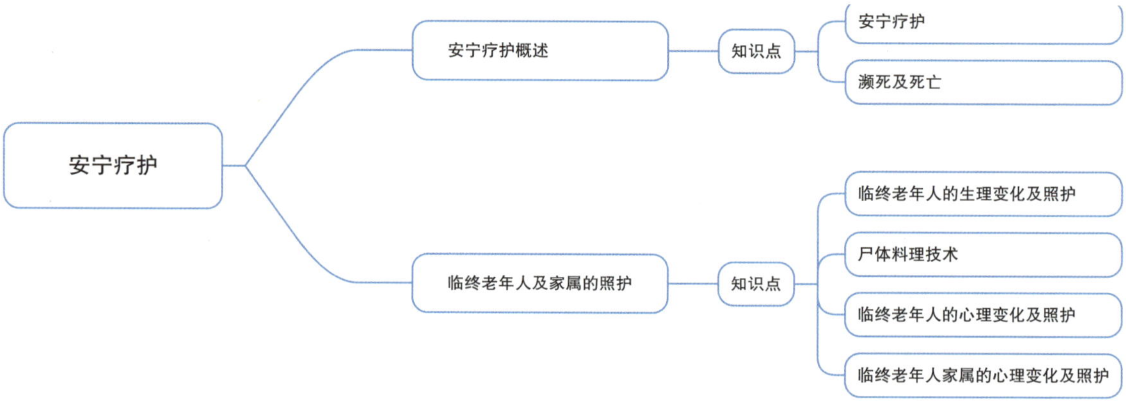

图 3-6-1　安宁疗护思维导图

任务一　安宁疗护概述

课件

案例导入

李爷爷，78 岁，退休教师，经济状况良好，平时喜欢读书和听古典音乐。老人与妻子居住在安宁小区 15-3-12 号，独子因工作原因长期居住在国外。李爷爷 5 年前被诊断为肺癌晚期，近期病情加重，出现持续性疼痛、呼吸困难和食欲减退等症状。李爷爷性格内向，不愿过多表达自己的痛苦，但内心对死亡充满恐惧和焦虑。妻子因年事已高，无法独自承担照护工作，感到身心俱疲，遂向社区安宁疗护中心寻求帮助。

任务描述

1. 请照护员评估李爷爷有哪些安宁疗护需求。

2. 请照护员为李爷爷及其家属实施安宁照护。

知识储备

一、安宁疗护

安宁疗护是一种针对垂危患者的特殊医疗护理，旨在减轻患者临终前的心理负担，缓解其对疼痛和死亡的恐惧与不安，同时减轻家属的心理压力。其核心目标是提升患者的生命质量，通过消除或减轻病痛以及各种生理、心理和精神层面的困扰，帮助患者达到身体、心理和精神的舒适与安宁。安宁疗护不仅关注患者的生理症状，还充分考虑其心理、社会和精神层面的需求。

（一）安宁疗护的定义

“安宁疗护”一词源自英文“hospice care”，其本质是为了满足终末期老年人及其家属的需求而发展起来的照护模式。安宁疗护的定义可以概括为：以终末期老年人及其家属为中心，采用多学科协作的模式进行实践，主要内容包括疼痛及其他症状的控制，舒适照护，心理、精神及社会支持等。

（二）安宁疗护的发展历程

安宁疗护的概念起源于 20 世纪中叶的英国，并逐渐在全球范围内推广和发展。其发展历程可划分为以下几个阶段。

1. 萌芽阶段

20 世纪 50 年代，随着现代医学技术的进步，终末期疾病患者的生命得以延长，但同时也伴随着长期治疗带来的身心痛苦。在此背景下，一些医生和护士开始探索如何更有效地缓解症状，提升患者的生活质量。

2. 形成阶段

20 世纪 70 年代，英国率先成立了专门的安宁疗护机构，这标志着安宁疗护作为一门独立学科的正式形成。这一时期，安宁疗护的核心理念逐渐明确，包括疼痛管理、尊重患者自主权及提供心理支持等关键要素。

3. 发展阶段

自 20 世纪 80 年代起，安宁疗护在全球范围内迅速扩展，越来越多的国家和地区开始构建自己的安宁疗护体系。与此同时，相关的教育培训、政策制定以及学术研究也日趋完善。

4. 普及阶段

进入 21 世纪，安宁疗护已成为全球医疗卫生体系的重要组成部分。不仅终末期疾病的老年人能够享受安宁疗护服务，许多慢性病老年人也开始寻求这种以提升生活质量为目标的医疗照护模式。

（三）安宁疗护的内容

安宁疗护不仅是一种服务，更是一门新兴学科，它研究临终者的生理和心理特征，并为临终者及其家属提供全面照料。其主要内容包括以下几个方面。

1. 临终老年人及其家属的需求

（1）临终老年人的需求：

生理需求：临终者常伴有剧烈疼痛、呼吸困难、失眠等症状，需要及时有效的医疗照护以减轻不适。

心理需求：临终者在面对生命终结时，常会产生恐惧、焦虑、孤独等心理反应，需要心理支持来缓解压力。

社会需求：临终者希望与家人和朋友保持联系，得到理解和尊重，并感受到生命的价值。

（2）家属的需求：

治疗和照护需求：家属希望临终者能够获得最佳医疗照护，延长生命或减轻痛苦，并可能寻求各种治疗方法。

心理需求：家属面对亲人离世，也会产生恐惧、焦虑、悲伤等心理反应，需要心理支持来缓解痛苦。

殡丧服务：家属需要了解殡葬流程、选择殡葬方式，并处理相关事务，希望得到专业指导和帮助。

2. 全面照护

（1）控制疼痛和不适：安宁疗护团队通过药物、物理、心理治疗等方法缓解临终者的疼痛和不适，提高生活质量，帮助其保持舒适和尊严。

（2）提供医疗照护：医疗照护是安宁疗护的重要组成部分，团队密切关注生命体征和病情变化，及时调整治疗方案，确保安全与舒适，并提供必要的医疗设备和药物。

（3）提供生活照护：生活照护是安宁疗护的重要环节，团队提供日常照护服务，如进食、翻身、清洁等，关注营养和水分摄入，确保身体得到充分滋养。

（4）提供心理照护：心理照护是安宁疗护的关键环节，团队与临终者深入沟通，了解其内心需求，提供心理支持、安慰和鼓励，以缓解压力和不安。

3. 家属照护

（1）进行心理疏导：面对亲人离世，家属会产生强烈的心理反应，团队提供专业的心理疏导服务，帮助他们释放情感，缓解悲伤和焦虑。

（2）提供情感支持：情感支持是安宁疗护的重要组成部分，团队倾听家属的诉说，理解他们的感受，提供必要的情感支持，鼓励他们表达情感，减轻心理负担。

4. 死亡教育

死亡教育是实施临终关怀的重要前提，其内容涵盖死亡基本知识教育、死亡与生命的辩证关系教育、死亡心理教育、死亡权利教育等多个方面。在死亡教育的实施过程中，临终者及其亲属是尤为特殊的群体，也是最需要接受教育的对象。著名健康教育专家黄敬亨教授指出，对临终者进行死亡教育具有多重意义：①帮助他们克服恐惧心理，避免因疾病久治不愈或生活质量低下而选择自杀；②使他们能够保持情绪稳定，以正确的心态面对疾病；③帮助他们树立正确的生命观：人并非为了等待死亡而来到这个世界，正确的价值观和人生观是心理健康的基石，而生活、学习、工作和娱乐等活动才是人生意义的真正体现。

（四）安宁疗护的理念

1. 从以治愈为主转向以对症为主的照料

对于临终老年人而言，治愈的希望已十分渺茫，单纯以延长生命为目的的治疗不仅是徒劳，还会增加他们的痛苦。此时，老年人最需要的是身体的舒适、疼痛的缓解、生活上的悉心照料及心理和社会支持。因此，对这些老年人应以对症处理和全面照护为主，具体包括以下四个方面：①提供全天候 24 小时不间断的服务；②尽可能满足老年人生理、心理及社会各方面的需求；③妥善处理遗体，并为老年人家庭提供居丧服务；④给予老年人亲属必要的帮助与关怀。

2. 从延长生存时间转向提高生命质量

临终老年人的核心需求是解除痛苦并有尊严地离世。在延长生命无望的情况下，应以姑息治疗和全面照护为主，通过提供舒适、宁静的生活环境，帮助他们提高生命质量。

3. 尊重临终老年人的尊严与权利

尽管老年人处于临终阶段，但只要意识尚存，他们的思维、情感以及个人的尊严和权利依然存在。照护员应注重维护和尊重老年人的个人价值、尊严和权利，在临终照料中保护其隐私，尊重其原有的生活方式，鼓励他们参与医疗照护方案的制订，并尽量满足其合理要求。践行人道主义，尊重生命的尊严及濒死老年人的权利，正是安宁疗护的核心宗旨。

4. 注重心理照护

临终老年人的心理问题极为突出和复杂，其心理变化通常经历否认、愤怒、协议、忧郁和接受五个阶段，且因个人的经济状况、社会地位、文化程度、宗教信仰、职业和年龄等因素而异。因此，加强心理照护是安宁疗护的重要特征和基本原则之一。

5. 争取全社会的支持

安宁疗护是一项社会化的系统工程，需要全社会的共同参与。应大力开展安宁疗护知识的宣传教育，让全社会了解并支持这一事业，对全民进行死亡教育，树立正确的生死观，以科学的态度坦然面对死亡。特别是照护员，应与临终老年人共同面对死亡，进行恰当的移情，站在老年人的角度思考和处理问题。

（五）安宁疗护的意义

随着我国步入老龄化社会，家庭规模缩小，功能弱化，老年人的照护尤其是安宁疗护问题日益突出。安宁疗护是一项符合人类利益的崇高事业，对人类社会的进步具有重要意义。发展老年人安宁疗护事业具有重要意义，具体体现在以下几个方面。

1. 对临终老年人的意义

为临终老年人提供全面照护，尊重其生命，控制疾病症状，提高生命质量，确保他们无痛苦、安宁、舒适地走完人生最后的旅程。安宁疗护是实现老年人“老能善终”的最佳方式。

2. 对家属的意义

安宁疗护不仅满足老年人的需求，也符合家属和子女的期望。它帮助家属减轻精神痛苦，顺利度过居丧期，适应亲人离世后的生活，缩短悲伤过程，并保护家属的权利和尊严，维护其身心健康。

3. 对医学的意义

安宁疗护体现了医学人道主义精神和生物—心理—社会医学模式，是提高生命质量服务宗旨的具体实践。作为一项新的医疗服务项目，它是对现有医疗体系的有益补充。

4. 对社会的意义

安宁疗护体现了从优生到优死的完整生命过程，是人类文明的重要标志。尽管服务费用较高，但对患有不治之症老年人而言，它能减少医疗开支，优化医疗资源利用。同时，安宁疗护反映了人类文明的当代水平，包括信仰、价值观、伦理道德等非物质文化要素。

二、濒死及死亡

（一）濒死及死亡的定义

濒死，即临终，是指老年人在接受治疗性或姑息性治疗后，尽管意识清醒，但病情急剧恶化，各种迹象表明生命即将终结。濒死期通常指生命终结前的数小时至数天不等，但有些老年人可能延续数周甚至数月。死亡是指个体生命活动和新陈代谢不可逆地终止。临床上，当老年人呼吸、心跳停止，瞳孔散大且固定，所有反射消失，心电波平直时，即可宣布死亡。

（二）死亡过程的分期

死亡并非生命的骤然结束，而是一个逐渐发展的过程。它通常分为三个阶段：濒死期、临床死亡期、生物学死亡期。

1. 濒死期

濒死期是死亡过程的开始阶段，各种迹象显示生命即将终结。此阶段机体的主要器官功能发生严重紊乱和衰竭，中枢神经系统脑干以上部位的功能处于深度抑制状态。主要表现为意识模糊或丧失，各种反射减弱或消失，肌张力减退或消失，心搏减弱，血压下降，呼吸微弱，可能出现潮式呼吸或间断呼吸、大小便失禁、感觉消失等。濒死期生命仍处于可逆阶段，若得到及时有效的抢救，生命仍可复苏。

2. 临床死亡期

临床死亡期的临床表现为心搏、呼吸完全停止，瞳孔散大，各种反射消失，但各种组织细胞仍有短暂而微弱的代谢活动，持续时间很短，一般为 5 ~ 6 分钟，若得到及时有效的抢救，生命仍有可能复苏。若超过这个时间，大脑将发生不可逆的变化。但在低温条件下，临床死亡期可延长至 1 小时或更久。

3. 生物学死亡期

生物学死亡期是死亡过程的最后阶段。此阶段整个中枢神经系统及机体各个器官的新陈代谢相继停止，并出现不可逆的变化，整个机体已无任何复苏的可能。随着此阶段的进展，机体相继出现尸冷、尸斑、尸僵、尸体腐败等现象。

（1）尸冷：是人体死亡后尸体最先发生的现象。人体死亡后机体产热停止，散热继续，尸体温度逐渐下降，称为尸冷。人体死亡后尸体温度的下降有一定规律，一般情况下死亡后的 10 小时内每小时大约下降 1 ℃，10 小时后每小时下降 0.5 ℃，经过 24 小时左右，尸温降至与环境温度基本相同。测量尸温常以直肠温度为标准。

（2）尸斑：人体死亡后血液循环停止，由于地心引力的作用，血液向身体的最低部位坠积，皮肤呈现暗红色或条纹状斑块，称为尸斑。一般尸斑的出现时间是人体死亡后的 2 ~ 4 小时，12 ~ 14 小时发展至高峰，24 ~ 36 小时固定并不再转移，一直持续到尸体腐败。

（3）尸僵：是尸体肌肉僵硬、关节固定的现象。人体死亡后肌肉中的腺苷三磷酸（adenosine triphosphate, ATP）不断分解而不能再合成，致使肌肉收缩，尸体变硬。尸僵一般在人体死亡后1 ~ 3小时开始出现，4 ~ 6小时扩展至全身，12 ~ 16小时发展至高峰，24小时后尸僵开始减弱，肌肉逐渐变软，称为尸僵缓解。尸僵多从小块肌肉开始，表现为先由咬肌、颈肌开始，再向下至躯干、上肢和下肢。

（4）尸体腐败：是人体死亡后尸体组织蛋白质、脂肪和糖类因腐败细菌作用而分解的过程。尸体腐败一般在人体死亡后24小时出现，常见的表现有尸臭、尸绿等，先从右下腹出现，逐渐扩展至全腹，最后波及全身；天气炎热时，可提前出现。

任务二　临终老年人及其家属的照护

课件

案例导入

张奶奶，82岁，退休工人，一生勤劳俭朴，与老伴育有一儿一女，老伴10年前因病去世。张奶奶一直独居在老屋，儿女因工作繁忙，不能常伴左右。2年前，张奶奶被确诊为脑萎缩，病情逐渐加重，现已进入临终阶段。她出现了明显的认知障碍，行动不便，日常生活几乎完全依赖他人。此外，她还伴随着严重的睡眠障碍、食欲缺乏和频繁的大小便失禁等问题。张奶奶的儿女在得知母亲病情后，虽然尽力抽时间陪伴，但面对母亲日益恶化的身体状况，他们感到无助和焦虑，特别是想到即将与母亲永别，内心充满了悲痛和恐惧。

任务描述

1. 请照护员关注张奶奶的临终心理变化并提供照护。
2. 请照护员关注张奶奶家属的心理变化并提供照护。

知识储备

一、临终老年人的生理变化及照护

（一）临终老年人的生理变化

1. 肌肉张力逐渐丧失

表现为吞咽困难、大小便失禁或便秘，难以维持舒适的体位，肢体软弱无力，无法进行自主活动。面部外观也会发生变化，呈现希氏面容，即面部呈灰色、眼眶凹陷、双眼半睁半滞、下颌下垂且嘴微张。

2. 消化功能明显减退

表现为胃肠道蠕动减弱，老年人常出现恶心、呕吐、腹胀、食欲不振、便秘或腹泻，以及脱水等症状。

3. 循环功能减弱

表现为皮肤苍白或发绀、皮肤湿冷并出现斑点，大量出汗，脉搏快而弱、不规则或难以触及，血压逐渐下降，心尖搏动通常最后消失，同时伴随少尿等症状。

4. 呼吸功能下降

表现为呼吸频率加快或减慢，呼吸深度变浅或变深，可能出现鼻翼呼吸、张口呼吸、潮式呼吸等症状，最终呼吸停止。由于分泌物在支气管内积聚，还会出现痰鸣音及鼾声呼吸。

5. 感知觉及意识发生改变

表现为视力逐渐减退，从视觉模糊发展到仅有光感，最终听力消失。眼睑干燥，分泌物增多。听觉通常是人体最后消失的感觉。意识改变可能表现为嗜睡、意识模糊、昏睡或昏迷。

6. 疼痛

表现为烦躁不安，血压及心率改变，呼吸频率加快或减慢，瞳孔散大，出现不寻常的姿势，疼痛面容（五官扭曲、眉头紧锁、眼睛睁大或紧闭、神情呆滞、咬牙），以及情绪状态、心理需求和生活质量的变化。

7. 临近死亡的体征

表现为各种反射逐渐消失，肌张力减退直至丧失，脉搏快而弱，血压降低，呼吸急促且困难，出现潮式呼吸，皮肤湿冷。通常呼吸先停止，随后心跳停止。

（二）临终老年人的照护措施

1. 促进老年人舒适

（1）病室环境：病室应保持安静、空气新鲜、通风良好，并确保温度和湿度适宜。

（2）加强皮肤护理，预防压力性损伤：帮助老年人维持舒适体位，定时翻身并更换卧位。对于大小便失禁者，注意会阴及肛门附近皮肤的清洁与干燥，必要时可留置导尿；大量出汗时，应及时擦洗干净并勤换衣物。床单位应保持清洁、干燥、平整、无碎屑。

（3）重视口腔护理：协助老年人晨起、餐后及睡前漱口，保持口腔清洁卫生；口唇干裂者可涂抹液状石蜡，有溃疡或真菌感染者酌情涂药；口唇干燥者可适量喂水，或用湿棉签湿润口唇，或用湿纱布覆盖。

（4）减轻老年人疼痛：观察疼痛的性质、部位、程度及持续时间，帮助老年人选择最有效的缓解方法。若选择药物止痛，可采用 WHO 推荐的三步阶梯疗法控制疼痛。注意观察用药后的反应，把握好用药阶段，选择恰当的剂量和给药方式，以达到控制疼痛的目的。某些非药物控制方法也能取得一定的镇痛效果，如松弛术、音乐疗法、催眠意象疗法、外周神经阻断术、针灸疗法、生物反馈法等。照护员应采用同情、安慰、鼓励的方法与老年人交流，稳定其情绪，并适当引导以转移注意力，减轻疼痛。

2. 改善营养状况

（1）增进食欲：主动向老年人及其家属解释恶心、呕吐的原因，以减少焦虑并获得心理支持。了解老年人的饮食习惯，注意食物的色、香、味，采取少食多餐的方式，以减轻恶心。

（2）加强营养：给予高蛋白、高热量及富含水分和纤维素的饮食。对于进食困难者，提供流质或半流质饮食，便于老年人吞咽。必要时采用鼻饲法或完全胃肠外营养，以保证老年人的营养供给。加强监测，观察老年人的电解质指标及营养状况。

3. 改善血液循环

（1）全面监测与管理：定期监测老年人的生命体征（血压、心率、呼吸、体温、血氧饱和度）、皮肤状况（颜色、温度、湿度）及液体平衡（尿量），及时发现并处理血液循环障碍的迹象。保持皮肤清洁干燥，预防褥疮，采用适当的体位和保暖措施，如定期翻身、使用减压垫、热水袋（避免烫伤）等，以促进血液循环。对于特定疾病，遵医嘱实施药物治疗和辅助治疗。

（2）个性化液体与活动管理：根据老年人的具体情况（如肾功能、心功能状态），调整液体摄入量，维持适当的体液平衡。鼓励或辅助进行肢体活动，如按摩、关节屈伸练习，以促进血液流动。必要时，采用物理治疗、压力袜或特定药物等手段，进一步改善血液循环，预防并发症，确保老年人整体健康水平的提升。

4. 改善呼吸功能

（1）环境：保持室内空气新鲜，定时通风换气。

（2）体位：对于神志清醒者，采用半卧位，以扩大胸腔容量，减轻回心血量，改善呼吸困难；对于昏迷者，采用仰卧位，头偏向一侧，或侧卧位，以利于呼吸道分泌物引流，必要时吸痰，以保证呼吸道通畅。

（3）吸氧：根据呼吸困难程度给予吸氧，纠正缺氧状态，改善呼吸功能。

5. 减轻感知觉改变的影响

倾听老年人的诉求，满足其基本的生理、心理及文化信仰需求。

提供舒适的环境，确保空气新鲜，光线适宜，温湿度适宜。

用湿纱布拭去眼部分泌物，如老年人眼睑不能闭合，可涂金霉素、红霉素眼膏，或覆盖凡士林纱布，以保护角膜，防止角膜干燥引发溃疡或结膜炎。

在照护中应避免在老年人周围窃窃私语，可采用触摸等非语言交流方式，并配合柔软温和的语调、清晰的语言交谈。充分认识到老年人的个性化需求，并尊重其隐私，表达对老年人的理解和关爱。

6. 观察病情变化

密切观察老年人的意识状态、瞳孔、生命体征、疼痛等；将地方文化的信仰、仪式、习惯与医院的医疗救治相结合；监测心、肺、脑、肝、肾等重要脏器的功能；观察治疗反应与效果。

二、尸体料理技术

操作目的

为死者料理尸体。

操作程序

（一）准备

评估：死者情况及环境。

物品准备：棉球、纱布、寿衣、剪刀、胶布、镊子、皮肤清洁用品、手套，必要时准备隔离衣、消毒液、尸体识别卡、记录笔、记录单等。

照护员准备：着装整洁，修剪指甲，洗手，戴口罩。

（二）实施

尸体料理技术的操作流程见表 3-6-1。

表 3-6-1 尸体料理技术的操作流程

操作流程	操作步骤	操作要点
1. 准备工作	（1）衣帽整洁、庄重，戴好口罩，调整好心态 （2）备齐物品：棉球、纱布、寿衣、剪刀、胶布、镊子、皮肤清洁用品、手套，必要时准备隔离衣、消毒液等	★衣帽符合职业规范，口罩贴合面部，心态平稳专注 ★物品齐全、功能完好，在有效期内，分类摆放便于取用
2. 操作过程	（1）携用物至床旁 （2）查看医生死亡证明，征得家属同意 （3）撤去治疗用物，放平床，使尸体仰卧，头下垫枕，防止面部淤血变色 （4）依次洗净尸体的头面部、颈部、胸部、腹部、四肢及会阴部，如有胶布痕迹用松节油擦净 （5）有伤口者更换敷料，有引流管者拔除后缝合创口或用蝶形胶布封闭并包扎 （6）将干棉球塞于鼻、口、肛门、阴道等腔道口，棉球不外露 （7）梳理头发，为死者穿上寿衣，将第一张尸体识别卡系于手腕部 （8）用尸单包裹尸体，在胸部、腰部、踝部固定，第二张尸体识别卡别在尸单上 （9）将尸体移至平车上，盖上大单 （10）送往太平间，置于停尸屉内，第三张尸体识别卡放于停尸屉外	★携物动作轻稳，避免惊扰 ★死亡证明信息与患者匹配，征得家属同意时态度诚恳、清晰沟通 ★撤治疗用物遵循管道拔除顺序，垫枕高度适宜（5 ~ 10 cm），保证体位自然 ★清洁时动作轻柔，按顺序操作，松节油擦拭胶布痕迹 ★伤口处理严格无菌 ★填塞棉球大小、深度适中，不露棉球 ★梳理头发整齐，穿寿衣轻柔，识别卡系放牢固、信息清晰 ★尸单包裹松紧适度，固定带避开伤口、骨突 ★尸体移至平车至少 2 人协作，保持平稳 ★送太平间后核对信息，第三张识别卡放置醒目准确
3. 整理用物	整理床单位，按规定处理遗物，垃圾分类处理，消毒房间、开窗通风	★遗物清点、登记并交接，贵重物品双人核对 ★垃圾分类严格，感染性垃圾入专用袋；终末消毒遵循标准，通风至少 30 分钟
4. 洗手记录	（1）按七步洗手法洗手 （2）做好护理记录	★七步洗手法每一步规范，时间≥ 15 秒，洗净各部位，流水冲洗彻底 ★记录清晰可追溯

注意事项

1. 须在医生开具死亡证明和其家属同意的情况下，进行尸体料理。
2. 死者死亡后及时进行尸体料理，以免进入死僵期而不便操作。
3. 尸体料理时态度严肃认真，不惧怕和惊慌，对家属表示同情、安慰和尊重。
4. 身体腔道填塞前要与家属说明，以免引起误会。

任务评价

尸体料理技术的任务评价方法见表 3-6-2。

表 3-6-2　尸体料理技术的任务评价

项目	内容	分值	自评	互评	教师评价	企业导师评价
工作准备（10%）	照护员仪表仪容、手卫生等符合规范	5				
	根据工作任务准备相应用物	5				
沟通评估（10%）	查看死亡证明	4				
	使用恰当的语言进行交流，向老年人及其家属解释操作目的及注意事项，取得配合	6				
操作过程（60%）	能够正确料理尸体	40				
	能够正确放置尸体识别卡	10				
	能够运送尸体	10				
整理记录（10%）	整理用物，七步洗手法洗手，记录全面	10				
整体评价（10%）	操作流畅、安全、规范	5				
	过程中有尊重的意识，体现出对死者及其家属的人文关怀	5				

三、临终老年人的心理变化及照护

临终阶段，老年人不仅承受着生理上的痛苦，更面临着对死亡的恐惧。美国心理学家伊丽莎白·罗斯（Elisabeth Kübler-Ross）博士通过观察数百位临终老年人，提出了临终阶段常见的 5

个心理变化阶段：否认期、愤怒期、协议期、抑郁期和接受期。

（一）否认期心理变化及照护

1. 否认期心理变化

在否认期，老年人通常拒绝承认即将到来的死亡。这一阶段通常较为短暂，可能持续数小时到几天，是老年人暂时逃避现实压力的心理防御机制。否认是一种正常的心理反应，为个体提供缓冲以应对突如其来的不幸消息。

2. 否认期心理照护

照护员应与老年人保持坦诚沟通，既不揭穿其心理防御，也不应撒谎。需耐心倾听老年人的倾诉，并注意与其他照护员及其家属的言语一致性。

老年人通常对照护员的语言、动作和表情非常敏感。照护员应谨言慎行，耐心安慰，提供周到的照护服务，并积极调动老年人的社会关系，帮助其保持轻松的心情。

（二）愤怒期心理变化及照护

1. 愤怒期心理变化

当老年人意识到自己的病情和预后无法否认时，随之而来的心理反应是愤怒和不平衡。他们会产生“为什么是我，这不公平”的想法，并将怒气发泄到家属和照护员身上，甚至拒绝接受照护，以此表达内心的苦闷与无奈。

2. 愤怒期心理照护

照护员应容忍老年人的攻击行为，避免对他们说“不应该这样做”或“不应该那样说”。同时，应与老年人的家属沟通，共同给予老年人关爱、宽容和理解，帮助他们释放情绪。

预防自杀事件的发生，并取得老年人家属的配合。

（三）协议期心理变化及照护

1. 协议期心理变化

老年人开始接受自己临终的事实，不再怨天尤人，而是请求医生尽力治疗，并期望奇迹出现。为了延长生命，他们可能会做出承诺以换取生命的延续。此阶段的老年人对治疗抱有希望，能积极配合治疗和照护。

2. 协议期心理照护

处于这一时期的老年人对治疗持积极态度，照护员应加强照护，及时补充营养和体液，做好基础护理，预防感染及压力性损伤的发生。

尽量满足老年人的合理要求，帮助他们更好地配合治疗，以减轻痛苦，控制症状，并加强安全照护。

（四）抑郁期心理变化及照护

1. 抑郁期心理变化

尽管经过多方努力，但病情持续恶化，老年人已充分认识到自己接近死亡的事实，表现出忧郁、悲伤，时常哭泣，郁郁寡欢，甚至产生自杀倾向。他们非常关心家人和自己的身后事，急于做出安排，并希望由他们喜爱的人陪伴照顾。

2. 抑郁期心理照护

忧郁和悲伤对老年人而言是正常的情绪反应，照护员应允许他们以不同的方式表达情感，如忧伤、哭泣等，不应加以非难或阻拦。

鼓励家属多陪伴，让老年人有更多时间和亲人在一起，并尽量帮助其完成未尽事宜。同时，应注意心理疏导，预防老年人的自杀倾向。

若老年人因心情忧郁而忽视个人清洁卫生，照护员应协助并鼓励他们保持良好的自我形象。

（五）接受期心理变化及照护

1. 接受期心理变化

经历了强烈的心理痛苦与挣扎后，老年人对病情已不再抱有侥幸心理，少数老年人对死亡做好了准备，变得平和、安静，喜欢独处，常处于嗜睡状态，对外界反应淡漠。

2. 接受期心理照护

此阶段照护员不应过多打扰老年人，不要勉强与之交谈，但要保持适度的陪伴。与老年人交谈时，必须注意语言亲切、清晰，不要耳语，避免在临终老年人面前说不利于其病情的话。

对于癌症临终老年人，应遵医嘱使用止痛药，使临终老年人能够较为舒适地离开人间。

应尊重老年人的信仰和意愿，通过一些非语言行为传递关怀和安抚的信息，帮助他们安静地离开人间。

临终老年人的心理发展存在很大的个体差异，并非所有临终老年人都表现为上述 5 个阶段。即使有些老年人经历了所有这些心理状态，其表现也不一定按照上述顺序进行，可能会有所颠倒。

四、临终老年人家属的心理变化及照护

了解和满足临终老年人家属的需求，是医院践行“人文关怀”的重要切入点，也是当前提升满意度、减少医疗纠纷、增强医院竞争力的关键所在。对于家属而言，在照顾临终老年人的过程中，会经历一系列复杂的心理变化。同时，家属还需承担照顾老年人的责任，并面临经济压力，这些因素都会对他们的生活、工作、学习及心理状态产生重大影响。因此，家属往往需要更多的关怀与支持。对临终老年人家属的悉心照护，无论对个人、家庭还是社会而言，都至关重要且不可或缺。

（一）临终老年人家属的心理变化

1. 忧伤与悲痛

当老年人家属得知亲人病情已无法治愈时，内心会充满极度的悲伤。部分家属能够将痛苦深埋心底，而另一些家属则可能因震惊而无法抑制情绪，在老年人面前痛哭流涕，这不仅影响老年人的情绪，甚至可能加重其病情。

2. 委屈

当老年人意识到自己病重并将面临死亡时，家属往往成为他们情绪发泄的主要对象。如果家属表现出任何不满或对抗情绪，都可能导致老年人情绪恶化，进而加速病情发展。为了老年人的病情稳定，家属常常选择忍气吞声，长期处于委屈和痛苦之中。

3. 忧虑与烦恼

亲人患病后，家属的正常生活和工作秩序被打乱，各种突发问题接踵而至，令他们难以应对，从而产生忧虑与烦恼的情绪。

4. 悲观失望

在长期照料临终老年人的过程中，家属不仅耗费大量的时间和精力，还面临经济压力，这可能导致他们对治疗产生悲观失望的情绪，在照顾老年人时表现出不耐烦或怕麻烦的态度。

（二）照护措施

1. 关心与理解

为了更好地满足家属照顾临终老年人的需求，照护员应当对家属表现出更多的关心与理解，充分考虑他们的心情，并尽可能安排他们与临终老年人共度时光。这不仅能满足家属的情感需求，也有助于老年人在生命的最后阶段感受到家庭的温暖与关爱。

2. 鼓励与沟通

鼓励家属表达情感至关重要。照护员应主动与家属沟通，建立信任关系。在与家属交流时，应提供一个安静且私密的环境，耐心倾听他们的心声，鼓励他们表达内心的感受和遇到的困难。同时，照护员应积极向家属解释临终老年人在生理和心理上可能出现的变化，帮助他们理解这些变化的原因，从而减少疑虑和不安。

3. 指导照料

指导家属如何照料老年人的生活是照护工作的重要组成部分。照护员应通过指导、解释和示范相关照护技术，帮助家属在照顾亲人的过程中获得心理慰藉。此外，向家属详细讲解治疗方案及照护措施，确保他们能够理解并配合照护员的工作，共同为老年人提供最佳的照护。

4. 维持家庭完整性

在医院环境中，协助维持家庭的完整性同样重要。照护员可以为家属安排一些日常的家庭活动，如与老年人共进晚餐、一起看电视、下棋等，这些活动有助于增进家属的心理调适，保持家庭的完整性和凝聚力，为老年人营造一个充满爱与支持的环境。

5. 生活关怀

对家属提供生活上的关怀是照护工作的重要组成部分。照护员应多关心和体贴家属，协助他们安排陪伴期间的生活，提供必要的便利条件，尽力减轻家属在陪伴期间所面临的各种实际困难。与此同时，照护员还需做好后事的物质和心理准备，为家属提供全方位的支持，帮助他们顺利度过这一艰难时期。

【练习题】

一、选择题

1. 安宁疗护的核心宗旨是（　　）。

A. 延长患者生命　　B. 治愈患者疾病

C. 尊重生命的尊严及濒死老年人的权利　　D. 减少医疗开支

答案：C

解析：“践行人道主义，尊重生命的尊严及濒死老年人的权利，正是安宁疗护的核心宗旨”，所以答案选 C。

2. 临终老年人的社会需求不包括（　　）。

A. 与家人和朋友保持联系　　B. 得到理解和尊重

C. 感受到生命的价值　　D. 缓解疼痛

答案：D

解析：临终老年人的社会需求是“希望与家人和朋友保持联系，得到理解和尊重，并感受到生命的价值”，D 属于生理需求，所以选 D。

3. 安宁疗护中全面照护的内容不包括（　　）。

A. 控制疼痛和不适　　B. 提供医疗照护

C. 进行死亡教育　　D. 提供生活照护

答案：C

解析：全面照护包括“控制疼痛和不适”“提供医疗照护”“提供生活照护”“提供心理照护”，死亡教育是单独的内容，故答案为 C。

4. 安宁疗护对医学的意义在于（　　）。

A. 减少医疗纠纷

B. 体现医学人道主义精神和生物—心理—社会医学模式

C. 提高医院知名度

D. 增加医疗收入

答案：B

解析：“安宁疗护体现了医学人道主义精神和生物—心理—社会医学模式，是提高生命质量服务宗旨的具体实践”，所以选 B。

5. 濒死期的表现不包括（　　）。

A. 意识模糊或丧失　　B. 心搏减弱，血压下降

C. 呼吸微弱，可能出现潮式呼吸　　D. 尸冷、尸斑出现

答案：D

解析：濒死期表现为“意识模糊或丧失，各种反射减弱或消失，肌张力减退或消失，心搏减弱，血压下降，呼吸微弱，可能出现潮式呼吸或间断呼吸、大小便失禁、感觉消失等”，D 是生物学死亡期的表现，故选 D。

6. 临床死亡期的持续时间一般为（　　）。

A. 数小时至数天　　B.5 ~ 6 分钟

C.10 小时左右　　D.24 小时左右

答案：B

解析：临床死亡期持续时间很短，一般为 5 ~ 6 分钟，所以答案是 B。

7. 尸体腐败一般在人体死亡后多久出现（　　）。

A.1 ~ 3 小时　　B.2 ~ 4 小时

C.24 小时　　D.12 ~ 16 小时

答案：C

解析：尸体腐败一般在人体死亡后 24 小时出现，因此选 C。

8. 临终老年人肌肉张力逐渐丧失的表现不包括（　　）。

A. 吞咽困难　　B. 大小便失禁或便秘

C. 肢体软弱无力，无法自主活动　　D. 呼吸频率加快

答案：D

解析：肌肉张力丧失表现为“吞咽困难、大小便失禁或便秘，难以维持舒适的体位，肢体软弱无力，无法进行自主活动。面部外观也会发生变化，呈现希氏面容”，D 是呼吸功能下降的表现，故选 D。

9. 临终老年人呼吸功能下降的表现不包括（　　）。

A. 呼吸频率加快或减慢　　B. 呼吸深度变浅或变深

C. 出现鼻翼呼吸、张口呼吸　　D. 皮肤苍白或发绀

答案：D

解析：呼吸功能下降表现为“呼吸频率加快或减慢，呼吸深度变浅或变深，可能出现鼻翼呼吸、张口呼吸、潮式呼吸等症状，最终呼吸停止。由于分泌物在支气管内积聚，还会出现痰鸣音及鼾声呼吸”，D 是循环功能减弱的表现，故选 D。

10. 临终老年人否认期的心理照护措施是（　　）。

A. 容忍老年人的攻击行为

B. 与老年人保持坦诚沟通，既不揭穿其心理防御，也不应撒谎

C. 尽量满足老年人的合理要求

D. 允许老年人表达忧郁和悲伤

答案：B

解析：否认期心理照护是“照护员应与老年人保持坦诚沟通，既不揭穿其心理防御，也不应撒谎。需耐心倾听老年人的倾诉，并注意与其他照护员及其家属的言语一致性”，所以选 B。

11. 临终老年人愤怒期的心理变化是（　　）。

A. 拒绝承认即将到来的死亡

B. 产生“为什么是我，这不公平”的想法，并将怒气发泄

C. 开始接受自己临终的事实，请求医生尽力治疗

D. 表现出忧郁、悲伤，时常哭泣

答案：B

解析：愤怒期心理变化是“当老年人意识到自己的病情和预后无法否认时，随之而来的心理反应是愤怒和不平衡。他们会产生‘为什么是我，这不公平’的想法，并将怒气发泄到家属和照护员身上，甚至拒绝接受照护，以此表达内心的苦闷与无奈”，故选 B。

12. 临终老年人家属的心理变化不包括（　　）。

A. 忧伤与悲痛　　B. 委屈

C. 兴奋与激动　　　　D. 忧虑与烦恼

答案：C

解析：临终老年人家属的心理变化有“忧伤与悲痛”“委屈”“忧虑与烦恼”“悲观失望”，C不在其中，故选C。

13. 对临终老年人家属的照护措施不包括（　　）。

A. 关心与理解　　　　B. 鼓励与沟通

C. 强制家属离开病房　　　　D. 指导照料

答案：C

解析：照护措施包括“关心与理解”“鼓励与沟通”“指导照料”“维持家庭完整性”“生活关怀”，C不属于照护措施，故选C。

14. 临终老年人抑郁期的心理照护措施不包括（　　）。

A. 允许老年人以不同方式表达情感，如忧伤、哭泣

B. 鼓励家属多陪伴，让老年人与亲人多相处

C. 帮助老年人完成未尽事宜

D. 强行阻止老年人表达负面情绪

答案：D

解析：抑郁期心理照护是“忧郁和悲伤对老年人而言是正常的情绪反应，照护员应允许他们以不同的方式表达情感，如忧伤、哭泣等，不应加以非难或阻拦。鼓励家属多陪伴，让老年人有更多时间和亲人在一起，并尽量帮助其完成未尽事宜。同时，应注意心理疏导，预防老年人的自杀倾向”。D与之相悖，故选D。

15. 在对临终老年人家属进行鼓励与沟通时，照护员应做到（　　）。

A. 在公开场合与家属交流其内心感受

B. 避免向家属解释老年人的生理和心理变化

C. 主动沟通并建立信任关系，耐心倾听家属心声

D. 打断家属的诉说以节省时间

答案：C

解析：鼓励与沟通时“照护员应主动与家属沟通，建立信任关系。在与家属交流时，应提供一个安静且私密的环境，耐心倾听他们的心声，鼓励他们表达内心的感受和遇到的困难。同时，照护员应积极向家属解释临终老年人在生理和心理上可能出现的变化”。A中“公开场合”、B中“避免解释”、D中“打断诉说”均与原文不符，C符合原文表述，故选C。

二、简答题

安宁疗护的理念包括哪些方面？

拓展阅读

李静，安宁疗护中心照护员，5年安宁疗护经验。她认为，照护不只是技术，更是爱与陪伴。

王奶奶，晚期肺癌老年人，刚到疗护中心时情绪低落，不愿交流。李静耐心倾听，了解她的担忧，并联系家属安排视频通话，让王奶奶感受到亲情。在王奶奶疼痛时，李静及时安慰并管理疼痛，播放戏曲帮助缓解痛苦。

李静的故事展示了临终照护的真谛，强调了照护员需具备专业技能、无私爱心和责任感。她的行动体现了照护员的职业道德，展现了人性的温暖。

李爷爷，85岁，现入住安宁疗护中心302房间2床。李爷爷身高170 cm，体重55 kg；高中文化，退休教师；性格温和，喜欢阅读和听古典音乐；饮食清淡，偏好粥类和蔬菜；配偶已故，育有2女1子，子女均在外地工作。

既往病史：李爷爷患有晚期肝癌2年，伴有骨转移，疼痛明显；高血压20年，糖尿病15年，近期出现肾功能不全。

目前状况：李爷爷神志清醒，但体力极度衰弱，以卧床为主，疼痛评分6～7分（满分10分），需依赖止痛药物缓解疼痛。近一周进食量明显减少，情绪低落，常表现出对死亡的恐惧和对家人的思念。

照护任务

1. 与李爷爷进行耐心沟通，倾听他的感受和担忧，表达共情和理解。
2. 请设计一份关于临终老年人心理照护的健康教育手册。

派工单

工单编号： **派单日期：　　年　月　日**

客户信息					
姓名		性别		年龄	
身份证号		联系方式			
紧急联系人姓名		联系方式			
身体状况		过敏史			
家庭地址					
照护员					
姓名		工号		联系方式	
服务项目		服务时长			
服务记录					
满意度	非常满意□　满意□　一般□　不满意□				
意见与建议					
客户 / 家属签字					
照护员签字	年　月　日				

交接班记录

日期：　　年　月　日

基本情况	班次	早班	中班	夜班
	总休养人数			
	实有人数			
	请假（ ）人	填写请假人姓名，下同		
	新入院 / 转入（ ）人			
	出院 / 转出（ ）人			
	死亡（ ）人			
	重点照护人员			
	临时外出			
卫生情况				
老人情况				
物品情况				
设施设备情况		□无异常　□异常 具体情况：		
备注				
交班人				
接班人				

老年人日常照护记录单（自理）

姓名：		性别：		年龄：		房间号：		床号：		护理等级		
日期	晨间护理	晚间护理	洗澡（看护）	洗衣	整理床单元	更换床上用品	送餐	泡脚（协助）	文娱活动	心理、精神慰藉	其他	照护员

老年人日常照护记录单（重度失能）

姓名：　　性别：　　年龄：　　房间号：　　床号：　　护理等级：

照护服务项目	服务内容	次/天	次/周	月　日		月　日		月　日		月　日	
				白	夜	白	夜	白	夜	白	夜
晨间护理	全护	1	7								
晚间护理	全护	1	7								
穿脱衣	全护	2	14								
房间清洁	全护	1	7								
床单位整理	全护	随时	随时								
洗衣	全护	0	2								
洗澡或擦身	全护	0	2								
排尿	全护	随时	随时								
排大便	全护	随时	随时								
喂饭（鼻饲）	全护	3（5）	21（35）								
送水	全护	2	14								
饮水	全护	3	21								
翻身拍背	全护	12	84								
更换尿布	全护	随时	随时								
剪发	全护	0	1								
打理胡须	全护	0	1								
吸痰	全护	必要时	必要时								
保护性约束	全护	必要时	必要时								
个性化照护	全护	0	1								
家属交流及心理疏导	介护	1	7								
其他											
照护人员签名											

老年人日常照护记录单（中度失能）

姓名：　性别：　年龄：　房间号：　床号：　护理等级：											
照护服务项目	服务内容	次 / 天	次 / 周	月　日		月　日		月　日		月　日	
				白	夜	白	夜	白	夜	白	夜
晨间护理	介护	1	7								
晚间护理	介护	1	7								
穿脱衣	介护	2	14								
房间清洁	全护	1	7								
床单位整理	全护	随时	随时								
洗衣	全护	2	14								
洗澡或擦身	全护	0	1								
排尿	全护	随时	随时								
排大便	全护	随时	随时								
喂饭（鼻饲）	全护	3（5）	21（35）								
送水	全护	2	14								
饮水	全护	3	21								
翻身拍背	全护	12	84								
更换尿布	全护	随时	随时								
剪发	全护	0	1								
打理胡须	全护	0	1								
吸痰	全护	必要时	必要时								
泡脚	全护	1	7								
上下床	介护	2	14								
协助肢体锻炼	介护	1	7								
保护性约束	全护	必要时	必要时								
个性化照护	全护	0	1								
精神、心理慰藉	介护	0	2								
其他											
照护人员签名											

老年人日常照护记录单（轻度失能）

姓名：	性别：	年龄：		房间号：		床号：		护理等级：			
照护服务项目	服务内容	次 / 天	次 / 周	月　日		月　日		月　日		月　日	
				白	夜	白	夜	白	夜	白	夜
晨间护理	介护	1	7								
晚间护理	介护	1	7								
穿脱衣	介护	2	14								
房间清洁	介护	1	7								
床单位整理	介护	随时	随时								
洗衣	介护	2	14								
洗澡	介护	0	1								
上下马桶	介护	随时	随时								
喂饭	介护	3（5）	21（35）								
送水	介护	2	14								
饮水	介护	3	21								
剪发	介护	0	1								
打理胡须	介护	0	1								
吸痰	介护	必要时	必要时								
泡脚	介护	1	7								
上下床	介护	2	14								
室内活动	介护	2	14								
室外活动	介护	0	2								
保护性约束	全护	必要时	必要时								
个性化照护	介护	0	1								
精神、心理慰藉	介护	0	1								
其他											
照护人员签名	介护	0	2								
其他											
照护人员签名											

老年人能力评估量表

附录 A

老年人能力评估基本信息表

A.1 评估基本信息表

A.1.1 评估编号	□□□□□□□□
A.1.2 评估基准日期	□□□□年□□月□□日
A.1.3 评估原因	□首次评估 □常规评估 □即时评估 □因评估结果有疑问进行的复评

A.2 被评估者的基本信息表

A.2.1 姓名		
A.2.2 性别		□男 □女
A.2.3 出生日期		□□□□年 □□月 □□日
A.2.4 身高		________cm
A.2.5 体重		________kg
A.2.6 民族		□汉族 □少数民族：________族
A.2.7 宗教信仰		□无 □有
A.2.8 公民身份号码		□□□□□□□□□□□□□□□□□□
A.2.9 文化程度		□文盲 □小学 □初中 □高中 / 技校 / 中专 □大学专科及以上 □不详
A.2.10 居住情况（多选）		□独居 □与配偶居住 □与子女居住 □与父母居住 □与兄弟姐妹居住 □与其他亲属居住 □与非亲属关系的人居住 □养老机构
A.2.11 婚姻状况		□未婚 □已婚 □丧偶 □离婚 □未说明
A.2.12 医疗费用支付方式（多选）		□城镇职工基本医疗保险 □城乡居民基本医疗保险 □自费 □公务员补助 □企业补充保险 □公费医疗及医疗照顾对象 □医疗救助 □大病保险
A.2.13 经济来源（多选）		□退休金 / 养老金 □子女补贴 □亲友资助 □国家普惠型补贴 □个人储蓄 □其他补贴
A.2.14 近 30 天内照护风险事件	A.2.14.1 跌倒	□无 □发生过 1 次 □发生过 2 次 □发生过 3 次及以上
	A.2.14.2 走失	□无 □发生过 1 次 □发生过 2 次 □发生过 3 次及以上
	A.2.14.3 噎食	□无 □发生过 1 次 □发生过 2 次 □发生过 3 次及以上
	A.2.14.4 自杀、自伤	□无 □发生过 1 次 □发生过 2 次 □发生过 3 次及以上
	A.2.14.5 其他	□无 □发生过 1 次 □发生过 2 次 □发生过 3 次及以上

A. 3 信息提供者及联系人信息表

A.3.1 信息提供者的姓名	
A.3.2 信息提供者与老人的关系	□本人 □配偶 □子女 □其他亲属 □雇佣照顾者 □村（居）民委员会工作人员 □其他 _____
A.3.3 联系人姓名	
A.3.4 联系人电话	

A. 4 疾病诊断和用药情况

表 A. 4 规定了疾病诊断和用药情况所需填写内容

<table>
<tr><td colspan="5">A.4.1 疾病诊断（可多选）</td></tr>
<tr><td colspan="5">□高血压病 I10 ~ I15 □冠心病 I25 □糖尿病 E10~E14 □肺炎 J12~J18 □慢性阻塞性肺疾病 J44 □脑出血 I60 ~ I62 □脑梗塞 I63 口尿路感染 (30 天内) □帕金森综合征 G20~G22 □慢性肾衰竭 N18~N19 □肝硬化 K74 □消化性溃疡 K20 ~ K31 □肿瘤 C00 ~ D48 □截肢（6 个月内） □骨折（3 个月内）M84 □癫痫 G40 □甲状腺功能减退症 E01~E03 □白内障 H25~H26 □青光眼 H40~H42 □骨质疏松症 M80~82 □痴呆 F00 ~ F03 □其他精神和行为障碍 F04 ~ F99 □其他（请补充）: _______
注：疾病诊断后面编码根据 ICD-10（国际疾病分类第 10 次修订本）的诊断编码号。</td></tr>
<tr><td colspan="5">A.4.2 用药情况（目前长期服药情况）</td></tr>
<tr><td>序号</td><td>药物名称</td><td>服药方法</td><td>用药剂量</td><td>用药频率</td></tr>
<tr><td>1</td><td></td><td></td><td></td><td></td></tr>
<tr><td>2</td><td></td><td></td><td></td><td></td></tr>
<tr><td>3</td><td></td><td></td><td></td><td></td></tr>
<tr><td>4</td><td></td><td></td><td></td><td></td></tr>
<tr><td>5</td><td></td><td></td><td></td><td></td></tr>
<tr><td>6</td><td></td><td></td><td></td><td></td></tr>
</table>

A.5 健康相关问题

表 A.5 给出了老年人健康相关问题内容。

表 A.5 健康相关问题

A.5.1 压力性损伤潜行	□无 □ I 期：皮肤完好，出现指压不会变白的红印 □ Ⅱ 期：皮肤真皮层损失、暴露，出现水疱 □ Ⅲ 期：全层皮肤缺失，可见脂肪、肉芽组织以及边缘内卷 □ Ⅳ 期：全层皮肤、组织缺失，可见肌腱、肌肉、腱膜，以及边缘内卷，伴随隧道、潜行 □不可分期：全身皮肤、组织被腐肉、焦痂掩盖，无法确认组织缺失程度，去除腐肉和焦痂才能判断损伤程度
A.5.2 关节活动度	□无，没有影响日常生活功能 □是，影响日常生活功能，部位 □无法判断
A.5.3 伤口情况（可多选）	□无 □擦伤 □烧烫伤 □术后伤口 □糖尿病足溃疡 □血管性溃疡 □其他伤口
A.5.4 特殊护理情况（可多选）	□无 □胃管 □尿管 □气管切开 □胃 / 肠 / 膀胱造瘘 □无创呼吸机 □透析 □其他
A.5.5 疼痛感注：通过表情反应和询问来判断。	□无疼痛 □轻度疼痛 □中度疼痛（尚可忍受的程度） □重度疼痛（无法忍受的程度） □不知道或无法判断
A.5.6 牙齿缺失情况（可多选）	□无缺损 □牙体缺损（如龋齿、楔状缺损） □牙列缺损：○非对位牙缺失 单侧对位牙缺失 ○双侧对位牙缺失 □牙列缺失：○上颌牙缺失 ○下颌牙缺失 ○全口牙缺失
A.5.7 义齿佩戴情况（可多选）	□无义齿 □固定义齿 □可摘局部义齿 □可摘全 / 半口义齿
A.5.8 吞咽困难的情形和症状（可多选）	□无 □抱怨吞咽困难或吞咽时会疼痛 □吃东西或喝水的时出现咳嗽或呛咳 □用餐后嘴中仍含着食物或留有残余食物 □当喝或吃流质或固体的食物时，食物会从嘴角边流失 □有流口水的情况
A.5.9 营养不良：体质指数 (BMI) 低于正常值 注：BMI= 体重 (kg)/[身高 (m)]。	□无 □有
A.5.10 清理呼吸道无效	□无 □有
A.5.11 昏迷	□无 □有
A.5.12 其他（请补充）：	

附录 B

老年人能力评估

B.1　老年人能力评估表

B.1.1　进食：使用适当的器具将食物送入口中并咽下	
□分	4 分：独立使用器具将食物送进口中并咽下，没有呛咳
	3 分：在他人指导或提示下完成，或独立使用辅具，没有呛咳
	2 分：进食中需要少量接触式协助，偶尔（每月一次及以上）呛咳
	1 分：在进食中需要大量接触式协助，经常（每周一次及以上）呛咳
	0 分：完全依赖他人协助进食，或吞咽困难，或留置营养管
B.1.2　修饰：指洗脸、刷牙、梳头、刮脸、剪指（趾）甲等	
□分	4 分：独立完成，不需要协助
	3 分：在他人指导或提示下完成
	2 分：需要他人协助，但以自身完成为主
	1 分：主要依靠他人协助，自身能给予配合
	0 分：完全依赖他人协助，且不能给予配合
B.1.3　洗澡：清洗和擦干身体	
□分	4 分：独立完成，不需要协助
	3 分：在他人指导或提示下完成
	2 分：需要他人协助，但以自身完成为主
	1 分：主要依靠他人协助，自身能给予配合
	0 分：完全依赖他人协助，且不能给予配合
B.1.4　穿 / 脱上衣：指穿 / 脱上身衣服、系扣、拉拉链等	
□分	4 分：独立完成，不需要他人协助
	3 分：在他人指导或提示下完成
	2 分：需要他人协助，但以自身完成为主
	1 分：主要依靠他人协助，自身能给予配合
	0 分：完全依赖他人协助，且不能给予配合

B.1.5 穿 / 脱裤子和鞋袜：指穿 / 脱裤子、鞋袜等	
□分	4 分：独立完成，不需要他人协助
	3 分：在他人指导或提示下完成
	2 分：需要他人协助，但以自身完成为主
	1 分：主要依靠他人协助，自身能给予配合
	0 分：完全依赖他人协助，且不能给予配合
B.1.6 小便控制：控制和排出尿液的能力	
□分	4 分：可自行控制排尿，排尿次数、排尿控制均正常
	3 分：白天可自行控制排尿次数，夜间出现排尿次数增多、排尿控制较差，或自行使用尿布、尿垫等辅助用物
	2 分：白天大部分时间可自行控制排尿，偶出现（每天 <1 次，但每周 >1 次）尿失禁，夜间控制排尿较差，或他人少量协助使用尿布、尿垫等辅助用物
	1 分：白天大部分时间不能控制排尿（每天≥ 1 次，但尚非完全失控），夜间出现尿失禁，或他人大量协助使用尿布、尿垫等辅助用物
	0 分：小便失禁，完全不能控制排尿，或留置导尿管
B.1.7 大便控制：控制和排出粪便的能力	
□分	4 分：可正常自行控制大便排出
	3 分：有时出现（每周 <1 次）便秘或大便失禁，或自行使用开塞露、尿垫等辅助用物
	2 分：经常出现（每天 <1 次，但每周 >1 次）便秘或大便失禁，或他人少量协助使用开塞露、尿垫等辅助用物
	1 分：大部分时间均出现（每天≥ 1 次）便秘或大便失禁，但尚非完全失控，或他人大量协助使用开塞露、尿垫等辅助用物
	0 分：严重便秘或者完全大便失禁，需要依赖他人协助排便或清洁皮肤
B.1.8 如厕：上厕所排泄大小便，并清洁身体注：评估中强调排泄前解开裤子、完成排泄后清洁身体、穿上裤子。	
□分	4 分：独立完成，不需要他人协助
	3 分：在他人指导或提示下完成
	2 分：需要他人协助，但以自身完成为主
	1 分：主要依靠他人协助，自身能给予配合
	0 分：完全依赖他人协助，且不能给予配合
总计得分：	

B. 2 基础运动能力评估表

B.2.1 床上体位转移：卧床翻身及坐起躺下	
□分	4 分：独立完成，不需要他人协助
	3 分：在他人指导或提示下完成
	2 分：需要他人协助，但以自身完成为主
	1 分：主要依靠他人协助，自身能给予配合
	0 分：完全依赖他人协助，且不能给予配合
B.2.2 床椅转移：从坐位到站位，再从站位到坐位的转换过程	
□分	4 分：独立完成，不需要他人协助
	3 分：在他人指导或提示下完成
	2 分：需要他人协助，但以自身完成为主
	1 分：主要依靠他人协助，自身能给予配合
	0 分：完全依赖他人协助，且不能给予配合
B.2.3 平地行走：双脚交互的方式在地面行动，总是一只脚在前注：包括他人辅助和使用辅助具的步行。	
□分	4 分：独立平地步行 50 m 左右，不需要协助，无摔倒风险
	3 分：能平地步行 50 m 左右，存在摔倒风险，需要他人监护或指导，或使用拐杖、助行器等辅助工具
	2 分：在步行时需要他人少量扶持协助
	1 分：在步行时需要他人大量扶持协助
	0 分：完全不能步行
B.2.4 上下楼梯：双脚交替完成楼梯台阶连续的上下移动	
□分	3 分：可独立上下楼梯（连续上下 10 个 ~15 个台阶），不需要协助
	2 分：在他人指导或提示下完成
	1 分：需要他人协助，但以自身完成为主
	0 分：主要依靠他人协助，自身能给予配合；或者完全依赖他人协助，且不能给予配合
总计得分：	

B. 3 精神状态评估表

B.3.1　时间定向：知道并确认时间的能力	
□分	4 分：时间观念（年、月）清楚，日期（或星期几）可相差一天
	3 分：时间观念有些下降，年、月、日（或星期几）不能全部分清（相差两天或以上）
	2 分：时间观念较差，年、月、日不清楚，可知上半年或下半年或季节
	1 分：时间观念很差，年、月、日不清楚，可知上午、下午或白天、夜间
	0 分：无时间观念
B.3.2　空间定向：知道并确认空间的能力	
□分	4 分：能在日常生活范围内单独外出，如在日常居住小区内独自外出购物等
	3 分：不能单独外出，但能准确知道自己日常生活所在地的地址信息
	2 分：不能单独外出，但知道较多有关自己日常生活的地址信息
	1 分：不能单独外出，但知道较少自己居住或生活所在地的地址信息
	0 分：不能单独外出，无空间观念
B.3.3　人物定向：知道并确认人物的能力	
□分	4 分：认识长期共同一起生活的人，能称呼并知道关系
	3 分：能认识大部分共同生活居住的人，能称呼或知道关系
	2 分：能认识部分日常同住的亲人或照护者等，能称呼或知道关系等
	1 分：只认识自己或极少数日常同住的亲人或照护者等
	0 分：不认识任何人（包括自己）
B.3.4　记忆：短时、近期和远期记忆能力	
□分	4 分：总是能保持与社会、年龄所适应的记忆能力，能完整的回忆
	3 分：出现轻度的记忆紊乱或回忆不能（不能回忆即时信息，3 个词语经过 5 分钟后仅能回忆 0 个 ~1 个）
	2 分：出现中度的记忆紊乱或回忆不能（不能回忆近期记忆，不记得上一顿饭吃了什么）
	1 分：出现重度的记忆紊乱或回忆不能（不能回忆远期记忆，不记得自己老朋友）
	0 分：记忆完全紊乱或者完全不能对既往事物进行正确的回忆
B.3.5　理解能力：理解语言信息和非语言信息的能力（可借助平时使用助听设备等），即理解别人的话	
□分	4 分：能正常理解他人的话
	3 分：能理解他人的话，但需要增加时间
	2 分：理解有困难，需频繁重复或简化口头表达
	1 分：理解有严重困难，需要大量他人帮助
	0 分：完全不能理解他人的话

<table>
<tr><td colspan="2">B.3.6　表达能力：表达信息能力，包括口头的和非口头的，即表达自己的想法</td></tr>
<tr><td rowspan="5">□分</td><td>4 分：能正常表达自己的想法</td></tr>
<tr><td>3 分：能表达自己的需要，但需要增加时间</td></tr>
<tr><td>2 分：表达需要有困难，需频繁重复或简化口头表达</td></tr>
<tr><td>1 分：表达有严重困难，需要大量他人帮助</td></tr>
<tr><td>0 分：完全不能表达需要</td></tr>
<tr><td colspan="2">B.3.7 1　攻击行为：身体攻击行为（如打 / 踢 / 推 / 咬 / 抓 / 摔东西）和语言攻击行为（如骂人、语言威胁、尖叫）
注：长期的行为状态。</td></tr>
<tr><td rowspan="2">□分</td><td>1 分：未出现</td></tr>
<tr><td>0 分：近一个月内出现过攻击行为</td></tr>
<tr><td colspan="2">B.3.8　抑郁症状：存在情绪低落、兴趣减退、活力减退等症状，甚至出现妄想、幻觉、自杀念头或自杀行为
注：长期的负性情绪。</td></tr>
<tr><td rowspan="2">□分</td><td>1 分：未出现</td></tr>
<tr><td>0 分：近一个月内出现过负性情绪</td></tr>
<tr><td colspan="2">B.3.9　意识水平：机体对自身和周围环境的刺激做出应答反应的能力程度，包括清醒和持续的觉醒状态
注：处于昏迷状态者，直接评定为重度失能。</td></tr>
<tr><td rowspan="3">□分</td><td>2 分：神志清醒，对周围环境能做出正确反应</td></tr>
<tr><td>1 分：嗜睡，表现为睡眠状态过度延长。当呼唤或推动老年人的肢体时可唤醒，并能进行正确的交谈或执行指令，停止刺激后又继续入睡；意识模糊，注意力涣散，对外界刺激不能清晰的认识，空间和时间定向力障碍，理解力迟钝，记忆力模糊和不连贯</td></tr>
<tr><td>0 分：昏睡，一般的外界刺激不能使其觉醒，给予较强烈的刺激时可有短时的意识清醒，醒后可简短回答提问，当刺激减弱后又很快进入睡眠状态；或者昏迷：意识丧失，随意运动丧失，对一般刺激全无反应</td></tr>
<tr><td colspan="2">总计得分：</td></tr>
</table>

B. 4 感知觉与社会参与评估表

B.4.1 视力：感受存在的光线并感受物体的大小、形状的能力。在个体的最好矫正视力下进行评估	
□分	2 分：视力正常
	1 分：能看清楚大字体，但看不清书报上的标准字体；视力有限，看不清报纸大标题，但能辨认物体
	0 分：只能看到光、颜色和形状；完全失明
B.4.2 听力：能辨别声音的方位、音调、音量和音质的有关能力（可借助平时使用助听设备等）	
□分	2 分：听力正常
	1 分：在轻声说话或说话距离超过 2 米时听不清；正常交流有些困难，需在安静的环境或大声说话才能听到
	0 分：讲话者大声说话或说话很慢，才能部分听见；完全失聪
B.4.3 执行日常事务：计划、安排并完成日常事务，包括但不限于洗衣服、小金额购物、服药管理	
□分	4 分：能完全独立计划、安排和完成日常事务，无需协助
	3 分：在计划、安排和完成日常事务时需要他人监护或指导
	2 分：在计划、安排和完成日常事务时需要少量协助
	1 分：在计划、安排和完成日常事务时需要大量协助
	0 分：完全依赖他人进行日常事务
B.4.4 使用交通工具外出	
□分	3 分：能自己骑车或搭乘公共交通工具外出
	2 分：能自己搭乘出租车，但不会搭乘其他公共交通工具外出
	1 分：当有人协助或陪伴，可搭乘公共交通工具外出
	0 分：只能在他人协助下搭乘出租车或私家车外出；完全不能出门，或者外出完全需要协助
B.4.5 社会交往能力	
□分	4 分：参与社会，在社会环境有一定的适应能力，待人接物恰当
	3 分：能适应单纯环境，主动接触他人，初见面时难让人发现智力问题，不能理解隐喻语
	2 分：脱离社会，可被动接触，不会主动待他人，谈话中很多不适词句，容易上当受骗
	1 分：勉强可与他人接触，谈吐内容不清楚，表情不恰当
	0 分：不能与人交往
总计得分：	

B.5 老年人能力总得分

根据表 B.1~B.4 的评估得分情况，计算老年人能力总得分，填写表 B.5。

老年人能力总得分：________

附录 C

老年人能力评估报告

C.1　一级指标分级	C.1.1　自理能力得分：	C.1.2　基础运动能力分：
	C.1.3　精神状态得分：	C.1.4　感知觉与社会参与得分：
C.2　初步等级得分		
C.3　老年人能力初步等级	□能力完好 □能力轻度受损（轻度失能） □能力中度受损（中度失能） □能力重度受损（重度失能） □能力完全丧失（完全失能）	
C.4　能力等级变更依据	依据附录 A 中表 A.5 的 A.5.11“昏迷”、表 A.4 的 A.4.1“疾病诊断”和表 A.2 的 A.2.14“近 30 天内照护风险事件”确定是否存在以下导致能力等级变更的项目： □处于昏迷状态者，直接评定为能力完全丧失（完全失能） □确诊为痴呆 (F00 ～ F03)、精神科专科医生诊断的其他精神和行为障碍疾病 (F04 ～ F99)，在原有能力级别上提高一个等级 □近 30 天内发生过 2 次及以上照护风险事件（如跌倒、噎食、自杀、自伤、走失等），在原有能力级别上提高一个等级	
C.5　老年人能力最终等级评估地点评估人员签名信息提供者签名]	综合 C.3“老年人能力初步等级”和 C.4“能力等级变更依据”的结果，判定老年人能力最终等级： □能力完好 □能力轻度受损（轻度失能） □能力中度受损（中度失能） □能力重度受损（重度失能） □能力完全丧失（完全失能）	
评估地点 __________ 评估人员签名 ______、______ 信息提供者签名 _______		日期 ____ 年 __ 月 __ 日 日期 ____ 年 __ 月 __ 日

翻身记录单

姓名：　　　　性别：　　　　年龄：　　　　房间号：　　　　床号：

日期	时间	卧位				皮肤情况及备注	照护员
		平	半	左	右		

体温记录单

姓名：	性别：	年龄：	房间：	床号：	
日期	时间	体温（℃）	测量方式（口腔/腋下/直肠/电子体温枪）	身体状况描述	照护员

血压记录单

姓名：	性别：	年龄：	房间：	床号：	
日期	时间	血压（mmHg）	测量体位	测量部位	照护员

血糖记录单

姓名：	性别：	年龄：	房间：	床号：		
日期	时间	测量时段（空腹、餐后）	血糖值（mmol/L）	用药情况	饮食 / 运动情况备注	照护员

大便照护记录表

姓名：	性别：	年龄：	房间：	床号：						
日期	正常	稀便	失禁	干结	人工排便	颜色	次数	量	备注	照护员

小便照护记录单

姓名：		性别：		年龄：		房间：		床号：		
日期	正常	浑浊	脓尿	血尿	导尿	按摩排尿	次数	量	备注	照护员

饮食照护记录单

姓名：　　性别：　　年龄：　　房间号：　　床号：					
饮食种类：普食　软食　半流质　流质　鼻饲					
特殊饮食要求：低盐　低脂　低糖　低蛋白　低胆固醇　高纤维素　其他 忌口食物：□无　□有____________					
日期	时间	餐次（早 / 中 / 晚 / 加餐）	进食情况	老人表现	照护员

每日睡眠监测表

姓名：	性别：	年龄：	房间：	床号：						
日期	上床时间	入睡时间	夜间觉醒次数	每次觉醒时长（分钟）	再次入睡时间	起床时间	总睡眠时间（小时）	睡眠质量自评（1~5,1差5好）	睡眠感受（多梦、易惊醒等）	照护员

巡视记录单

日期：　　　　年　月　日

班次	巡视时间	巡视内容（包括但不限于以下内容）
	08:30	□床头交接班　□清点人数、夜班值班情况交接　□房间卫生
	08:30–09:00	□巡视观察老人情况　□翻身　□更换尿不湿　□饮水　□其他______
	09:00–10:00	□巡视观察老人情况　□翻身　□更换尿不湿　□饮水　□其他______
	10:00–11:00	□巡视观察老人情况　□准备午餐、分餐　□翻身　□更换尿不湿　□饮水　□其他______
	11:00–12:00	□巡视观察老人情况　□午餐　□翻身　□更换尿不湿　□饮水　□其他______
	12:00–13:00	□巡视观察老人情况　□午休　□翻身　□更换尿不湿　□饮水　□其他______
	13:00–14:00	□巡视观察老人情况　□翻身　□更换尿不湿　□饮水　□其他______
	14:00–15:00	□巡视观察老人情况　□加餐□翻身　□更换尿不湿　□饮水　□其他______
	15:00–16:00	□床头交班　□休养人员人数、早班值班情况交接　□房间卫生
巡视记录（包括风险应对）		
照护过程中是否出现噎食、食品药品误食、压疮、烫伤、坠床、跌倒、他伤/自伤、走失、文娱活动意外等情况。		
备注记录： 护理员签名：		

巡视记录单

日期： 年 月 日

班次	巡视时间	巡视记录（包括但不限于以下内容）
	16:00	□床头交班 □清点人数、早班值班情况交接 □房间卫生
	16:00–17:00	□巡视观察老人情况 □准备晚餐、分餐 □翻身 □更换尿不湿 □饮水 □其他________
	17:00–18:00	□巡视观察老人情况 □晚餐 □翻身 □更换尿不湿 □饮水 □其他
	18:00–19:00	□巡视观察老人情况 □翻身 □更换尿不湿 □饮水 □其他______
	19:00–20:00	□巡视观察老人情况 □翻身 □更换尿不湿 □饮水 □其他______
	20:00–21:00	□巡视观察老人情况 □清点人数 □翻身 □更换尿不湿 □饮水 □其他______
	21:00–22:00	□巡视观察老人情况 □翻身 □更换尿不湿 □饮水 □其他______
	22:00–23:00	□巡视观察老人情况 □翻身 □更换尿不湿 □饮水 □其他______
	23:00–00:00	□巡视观察老人情况 □翻身 □更换尿不湿 □饮水 □其他______
	0:00–01:00	□巡视观察老人情况 □翻身 □更换尿不湿 □饮水 □其他______
	01:00–02:00	□巡视观察老人情况 □翻身 □更换尿不湿 □饮水 □其他______
	02:00–03:00	□巡视观察老人情况 □翻身 □更换尿不湿 □饮水 □其他______
	03:00–04:00	□巡视观察老人情况 □翻身 □更换尿不湿 □饮水 □其他______
	04:00–05:00	□巡视观察老人情况 □翻身 □更换尿不湿 □饮水 □其他______
	05:00–06:00	□巡视观察老人情况 □翻身 □更换尿不湿 □饮水 □其他______
	06:00–07:00	□巡视观察老人情况 □准备早餐、分餐 □翻身 □更换尿不湿 □饮水 □其他______
	07:00–08:30	□巡视观察老人情况 □早餐 □翻身 □更换尿不湿 □饮水 □其他______
	08:30	□床头接班 □休养人员人数、夜班值班情况交接 □房间卫生
巡视记录（包括风险应对）		
照护过程中是否出现噎食、食品药品误食、压疮、烫伤、坠床、跌倒、他伤 / 自伤、走失、文娱活动意外等情况。		
备注记录： 护理员签名：		

家属特殊情况知情告知表

<table>
<tr><td>姓名</td><td></td><td>性别</td><td></td><td>年龄</td><td></td><td>房间号</td><td></td><td>床号</td><td></td></tr>
<tr><td>家属姓名</td><td></td><td colspan="2">与老人关系</td><td colspan="2"></td><td colspan="2">联系电话</td><td></td><td></td></tr>
<tr><td>老年人近期特殊表现</td><td colspan="9"></td></tr>
<tr><td>希望家属知情并做到</td><td colspan="9"></td></tr>
<tr><td>老年人近期特殊要求</td><td colspan="9"></td></tr>
<tr><td>希望家属知情并做到</td><td colspan="9"></td></tr>
<tr><td colspan="6">照护员签字：
照护主任签字：
年　月　日</td><td colspan="4">家属知情签字：
年　月　日</td></tr>
</table>

消毒记录表

日期	消毒时间	消毒区域（房间号 / 公共区域名称）	消毒方式（喷洒 / 擦拭 / 紫外线等）	消毒剂名称（如 84 消毒液）	配比浓度	操作人

通风记录表

日期	通风时间	通风区域	通风方式 （自然通风、机械通风）	通风时长	操作人

老年人心理情况记录表

姓名： 性别： 年龄：
房间： 床号： 时间： 年 月 日

症状	正常	失落	孤独	抑郁	焦虑	恐惧	敌对	健忘	异常行为	其他
心理状态										
具体情况描述										
心理护理要点										

照护员签字： 照护主任签字： 年 月 日	家属知情签字： 年 月 日

参考文献

[1] 侯玉华，张男，包托娅．老年照护 [M]. 苏州：苏州大学出版社,2023.

[2] 王永萍，杨蕾，夏凡林．老年照护：上册 [M]. 北京：北京理工大学出版社,2021.

[3] 史宝欣，孙兆元．老年人护理服务指南 [M]. 北京：高等教育出版社,2019.

[4] 单伟颖，郭飏．老年人常用照护技术 [M]. 北京：人民卫生出版社,2021.

[5] 张秀，老年人常用照护技术 [M]. 北京：科学出版社,2023.

[6] 杨蕾，夏凡林，王永萍．老年照护：上册 [M]. 北京：北京理工大学出版社,2021.

[9] 胡秀英，肖惠敏．老年护理学 [M].5 版．北京：人民卫生出版社,2022.

[8] 贺丽春，李敏，范丽红．老年人生活与基础照护实务 [M]. 上海：复旦大学出版社,2024.

[9] 谭美青，杨根来．养老护理员：高级 [M]. 北京：中国劳动社会保障出版社,2021.

[10] 李小寒，尚少梅．基础护理学 [M]. 7 版．北京：人民卫生出版社, 2022.

[11] 王建业，蹇在金．老年医学 [M].3 版．北京：人民卫生出版社,2023.

[12] 付雪连，冯小军，龚国梅．安宁疗护 [M]. 上海：同济大学出版社,2022.

[13] 杜素芝．基础护理学 [M]. 北京：中国科学技术出版社,2024.

[14] 李爱夏，薛文雅．老年人医养照护基本技能 [M]. 杭州：浙江大学出版社,2023.

[15] 梁淑双，王政，罗羽宁．养老照护综合技能实训 [M]. 北京：中国人口与健康出版社,2024.

[16] 孙红梅，朱晓菊．老年照护技术 [M]. 北京：北京理工大学出版社,2021.

[18] 石金武．老年生活照料 [M]. 南京：东南大学出版社,2023.

[18] 国家老年医学中心，中华医学会老年医学分会，中国老年保健学会糖尿病专业委员会．中国老年糖尿病诊疗指南：2024 版 [J], 协和医学杂志,2024.

[19] 周郁秋，张会君．老年健康照护与促进 [M]. 北京：人民卫生出版社,2018.

[20] 杨莘，程云．老年专科护理 [M]. 北京：人民卫生出版社,2019.

[21] 张晓念，林雪峰．老年护理 [M]. 广州：世界图书出版广东有限公司,2024.

[22] 化前珍，胡秀英．老年护理学 [M]. 北京：人民卫生出版社,2017.

[23] 冯晓丽，李斌．养老服务职业技能培训教材老年照护 [M]. 北京：中国人口出版社,2019.

[24] 李博，赵林，等．养老照护综合技能实训 [M]. 重庆：重庆大学出版社,2022.